U0287324

寒湿疫

仝小林 主编

新冠肺炎中医诊疗与研究

科学出版社
北京

# 内 容 简 介

新冠疫情暴发后，仝小林院士临危受命，担任中央指导组专家、国家中医药管理局医疗救治专家组共同组长、国务院中医药专班临床救治组组长，于2020年1月24日除夕之夜抵达武汉疫区。整整64天，他奔波于抗疫一线，实地走访了多家医院的发热门诊、重症监护室以及社区隔离点、方舱医院等地，边救治、边研究、边总结，获得了大量一手资料，从中医角度探析总结了新冠肺炎的证候特征和发病规律，进而提出"寒湿疫"理论以指导疫情防控。在此基础上，仝小林院士还带领团队充分挖掘前人的治疫防疫经验，同时吸纳了现代医学的研究成果，对新冠肺炎的中医病名、病因、病机、分期、转归以及应对策略等进行了深刻的剖析，最终撰成《新冠肺炎中医诊疗与研究》一书。

本书的主要内容包括新冠肺炎的概论以及中医认识、中医证候学研究、中医分期治疗、相关方药研究、各地区治疗方案探析、中医预防研究、各医家论、中医抗疫进展、古方治疫集萃等，并附有中医疫病纪年表，以冀给中西医临床医师、医学生及对新冠肺炎感兴趣的科研工作者提供参考和借鉴。

**图书在版编目（CIP）数据**

新冠肺炎中医诊疗与研究 / 仝小林主编. —北京：科学出版社，2020.6
ISBN 978-7-03-064480-0

Ⅰ. ①新… Ⅱ. ①仝… Ⅲ. ①日冕形病毒-病毒病-肺炎-中医治疗法-研究 Ⅳ. ①R259.631

中国版本图书馆 CIP 数据核字（2020）第 028432 号

责任编辑：曹丽英 / 责任校对：王晓茜
责任印制：李 彤 / 封面设计：黄华斌

**科 学 出 版 社** 出版
北京东黄城根北街 16 号
邮政编码：100717
http://www.sciencep.com

**北京虎彩文化传播有限公司** 印刷
科学出版社发行 各地新华书店经销
*
2020 年 6 月第 一 版 开本：787×1092 1/16
2023 年 1 月第三次印刷 印张：18 1/2
字数：436 000
**定价：128.00 元**
（如有印装质量问题，我社负责调换）

# 编 委 会

主　编　仝小林

副主编　赵林华　李修洋　李晓东　刘文科
　　　　杨映映　雷　烨　连凤梅　李青伟
　　　　肖明中　周亚娜

编　委　（按姓氏笔画排序）

丁齐又　丁晓明　王　涵　王　强
王天铬　韦　宇　方心怡　田发念
朱　蔚　朱向东　孙勤国　李　凯
杨浩宇　吴　辉　邸　莎　沈仕伟
宋　斌　张　培　张　清　张莉莉
张海宇　陆　静　陈　娟　陈科宇
林轶群　林佳冉　罗金丽　郑玉矫
郑景辉　赵芸芸　赵怡坤　郝　瑞
柯　佳　顾成娟　唐　爽　黄　威
黄　蓓　黄飞剑　黄晶晶　曹丽蓉
蒋满红　谢沛霖　熊先勇　魏秀秀

# 序 一

史可为鉴，中华大地无论汉唐盛世，经济繁荣国泰民安，抑或魏晋南北朝战乱，经济迟滞民生凋弊，每逢疫蒸黎民，城乡医生敢于担当挺立在防治疫病的第一线，救民于水火，维护生命安全，不畏艰难危苦，卓绝奋斗而以仁德至尚，尊崇道法自然，推动国医国药学术于灾疫诊疗防控之进步。以历史范畴看待中华民族优秀的科技文明，医药学从未间断发展的流程，至北宋时期作为国学重要的组成部分，医事药事体制已臻完善。前有医圣张仲景的伤寒学派，后有明末清初吴有性、薛生白、叶天士、吴鞠通的温病学派，对瘟疫学说的发展确是伟大的创新。本次新冠病毒肺炎的全球大流行，中国武汉战疫，政令德化，国家主席亲自指挥、部署，举国动员战胜疫情已取得阶段性成果，至今全球疫情阴霾尚未消散，做好武汉战疫的经验总结与学理分析显得十分重要，既有历史价值又有现实意义。仝小林院士带领的团队克服疲劳，艰苦奋斗即刻撰著了《新冠肺炎中医诊疗与研究》一书，从病名、病因、病机、不同分期、不同程度、不同转归以及应对策略的深刻研讨，为中医药学对疫病科研提供了新契机，也为迎接中医药防控疫病的新阶段创造了条件。

仝小林院士于 2003 年"非典"肆虐北京时带领中日友好医院团队取得了重要成果，本次是作为卫健委高级别专家组成员亲临武汉疫区，居第一线搜集分析现有医学证据，结合实际诊治病例的临床观察，确定中医诊疗方案并在管控机制方面创立武昌模式。仝小林院士在同辈中医学者中堪为翘楚、中医学家、临床家与教育家，尤其在疫疠流行时期砥砺担当求实守正创新，为民敬仰，为国奉献，为学人示范。此部书稿是我作为新冠肺炎科研专项顾问阅读的第一部，应当敬惜时间，认真阅读，不仅是认知理解有思想的学术研究成果，更是领悟学习国人国学及中医师们服务民生嘉惠医林崇高的卓绝奋斗的品格。

国学概括"时令不正，疫疠妄行"。近世生态环境的恶化，均缘于人的自然化（指人类应该尊重自然，人天合一的观念）淡漠了，反而自然的人化（指人类企望主宰自然，做自然主人的观念）膨胀，人类过分地享受自然，节能减排从未有过全球范畴的共同行动，年均气温高出 2℃，夏秋的酷热，冰川的融化，雪山的崩陷，一方面三大洋的飓风频发水患为灾，另一方面是内陆湖泊的干涸湖底裂纹，人们尚不能认知"燥"的特征，人类内伏燥邪具有普遍性和特殊性，中国古贤哲的大成智慧认为"燥重为寒，化气为湿，复气为火"。燥与湿，寒与热不是非此即彼，既对立又关联，同步对称消长，否极则转化交替到另一端是亦此亦彼的辩证统一的规律。

我赞成寒湿疫的病名，"阳气不足"君火相火不济必水湿泛滥，缘起"三年化疫"，丁酉年（2017年）全球广泛的干旱人体伏燥，燥邪郁久何止阴津暗伤，必致生理之阳气不足，又己亥年（2019年）频多台风，水湿郁重，暖冬之后又阴雨暴寒，当岁土不足，脾土运化力薄，庚辛金位，主气司呼吸，执宣肃润降之职，状如囊龠，肺之第五、六段毛细气管与肺泡细络痹阻，按刘完素《素问玄机原病式》记述的玄府气液学说，瘀则生水，聚湿可以成毒，毒损肺络，尸体病理解剖见肺水肿而肺与胸腔存蓄大量玄府渗出的黏液。脾运不健同时也影响甲乙木，小气一转与壬癸水之大气一转合化，主病在肺，根缘水火，涉及五脏。寒湿疫的提出是在复习历史沿革，以临床现症的特征为依据，病理解剖的证实为基础，尚需中医学界研讨质询，而后推荐列入 ICD-12 版之 TCD 中的病名。病机明晰进而遣药组方，我很赞成依不同分期、不同病情轻重、不同传变转归有目的、有选择地遣药组方，目标是治病救命的疗效。

法于歧黄，融汇新知，如苏轼所说"匹夫而为百事师，一言而为天下法"。"病为本""工为标"，以人为本，中医学人更加重视人的生理生活生物学状态，整体观，观天地阴阳之象、观万物生灵之象、观健康疾病之象，天道自然一体，象、数、易、气、神结合为大道之行。现实的中医政策是中西医并重，传承精华，守正创新。人是个体处在群体之中，不能只强调个体中的群体而忽视群体中的整体。人类生活在物质、精神、人群三维动态流转的自然与社会复杂的巨系统中，就必须以历史范畴对待古今中外的科技文明。中医与西医各有各的优势，应该互补互动，应该合作，不能对立与排斥，中医西医都在提高，要"各美其美，美美与共"，尚有殊途同归的契机。

查考中国疫病流行年表，近二三百年瘟毒疫多，少有寒湿疫又寒热错综、湿燥夹杂，此次疫情暴发全球大流行，对中医中药学人是新命题、新考验、新机遇。回顾疫区一线的临床实践，再读一些必要的经典论著，要钻进去理解，联系临床关键在于"悟"，悟即创新思维，当是中医疫病学发展的新阶段的来临。

感谢仝院士及写作团队的信任，切望尽快付梓，谨志数语，乐观厥成。

中央文史研究馆馆员
中国工程院院士　王永炎　敬署

庚子　孟夏

# 序 二

外感热病是祖国医药学宝库中最为可贵的部分，伤寒、温病及温疫等历代名著中记载着极丰富而宝贵的经验，并形成了完备的体系。中医药治疗外感热病有独特优势和肯定疗效。近代，从流行性乙型脑炎、流行性出血热，到"非典"、禽流感、手足口病等多种急性传染病，中医药都发挥了重大作用。此次新冠疫情，全国上下，勠力同心，共克时艰，抗疫伟大成就举世瞩目，堪称奇迹，其中中医药功不可没。最近国务院新闻办公室介绍，全国新冠肺炎确诊的七万多病例中，中医药使用率和总有效率均达到了90%以上。

新年伊始，疫情在武汉暴发，在习主席亲自领导、全面部署下，国家卫生健康委员会与中医药管理局立即响应，派遣专家组前往湖北一线。仝小林院士作为国家中医药管理局医疗救治专家组组长，不辞辛劳，除夕之夜，带队逆行前线。中医治疫和西医不同，要"因时、因地、因人"而辨证施治。邪正相搏，以病因为本，更要以正气为本、胃气为本。如1956年北京暴发流行性乙型脑炎，沿用之前石家庄经验无效，死亡率高，蒲老临危受命，亲临疫区实地观察，根据季节气候及病症特点，断为暑温偏湿，纠正处方思路后，疗效显著，周总理称赞蒲老：高明医生，又懂辩证法。此次，小林院士到达武汉后立即开展工作，前往多家定点医院门急诊及住院部收集患者四诊资料，在第一时间掌握了大量一手资料，根据中医辨证，全面分析得出了"寒湿疫"的论断，非常及时而宝贵，为后续中医药持续介入提供了可靠的参考。通过本次疫情的相关报道、远程会诊和弟子们发过来的资料，我也非常赞同寒湿疫这个观点。

小林院士在第一时间到达武汉，一直坚守疫区一线，冒着生命危险，发挥大医精诚精神，为了拯救疫病患者，做了大量的科研与诊治工作，体现了院士、中医药人的责任和担当。他亲临社区指导，推进防治关口前移、重心下沉，广泛推行"抗疫方"让更多疫区群众获益，这些效仿古人防疫的方法非常有用。所以当接到为新书作序的邀请，我欣然接受。通观全书，章节层次分明，论据客观真实，论述清晰充分，理法方药齐备。该书从概述、证候学规律、分期治疗、方药学研究、预防研究、防疫进展等方面，对新冠肺炎的中医病名、病因病机、分期程度、预后转归以及应对策略进行了更为系统和更为深刻的梳理。此外，还摘录了当代很多名医国手对此次疫情的分析和认识。对广大医务人员临床实践、学习甚至科学研究有很大参考价值。小林院士师从周（仲瑛）李（济仁）两位国医大师，中医功底深厚，在业内颇有口碑，又曾主抓广安门医院科研工作，希望他能带领团队始终坚持"守中医之正，创医学之新"的理念，把传统中医药事业发扬光大，传承中医抗疫智慧，不断创新，造福更多百姓乃至世界人民！

2020 年夏

# 自　序

　　人类之历史，既是一部医学发展史，亦是一部与瘟疫斗争之血泪史。人类无时无刻不在与瘟疫艰苦斗争，而这种斗争亦将会伴随人类发展之始终。人类抗击瘟疫的历史可划分为三个阶段：瘟神化与巫术时期、瘟疫与医学时期、传染病与微生物学时期。从历史上看，我国是瘟疫多发的国家，如南北朝时的天花，唐时的疟疾、麻风，明朝的鼠疫以及清朝的天花、霍乱等，据《中国疫病史鉴》统计，自西汉至清末，我国至少发生了 321 次较大规模的瘟疫。中医学对"疫病"的记载可追溯至《内经》时期，如《素问·刺法论》中言："五疫之至，皆相染易，无问大小，病状相似。"中医之"疫病"相当于现代医学之急性传染病，有着发病急遽、传播迅速、致死率高的致病特点，故常为病者所惧、医家所重。自古迄今，每逢疫病暴发，医家竭力救治，积累了丰富的抗疫、防疫经验。如东汉末年，伤寒肆虐，张仲景"感往昔之沦丧，伤横夭之莫救"而作《伤寒杂病论》；金元时期，大头瘟行，李东垣创普济消毒饮而活人无数，世人皆谓"仙方"；明清时期，瘟疫猖狂，吴又可承前人经验而创"戾气"之说，并制达原饮而活人甚众；杨栗山活用升降散而屡创奇效；余师愚创清瘟败毒饮而青史留名……历代名医名方多因其抗疫实效而流传广泛，诸多中医著作亦因其抗疫价值而成经典之作，如《伤寒杂病论》、《温疫论》、《温热论》、《湿热论》、《温病条辨》、《温热经纬》及《伤寒瘟疫条辨》等。正是由于历代医家锲而不舍地探索和积累，至明清时期，中医学基本建立了相对完备的"疫病"理论体系，涉及理、法、方、药的系统认识，从病因、病性、病位、治疗、预防等多个角度诠释了疫病的防治。

　　疫病者，戾气为因，非时之六淫为"态"（六淫之性亦为戾气之属性）。戾气难除，但属性可改。故遇大疫，须体察天时地理，谨守临床，及时辨清戾之属性。《伤寒论》为寒疫而设，《温疫论》因温疫而成，然伤寒传至阳明则与温病气分之治无二。温疫夹湿，则为湿瘟；寒疫夹湿，则为寒湿疫；迫寒湿疫化热、化燥、伤阴之时，则与湿瘟之治无二。故大疫定性，全在初治手法！有言既为疫病，则无须再定寒热湿燥，随证施治，辨证即可。然大疫当前，染者数众，个体施治，力不从心矣！发病之初，即予广施普济之通治方（圣散子方、普济消毒饮、达原饮、清瘟败毒饮等），历代皆为首善之选。所谓大疫出良医，非通治奇治不能；大疫出良方，非专法专药不成。然通治方之制，定须明晓病性、病位及病机之演变。若不明辨疫之属性，病症混淆，何来通治之方？若不详察而滥用前人方药，则有妄治之虞，甚或草菅人命。如苏东坡之圣散子方，为寒湿疫而设，在宋代之黄州时疫、苏杭时疫中活人无数，屡试不爽。然用之于明清温疫，则十死八九。何也？戾之属性不同也。再如暴发于苏北地区之流行性出血热用伤寒之法而屡获奇效，何也？该病发于冬春寒冷之季，性属寒疫也！而暴发于癸未年（公元 2003 年）春夏之交的 SARS，从发病季节及起病之临床征象推断，其皆属温热之疫（肺毒疫）也，故从温病之治而获效甚良。故凡遇大疫，必先定性。温疫伤阴，寒疫伤阳，湿疫以除湿为要务，燥疫以润燥为定法。虽中间过程从化各异，然根基不可忘也。

己亥末庚子初，新冠肺炎暴发，席卷全球，给人类带来了百年未有之浩劫。余临危受命，以中央指导组专家、国家中医药管理局医疗救治专家组共同组长之职，于己亥除夕抵达江城武汉。武汉疫区先有秋旱之劫，又逢罕见暖冬，当冷不冷，当雪非雪，替之连绵阴雨，湿冷异常，此非其时而有其气也；依"冬九九"节气划分，此次疫情暴发正值"一九"前后（2019 年 12 月 22 日至 2019 年 12 月 30 日），历经小寒（2020 年 1 月 6 日）、大寒（2020 年 1 月 20 日），故寒邪乃此期难以避免之致病因素。又武汉地区气候本湿，今年尤甚。据气象局统计资料显示，武汉地区 2020 年 1 月份之降水量是过去 20 年同期平均降水量之 4.6 倍，连绵不断之阴雨加重了该地区寒湿之气。寒湿过盛化为寒湿邪气，恰逢时行之戾气，二者合而为患，沆瀣一气，侵害人体，疫病乃起。染疫者，早中期多呈恶寒发热、周身酸痛之表证，以及纳差、呕恶、脘痞、腹泻、大便黏腻不爽等寒湿困脾之表现。加之初感者舌质暗淡灰蒙、边有齿痕、舌苔白厚、腐腻、黏滞；或有黄苔，然舌体发暗，呈青紫色，脉滑或濡，寒湿之象跃然纸上。因此，观天地之气，察病患之象，余将此次疫病定性为"寒湿疫"（新冠肺炎为全球范围内的传染病，所跨之时间空间范围较大，而寒湿疫主要针对武汉疫区而设，其他时段及地区的新冠肺炎尚需三因制宜而具体分析）。或以伤寒、温病、湿温方治疗新冠有效，则否定寒湿疫，殊不知其所治者，多为入院或隔离点病人，初诊时病情演变延宕已过数日或逾旬。其所治者，变证居多，非初治手法也！

寒湿疫者，寒湿戾气侵袭三表（皮表、呼吸道、消化道），起于肺脾，流布三焦，重在肺络，死于心肺。寒湿戾气，最喜寒湿，遏伤阳气，故素体阳虚湿重之人，易感此疫。寒湿戾气为害，伤阳为主。而疫病伤人，传变最速，变证有五：一曰化热，二曰变燥，三曰伤阴，四曰致瘀，五曰闭脱。寒湿疫，从寒从热，全在体质。阳热之体，则易化热、化燥，甚至伤阴；阴寒之体，则两寒相感，至死仍寒。寒湿疫，证机虽繁，论其核心，寒湿疫毒闭肺、困脾是也，故以散寒除湿、避秽化浊、解毒通络为主要治则。

中医药治疗新发、突发之重大疫病，在于把握病性之阴阳，掌控病势之启承转归，必伏其所主，先其所因，开张邪路，促其退散。寒湿疫，起于太阴，重于肺闭，死于喘脱。余纵观发病全程，据病情之轻重，将寒湿疫分为初、中、重、恢复四期，各期之病证要点分别为郁、闭、脱、虚。

　　在国家中医药管理局的直接领导下，余牵头组织同道专家，多次主持修订国家诊疗方案中的中医部分，从第四版到第七版，有效指导并规范了全国之抗疫工作。第四版方案中将新冠肺炎的临床治疗分为四期：初期"寒湿郁肺"、中期"疫毒闭肺"、重症期"内闭外脱"、恢复期"肺脾气虚"。在第六版、第七版方案中，吾等对中医分期诊治方案再次调整，将中医分期与西医分型对应起来，使其更方便于中西医联合会诊、联合查房时使用，同时汲取了全国各省市的中医诊疗方案，特别吸收了国医大师、名老中医、临床一线专家对新冠肺炎的救治经验，如重点推荐临床确证有效的"清肺排毒汤"，使中医方案愈加科学和完善。疫情后期，符合解除隔离标准的出院患者大量增加，吾等又组织中医康复学相关专家，针对"寒湿疫"恢复期之病机特点，制定了《新型冠状病毒肺炎恢复期中医康复指导建议（试行）》，推荐了以中药、中医适宜技术、心理调摄、饮食指导及传统功法为主要内容的综合干预策略。

　　寒湿疫初期对应西医之轻型、普通型，患者症状轻微，肺部影像学或有改变、或无改变，病情较轻。此期寒湿初犯，袭表、郁肺、碍脾，进而伤阳。核心病机为"郁"，取寒湿郁肺伤阳之意。此期针对"三表"受邪之致病特点，以祛邪外出为原则，治以散寒祛湿、除秽化浊、健运脾胃。中期对应西医之重型，患者多有喘憋，病情日渐加重。该期或从寒化，或从热化，演变不一。寒化之辨，以身冷、畏寒、神疲为要；热化之辨，以腑气不通（便秘）为要。核心病机为"闭"，取疫毒闭肺之意。本期针对肺脾气机困阻之病机特点，以开通肺气、恢复升降为原则，治以通腑泄浊、平喘利气，并根据寒热演化之不同而辨证施治；重症期对应西医之危重型，患者呼吸困难、动辄气喘，或见神昏、烦躁，或见汗出肢冷、舌质紫暗，病情危重。核心病机为"脱"，取内闭而致外脱，阴盛格阳、阴竭阳脱之意。疫病至此，凶多吉少，死生各半。本期宜中西医结合，汤药与中药注射剂联用，以回阳、固脱、开闭为原则，治以回阳救逆开窍或凉营化瘀解毒。目前现代医学对新冠肺炎之治疗并无恢复期划分，但同样重视患者之康复问题。该期患者核酸转阴，符合出院标准，但仍可见气短、乏力、纳差、便溏不爽等症。此疫病初愈，肺脾皆有亏损之象，兼见余毒未清、气虚血瘀之征。核心病机为"虚"，取正虚邪恋之意。本期以扶正祛邪为原则，治以宣肺化湿、健脾祛湿、益气养阴、活血通络等法。

　　一疫有一疫之规律，虽伤寒、温病、温疫诸方可用，然必合大法。寒湿疫之大法者何也？宣肺化湿。上焦心肺所居，气血之乡，寒湿郁肺，肺络必瘀，故寒湿疫初期，调气即是宣肺，通络亦是宣肺。通络者，宜早用活血通络之品，如地龙、桃仁、水蛭等。故宣肺化湿、开达膜原、解毒通络，为寒湿疫初期之主要治法也。寒湿致瘀，由瘀化热，瘀热入营，此寒湿疫转重之关键也，故宣肺化湿、清营化瘀，乃重症寒湿疫之主要治法也。神昏窍闭者，有寒热之分：舌质暗淡瘀紫，舌苔白腻或厚腐罩黄，即用温开之苏合香丸；舌质暗红瘀赤，即用凉开三宝（痰闭至宝，躁闭紫雪，热闭安宫）。

因此，寒湿疫之治，在郁即要活血，到闭则须宣肺清营，见瘀热必需提防耗气伤阴动血，以免阴竭阳脱。寒湿疫，凡转重者，多由体弱不食，全无胃口，加之湿冷、恐惧，正气衰败，任邪独侵。七至十日，即呼吸困难，动辄气喘，病势转重。故轻症之时，尤宜开胃健脾促食，确保营养，消除恐惧。进得一分营养，便添一分抵抗，多取一分胜算。大疫之后，百脉受损，杂症频多。或咳嗽气促、胸闷心悸，或气短乏力、纳呆汗出，或肢体麻木、四肢酸困，或心烦失眠、恐惧多梦，或疑病心重、寝食难安，林林总总。盖大病之后，气血亏虚，百脉失养，脏腑失和，属百合之病。加味温胆、甘麦大枣、百合地黄、百合知母、百合鸡子、百合滑石诸方，皆可加减应用。另者，大疫之后，尤重补气，气足则百脉定矣。

　　戾气为因，除因为治本之上策，而新发突发之瘟疫，何药可除戾气？未知也。然天地人通观，四诊合参，可迅速明其态靶，调态打靶，正气来复，则体内自生大药。基于此，吾与同道协力创制了适用于寒湿疫初感者之"通治方"——寒湿疫方（武汉抗疫方或1号方）。该方与圣散子方类似，皆为寒湿疫而设。然圣散子方所治，寒重于湿；寒湿疫方所治，湿重于寒。寒湿疫方，三表同解，三焦同启，兼开肺脾之膜原（肺之宣肃，脾之升降）。该方后期由武汉市卫健委新冠肺炎医疗救治组以红头文件形式发布，经武昌区卫健局、湖北省中医院、中国中医科学院国家大数据中心、江苏康缘药业公司等单位的共同组织，1号方在武昌区率先投入临床应用，后推广至整个武汉及鄂州、孝感、黄冈、黄石等周边重灾疫区，旬月便已发放七十多万付，救治发热、疑似、轻型、普通型病人五万余人。据武昌区卫健局统计，1月28日武昌区隔离点之疑似病例确诊比例高达90%以上，2月2日实行隔离点中医药干预，2月6日之确诊率辄降至30%左右，3月5日则至3%左右。随后吾等在进行的721例寒湿疫方干预轻症患者之回顾性队列研究中发现，寒湿疫方可降低新冠肺炎轻型、普通型患者之转重率：430例服用汤剂之患者无一例加重，对照组则为19例（19/291，6.5%）。

　　基于"寒湿疫方"，吾等探索建立了运用中医药应对新发突发重大传染病的社区防控新模式——"中医通治方+社区+互联网"为框架的"武昌模式"。其核心为通过中医望闻问切快速厘清新冠肺炎之病机特点和演变规律，确定共性治疗方案（通治方），第一时间社区大规模集中用药，从而让尽可能多的高风险人群和患者得到及时干预，截断疫情，防护未病。目前，"武昌模式"已经发展为从疾病预防、治疗到康复之全链条式防控模式，并已在孝感、黄冈、郑州、西安、吉林等地区推广应用，特别是在吉林省舒兰市发生聚集性新冠肺炎疫情后，"武昌模式"再一次发挥了提前干预、预防治疗的关键作用。

　　面对严峻的国际疫情形势，此次参与一线抗疫的中医药专家多次受邀参加相关国际学术交流会议，连线海外中医药团体与欧美专家解读中医药防治策略，分享中国防控经验，为国际新冠疫情防控贡献中国智慧。从二月中旬起，通过世界针灸联合会、世界中医药学会联合会、中央电视台、人民日报等诸多社团媒体，余亦向全世界几十个国家介绍了中医抗疫经验；并任中国红十字会专家组共同组长，指导奔赴各国医疗队之中药使用工作。中医药是我国优秀传统文化的重要载体，让中医药走出去，服务国际社会，不仅能体现我国的文化自信、民族自信，也为维护人类命运共同体贡献智慧和力量。

2020 年 6 月 2 日，湖北省新冠疫情防控指挥部召开新闻发布会，通报了武汉市全城核酸检测的结果，从 5 月 14 日 0 时至 6 月 1 日 24 时，武汉市集中核酸检测 9899828 人，没有发现确诊病例。六十四岁的我，在武汉整整奋战了六十四天，亲身经历了这场百年不遇之全球大疫，可以骄傲地说，我们的中医药经受住了这场百年大考。如果说近两百年的中西碰撞和半个多世纪的中西医结合、中医分科等，奠定了中医千年未有之大变局、大变革，那么，这次新冠"战疫"很可能成为其转折点。当你看到一个个被抢救过来的病人对中医药的期盼、信任和感激，定会燃起对自己国家的制度自信、民族自信、文化自信和中医药自信。

在此书即将付梓之际，在我们国家取得这场武汉疫情防控人民战、整体战、阻击战阶段性重大胜利之时，吾感慨良多。特别感谢中央指导组、中国科学院、国家卫健委、国家中医药管理局、中国红十字会、中国中医科学院、广安门医院等各级领导对余之信任和支持，特别感谢王永炎院士、薛伯寿国医大师为本书赐序，特别感谢和我一起并肩"战疫"舍生忘死的各位战友，特别感谢我的团队和我的学生们在后方的鼎力相助……笔行此处，吾之视线已然模糊，因为有太多之感动：被英雄的武汉人民所感动，他们坚强互助，付出了巨大的牺牲；被四万七千多驰援武汉的医护人员所感动，他们精诚无畏，保卫了这个家园；被强大团结的祖国所感动，同样是庚子年，我们已经不是 100 年前国破山河在的旧模样；我也被这个时代所感动，因为有无数一方有难八方支援、舍小家顾大家、默默无闻、无私奉献的平凡人，他们筑起了中国"新的长城"。

人生于忧患，多难固能兴邦。最后，以大年初二写于武汉的一首词作为结尾，纪念这场史诗般的"武汉保卫战"，也热切期盼着武汉、湖北，乃至全国，明天更好！同时也期盼着世界各国之"抗疫战"早日胜利！

### 浪淘沙·武汉

勒烈马扶鞍，凭眺雄关，长烟漫野战犹酣。纵使逢敌千百万，不改常颜。
危难挽狂澜，暂驻驰鞭，斜风帘雨细绵绵。一路高歌行踏处，无限江山。

2020 年 6 月于知行斋

# 目　　录

# 第一章　新型冠状病毒肺炎（COVID-19）概论

　　2019 年 12 月起，在我国湖北省武汉市陆续发现了多例病因不明的肺炎患者，具有一定的传染性。这些患者的临床表现类似于普通感冒、流感、病毒性肺炎，然而严重者可危及生命。2020 年 1 月 3 日，中国政府向世界卫生组织（WHO）通报了疫情[1, 2]。1 月 7 日中国疾病预防控制中心（CDC）通过对患者咽拭子样本鉴定，发现该病的病原体属冠状病毒科的冠状病毒新变种。2020 年 1 月 12 日，WHO 正式将新型冠状病毒命名为"2019 新型冠状病毒"（2019-nCoV）；2020 年 2 月 8 日国务院应对新型冠状病毒感染的肺炎疫情联防联控机制举行的新闻发布会上，将新型冠状病毒感染的肺炎暂命名为"新型冠状病毒肺炎"，简称"新冠肺炎"，英文简称 NCP。随着疫情的蔓延，在我国其他地区相继出现了家庭成员及医护人员聚集感染的现象，1 月 20 日晚间，国家卫健委高级别专家组组长钟南山院士在接受央视连线时明确表示，目前可以肯定，此次新型冠状病毒感染的肺炎，存在人传人的现象。2020 年 1 月 31 日，WHO 宣布中国疫情已经构成了"国际关注的突发公共卫生事件"。2 月 11 日，WHO 宣布将该种新型冠状病毒引起的肺炎正式命名为 COVID-19[①]（Coronavirus Disease 2019）。与此同时，国际病毒分类委员会声明，将新型冠状病毒命名为"SARS-CoV-2"（Severe Acute Respiratory Syndrome Coronavirus 2）。在未研究出更有效的预防治疗方法之前，充分掌握 COVID-19 的知识和防治措施，采取有效隔离及标准防护、中西医结合治疗对阻止该病继续传播及进展具有重要意义。

## 第一节　COVID-19 的流行病学

### 一、流 行 概 况

（一）疫情概况

　　自 2019 年 12 月 8 号以来，在我国湖北省武汉市陆续发现了多例病因不明的肺炎患者，引起卫生主管部门关注。12 月 31 日，CDC 派快速反应小组前往武汉，逐个排除了可能的

---

　　① 以下均以 COVID-19 指代新型冠状病毒肺炎。

病因，包括流感、禽流感、腺病毒、严重急性呼吸综合征冠状病毒（SARS-CoV）和中东呼吸综合征冠状病毒（MERS-CoV）。疫情初期由于大多数患者在武汉的华南海鲜批发市场工作或附近居住，该市场同时有野生动物交易，因此华南海鲜市场被初步怀疑是疫源地。2020年1月1日，当地政府关闭华南海鲜市场。1月3日，中国政府向WHO正式通报了疫情。1月7日，致病病原体被鉴定为冠状病毒科的冠状病毒新变种。2月8日下午，在国务院联防联控机制发布会上，国务院联防联控机制决定将新型冠状病毒感染的肺炎，暂命名为"新型冠状病毒肺炎"，简称新冠肺炎，英文"Novel Coronavirus Pneumonia"，简称NCP。2月11日晚，国际病毒分类委员会的冠状病毒研究小组（CSG）在医学类预印本发布平台发表最新关于新型冠状病毒命名的论文手稿，认为新型冠状病毒是SARS的姊妹病毒，将新冠病毒"2019-nCoV"正式命名为Severe Acute Respiratory Syndrome Coronavirus 2（SARS-CoV-2）。2月11日，WHO宣布将2019-nCoV引起的疾病正式命名为Coronavirus Disease 2019（COVID-19）。

中国疾病预防控制中心（CDC）通过对首批41例确诊为COVID-19的病例进行回顾性分析发现：在最初41例病人中，被SARS-CoV-2感染的患者的死亡率约为14.6%，同时研究还表明最初的感染者并无华南海鲜市场暴露史，推测该海鲜市场并不是疫源地[3]。另一项纳入近9000例新冠肺炎患者的研究显示，该疾病预计病死率约3.06%，病毒潜伏期平均为4.8天，基本传染数（R0）为3.77[4]。2020年1月30日，研究人员通过对99名确诊为COVID-19的患者统计分析得出共有49人（49%）具有接触华南海鲜市场的暴露史[5]。2020年1月起，湖北省武汉市逐渐发现多起家庭聚集性疫情以及医护人员感染事件，湖北省人民政府遂分别于2020年1月22日及1月24日在全省范围内启动公共卫生事件二级应急响应及一级应急响应。2020年1月20日，北京、广东、浙江等省市陆续确诊多例COVID-19。2020年1月21日，经国务院批准同意，国家卫生健康委员会将COVID-19纳入《中华人民共和国传染病防治法》规定的乙类传染病，并采取甲类传染病的预防、控制措施，在全国范围内开展COVID-19疫情社区防控工作，同时将该病纳入国境卫生检疫法规定的检疫传染病管理。

（二）中国（除港澳台）疫情

截至2020年3月31日24时，根据国家卫健委通报的全国（除港澳台）疫情数据，全国报告确诊为COVID-19的病例累计81554例，现有确诊病例2004例（含重症病例466例），现有疑似病例172例；累计治愈出院病例76238例，累计死亡病例3312例。其中湖北省作为一线疫区，累计确诊病例为67802例（武汉50007例）；累计治愈63326例（武汉46175例），累计死亡病例3193例（武汉2553例）。

（三）全球疫情

自2020年1月14日起，泰国、新加坡、日本、美国等国家开始报告SARS-CoV-2感染的肺炎病例，确诊患者均来自湖北省武汉市。随后，在部分国家和地区开始出现二次感染患者。目前，境外包括伊朗、意大利等国家均出现无湖北和中国接触史的患者，同时我国开始出现境外输入病例，因此疫源地无法确定为中国。新型冠状病毒肺炎在全球范围的暴发引起了国际上的高度警惕。2020年1月31日，WHO宣布中国疫情已经构成了"国际关注的突发公共卫生事件"。随着中国的疫情得到管控，境外疫情仍在迅速扩散。日内瓦当地时间3月11日，WHO正式宣布COVID-19被列为全球性大流行病。截至3月31日24时，亚洲、北美洲、欧洲、大洋洲、非洲和南美洲等超过200个国家和地区已报告确诊病例累计750890例，死亡36405例。

# 二、传染要素

## （一）传染源

目前所见的传染源主要是新型冠状病毒感染的肺炎患者，无症状感染者也可能成为传染源。野生动物也可能是传染源，但还需要进一步证实。

### 1. COVID-19 患者

基于目前的流行病学调查，发现经SARS-CoV-2感染的COVID-19患者潜伏期为1～14天，大多为3～7天。发病后患者以发热、乏力、干咳为主要表现，少数患者伴有鼻塞、流涕、咽痛、肌痛和腹泻等症状。重症患者多在发病一周后出现呼吸困难和（或）低氧血症，严重者可快速进展为急性呼吸窘迫综合征、脓毒症休克、难以纠正的代谢性酸中毒和出凝血功能障碍及多器官功能衰竭等。

### 2. SARS-CoV-2 病原携带者（无症状感染者）

部分人经SARS-CoV-2感染后并未出现相应的肺炎症状，而检测出SARS-CoV-2核酸阳性，其原因尚不清楚。这些无症状感染者绝大多数与确诊病人接触过或有疫区旅居史。根据目前得到的病例数据表明，无症状感染者也具有一定的传染性。

### 3. 其他传染源

科研工作者对SARS-CoV-2的基因组分析表明，该病毒基因与SARS-CoV病毒具有79.5%的相似性，而与蝙蝠来源CoV病毒具有96%的相似性[6]。因此，研究结果基本支持该新型冠状病毒来源于蝙蝠，但是否存在具体的中间宿主目前还有待进一步研究。

### 4. 出院后核酸检测复阳者

出院后核酸检测复阳者可能具有传染性。出院后隔离14天，复查核酸检测为阴性者可解除隔离。

## （二）传播途径

经呼吸道飞沫传播和密切接触传播是COVID-19主要的传播途径，在相对封闭的环境中长时间暴露于高浓度气溶胶情况下存在经气溶胶传播的可能。科研工作者已经从COVID-19患者的粪便样本中分离出SARS-CoV-2，证实了排出的粪便中的确存在活病毒，但是否存在粪-口传播、母婴垂直传播目前还需进一步研究。

### 1. 呼吸道飞沫传播

呼吸道飞沫传播是新型冠状病毒传播的主要方式。病毒通过患者咳嗽、打喷嚏、谈话时产生的飞沫传播，易感者吸入后导致感染。

### 2. 间接接触传播

新型冠状病毒也可通过与感染者间接接触而传播。间接接触传播是指含有病毒的飞沫沉积在物品表面，接触污染手后，再接触口腔、鼻腔、眼睛等黏膜，会导致感染。广州、山东等地在检测确诊患者的居住环境时，在门把手、手机等物品表面检测到了新型冠状病毒。

### 3. 粪-口传播

粪-口传播途径尚待明确。近期，在武汉、深圳地区甚至美国的首例病例中都发现确诊患者的粪便中存在新型冠状病毒，说明病毒可以在消化道复制并且存在，提示存在粪-口传播的可能，但还不能确定进食病毒污染的食物引起感染和传播。也有观点认为，粪便中的病毒可能通过含有病毒的飞沫形成气溶胶的方式再传播，需要进一步的调查研究。

### 4. 气溶胶传播

气溶胶传播是指飞沫在空气悬浮过程中失去水分而剩下的蛋白质和病原体组成的飞沫核，可以通过气溶胶的形式漂浮至远处，造成远距离的传播。目前尚没有证据显示新型冠状病毒通过气溶胶传播。WHO 也认为，还需要进一步的证据来评估气溶胶传播的可能性。

### 5. 母婴传播

目前已经报道母亲为确诊新型冠状病毒肺炎患者，新生儿出生 30 h 后咽拭子病毒核酸阳性的病例，提示新型冠状病毒可能通过母婴传播引起新生儿感染，当然还需要更多的科学研究证实。

（三）易感人群

新型冠状病毒肺炎是一种新发传染病，人群没有免疫力，SARS-CoV-2 对人群普遍易感。

### 1. 人群普遍易感

从全国患者的年龄分布来看，各年龄段人群均对新型冠状病毒没有抵抗性，只要满足传播条件均可以感染。对全国 4021 例确诊患者（诊断日期截至 2020 年 1 月 26 日）的分析也表明各年龄段人群普遍易感，其中 30～65 岁患者占 71.45%，10 岁以下儿童患者占 0.35%。老年人和患有哮喘、糖尿病、心脏病等基础疾病的人感染病毒的风险可能增加。

**2. 高危人群**

新型冠状病毒肺炎患者、隐性感染者的密切接触者是新型冠状病毒感染的高危人群。医护人员和患者家属在治疗、护理、陪护、探望患者时，同患者近距离接触次数多，感染风险高。武汉大学中南医院 2020 年 1 月 1~28 日连续入院的 138 例患者中，医务人员的比例高达 29%。2020 年 2 月 24 日，经中国–世卫组织联合考察专家组考察，全国共有 476 家医疗机构 3387 例医务人员感染 COVID-19，90%以上的医务人员（3062 例）来自湖北省。

## 三、流行特征

### （一）地区分布

2019 年 12 月起，湖北省武汉市陆续发现了多例不明原因的病毒性肺炎病例。随着病情的蔓延，在我国其他地区相继出现了家庭成员及医护人员聚集感染的现象。目前在地区分布上，该病疫情呈集中的态势，主要集中于武汉市及湖北省其他各市县区。国内其他省市均由武汉输入病例在当地引起传播。在境外地区的传播情况亦十分严峻，截至 2020 年 3 月底已波及亚洲、北美洲、欧洲、大洋洲、非洲和南美洲等超过 200 个国家和地区，同时我国已开始出现境外输入病例。

### （二）时间分布

2019 年 12 月 8 日起，湖北省武汉市出现局部暴发，大多数患者有华南海鲜市场暴露史或家庭聚集现象。

2020 年 1 月 20 日起，北京、广东、浙江、上海等省市出现 COVID-19 确诊患者，均为输入性病例。随后该病在全国各省市开始暴发流行。根据目前全国疫情地图（截至 2020 年 3 月 31 日），湖北省为重灾区，累计确诊人数占全国确诊人数的 83.14%，其余依次分别为广东省、河南省、浙江省、湖南省及安徽省。

2020 年 1 月 14 日，泰国确诊 1 例 COVID-19。随后韩国、新加坡、日本、美国等国家开始报告 COVID-19 病例，确诊患者均来自湖北省武汉市。随后，在部分国家和地区开始出现二次感染患者。随着疫情的扩大，境外包括伊朗、意大利等国家均出现无湖北和中国接触史的患者，同时我国开始出现境外输入病例。日内瓦当地时间 3 月 11 日，WHO 正式宣布 COVID-19 被列为全球性大流行病。截至 3 月 31 日 24 时，亚洲、北美洲、欧洲、大洋洲、非洲和南美洲等超过 200 个国家和地区已报告确诊病例累计 750890 例，死亡 36405 例。

## 第二节　COVID-19 的病因研究

## 一、病原学特点

SARS-CoV-2 属于 β 属的冠状病毒，有包膜，颗粒成圆形或椭圆形，常为多形性，直径为 60~140nm。其基因特征与 SARS-CoV 和 MERS-CoV 有明显区别。研究发现该病毒与 SARS-CoV 有 79.5% 的序列相似性。在整个基因组水平上，SARS-CoV-2 与蝙蝠冠状病毒的同源性为 96%，推断该病毒应来源于蝙蝠[6]。

体外分离培养时，该病毒在 96 个小时左右即可在人呼吸道上皮细胞内发现，而在 Vero E6 和 Huh-7 细胞系中分离培养需约 6 天。

对该种冠状病毒的理化特性的认识多来自于对 SARS-CoV 和 MERS-CoV 的研究。病毒对紫外线和热敏感，56℃ 30 分钟、乙醚、酒精、含氯消毒剂、过氧乙酸和氯仿等脂溶剂均可有效灭火病毒，氯己定不能有效灭活病毒。

## 二、目前可做的检测及意义

目前针对 SARS-CoV-2 的检测实验有三种，包括实时荧光 RT-PCR 核酸监测、基因测序和特异性 IgM/IgG 抗体检测。

### 1. 实时荧光 RT-PCR

该种检测手段主要是进行呼吸道标本或血液标本实时荧光 RT-PCR，用于扩增病毒 RNA 片段，找到病毒的遗传信息。

具体方法：通过提取病人样本中的 RNA，进行 RT-PCR，通过扩增反应将样本中微量的病毒信息加以放大，最后以荧光的方式读取信号。如果 PCR 之后信号为阳性，那么就可以说样本中存在病毒（已经感染），反之则说明没有被感染。

### 2. DNA 测序

该种检测手段主要是对呼吸道标本或血液标本进行病毒的高通量 DNA 测序，以获得病毒的遗传信息。

具体方法：通过患者样本中和培养上清液中提取的 RNA 为模板，进行基因组克隆和高通量测序，从而获得病毒的基因组，若基因与已知的 SARS-CoV-2 高度同源，则说明已经感染。

### 3. 特异性 IgM/IgG 抗体检测

抗体检测具有操作便捷、检测迅速的特点，是对核酸检测不足的补充。抗体检测的样本包括血清、血浆和全血，检测的抗体主要分为 IgM 和 IgG 两类。IgM 为早期出现的抗体，在发病的极早期（3～7 天）即可阳性，可用于新冠早期疑似病例筛查。IgG 为感染中、后期产生的抗体，阳性提示患者处于恢复期或既往感染，可用于新冠肺炎患者的病程监测和回顾性诊断。临床上同时检测 IgM 与 IgG 抗体，可动态监测患者感染的过程。

## 第三节　COVID-19 的诊断

根据国家卫生健康委员会的《新型冠状病毒肺炎诊疗方案（试行第七版）》（2020 年 3 月 3 日）诊断标准：

（一）疑似病例

结合下述流行病学史和临床表现综合分析。

**1. 流行病学史**

1）发病前 14 天内有武汉市及周边地区，或其他有病例报告社区的旅行史或居住史；

2）发病前 14 天内与新型冠状病毒感染者（核酸检测阳性者）有接触史；

3）发病前 14 天内曾接触过来自武汉市及周边地区，或来自有病例报告社区的发热或有呼吸道症状的患者；

4）聚集性发病：2 周内在小范围如家庭、办公室、学校班级等场所，出现 2 例及以上发热和（或）有呼吸道症状的病例。

**2. 临床表现**

1）发热和（或）呼吸道症状。

2）具有新型冠状病毒肺炎影像学特征：早期呈多发小斑片影及间质改变，以肺外带明显。进而发展为双肺多发磨玻璃影、浸润影，严重者可出现肺实变，胸腔积液少见。

3）发病早期白细胞总数正常或降低，淋巴细胞计数正常或减少。

有流行病学史中的任何一条，且符合临床表现中任意 2 条。无明确流行病学史的，符合临床表现中的 3 条。

（二）确诊病例

疑似病例同时具备以下病原学或血清学证据之一者：

1）实时荧光 RT-PCR 检测新型冠状病毒核酸阳性；

2）病毒基因测序，与已知的新型冠状病毒高度同源；

3）血清新型冠状病毒特异性 IgM 抗体和 IgG 抗体阳性，血清新型冠状病毒特异性 IgG 抗体由阴性转为阳性或恢复期较急性期 4 倍及以上升高。

# 第四节　COVID-19 的鉴别诊断

COVID-19 在临床上主要与流感病毒、其他冠状病毒以及鼻病毒、副流感病毒、腺病毒、呼吸道合胞病毒、人偏肺病毒等已知病毒引起的上呼吸道感染或肺炎相鉴别，与肺炎支原体肺炎、肺炎衣原体肺炎及细菌性肺炎等鉴别。此外还要与血管炎、皮肌炎、机化性肺炎等非感染性疾病鉴别。

# 一、普通感冒[7, 8]

**1. 病原学**

普通感冒大部分由病毒引起，最常见病原体为鼻病毒，其他病毒包括冠状病毒、副流感病毒、呼吸道合胞病毒、腺病毒、肠道病毒等。

**2. 流行特征**

常在季节交替和冬、春季节发病。可通过飞沫、直接或间接接触传播。

**3. 临床特点**

起病较急，早期症状主要以鼻部卡他症状为主，可有喷嚏、鼻塞、清涕、咽干、咽痒或烧灼感，2～3 天后变为稠涕，可有咽痛或声嘶。一般无发热及全身症状，或仅有低热。严重者除发热外，可感乏力、畏寒、头痛、肌痛、纳呆等全身症状。查体可见鼻腔黏膜充血、水肿、有分泌物，咽部轻度充血。

白细胞计数正常或偏低，淋巴细胞比例增加，重症患者可有白细胞计数及淋巴细胞数下降。临床一般不开展病原学相关检测，主要用于流行病学研究。

**4. 治疗**

对症治疗，缓解症状，注意休息、适当补充水分、保持室内空气流通。

# 二、流行性感冒[9]

**1. 病原学**

流感病毒属于正黏病毒科，为 RNA 病毒。根据核蛋白和基质蛋白分为甲、乙、丙、丁四型。目前感染人的主要是甲型流感病毒中的 H1N1、H3N2 亚型及乙型流感病毒中的 Victoria 和 Yamagata 系。流感病毒对乙醇、碘伏、碘酊等常用消毒剂敏感；对紫外线和热敏感，56℃条件下 30 分钟可灭活。

**2. 流行病学**

冬季高发，传播快，可造成大流行。从潜伏期末到急性期都有传染性，主要通过飞沫、密切接触传播。人群普遍易感，接种流感疫苗可有效预防相应亚型的流感病毒感染。重症流感主要发生在老年人、年幼儿童、孕产妇或有慢性基础疾病者等高危人群，亦可发生在一般人群。

**3. 临床特点**

潜伏期一般为 1～7 天，多为 2～4 天。起病急，大多具有自限性。主要以发热、头痛、肌痛和全身不适起病，体温可达 39～40℃，可有畏寒、寒战，多伴全身肌肉关节酸痛、乏力、食欲减退等全身症状，常有咽喉痛、干咳，可有鼻塞、流涕、胸骨后不适等。颜面潮红，眼结膜充血。部分以呕吐、腹痛、腹泻为特点，常见于感染乙型流感的儿童。无并发症者病程呈自限性，多于发病 3～4 天后体温逐渐消退，全身症状好转，但咳嗽、体力恢复常需 1～2 周。

肺炎是流感最常见的并发症，流感并发的肺炎可分为原发性流感病毒性肺炎、继发性细菌性肺炎或混合性肺炎。流感起病后2～4天病情进一步加重，或在流感恢复期后病情反而加重，出现高热、剧烈咳嗽、脓性痰、呼吸困难，肺部湿性啰音及肺实变体征。外周血白细胞总数和中性粒细胞显著增多，以肺炎链球菌、金黄色葡萄球菌、流感嗜血杆菌等为主。其他并发症有神经系统损伤、心脏损害、肌炎、横纹肌溶解综合征和脓毒性休克等。

外周血常规：白细胞总数一般不高或降低，重症病例淋巴细胞计数明显降低。血生化：部分病例出现低钾血症，少数病例肌酸激酶、天门冬氨酸氨基转移酶、丙氨酸氨基转移酶、乳酸脱氢酶、肌酐等升高。血清学检测：动态检测的 IgG 抗体水平恢复期比急性期有 4 倍或 4 倍以上升高有回顾性诊断意义。

影像学表现：并发肺炎者影像学检查可见肺内斑片状、磨玻璃影、多叶段渗出性病灶；进展迅速者，可发展为双肺弥漫的渗出性病变或实变，个别病例可见胸腔积液。儿童并发肺炎者肺内片状影出现较早，多发及散在分布多见，易出现过度充气，影像学表现变化快，病情进展时病灶扩大融合，可出现气胸、纵隔气肿等征象。

病原学相关检测：病毒核酸检测的特异性和敏感性最好，且能区分病毒类型和亚型；病毒抗原检测（快速诊断试剂检测），敏感性低于核酸检测；病毒分离培养（从呼吸道标本中分离出流感病毒）。

### 4. 治疗

抗病毒治疗：神经氨酸酶抑制剂（NAI）对甲型、乙型流感均有效，常用药物有奥司他韦、扎那米韦、帕拉米韦等。

对症治疗：降温、止咳、祛痰、氧疗等。

# 三、传染性非典型肺炎[10, 11]

### 1. 病原学

SARS 冠状病毒（SARS-Coronavirus，SARS-CoV）感染。

### 2. 流行病学

传染性强，人群普遍易感，但儿童感染率较低。主要通过飞沫、密切接触传播，气溶胶传播被高度怀疑为严重流行疫区的医院和个别社区暴发的传播途径之一。人畜共患。具有明确的接触史，即发病前 14 天内，有与果子狸或相关野生动物的接触史，或曾接触过 SARS 病例，或曾到过 SARS 流行的区域，或从事 SARS-CoV 检测、科研的相关实验室工作人员。

### 3. 临床特点

病情进展快、预后较差和危害大。潜伏期为 1～10 天，一般为 3～4 天。常以发热[体温≥100.5℉（38℃）]为首发和主要症状，呈持续性高热。可伴畏寒、头痛、乏力、肌肉和关节酸痛，常无上呼吸道卡他症状，咳嗽、咽痛少见，表现为干咳、少痰。可有胸闷，严重者逐渐出现呼吸加速、气促，甚至呼吸窘迫。呼吸困难和低氧血症多见于发病6～12天后。部分患者出现腹泻、恶心、呕吐等消化道症状。肺部体征常不明显。

早期白细胞计数正常或减少，大多数患者淋巴细胞计数及绝对值减少，且随病程进展呈逐步降低趋势。后期易合并细菌感染，白细胞计数明显升高，中性粒细胞比例升高。部分患者出现LDH升高（与预后不良有关），血小板减少（通常随呼吸道症状达到峰值出现）。

胸部X线和CT基本影像表现为磨玻璃样密度影和肺实变影。

病原学相关检测：SARS病毒抗体检测；SARS病毒基因检测。

### 4. 治疗

尚无特异性治疗推荐，对症支持治疗。针对发热，在早期，使用退热药可有效；进入进展期，通常难以用退热药控制高热。使用糖皮质激素可对热型造成干扰。

# 四、中东呼吸综合征[12-15]

### 1. 病原学

MERS冠状病毒（MERS-Coronavirus，MERS-CoV）感染。单峰驼可能是MERS-CoV的主要动物宿主。

### 2. 流行病学

传染性强，人群普遍易感。由动物传人，或人传人。主要通过飞沫、密切接触传播。大多数病例发生在阿拉伯半岛，或发病前从阿拉伯半岛返回，或曾与感染者接触过的人员。

### 3. 临床特点

起病急，病情进展快、预后较差和危害大。潜伏期一般为7～14天。常见发热[体温≥100.5℉（38℃）]，可呈持续性高热，常伴畏寒、寒战、咳嗽、呼吸急促，亦可见咽痛、咯血、肌痛及腹泻、腹痛、呕吐等消化系统表现。在肺炎基础上，临床病变进展迅速，很快发展为呼吸衰竭、急性呼吸窘迫综合征（ARDS）或多器官功能障碍综合征（MODS），特别是急性肾衰竭，甚至危及生命。肺部体征可以不明显，部分可闻及少许湿啰音或肺实变体征。

白细胞计数正常或减少，淋巴细胞计数及绝对值减少。

胸部X线和CT基本影像表现包括支气管血管纹理增多、斑片状浸润、肺外带磨玻璃样密度影、气腔实变影。

病原学相关检测：聚合酶链反应和测序（下呼吸道标本敏感性高于上呼吸道标本），血清病毒抗体检测。

## 4. 治疗

尚无特异性治疗推荐，采用对症支持治疗。

# 五、肺炎支原体肺炎[16, 17]

## 1. 病原学

肺炎支原体感染。

## 2. 流行特征

一般认为，肺炎支原体肺炎的流行较少受气候和季节的影响，在我国多发于秋冬季，在美国多发于夏末秋初。可发生于任何年龄，但在青壮年、无基础疾病的 CAP 患者中所占比例较高。

## 3. 临床特点

潜伏期为 1～3 周。病程常呈亚急性、渐进性。发病形式多样，多数仅以低热、疲劳为主，部分可突发高热伴明显头痛、肌痛、恶心等全身中毒表现。呼吸道症状以干咳最为突出，多伴咽痛，偶胸痛、痰中带血。亦可出现耳痛、皮疹及（或）各系统炎症。阳性体征以显著的咽部充血和鼓膜充血较多见，少数患者可有颈部淋巴结肿大，肺部常无阳性体征。

外周血白细胞计数和中性粒细胞比例一般正常，少数可升高。

影像学表现明显，病变多为边缘模糊、密度较低的云雾样片状浸润影，从肺门向外周肺野放射，肺实质受累时也可呈大片实变影。

病原学相关检测：血清特异性抗体检测（目前主要手段）；血清冷凝集试验（阳性率仅 50%左右）；基于核酸技术的肺炎支原体检验方法（敏感度高，易造成假阳性）。

## 4. 治疗

大环内酯类抗生素，氟喹诺酮类药物，多西环素及米诺环素等四环素类抗生素是治疗肺炎支原体的常用药物。

# 六、肺炎衣原体肺炎[8]

## 1. 病原学

肺炎衣原体感染。

## 2. 流行特征

多为散发病例，由飞沫或气溶胶传播。

### 3. 临床特点

与其他肺炎相比，症状、体征、胸片无特异性，实验室检查多无异常。初起常见咽痛、声嘶、流涕等上呼吸道感染症状，1～4 周后常见发热、咳嗽（干咳为主），体检可发现干湿啰音。单侧下叶肺部片状阴影和网状浸润为最常见影像学表现。可能诱发哮喘、支气管炎复发或延长病程。

### 4. 治疗

四环素类、大环内酯类和喹诺酮类抗生素对其有效。

## 七、细菌性肺炎[10]

### 1. 病原学

社区获得性肺炎中肺炎链球菌和流感嗜血杆菌最常见。

### 2. 流行特征

一般传染性不强，主要通过飞沫传播，也有耐药菌引起暴发流行的报道。

### 3. 临床特点

常有受寒、劳累等诱因或伴慢性阻塞性肺病、心力衰竭等基础疾病，1/3 患者病前有上呼吸道感染史。多数起病急。发热常见，多为持续高热，抗感染治疗后热型可不典型。常见咳嗽、咳痰，早期为干咳，渐有咳痰，痰量多少不一，多呈脓性，根据不同类型细菌感染可呈黄色、淡绿色、铁锈色、砖红色黏冻样或伴臭味。咯血少见，部分有胸痛，可出现头痛、肌肉酸痛、乏力的全身症状，少数有胃肠道症状。早期常无胸部体征，随疾病发展渐出现呼吸音降低、湿啰音、患侧呼吸运动减弱、叩诊音浊。

外周血白细胞计数、中性粒细胞多有升高，年老体弱者白细胞计数不高，但中性粒细胞百分比仍高。

胸部 X 线平片检查，肺叶实变、空洞形成或较大量胸腔积液多见于细菌性肺炎。胸部 CT 检查通过观察病灶大小、部位、数量、密度、边境、变化速度等，可对感染病原体的类别作大致判断。

### 4. 治疗

四环素类、大环内酯类和喹诺酮类抗生素对其有效。

## 八、非感染性疾病

### 1. 隐源性机化性肺炎[10]

半数患者起病前出现急性发作期的流感样症状，其他患者发作稍缓。表现为持续性干咳、呼吸困难、发热，持续几周到几个月。可能合并结缔组织病的肺外表现。查体时常闻及吸气相湿啰音。胸部 X 线平片常有特征性，表现为双侧斑片状或弥漫性实变影或磨玻璃影，且肺容积正常。排除常见疾病及感染性疾病后，可选择行组织活检明确诊断。

**2. 血管炎[18]**

发热、乏力、关节痛等全身症状常存在于血管炎患者中，眼部炎症史，尤其是巩膜炎史有时可见于血管炎患者中。持续性鼻腔结痂、鼻出血或其他上气道病变提示肉芽肿性血管炎。急性足下垂或腕下垂可能是缺血性病变引起的运动性神经病所致。肢体跛行（缺血性疼痛）提示多发性大动脉炎或巨细胞动脉炎所致的大动脉阻塞。肺出血合并肾功能不全时，应考虑血管炎可能。MRI、MR 血管造影、CT 血管造影、血管超声和 PET 可用于识别大动脉病变、器官损伤模式、受累血管大小、组织病理学特征以及诊断影像学上的特征性表现用于诊断不同类型的血管炎。

**3. 皮肌炎[19]**

发病不典型时可出现乏力、肌痛，同时皮肌炎患者常有间质性肺病。根据病情进展和皮肌炎特征性表现可进行鉴别，对称性近端肌无力和肌酶显著升高为皮肌炎的高度特异性表现，Gottorn 丘疹和向阳性皮疹是其典型皮肤表现，亦可行肌电图、MRI、肌活检明确诊断。

# 第五节　COVID-19 的治疗建议

目前疫情仍处在不断变化的阶段，尚无疫苗可以预防，亦未研发出针对病因学之"特效药"。迄今为止，没有来自 RCT 研究的证据支持特异的抗新型冠状病毒药物治疗疑似或确诊病例。针对 COVID-19 感染主要以支持治疗为主[20]。以下治疗方案以《新型冠状病毒肺炎诊疗方案（试行第七版）》及国内外研究进展、专家共识为参考，结合临床实践经验，意在为临床医生处理疑似或确诊新型冠状病毒感染的肺炎的成人或儿童患者时提供建议和参考，在后续亦会根据对本病的了解和临床实践，及时增补修订。

## 一、西 医 治 疗[21]

（一）根据病情确定治疗场所

1）疑似及确诊病例应在具备有效隔离条件和防护条件的定点医院隔离治疗，疑似病例应单人单间隔离治疗，确诊病例可多人收治在同一病室。

2）危重型病例应尽早收入 ICU 治疗。

（二）一般治疗

1）卧床休息，加强支持治疗，保证充分热量；注意水、电解质平衡，维持内环境稳定；

密切监测生命体征、指氧饱和度等。

2）根据病情监测血常规、尿常规、CRP、生化指标（肝酶、心肌酶、肾功能等）、凝血功能，动脉血气分析、胸部影像学等。有条件者可行细胞因子检测。

3）及时给予有效氧疗措施，包括鼻导管、面罩给氧和经鼻高流量氧疗。有条件可采用氢氧混合吸入气（$H_2/O_2$：66.6%/33.3%）治疗。

4）抗病毒治疗：可试用 α-干扰素雾化吸入（成人每次 500 万 U 或相当剂量，加入灭菌注射用水 2ml，每日 2 次雾化吸入）、洛匹那韦/利托那韦（200mg/50mg/粒，每次 2 粒，每日 2 次，疗程不超过 10 天）、利巴韦林（建议与干扰素或洛匹那韦/利托那韦联合应用，成人 500mg/次，每日 2 次至 3 次静脉输注，疗程不超过 10 天）、磷酸氯喹（18～65 岁成人。体重大于 50kg 者，每次 500mg、每日 2 次，疗程 7 天；体重小于 50kg 者，第一、二天每次 500mg、每日 2 次，第三至七天每次 500mg、每日 1 次）、阿比多尔（成人 200mg，每日 3 次，疗程不超过 10 天）。要注意上述药物的不良反应、禁忌证（如患有心脏疾病者禁用氯喹）以及与其他药物的相互作用等问题。在临床应用中进一步评价目前所试用药物的疗效。不建议同时应用 3 种及以上抗病毒药物，出现不可耐受的毒副作用时应停止使用相关药物。对孕产妇患者的治疗应考虑妊娠周数，尽可能选择对胎儿影响较小的药物，以及是否终止妊娠后再进行治疗等问题，并知情告知。

5）抗菌药物治疗：避免盲目或不恰当使用抗菌药物，尤其是联合使用广谱抗菌药物。

（三）重型、危重型病例的治疗

**1. 治疗原则**

在对症治疗的基础上，积极防治并发症，治疗基础疾病，预防继发感染，及时进行器官功能支持。

**2. 呼吸支持**

1）氧疗：重型患者应接受鼻导管或面罩吸氧，并及时评估呼吸窘迫和（或）低氧血症是否缓解。

2）高流量鼻导管氧疗或无创机械通气：当患者接受标准氧疗后呼吸窘迫和（或）低氧血症无法缓解时，可考虑使用高流量鼻导管氧疗或无创通气。若短时间（1～2 小时）内病情无改善甚至恶化，应当及时进行气管插管和有创机械通气。

3）有创机械通气：采用肺保护性通气策略，即小潮气量（6～8ml/kg 理想体重）和低水平气道平台压力（≤30cmH$_2$O）进行机械通气，以减少呼吸机相关肺损伤。在保证气道平台压≤35cmH$_2$O 时，可适当采用高 PEEP，保持气道温化湿化，避免长时间镇静，早期唤醒患者并进行肺康复治疗。较多患者存在人机不同步，应当及时使用镇静及肌松剂。根据气道分泌物情况，选择密闭式吸痰，必要时行支气管镜检查采取相应治疗。

4）挽救治疗：对于严重 ARDS 患者，建议进行肺复张。在人力资源充足的情况下，每天应进行 12 小时以上的俯卧位通气。俯卧位通气效果不佳者，如条件允许，应当尽快考虑体外膜肺氧合（ECMO）。其相关指征：①在 FiO$_2$>90% 时，氧合指数小于 80mmHg，持续 3～4 小时以上；②气道平台压≥35cmH₂O。单纯呼吸衰竭患者，首选 VV-ECMO 模式；若需要循环支持，则选用 VA-ECMO 模式。在基础疾病得以控制，心肺功能有恢复迹象时，可开始撤机试验。

### 3. 循环支持

在充分液体复苏的基础上，改善微循环，使用血管活性药物，密切监测患者血压、心率和尿量的变化，以及动脉血气分析中乳酸和碱剩余，必要时进行无创或有创血流动力学监测，如超声多普勒法、超声心动图、有创血压或持续心排血量（PiCCO）监测。在救治过程中，注意液体平衡策略，避免过量和不足。

如果发现患者心率突发增加大于基础值的 20%或血压下降大约基础值 20%以上时，若伴有皮肤灌注不良和尿量减少等表现时，应密切观察患者是否存在脓毒症休克、消化道出血或心功能衰竭等情况。

### 4. 肾功能衰竭和肾替代治疗

危重症患者的肾功能损伤应积极寻找导致肾功能损伤的原因，如低灌注和药物等因素。对于肾功能衰竭患者的治疗应注重体液平衡、酸碱平衡和电解质平衡，在营养支持治疗方面应注意氮平衡、热量和微量元素等补充。重症患者可选择连续性肾替代治疗（continuous renal replacement therapy，CRRT）。其指征包括：①高钾血症；②酸中毒；③肺水肿或水负荷过量；④多器官功能不全时的液体管理。

### 5. 康复期血浆治疗

康复期血浆治疗适用于病情进展较快、重型和危重型患者。用法用量参考《新冠肺炎康复者恢复期血浆临床治疗方案（试行第二版）》。

### 6. 血液净化治疗

血液净化系统包括血浆置换、吸附、灌流、血液/血浆滤过等，能清除炎症因子，阻断"细胞因子风暴"，从而减轻炎症反应对机体的损伤，可用于重型、危重型患者细胞因子风暴早中期的救治。

### 7. 免疫治疗

对于双肺广泛病变者及重型患者，且实验室检测 IL-6 水平升高者，可试用托珠单抗治疗。首次剂量 4～8mg/kg，推荐剂量为 400mg，0.9%生理盐水稀释至 100ml，输注时间大于 1 小时；首次用药疗效不佳者，可在 12 小时后追加应用一次（剂量同前），累计给药次数最多为 2 次，单次最大剂量不超过 800mg。注意过敏反应，有结核等活动性感染者禁用。

### 8. 其他治疗措施

对于氧合指标进行性恶化、影像学进展迅速、机体炎症反应过度激活状态的患者，酌情短期内（3～5 日）使用糖皮质激素，建议剂量不超过相当于甲泼尼龙 1～2mg/kg/日，应当注意较大剂量糖皮质激素由于免疫抑制作用，会延缓对冠状病毒的清除；可静脉给予血必净 100ml/次，每日 2 次治疗；可使用肠道微生态调节剂，维持肠道微生态平衡，预防继发细菌感染。

儿童重型、危重型病例可酌情考虑给予静脉滴注丙种球蛋白。

患有重型或危重型新型冠状病毒肺炎的孕妇应积极终止妊娠，剖腹产为首选。

患者常存在焦虑恐惧情绪，应加强心理疏导。

### （四）并发症的预防[22]

应用下列干预措施（表 1-1）以预防 COVID-19 重症相关的并发症。这些干预措施是基于脓毒症及其他疾病指南，并且通常仅基于有高质量等级证据的可行建议。

**表 1-1　并发症的预防**

| 预期效果 | 干预措施 |
| --- | --- |
| 减少有创机械通气天数 | 选择包括每日评估是否可以自主呼吸的撤机方案 |
| | 针对特定的滴定终点（除非有特殊禁忌，一般是轻度镇静）尽可能地减少持续镇静或间歇镇静，或者在持续镇静过程中每日中断一次 |
| 减少呼吸机相关肺炎发生率 | 在青少年和成人中，口插管优于鼻插管 |
| | 让患者保持在半卧位（床头抬高 30°～45°） |
| | 使用封闭的吸痰系统；定期排空并丢弃管道中的冷凝水 |
| | 每位患者使用一套新的呼吸机管路；管路污染或损坏了需及时更换电路，但不用常规更换 |
| | 每 5～7 天更换一次湿热交换器，污染或故障时也需要更换 |
| 减少静脉栓塞发生率 | 对于没有禁忌证的青少年和成人，使用药物预防（优选低分子肝素，或肝素 5000U，皮下注射，每日两次），对于有禁忌证的患者，使用机械预防（间歇性充气加压装置） |
| 减少导管相关性血流感染发生率 | 使用检查表确保每一步严格按照无菌操作，并每日提醒一旦不需要时及时拔管 |
| 减少压疮发生率 | 每两小时翻身一次 |
| 减少应激性溃疡和消化道出血发生率 | 早期给予肠内营养（入院 24～48 小时内） |
| | 有胃肠道出血风险的患者应使用 H-2 受体阻滞剂或质子泵抑制剂。胃肠道出血的风险因素包括机械通气≥48 小时，凝血功能障碍，肾脏替代治疗，肝病，多重疾病，器官衰竭评分高 |
| 减少 ICU 相关疾患发生率 | 在安全的前提下，在疾病早期积极鼓励患者活动 |

### （五）妊娠患者的特别注意事项[22]

1）对于疑似或确诊新型冠状病毒肺炎的孕妇需要按上述推荐方案治疗，同时兼顾妊娠的生理性因素。

2）在使用探索性治疗方案时，需按个体利弊分析，基于母亲潜在的获益和胎儿的安全性，并咨询产科专家和伦理委员会。

3）紧急分娩和终止妊娠的决定基于多个因素：孕龄、母亲的状况、胎儿的稳定性。必须咨询产科、新生儿科和 ICU 的专家（视母亲情况）。

## 二、抗病毒药物的应用及证据

利巴韦林与干扰素具有广谱抗病毒作用，但带有利巴韦林的重组干扰素仅对冠状病毒感染具有有限的作用。皮质类固醇激素经常用于治疗重症患者，以期通过减少炎症引起的肺损伤而获得可能的临床收益，但 SARS 和 MERS 患者的最新证据表明，接受皮质类固醇激素对死亡率没有影响，反而会延迟病毒清除[23-25]。SARS 和 MERS 流行后，已开发出许多针对 CoV 蛋白酶、聚合酶、MTase 和进入蛋白的抗 CoV 药物，但是尚未在临床试验中经过证实[26-28]。亦有研究者提出将从康复期患者中获得的血浆和抗体治疗作为主要疗法[29]。

在一项历史性对照研究中[30]，SARS-CoV 患者中洛匹那韦和利托那韦的联合使用可带来实质性的临床获益（恶性的临床结局较少）。国家卫健委发布的《新型冠状病毒感染的肺炎诊疗方案》亦将此法纳入其中，由于指定医院已经可以使用洛匹那韦和利托那韦联合用药，因此随机对照试验已迅速启动，以评估洛匹那韦和利托那韦联合使用对 SARS-CoV-2 感染住院患者的疗效和安全性[31]。

临证前期的证据[32, 33]表明了雷姆昔韦（广谱抗病毒核苷酸前体药物）治疗 MERS-CoV 和 SARS-CoV 感染的有力疗效。Michelle L Holshue[34]于 2020 年 1 月 31 日报道了美国首例确诊 COVID-19 的诊疗过程。在患者住院第 6 日（发病第 10 日），第 4 次胸片检查显示双下肺条索状阴影。胸片结果与不典型肺炎诊断吻合，双肺听诊提示有水泡音。根据患者的影像学检查结果，开始吸氧治疗的决定，患者的持续发热，多个样本的 SARS-CoV-2 的 RNA 持续阳性的结果，临床医师们决定将一种试验性抗病毒药——雷姆昔韦进行特许用药。住院第 7 日晚上，这名患者接受了雷姆昔韦静脉输注，无明显副作用。第 7 日晚上，得到连续阴性的降钙素原水平和耐甲氧西林金黄色葡萄球菌 PCR 阴性结果后，停用万古霉素，第 8 日停用头孢吡肟。在住院第 8 日（发病第 12 日），患者临床症状得到改善，停止了吸氧治疗，未吸氧时的血氧饱和度也提高到 94%～96%，之前双下肺的水泡音消失，患者食欲也出现好转，除了间歇性干咳和流涕外，无其他临床症状。目前雷姆昔韦针对新型冠状病毒 SARS-CoV-2 感染的Ⅲ期、随机、双盲、安慰剂对照试验已经在我国指定医疗机构开展，以确定使用雷姆昔韦治疗 SARS-CoV-2 感染患者是否安全和有效。

### 参 考 文 献

[1] Commision W M H. Report of clustering pneumonia of unknown etiology in Wuhan City[Z]. Wuhan，China：2019.

[2] Organization W H. Novel coronavirus-China[Z]. Geneva，Switzerland：2020.

[3] Huang C，Wang Y，Li X，et al. Clinical features of patients infected with 2019 novel coronavirus in Wuhan，China[J]. Lancet，2020，395（10223）：497-506.

[4] Yang Yang Q L M L. Epidemiological and clinical features of the 2019 novel coronavirus outbreak in China[Z]. MedRxiv，2020.

[5] Chen N，Zhou M，Dong X，et al. Epidemiological and clinical characteristics of 99 cases of 2019 novel coronavirus pneumonia in Wuhan，China：a descriptive study[J]. Lancet，2020，395（10223）：507-513.

[6] Zhou P，Yang X L，Wang X G，et al. A pneumonia outbreak associated with a new coronavirus of probable bat origin[J]. Nature，2020.

[7] Ron Eccles. Understanding the symptoms of the common cold and influenza[J]. The Lancet Infectious Diseases，2005，5（11）．

[8] 普通感冒规范诊治的专家共识[J]. 中华内科杂志，2012，51（4）：330-333.

[9] 流行性感冒诊疗方案（2018年版修订版）[J]. 传染病信息，2018，31（06）：500-504.

[10] 钟南山，蔡绍曦，陈宝元，等. 传染性非典型肺炎临床诊治标准专家共识[J]. 中华结核和呼吸杂志，2003，26（6）：323-324.

[11] 仝小林，许树强，SARS中医诊疗与研究[M]. 石家庄：河北教育出版社，2003. 7.

[12] 韩志海，田光. 中东呼吸综合征[J]. 中国临床医生杂志，2015，43（09）：1-3.

[13] Abdullah Assiri，Jaffar A Al-Tawfiq，Abdullah A Al-Rabeeah，et al. Epidemiological，demographic，and clinical characteristics of 47 cases of Middle East respiratory syndrome coronavirus disease from Saudi Arabia：a descriptive study[J]. The Lancet Infectious Diseases，2013，13（9）.

[14] Shalhoub Sarah，Al-Hameed Fahad，Mandourah Yasser，et al. Critically ill healthcare workers with the Middle East respiratory syndrome（MERS）：a multicenter study[J]. PLoS ONE[2018-11-15].

[15] Arabi Yaseen M，Al-Omari Awad，Mandourah Yasser，et al. Critically ill patients with the Middle East respiratory syndrome：a multicenter retrospective cohort study. [J]. Crit Care Med，2017，45：1683-1695.

[16] 林果为，王吉耀，葛均波. 实用内科学：全二册. 15版[M]. 北京：人民卫生出版社，2017.

[17] 徐作军. 《成人肺炎支原体肺炎诊治专家共识》浅析[J]. 中国实用内科杂志，2010，30（12）：1146-1147.

[18] Niles J L，Böttinger E P，Saurina G R，et al. The syndrome of lung hemorrhage and nephritis is usually an ANCA-associated condition[J]. Archives of Internal Medicine，1996，156（4）.

[19] 多发性肌炎和皮肌炎诊断及治疗指南[J]. 中华风湿病学杂志，2010（12）：828-831.

[20] Cinatl J，et al. Treatment of SARS with human interferons[J]. Lancet，2003，362（9380）：293-294.

[21] 国家卫生健康委员会. 关于印发新型冠状病毒肺炎诊疗方案（试行第六版）的通知[Z]. 北京：2020. http：//www. nhc. gov. cn/xcs/zhengcwj/202002/8334a8326dd94d329df351d7da8aefc2. shtml.

[22] World Health Organization. Clinical management of severe acute respiratory infection when novel coronavirus（nCoV）infection is suspected：interim guidance[Z]. WHO，2020. https：//www. who. int/publications-detail/clinical-management-of-severe-acute-respiratory-infection-when-novel-coronavirus-（ncov）-infection-is-suspected.

[23] Stockman L J，Bellamy R，Garner P. SARS：systematic review of treatment effects[J]. PLoS Med，2006，3：e343.

[24] Lansbury L，Rodrigo C，Leonardi-Bee J，et al. Corticosteroids as adjunctive therapy in the treatment of influenza[J]. Cochrane Database Syst Rev，2019，2：CD010406.

[25] Arabi Y M，Mandourah Y，Al-Hameed F，et al. Corticosteroid therapy for critically ill patients with Middle East respiratory syndrome. Am J Respir Crit Care Med，2018，197：757-767.

[26] Chan，J F，et al.，Broad-spectrum antivirals for the emerging Middle East respiratory syndrome coronavirus[J]. J Infect，2013，67（6）：606-616.

[27] Cheng，K W，et al. Thiopurine analogs and mycophenolic acid synergistically inhibit the papain-like protease of Middle East respiratory syndrome coronavirus[J]. Antiviral Res，2015，115：9-16.

[28] Wang，Y. et al. Coronavirus nsp10/nsp16 methyltransferase can be targeted by nsp10-derived peptide in vitro and in vivo to reduce replication and pathogenesis[J]. J Virol，2015，89（16）：8416-8427.

[29] Mair-Jenkins J，et al. The effectiveness of convalescent plasma and hyperimmune immunoglobulin for the treatment of severe acute respiratory infections of viral etiology：a systematic review and exploratory meta-analysis[J]. J Infect Dis，2015，211（1）：80-90.

[30] Chu CM. Role of lopinavir/ritonavir in the treatment of SARS：initial virological and clinical findings. Thorax，2004，59：252-256.

[31] Chaolin Huang，et al. Clinical features of patients infected with 2019 novel coronavirus in Wuhan，China. The Lancet，January 24，2020.

[32] Sheahan TP，Sims AC，Graham RL，et al. Broad-spectrum antiviral GS-5734 inhibits both epidemic and zoonotic coronaviruses[J]. Sci Transl Med，2017，9.

[33] Sheahan TP，Sims AC，Leist SR，et al. Comparative therapeutic efficacy of remdesivir and combination lopinavir，ritonavir，and interferon beta against MERS-CoV[J]. Nat Commun，2020，11：222.

[34] Michelle L. Holshue，et al. First case of 2019 Novel Coronavirus in the United States[J]. N Engl J Med（2020），DOI：10. 1056/NEJMoa2001191.

# 第二章 中医对 COVID-19 的认识

## 第一节 病名的认识

### 一、现代医学对新型冠状病毒肺炎的命名

详见第一章（页1）。

### 二、COVID-19 的中医病名探讨

COVID-19 是一种全新的严重呼吸道传染病，人类对其认识仍处在探索阶段。中医学对该病的认识，也随着对该病的防治进程不断深入与完善，根据其传播规律、发病证候、传变特点、病因病机的推论，再结合古今相关的中医论述及名老中医的学术经验，目前有如下几种学术观点。

#### 1.“瘟疫”说

“疫”指瘟疫，是中医学对烈性传染病的概称。瘟疫在中国史料中早有记载，《说文解字》指出“疫，民皆疾也”，《周礼·天官·冢宰》记载：“疾医掌养万民之疾病，四时皆有疠疾。”从多数医家关于瘟疫的描述来看，“古人之所谓疫，即近人之所谓瘟”。如杨栗山谓：“饿殍在道，骴骼之掩埋不厚，死尸连床，魄汗之淋漓自充。”[1]戴天章亦云：“中人人病，中物物伤。”[2]可见，诸医家关于瘟疫的描述，多体现其传染性，不仅病发长幼相似，而且多比屋连村，一家之中而毙数人。医家吴又可在《温疫论》中指出：“疫者，感天地之厉气，在岁月有多寡，在方隅有厚薄，在四时有盛衰，此气之来，无老少强弱，触之者即病，邪从口鼻而入。”在此基础上，后世学者对疫病的理论和临床做了进一步的补充和发展。

以上描述与 COVID-19 的传播途径、发病特点不谋而合，COVID-19 亦以口鼻而入为主，传染性强，症状相似，无问大小，皆相染易。因此，其发病多是疫疠之气由口鼻而受，直入“膜原”，内可入营血，外可出卫表。国医大师周仲瑛便认为，COVID-19 属于“瘟疫”范畴，基本病机为湿困表里，肺胃同病，如遇素体肺有伏热者，则易邪毒内陷，

变生厥脱[3]。国医大师熊继柏亦持瘟疫之说，他根据 COVID-19 的发病特点，认为其病邪性质为"温热浊毒"，属温热类，从口鼻入，病位在肺，导致痰热结聚，秽浊之气阻塞[4]。

**2. "寒疫"说**

寒疫是因感受非时暴寒或阴寒沴气所致的具有强烈流行性或传染性的外感疾病的总称。寒疫的病因是阴寒邪气；证候特点是畏寒，寒象偏重，或寒郁阳气表现为外寒内热；具有流行性或传染性。以上特点决定了其不同于一般意义上个人触冒寒邪罹患的伤寒，也不同于温病或温疫。寒疫的外延是一类外感疾病，排除了寒疫属于内伤类疾病。

古代医家对寒疫概念的认识并不统一。归纳起来大致有以下几种：一指春分至秋分期间感受非时暴寒所患的流行性疾病，《伤寒论·伤寒例》首倡此论；二指发生在冬季的疫病，以李汤卿为代表；三指春夏秋三时感冒，以张璐为代表；四指夏至至秋分感受非时暴寒所发的温病，熊立品持此说；五指温疫，以朱肱为代表；六指夏季应热反冷，寒气郁伏于里，到秋季才发生的疫病，袭信持此说；七指由于运气失守产生的寒性传染性疾病，张景岳持此观点；八指天地毒厉之气与寒凉时气相结合所致的流行性传染性疾病，刘世祯持此说；九指寒气挟厉风或秽湿形成的传染性疾病，俞根初持此说；十指温疫阴证，杨尧章持此说。以上诸说，颇多分歧[5]。

寒疫之所以有别于温疫及普通伤寒等其他外感疾病，在于它有特异的致病因素——非时暴寒或阴寒沴气。非时暴寒是导致时行寒疫的致病因素，阴寒沴气是导致沴病寒疫的致病因素。"寒疫"具有流行性、传染性、季节性。如《松峰说疫·卷二》对寒疫的流行性做的论述："至于当天气方温热之时，而凄风苦雨骤至，毛窍正开，为寒气所束，众人同病，乃天实为之，故亦得以疫名也。"阴寒沴气导致的寒疫多具有传染性，可以通过各种途径在人群中传播。寒疫有明显的季节性，尤其是"时行寒疫"。

COVID-19 患者早中期以发热、乏力、干咳为主要表现，部分伴有纳差、腹泻、便秘，舌多胖大，舌质多暗，呈青紫色，舌苔多白厚腐腻，重症期及后期患者则多有气阴两伤、阴阳两虚的症状特点，符合寒疫所表现的阴寒征象。且此次疫情发生于大雪节气之后（12月7日），增长于小寒节气（1月6日），暴发于大寒节气（1月20日），正是武汉地区一年之中最为寒冷的阶段。中国工程院院士王永炎便认为，COVID-19 属于"寒疫"范畴，源于气候失时，疫毒湿寒与伏燥搏结，壅塞肺胸，损伤正气[6]。故可将 COVID-19 归为"寒疫"范畴。

**3. "湿疫"说**

湿者，地之气；疫者，天之气，湿疫两分，则病轻而缓；湿疫两合，其病重而速。"湿疫"在古代文献多次被提及，但是对其具体的定义及症状很少有比较系统的论述。《世医得效方》中指出："乍寒乍热，损肺伤气，暴嗽呕逆，或体热发斑，喘咳引气，名曰湿疫""秋多淫雨，人患湿疫"。《伤寒大白》谓："湿疫，即时行伤湿病也"。《温热经纬》曰："温疫白苔如积粉之厚，其秽浊重也，舌本紫绛，则邪热为浊所闭，故当急透解。此五疫中的湿疫，又可主以达原饮，亦须随证加减，不可执也。"虽然湿疫在古代文献没有明确定义，但是疫被普遍认可的意义是感受自然界的邪气，传染性强，能够一定程度上暴发流行的疾病，故湿疫是以湿邪为主要致病因素的流行性疾病。COVID-19 发病早期临床常见头身酸痛、恶寒、乏力、舌苔多白厚腐腻、舌体胖大或齿痕等，多伴滑脉、濡脉，而且部分患者伴见脘痞呕恶、纳差、腹泻等症状。可见"湿"是此次 COVID-19 的关键因素。北京中医医院院长刘清泉认为，COVID-19 湿邪致病的特点明显，武汉市属亚热带季风气候，水系发达，雨量充沛，气候湿润，暖冬季节加之年末又遇寒湿天气触发，形成了湿邪疫疠之气致病的外在条件[7]。国医大师晁恩祥结合温病学说，认为内外湿邪同气相感，聚而成毒，湿毒疫戾之气，侵入人体，壅阻机体，气机不畅，或从寒化，或从热化，湿热瘀毒内阻，导致肺失宣降而致病[8]。齐文升教授亦将 COVID-19 归为"湿疫"，强调湿毒为其核心病因，湿毒郁肺（或夹热、寒、燥），疫毒化热闭肺，或成阳脱气虚血瘀，或成阴脱热毒耗血，终致痰凝血瘀络阻肺痹[9]。故可将 COVID-19 归为"湿疫"范畴。

## 三、COVID-19 的中医病名——寒湿疫

综合以上分析，COVID-19 可通过人与人之间的飞沫及接触传播，传染性强，来势凶猛，由疫疠之毒引发。早中期以发热、乏力、干咳为主要表现，部分伴有纳差、腹泻、便秘等症状，重症期及恢复期患者则多见气阴两伤、阴阳两虚的症状特点。我们在广泛阅读医籍，继承前人经验基础之上，通过实地走访并总结武汉定点医院病房、发热门诊、急诊留观及社区患者的实际情况，以及从寒湿论治的疗效反馈，将 COVID-19 的中医病名确定为"寒湿疫"，依据如下。

### 1. 基于临床特征

"寒湿"是从中医病因层次对 COVID-19 所做的定性，一是感染患者发病临床多表现出明显的寒湿致病之征象，二是武汉的发病背景以寒湿为主。通过实地观察武汉本地的确诊病例，发现多数患者由感受寒湿起病，在疾病早中期呈现寒湿袭表、阻肺、碍脾的临床表现，寒湿袭表则症见恶寒发热、周身酸痛之表证；寒湿阻肺则症见胸闷、憋闷、气短、乏力、干咳少痰等肺失宣肃的临床表现；寒湿碍脾则症见脘痞、呕恶、纳差、腹泻、大便黏腻不爽等运化失司的临床表现。且患者舌质淡胖、齿痕，苔多白而厚腻或腐，或虽有黄苔，但细察舌体发暗，呈青紫色，脉滑或濡，寒湿之象非常明显。可知"寒湿"是 COVID-19 的关键起病因素。且通过临床实际观察发现，染病患者出现高热的情况非常少见，尤其是重型、危重型患者，以中低热为主，甚至无发热[10]。这与严重急性呼吸综合征（SARS）和流行性出血热等温热疫病明显不同，温热疫病起病即见壮热，邪热炽盛，燔灼三焦，蒙蔽心包，与寒疫也有所不同，寒疫为寒邪夹杂戾气而致，可从太阳迅速转入阳明，出现高热、实热之证，而寒湿疫起病责之寒湿阴邪，湿性黏滞，病情缠绵，化热较慢，倘若非寒湿疫毒所病，决无低热、无热之理。

### 2. 基于季节气候特征

据气象统计资料显示，武汉地区 2020 年 1 月份降水量，是过去 20 年同期平均降水量的 4.6 倍，连绵不断的阴雨加重了武汉地区的寒湿之气，人居其中，也受其害（数据来源

于 https：//www.weatheronline.cn/）。且病发于冬季，按照"冬九九"来看，正值"一九"前后（2019 年 12 月 22 日至 2019 年 12 月 30 日），虽是暖冬，毕竟数九寒天，复遇多雨天气，"寒湿"之邪显而易见。仝小林院士通过走访武昌区的社区卫生服务中心了解到，天气转晴、气温升高后，发热门诊就诊数量大幅度下降，由每天一百余人次下降到二十余人次，证明了气候对发病的影响。寒湿本为天之常气，但物无美恶，过则为灾，正如《四圣心源》所言："六气五行，皆备于人身，内伤者，病于人气之偏，外感者，因天地之气偏，而人气感之"。寒湿过盛化为六淫，恰逢时行戾气，二者合而为患，侵害人体，疫病乃起。

**3. 嗜寒湿之戾气**

寒湿是戾气适合生长之环境，戾气是此次疫病之始作俑者。根据临床观察，我们发现新冠病毒具有嗜寒湿的习性，素体阳虚、寒湿体质或久居寒湿环境的患者更易发病。SARS 热毒为盛，体强者抗争，肺络反伤，年轻人气短尤甚，老年反轻。新冠肺炎寒湿为因，体弱气虚为本，死者多为老年，盖老年阳气已衰，无力抗邪，易受寒湿阴邪所困，故预后不佳。此外，中国工程院院士陈焕春研究发现新冠病毒有喜冷怕热的特性，对病毒而言温度越高越不利[11]。据新加坡报道，新冠病毒在炎热潮湿环境（30℃以上）中只能生存一到三个小时，但在冷空气内可以存活更久。新加坡国家传染病中心赖建文认为，新加坡的炎热气候有益于新冠肺炎的防治，建议居民关闭冷气[12]。这些证据更加明确了新冠病毒嗜好寒湿的特性。

综合新冠肺炎的临床特征、发病时间及气候特点，可知此次疫病，乃寒湿裹挟时行戾气而致病，故名之为"寒湿疫"。无独有偶，国医大师薛伯寿同样认为本病归属于"寒湿疫"，他结合蒲辅周先生学术思想及临床经验认为本病源起寒湿，病位主要在肺，提出应重视季节气候影响，四季皆有风、湿、寒，冬发之疫，必须重视寒[13]。"寒湿疫"病名的提出，填补了中医学对 COVID-19 病名的空缺，概括了此次瘟疫出现的病因背景、临床与病机特征，同时为疫病诊疗与进一步研究奠定了基础。

# 第二节　病因的认识

## 一、现代医学对 COVID-19 发病原因和流行、传播的认识

2019 新型冠状病毒，即"2019-nCoV"，因 2019 年武汉暴发的病毒性肺炎而被发现，2020 年 1 月 12 日，世界卫生组织将造成武汉肺炎疫情的新型冠状病毒命名为"2019 新型冠状病毒（2019-nCoV）"。目前对冠状病毒理化特性的认识多来自对 SARS-CoV 和 MERS-CoV 的研究。显示新型冠状病毒与蝙蝠 SARS 样冠状病毒（bat-SL-CoVZC45）同源性达 85% 以上。目前所见传染源主要是新型冠状病毒感染的患者，无症状感染者也可能成为传染源。经呼吸道飞沫和接触传播是主要的传播途径，在相对封闭的环境中长时间暴露于高浓度气溶胶情况下存在经气溶胶传播的可能。

以上更为详尽的内容参见本书第一章。

## 二、中医学对 COVID-19（寒湿疫）病因的认识

### 1. 天行疫疠，非时之气

"戾气"首先由隋代巢元方提出，是对《黄帝内经》"六气""六淫"所不能囊括疾病之因认识的深化。《诸病源候论·温病令人不相染易候》中记载："此病皆因岁时不和，温凉失节，人感乖戾之气而生病。则病气转相染易，乃至灭门，延及外人。"吴又可《温疫论》则在研究温疫的实践中受"乖戾之气"启发创建"戾气"学说："夫温疫之为病，非风、非寒、非暑、非湿。乃天地间别有一种异气所感"；"疫气者，亦杂气中之一，但有甚于他气，为病颇重，因名之曰戾气"；"夫疫者，感天地之'戾气'也，……非四时交错之气，乃天地间别有一种'戾气'"，"其年疫气盛行，所患者重，最能传染，即童辈皆知其为疫"。同时首先提出"邪从口鼻而入"，指出了戾气的传播途径，戾气经表上犯于肺，由气血经络下犯于胃；或由口而入，直驱中道，损伤脾胃，由胃、气、血之道上犯于肺，其病位主要在肺，伤及五脏六腑。所发疾病具有时间性、地域性、传染性、危急性。2003 年暴发的传染性非典型肺炎（SARS）就是典型的疫疠流行。

《黄帝内经》中指出了六十年各岁的六气变化与温疫类疾病直接相关。《素问·六元正纪大论》有曰："己亥之纪也……终之气，畏火司令，阳乃大化，蛰虫出现，流水不冰，地气大发，草乃生，人乃舒。其病温疠。"疠，就是疫疠，属于烈性传染性瘟疫。其意为小雪至大寒本应为寒冬，即太阳寒水是当令之气，但期间少阳相火邪气出现，导致气温上升，气候相对转暖，致使冬季的气候相对偏暖，此所谓"非其时有其气"。这样的相对不冷的气候条件下，流水不能结冰，冬眠的动物出来活动，地气暖，草又生，虽然人觉得舒适，但是这种气候给病原微生物的发育繁殖造成了有利的气候条件。加之 2019 年岁运土不及，主运终之运少羽，客运终运太徵，也表明了 2019 年冬为暖冬，易发瘟疫，发病时间段为小雪至大寒。

基于《黄帝内经》五运六气理论中的六十年甲子周期气候规律，大寒是新一年五运六气气候变化的起始日，已是庚子年的岁运岁气。庚子年岁运为金运太过，六气的初之气即大寒之春分的时间段，主气是厥阴风木，客气为太阳寒水，即应该是厥阴风木当令的春季，时常有太阳寒水邪气来侵袭，春有非时之寒。可见庚子岁的大寒至春分时间段的气候特点是冷春，也就是通常说的"倒春寒"。正如《素问·六元正纪大论》云："初之气，地气迁，燥将去，寒乃始，蛰复藏，水乃冰，霜复降，风乃至，阳气郁，民反周密，关节禁固，腰椎痛，炎暑将起，中外疮疡。"意为春行冬令，气候寒冷，蛰虫又复藏，流水又结冰，风寒霜复至，大自然阳气被郁，人也因寒冷躲在屋内，易致关节拘急、屈伸不利、腰椎疼痛等症状。

2019 年冬季是"冬有非时之暖"，2020 年春季是"倒春寒"，均属于"非其时有其气"的异常气候，为"天行"因素，所谓"夫天地之气常则安，变则病"。

### 2. 寒湿肆虐，阳气不足

阳气的重要性不言而喻。《素问·生气通天论》："阳气者，若天与日，失其所，则折寿

而不彰，故天运当以日光明"，提出人体之阳气如同天日，是万物生长运化之源。明代医学家张介宾在《类经附翼求正录》中提到，"天之大宝，只此一丸红日；人之大宝，只此一息真阳"，认为天之阳气，能使天体运行不息，蒸腾温养万物，使万物生长化收藏，人之阳气具有抗御外邪，护卫生命，促进机体生命活动的作用，五脏的健康，气血津精的气化正常，均依赖阳气的温煦和推动。由此可见，阳气在人体的生命活动中起着主导作用。民国医家祝味菊在其《伤寒质难》指出："阳常不足，阴常有余"，故而顾护阳气是治病养生之大法。

此次寒湿疫病，通过中医象思维判断可知，是寒湿裹挟戾气侵犯人体而致病，寒湿为致病之外环境，戾气为致病之根本。寒湿皆为阴邪，最伤阳气。据气象统计资料显示，武汉地区 2020 年 1 月份降水量，是过去 20 年同期平均降水量的 4.6 倍，湿气弥漫。且病发于冬季，数九寒冬，天地阳气不足，复遇多雨天气，"寒湿"之邪肆虐为患（见表 2-1）。寒湿本为天之常气，但物无美恶，过则为灾，寒湿过盛化为六淫，恰逢时行戾气，二者合而为患，侵害人体，疫病乃起。因此寒湿肆虐，阳气不足是此次疫病广泛流行的重要基础，在临床治疗中当时刻不忘顾护阳气，尤其是在疾病早期避免使用过量苦寒中药。

**表 2-1　武汉 1999～2020 年同期降水量及温度区间**

| 年份 | 1 月最高温度（℃） | 1 月最低温度（℃） | 1 月降水量（mm） | 年份 | 12 月最高温度（℃） | 12 月最低温度（℃） | 12 月降水量（mm） |
|---|---|---|---|---|---|---|---|
| 2000 | 5.2 | 0.9 | 108.2 | 1999 | 13.5 | 3.6 | 0 |
| 2001 | 7.6 | 2.6 | 109.2 | 2000 | 11.4 | 4.8 | 38.9 |
| 2002 | 12.1 | 4 | 33.5 | 2001 | 7.3 | 2.3 | 87 |
| 2003 | 9.7 | 2.2 | 34 | 2002 | 8.4 | 3.5 | 90.3 |
| 2004 | 8.1 | 2.6 | 55.6 | 2003 | 9.4 | 3 | 21.1 |
| 2005 | 7.5 | 1.1 | 33.4 | 2004 | 11.4 | 4.8 | 44.8 |
| 2006 | 7.5 | 1.8 | 51.2 | 2005 | 9.9 | 2.9 | 1 |
| 2007 | 8.4 | 1.5 | 65.8 | 2006 | 11.4 | 3.8 | 24.1 |
| 2008 | 4 | −0.8 | 74.4 | 2007 | 10.9 | 5.7 | 32.1 |
| 2009 | 9 | 1.4 | 19.6 | 2008 | 12.5 | 3.5 | 6.5 |
| 2010 | 8.3 | 1.1 | 26.2 | 2009 | 9.6 | 3 | 43 |
| 2011 | 5 | −2.7 | 16 | 2010 | 12.7 | 1.7 | 16.3 |
| 2012 | 6.2 | 0.3 | 27.4 | 2011 | 9.8 | 0.8 | 6 |
| 2013 | 9.2 | −1.5 | 32.7 | 2012 | 7.8 | 1.1 | 49.5 |
| 2014 | 12.9 | 0.1 | 40.6 | 2013 | 12.4 | −0.7 | 1.3 |
| 2015 | 11.1 | 0.9 | 37.7 | 2014 | 11 | 0.4 | 1.7 |
| 2016 | 7 | 0.9 | 42.7 | 2015 | 10.1 | 2.9 | 13.4 |
| 2017 | 10.9 | 3 | 44.4 | 2016 | 12.4 | 3 | 63.9 |
| 2018 | 5.9 | −0.8 | 88.8 | 2017 | 11.8 | 1.1 | 9.2 |
| 2019 | 7.1 | 0.8 | 53.4 | 2018 | 8.1 | 3.2 | 71.6 |
| 2020 | 7.3 | 1.9 | 229.6 | 2019 | 12.5 | 2.7 | 54.3 |

数据来源于 http://www.weatheronline.cn

### 3. 冬不藏精，正气虚馁

2019己亥年武汉为暖冬，恰逢天地之气偏，罕见连绵阴雨，阴阳失衡，而人气感之，故肾精不藏，不时而动。《伤寒论》中指出"冬不藏精，气失其正，春时阳气外发，两气相搏"而成疫病。由此可见，气候异常是导致疫疠流行的外在气候条件，而人体正气不足、五脏精神失守是疫疠发病的内在基础，食饮无节、起居无常，七情不遂，过于劳累，耗伤五脏精气是发生瘟疫的重要内因。《黄帝内经》强调"正气存内，邪不可干"。《素问·刺法论》一再强调人体正气在疫疠发病过程中的重要作用，指出"五疫之至，皆相染易，无问大小，病状相似，不施救疗，如何可得不相移易者？岐伯曰：不相染者，正气存内，邪不可干"。《素问·本病论》又强调："得守者生，失守者死。得神者昌，失神者亡。"强调了五脏藏精、藏神，在疫疠发生过程中的重要性。也就是说，正气充足，不容易被传染；即使生病，积极配合，心情放松，情绪稳定，有助于五脏精气内守，有助于正气抗邪，也容易治愈。

新型冠状病毒肺炎虽对各类人群普遍易感，但中老年男性及患基础病者尤多。从公布的死亡患者情况来看，多有脑梗死、肝硬化、冠状动脉粥样硬化性心脏病、糖尿病等基础病，涉及心脑血管、呼吸系统、内分泌系统、消化系统、泌尿系统等。中医认为多为肺、脾（胃）、肾功能低下且素体易聚水饮、痰湿、瘀血的正气虚弱人群，内外相应更易使运气所盛之寒湿侵袭、化燥化热。反之，发病率相对较低且即使感染但病情比较轻的儿童和青壮年，因其正气充足而不易发生重症和危重症。

### 4. 饮食不节，肠胃乃伤

从《黄帝内经》中记载的以食饮失节为病因的典型疾病消渴、食㑊，到仲景经方强调以姜、枣固护脾胃，再到李东垣"脾胃盛衰论"。食饮为立身之本却也直接影响着脾胃为主的脏腑功能运转，饮食失节，正气受损，为发生疾病埋下祸根。所谓"病从口入"，孙思邈有言："安身之本，必资于食。不知食宜者，不足以存生。"现代社会，食饮不节几近"常态"，具体包括饮食不规律、饮食不适度、饮食失其宜，种种方面都会以不同程度累积而影响脾胃运化，甚者亦可导致五脏功能失衡。

《新型冠状病毒肺炎诊疗方案（试行第七版）》指出，在医学观察期可能出现胃肠道不适症状。从己亥年"终之气"寒湿过盛的"天时"因素，联系武汉"嗜辣似川湘，嗜甜似江浙，清淡似闽粤，厚重似徽鲁"的饮食文化，可以推测饮食不节、肠胃受损是造成或加重此次疫情的重要因素。以现代人普遍喜食寒凉之品，久之碍脾助湿，就不难理解某些患者出现纳差、恶心、呕吐、腹泻等脾胃失调症状。可以推测，该类型患者素体饮食不节，干扰脾胃气机，运化失司抑或先天脾胃虚弱，后天失却摄养，多因交织则更易受寒湿过盛的外在环境影响，侵袭弱脏。外寒外湿，引动内湿内寒，合而为患，成为新冠肺炎的关键病因。

概括而言，中医学认为寒湿疫发病与：①天行疫疠，非时之气（关键致病因素）；②寒湿肆虐，阳气不足（气候因素）；③冬不藏精，正气虚弱（人体正气因素）；④饮食不节，寒湿困脾（饮食体质因素）有关。由此可见，气候异常是导致疫疠的外在气候条件，人体正气不足、五脏精气与神气失守是身体内在基础条件，而人的食饮无节、起居无常、七情不遂，过于劳累，耗伤五脏精气是发生疫病的内在因素。

# 第三节　病机的认识

《素问·至真要大论》有言："余欲令要道必行，桴鼓相应，犹拔刺雪污，工巧神圣，可得闻乎？岐伯曰：审察病机，无失气宜，此之谓也。"病机是中医对疾病及其证候产生机理概括性的认识，在中医的临床治疗中发挥关键作用，唯有"审察病机"，方能效如桴鼓，疫病之治也不例外。

现代医学对于COVID-19的发病机制尚缺乏了解。普遍认为与病毒性肺炎的发病机制相似，新型冠状病毒可引发肺内炎症，其病理改变多见细支气管炎和间质性肺炎，肺泡间隔内存在大量炎性细胞浸润，肺泡水肿并充斥血浆蛋白和纤维蛋白的透明膜，使肺泡弥散距离加宽，从而出现呼吸急促等情况。重症感染会引起急性呼吸系统衰竭、脓毒症和多器官功能衰竭。2020年2月17日《柳叶刀》发表的一项关于COVID-19患者病理报告研究显示，其病理特征和严重急性呼吸综合征（SARS）、中东呼吸综合征（MERS）相似，双侧弥漫性肺泡损伤伴细胞纤维黏液样渗出物，右肺可见明显的肺细胞脱落和透明膜形成，提示急性呼吸窘迫综合征（ARDS），两肺均可见以淋巴细胞为主的间质性单核细胞炎性浸润。病人的T细胞存在过度激活现象，表现为Th17的增加和$CD8^+T$细胞毒性的增加，在一定程度上导致了严重的免疫反应，使病人受到自身免疫侵害。此外，病人的肝脏和心脏也出现了一定损伤表现[14]。

我们认为，此次疫病由寒湿裹挟戾气侵袭人群而为病。病位在肺、脾，可波及心、肝、肾。病机及证候演变以寒湿伤阳为主线，兼有化热、变燥、伤阴、致瘀、闭脱等变证。寒湿疫毒闭肺困脾是病机演变中的核心环节。

## 一、寒湿伤阳为病机主线

《素问·阴阳应象大论》："善诊者，察色按脉，先别阴阳。"如前所述，本病患者多由感受寒湿起病，在疾病初期呈现邪犯三表（皮表、呼吸道、消化道）的临床特点，症见恶寒发热、头身疼痛之表证者，乃表卫被寒湿所侵；症见胸闷、气短、乏力、干咳者，乃肺气被寒湿所阻；症见脘痞、呕恶、纳差、便溏、大便黏腻不爽者，乃脾胃为寒湿所困。且患者舌质淡胖、齿痕，苔多白而厚腻，舌体或青暗，脉濡或滑，寒湿之象显而易见。且病发之际，武汉当地连绵阴雨，又值数九寒冬，寒湿之气充斥天地，化为邪淫，复遇时行戾气，合而为患，而人气感之，疫病遂起。寒湿之疫，寒湿者，戾气适合生长之环境，戾气者，疫病之始作俑者。寒湿得戾气之助，缠绵难愈，戾气得寒湿之携，病益深重。《素问·阴阳应象大论》："阴胜则阳病，阳胜则阴病。"寒湿皆为阴邪，易伤阳气。寒湿之邪既可侵袭肌表，以致卫阳郁遏，不得宣泄呈现表寒之证，也可直中于里，伤及脾肾，以致阳气失于温煦，内生寒湿，现里寒证。正如《温热论》所述"须要顾其阳气，湿胜则阳微也"。故而寒湿疫，当断阴病，以伤阳为主线。

世人有疑，既定伤阳，为何屡见舌红苔黄脉数者？答曰，疫病，千人万人，皆相染易，所病相似，所感戾气一也。然毒力有强弱，禀赋有厚薄，体质有寒热，年龄有老少，故疾有浅深，虽感同一戾气，传变转归必有不同，此正是疫病辨识紧要之处。更何况同一季节，多种外感疾病混杂，鱼目混珠，寒温殊途，尤需拨开迷雾，去伪存真。寒邪可从热化，早有先论。《素问·热论》记载"今夫热病者，皆伤寒之类也。人之伤于寒也，则为病热"，说明病热系寒邪致病的表现之一。寒客于表，与卫气相搏，则恶寒、发热同时并见；寒客少阳，邪犯半表半里，正邪相争，始从热化，可见往来寒热；寒邪入里，也可内传阳明，寒从热化，成为里实热证，则按热证论治。

寒疫可伤阳，至死仍寒。亦可化热、变燥、伤阴，以致气阴大伤，然绝无温疫化寒之理。故寒湿之疫，伤阳为主，其理毕矣。

## 二、核心病位为肺、脾

寒湿疫之为病，寒湿裹挟戾气侵袭人体，或从腠理而袭，或由口鼻而入，甚或直中于里。首当其冲者，肺脾二脏。

肺居胸中，上通喉咙，开窍于鼻，主一身之表。寒湿困阻肌表，卫阳郁遏，肺气不得宣发，表气郁闭，故见表寒之证，临床所见，发病初期，恶寒发热、头痛身痛者，比比皆是，此肺卫受邪。《温热论》记载："温邪上受，首先犯肺，逆传心包。"寒湿戾气虽非温热之毒，然戾气致病，其理相似，侵入途径，可作借鉴；戾气从口鼻而入，定植肺脏，专好噬肺毒肺，肺体渐损，以致宣肃失常，呼吸失司，故见气短、胸闷、喘憋之症，此肺体受疫毒所害、脏气挫伤。且邪深一分，肺损便重一分，倘若药力不及，失治误救，终成肺真将竭，元气欲脱之候。

脾为中土，灌溉四旁，运化之户枢，升降之机括。脾有喜燥恶湿之性，与肺、肾、三焦、膀胱等脏腑配合，维持人体水液代谢之平衡。若脾气虚弱，不能运化水湿，则可发生大便溏泄，身重肤肿等症。正所谓"诸湿肿满，皆属于脾。"寒湿裹挟戾气侵袭人体，首先犯肺，次传脾胃，亦有直中脾胃。一者寒湿之邪可直中于里，阻滞中焦气机，以致脾失运化，阳伤失煦，水湿更重，二者子盗母气，肺金有邪，脾土受累，况肺之通调水道失职，亦可加重脾湿。故染疫者，屡见纳差、脘痞、呕恶、腹泻等脾胃症状。

现代医学发现新型冠状病毒感染的肺炎，以呼吸系统症状及消化道症状为特征表现。《美国医学会杂志》发表的一项138例新冠肺炎住院患者的临床特征研究显示，发病时最常见症状是发烧（98.6%）、疲劳（69.6%）、干咳（59.4%）、肌痛（34.8%）和呼吸困难（31.2%）。头痛、腹痛、腹泻、恶心和呕吐等症状也被观察到[15]。《柳叶刀》发表的另外一项研究也观察到相似结果[16]。

综上所述，寒湿疫核心病位为肺、脾二脏。无论病情深浅，肺脾皆受其害，因此治疗总以开肺气之闭为核心，恢复患者肺之宣肃、肌表开合、脾胃升降运化之功能。疫病伤人，传变最速，初犯肺脾，渐及心、肝、肾他脏，耗损诸脏精气，终至阳脱阴竭。

# 三、寒湿疫病机演变

通常六淫之寒湿，由风所挟而伤人，先袭其表，由表及里。但若寒湿裹挟戾气，则不循常道，或浸肌表而侵，或由口鼻而入，甚或直中于里，侵袭肺脾，波及他脏。一者寒湿侵袭体表，肺主表，表气郁闭，则见发热、恶寒、头痛、身痛等表证；二者戾气从口鼻而入，侵袭肺脏，肺之宣发肃降受扰，则见咳嗽、气喘、胸闷等呼吸道症状，两者相互影响，肺卫郁闭更甚；三者寒湿直中脾胃而运化失司，则见呕恶、纳差、腹泻等胃肠道症状。此外，病之所发，虽由寒湿，然疫病伤人，传变最速，变证有五，一曰化热、二曰变燥、三曰伤阴、四曰致瘀、五曰闭脱。

## 1. 化热

化热之源，一者肺卫郁闭，秽浊着里，湿阻气机，郁而化热，此类寒湿化热，世多有论，不再赘述。二者体质有别，地域有异，或遇阳热体质、或遇伏热之人、或染疫之人抵达燥热之地，亦可化热、化燥，耗伤阴津。

## 2. 变燥

变燥者，言化燥之急也。湿与燥反，如何化燥？盖湿阻气机，疫伏三焦，气机不畅，肺失宣降，水道不通，津液不散，加之阳伤失煦，蒸腾无力，津不上承，布散不均，致使一身之中，既有湿阻之象，亦存燥化之征，旱涝并见，故虽感寒湿戾气，其反干咳少痰。然所化之燥，与固有燥邪不同，乃寒湿阻滞，津液不布，失润似燥之假象，湿寒顿去，津液得复，则燥亦无存。

## 3. 伤阴

化热一途，热盛津伤；变燥一途，津液凝滞，化为痰湿；二者皆可伤阴，故病及中后，多有阴伤，重症者气阴亏耗，故见舌暗红而少苔、剥苔之症，病将愈者，多有肺脾气虚，亦合伤阴之理。

## 4. 致瘀

疫毒闭肺，寒凝血脉，湿阻经络，气机不畅，推动无力，瘀血遂生。一者，脉络瘀阻，邪气交裹，难以根除；二者，气血失畅，脏腑失养，正气难复；故活血、化瘀、通络，施治勿忘，以防西医之谓肺毁损、肺纤维化。

## 5. 闭脱

病之深重，则见闭脱。闭者邪热壅遏于内，瘀热入营，气营两燔，炼液成痰，而致痰热瘀血闭阻心包络，则见神昏、烦躁不安。脱者阴阳离绝，气脱则失神而踡卧，正气欲脱，阴液失于固摄，则见气促而汗多，阴液亏虚太甚，致使阳气暴脱，则见四肢厥冷，呼吸浅促，冷汗淋漓，脉细微欲绝。病至于此，死生过半矣。

上述诸证，既可循序渐进，交替为患，亦可出现暴疠，诸证错杂，变生他证。故寒湿戾气伤人，起病即见化热、变燥者，不在少数，以致病之转归，寒热两分。寒化者，多见阳虚寒凝、寒湿瘀阻、寒湿壅滞之证；热化者，多见湿热蕴肺、疫毒闭肺，甚瘀热入营、气营两燔之证。寒热殊途，变证多端，然伤阳则一也。盖寒湿皆为阴邪，寒湿困阻，最伤阳气，故老者得之易亡，少者得之易愈，阳气多少有别也。"寒湿疫"证机虽繁，论其核心，寒湿疫毒闭肺困脾是也（见图 2-1）。故总以散寒除湿、避秽化浊、解毒通络为治则，兼顾变证，随症治之。

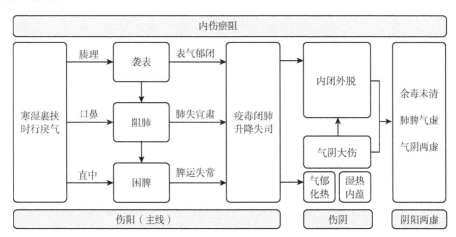

图 2-1 "寒湿疫"病机演变图

# 第四节 分期的认识

新型冠状病毒传染性强，感染者众多，因发病后传变较快，医生得以较全面地观察该病的发病、转归及预后。目前现代医学尚无针对病程分期的准确说明，临床观察患者大致经过潜伏期、上呼吸道感染阶段、炎症逐渐浸润肺体的间质性肺炎阶段以及最后的呼吸窘迫、休克阶段。根据临床表现的轻重，现代医学将新冠肺炎患者分为轻型、普通型、重型和危重型四类。轻型患者临床症状轻微，影像学未见肺炎表现；普通型患者具有发热、呼吸道等症状，影像学可见肺炎表现；重型患者只要出现呼吸窘迫，RR≥30 次/分，或静息状态下，指氧饱和度≤93%，或动脉血氧分压（$PaO_2$）/吸氧浓度（$FiO_2$）≤300mmHg（1mmHg=0.133kPa）即可被诊断；危重型患者符合以下情况之一，包括出现呼吸衰竭且需要机械通气、出现休克、合并其他器官功能衰竭需 ICU 监护治疗，即可被诊断[10]。疾病分型与病程分期对于大规模治疗同一疾病均具有重要的临床意义。结合现代医学对新型冠状病毒肺炎的分类分型，寒湿疫可分为医学观察期与临床治疗期，临床治疗期又分为初期、中期、重症期及恢复期四个阶段。

## 一、医学观察期

医学观察期的设立，是针对可疑新冠肺炎患者和曾经与确诊病例或疑似病例有密切接触的人，对密切接触者按该传染病最长潜伏期（14 天）采取隔离措施，观察其健康状况，有无染病可能，以便该类人群在疾病潜伏期或进展期内获得及早诊断和救治，避免将病原体传播给健康人群。此类患者或有发热，或无发热，呼吸道相关症状亦不是很明显。针对这一阶段有相关症状的患者，中医药可以防微杜渐，预防治疗，如仝小林院士基于寒湿疫理论组方的武汉抗疫方，便适用于疑似病例的防治，详见第四章"COVID-19 的中医分期治疗"。

# 二、临床治疗期

通过对众多武汉当地确诊病例的临床观察，发现寒湿疫病临床治疗可分四期。一为初期，寒湿初犯，袭表、郁肺、碍脾，进而伤阳。兼见初期即有化热者，症见发热、干咳而咽痛；二为中期，或从寒化，或从热化，致病不一，但见喘憋，此疫毒闭肺、正邪交争之时；三为重症期，呼吸困难、动辄气喘，或见神昏、烦躁，或见汗出肢冷、舌质紫暗，此病邪深重，阴阳不相接续，内闭外脱之兆；四为恢复期，多见气短、乏力、纳差、大便无力、便溏不爽，此疫病初愈、肺脾皆有亏损之象，兼见余毒未清而气虚血瘀之证。下方所列为分期证型及其临床特点。详见第三章"COVID-19 的中医证候学研究"。

## 1. 初期

疫病初感，寒湿裹挟戾气侵犯三表（皮表、呼吸道、消化道）。肌表受侵，则见恶寒发热、周身酸痛、身重乏力等寒湿袭表之症；戾气由口鼻而入，表邪未解，又有寒湿入里困阻于肺，肺失宣肃，则见咳嗽、咳痰、胸闷、气短等寒湿阻肺之症；脾喜燥恶湿，易受湿邪困阻，寒湿直中于里，困阻脾胃，运化失司，故可见纳呆、食欲不振、脘痞、呕恶等寒湿碍脾之症。兼见部分患者以湿热起病，盖疫疠之气虽同，然毒力有强弱，禀赋有厚薄，体质有寒热，年龄有老少，故疾有浅深，传变转归必有不同，此类患者，多由寒湿困阻，气机郁滞，湿郁而化热，其热为无根之木、无源之水，故虽热而不著，发热以低热、身热不扬为主，舌质反不红。本期当针对三表受邪的致病特点，以祛邪外出为原则，治以散寒祛湿、除秽化浊、健运脾胃。若见湿郁化热，热症突出者，可酌情使用清解之剂。

## 2. 中期

疫病中期，肺脾受困进一步加重，肺气闭阻，呼吸失司，喘憋乃发。受患者体质等因素的影响，进入中期后会有寒化和热化两条不同的发展路径。寒化者，以寒湿伤阳为核心，寒湿皆为阴邪，耗气伤阳，病邪稽留日久或患者素体阳气不足，更易出现此证，此时患者阳气渐衰，不能外出抗邪，故发热不著，或伴见畏寒，则见阳虚寒凝之症；或寒湿入里，胸阳不振，肺失宣降，则见喘憋咳嗽、胸闷气短、面色紫暗、舌质暗红等寒湿瘀阻之症；或寒湿由表入里，壅滞肺胃，腑气不通，则见喘憋、呼吸不畅、脘痞腹胀等寒湿壅滞之症。热化者，以疫毒闭肺为核心病机，疾病初期表邪未解，又寒湿困厄，气机郁滞，化热于内，则见低热、头身困重、干咳痰少、咽痛等湿热蕴肺之症；若遇素体阳热或兼有伏热之人，寒湿侵袭迅速入里从阳化热，疫毒炽盛、内闭肺络，且肺与大肠互为表里，若邪热不解，则肺气闭阻，加之脾胃失运，以致肠腑不通、燥屎内结，可见喘憋气促、腹胀便秘等疫毒闭肺之症。无论寒热，中期疫病，总以喘憋胸闷为主，伤阳之辨，以畏寒神疲为要，化热之辨，以腑气不通（便秘）为要。本期当针对肺脾困阻严重的病机特点，以开通肺气、恢复升降为原则，治以通腑泄浊、平喘利气，并根据寒热不同证型灵活选择药物。

### 3. 重症期

中期失治误救，则进入重症期，该期病邪深重，病势危急，邪进而正退，邪盛而正衰，多见于老年或合并有基础疾病的患者，是 COVID-19 发展到最危险的阶段。盖中期殊分寒热，重症期亦存两途。素体阳弱之人，逢寒湿疫毒侵袭，疫毒深入脏腑，内闭气机，心肺脾肾阳气暴脱、阳伤失煦、固摄无权，则见呼吸困难、神昏烦躁、汗出肢冷、脉浮大无根等内闭外脱之症；若寒湿瘀阻，瘀热交织，直入营分，营阴被劫，则见神昏谵语、大便秘结等瘀热入营之症；若遇素体阳盛之人，正邪交争激烈，邪郁从阳化热，热燔气营，则可见大热烦渴、喘憋气促、神昏谵语等气营两燔之证。疫病至此，死生过半。本期当中西医结合积极救治，汤药与中药注射剂联用，以回阳、固脱、开闭为原则，治以宣肺化湿，凉营化瘀，或气营两清，或回阳救逆开窍。

### 4. 恢复期

经过及时救治而逐渐恢复的重症期患者，会进入恢复期阶段。此时疫毒渐退，正气来复，但仍有肺脾气虚、气阴两虚或余毒未清等情况。寒湿裹挟戾气首先犯肺，次扰脾胃，肺脾困阻，脏气乃伤，则可见气短、倦怠乏力、纳差呕恶、痞满等肺脾气虚之症；寒湿郁而化热，从阳化热者，耗伤阴津，且重症期阴阳大伤，营阴被劫，故见口干、口渴、纳差、汗多等气阴两虚之症；寒湿戾气定植肺体，邪毒深藏，且湿性黏滞，虽病之欲瘥，而屡见余毒未清、正虚邪恋之证，症见低热、烦闷、神疲、舌暗等；久病多瘀、久病多痰、久病入络，病久气血津液运行不畅，气、痰、瘀滞于胸中，则见胸闷胸痛、痰黏难咯、舌质紫暗、脉涩等痰瘀阻络之症。本期以扶正祛邪为原则，治疗包括健脾祛湿、益气养阴、活血通络等方法。

## 参 考 文 献

[1] 杨栗山. 伤寒瘟疫条辨[M]. 北京：中国医药科技出版社，2011：15.

[2] 戴天章. 广瘟疫论[M]. 北京：中国中医药出版社，2009：3.

[3] 南京中医药大学. 齐心抗"疫"! 国医大师周仲瑛公开中医防治建议［EB/OL］（2020-02-05）[2020-03-08]. https：//mp. weixin. qq. com/s/exQK3CASXLKQ7zZ5dAKQ0w.

[4] 熊继柏. 国医大师熊继柏谈《湖南省新型冠状病毒肺炎中医药诊疗方案》[J]. 湖南中医药大学学报，2020，40（2）：123-128.

[5] 范逸品. 寒疫理论研究[D]. 中国中医科学院，2012.

[6] 范逸品，王燕平，张华敏，等. 试析从寒疫论治新型冠状病毒（2019-nCoV）感染的肺炎[J/OL]. 中医杂志，2020. （2020-02-06）[2020-03-04]. http：//kns. cnki. net/kcms/detail/11. 2166. R. 20200206. 1519. 007. html.

[7] 刘清泉，夏文广，安长青，等. 中西医结合治疗新型冠状病毒肺炎作用的思考[J]. 中医杂志，2020. （2020-02-08)[2020-03-04]. http：//kns. cnki. net/kcms/detail/11. 2166. R. 20200215. 1057. 002. html.

[8] 杨道文，李得民，晁恩祥，等. 关于新型冠状病毒肺炎的中医病因病机思考[J]. 中医杂志，1-3[2020-2-17].

[9] 王玉光，齐文升，马家驹，等. 新型冠状病毒（2019-nCoV）肺炎中医临床特征与辨证治疗初探[J]. 中医杂志，2020，1-6. [2020-1-29].

[10] 国家卫生健康委员会. 新型冠状病毒肺炎诊疗方案（试行第七版）[EB/OL]. （2020-03-03）[2020-03-08]. http：//www. gov. cn/zhengce/zhengceku/2020-03/04/content_5486705. htm.

[11] 央视新闻. 中国工程院院士：新冠病毒喜冷怕热，前一年 10 月至次年 4 月高发 [EB/0L] （2020-02-09）[2020-03-08]. https：// new. qq. com/omn/20200209/20200209A0OL6R00. html.

[12] 新加坡狮城椰子. 新冠病毒怕热? 那在新加坡到底要不要开空调? [EB/OL]（2020-02-12)[2020-03-08]https://mp. weixin. qq. com/s/Yb1ZS-i4GXVRX6CPrhTw.

[13] 孙良明，陈劲松，薛燕星，等. 国医大师薛伯寿治疗新型冠状病毒肺炎思路[J]. 世界中西医结合杂志，2020，1-10.

[14] Xu，Zhe et al. Pathological findings of COVID-19 associated with acute respiratory distress syndrome. The Lancet Respiratory Medicine. （2020-02-18）DOI：https：//doi. org/10. 1016/S2213-2600（20）30076-X.

[15] WANG DW, IIU B, IIU C, et al. Clinical characteristics of 138 hospitalized patients with 2019 novel coronavirus-infected pneumonia in Wuhan，China. [J/OL]. （2020-02-07）[2020-03-04]. JAMA，2020. https：//jamanetwork. com/journals/jama/fullarticle/2761044.

[16] Huang C，Wang Y，Li X，et al. Clinical features of patients infected with 2019 novel coronavirus in Wuhan，China. [J]. Lancet，2020. （2020-01-24）[2020-03-04]. https：//linkinghub. elsevier. com/retrieve/pii/S0140-6736（20）30183-5.

# 第三章　COVID-19 的中医证候学研究

## 第一节　COVID-19 的证候演变规律

仝小林院士通过亲自对武汉当地新型冠状病毒患者的诊治，判断此次武汉患者所患传染病病性多属寒湿，结合武汉当地气候，认为此次疫病为寒湿疫，其不同于传统之狭义伤寒及温病，证候演变以寒湿伤阳为主线，具有其自身规律。即如《温病条辨》所言："寒湿者，湿与寒水之气相搏也，盖湿水同类，其在天之阳时为雨露，阴时为霜雪，在江河为水，在土中为湿，体本一源，易于相合，最损人之阳气。"根据仝小林院士诊治的 77 例患者所留存的舌象照片，我们分析其中舌象特征并绘制表 3-1，其中舌淡红苔白厚最为常见，舌红苔黄较为少见，可见其病以寒湿为主。同时需要注意的是，舌苔白上罩黄及舌紫暗或有瘀斑比例较高，可见其寒湿化热、寒湿致瘀等情况也颇为常见。此外，根据一项 50 例新型冠状病毒肺炎患者临床特征研究显示[1]，患者常见症状为发热、恶寒、汗出、肌肉酸痛、咳嗽、白痰、口干、乏力、纳差、腹泻等（详见表 3-2）。可见其既有发热、恶寒、头身痛、咳嗽、咯痰、胸闷、气促等病在肺卫的表现，还有乏力、纳差、腹泻等病在脾胃的表现。湖北省中西医结合医院对收治的 46 名患者进行证候分析发现[2]：①在病程中寒湿内侵证出现最早，主要症状为发热或无发热，头痛，乏力，纳差，舌淡，苔薄白。②随着疾病的进展，湿邪郁而化热，出现湿热相兼、湿重于热、湿热并重。③如疾病得不到控制，则会进一步恶化产生诸多变证，一种表现为湿热化毒，湿毒闭阻于肺，肺失宣降，出现喘息气促，严重者出现呼吸衰竭，此种变化最快、最严重；另一种变证为湿热留连于胆经，表现为口干口苦、焦虑、失眠、脉弦等症状。④随着疾病的进一步发展，无论湿毒闭肺，肺失宣降，或是热郁肝胆，疏泄失常，均会导致气机失常，"气行则血行，气滞则血瘀"，故可见湿毒血瘀表现。⑤在疾病的后期，可见胸闷气短，口干口渴，舌红少苔等阴伤气耗的症状。同时，湖北中医药大学与武汉市中西医结合医院通过中医证候量表及体质量表对 90 例普通型新型冠状病毒肺炎患者的调查[3]（详见表 3-3），亦支持上述观点。据此，我们总结此次寒湿疫初期主要证候为寒湿困阻，其病位在肺及脾胃，而随着疾病进展，可出现伤阳、化燥、化热、致瘀等变证，详述于下文。

表 3-1 77 例新型冠状病毒肺炎患者舌象特征

| 舌质 | 红舌 21 例（27.3%），淡红舌 30 例（39.0%），非红舌 26 例（33.7%） |
| --- | --- |
| | 暗紫舌或有瘀斑 28 例（36.4%），非暗紫舌且无瘀斑 49 例（63.6%） |
| 舌苔 | 全黄苔 7 例（9.1%），全白苔 46 例（59.7%），白上罩黄苔 24 例（31.2%） |
| | 厚苔 33 例（42.8%），薄苔 29 例（37.7%），剥脱苔 10 例（13.0%），无苔 5 例（6.5%） |

表 3-2 50 例新型冠状病毒肺炎患者临床症状特征

| 发热 | 84% | 恶寒 | 40% |
| --- | --- | --- | --- |
| 咳嗽 | 62% | 肌肉酸痛 | 40% |
| 乏力 | 62% | 口苦 | 36% |
| 纳差 | 58% | 头痛 | 30% |
| 口干 | 56% | 气促 | 20% |
| 腹泻 | 56% | 胸闷 | 20% |
| 自汗 | 54% | 便秘 | 12% |
| 盗汗 | 48% | 黄痰 | 10% |
| 白痰 | 44% | | |

表 3-3 90 例普通型新型冠状病毒肺炎患者临床症状和舌象特征

| | 发热 | 83.3% | | 头痛 | 35.6% | | |
| --- | --- | --- | --- | --- | --- | --- | --- |
| | 倦怠乏力 | 62.2% | | 口干渴 | 33.4% | | |
| | 纳呆 | 53.3% | | 便溏不爽 | 32.2% | | |
| 临床症状 | 肌肉酸痛 | 52.2% | | 口苦 | 25.6% | | |
| | 干咳少痰 | 51.1% | | 心悸 | 23.3% | | |
| | 胸闷气短 | 47.8% | | 鼻塞 | 21.1% | | |
| | 微恶风寒 | 45.6% | | 夜寐欠安 | 16.7% | | |
| | 咽干 | 38.9% | | 流清涕 | 15.6% | | |
| 舌象特征 | 舌质 | 淡红舌 56.7% | 红舌 35.6% | 黯红舌 7.8% | | | |
| | 舌苔 | 薄白苔 36.7% | 白腻苔 20.0% | 黄腻苔 20.0% | 白厚苔 8.9% | 薄黄苔 7.8% | 黄厚苔 6.7% |

# 一、不同于传统之狭义伤寒、温病

狭义伤寒指外感风寒、感而即发的疾病。温病指由温邪引起的以发热为主症，具有热象偏重、易化燥伤阴等特点的一类急性外感热病。以现有报道来看，此次疫情首先发生在冬季——小雪之后，寒为冬令主气，加之 2020 年武汉较往年降水量明显增多，湿气较重，故寒湿为主要环境因素，另外以其广泛流行、交相染易的特点来看，除寒湿之外，应另有一种戾气存在。吴又可在《温疫论》中提到："伤寒与中暑，感天地之常气，疫者感天地之戾气，在岁有多寡、在方隅有厚薄、在四时有盛衰。此气之来，无论老少强弱，触之者即病。邪自口鼻而入，则其所客，内不在脏腑，外不在经络，舍于伏脊之内，去表不远，附近于胃，乃表里之分界，是为半表半里，即《针经》所谓横连膜原是也。"吴鞠通则在《温病条辨》中提及："世多言寒疫者，究其病状，则憎寒壮热，头痛骨节烦疼，虽发热而不甚渴，时行则里巷之中，病俱相类，若役使者然；非若温病之不甚头痛骨痛而渴甚，故名曰寒疫耳。"

此次疾病不同于狭义伤寒、温病，而是以寒湿为特点的疫病，六淫之寒湿，由风所挟而伤人，先袭其表，由表渐里；温邪由口鼻而入，首先犯肺，逆传心包；寒湿裹挟戾气，则不循常道，或浸肌表而侵，或由口鼻而入，甚或直中于里，故初始即有不同见证。病机不同，故疾病的发病特点、传变规律及流行性亦有分别。

## 二、寒湿疫的演变规律

根据患者的临床表现及武汉气候分析，在此次疫病中，寒湿为戾气之温床，戾气为疫病之种子。外有寒湿挟非时之戾气，内有正气不足或素体阳虚湿盛，内外相感则合而为病。其病位主要在肺、脾胃，其证候演变规律以寒湿伤阳为主线，兼有化热、化燥、伤阴、致瘀等变证。肺为华盖，位置最高，开窍于鼻，门户在喉，其合皮毛，与外界直接相通，故最易受环境影响。"形寒寒饮则伤肺"，肺为清虚之脏，不耐外邪，寒湿挟戾气侵袭，无论是困于肌表，抑或从口鼻而入，均会影响其宣发肃降功能，肺失宣降，主气、主治节、通调水道等功能受损而变生他证；脾主肌肉，喜燥恶湿，湿困肌表，进而伤脾，而寒邪过盛或其人本虚，亦会直中于里，寒湿困阻，易伤脾阳，阻遏脾胃气机，致中焦运化无力，内不能运化水谷而成湿，外则复感非时之湿而为患，内外交困，清阳不升，浊阴不降而致病。

寒湿侵袭肌表，卫阳郁遏，失于温煦，故见恶寒，寒性收引，闭塞腠理，故无汗，正邪交争，搏于肌表，故见发热，表气闭郁，气血津液运行不畅，不通则痛，故见头痛或周身疼痛；湿性重浊、黏滞，故其有身热不扬、头身困重、酸痛等症状。寒湿困阻肺脾，脾土为肺金之母，脾为生气之源，肺为主气之枢，脾为生痰之源，肺为贮痰之器，二者相互影响，互为因果。寒湿阻肺困脾，肺气失于宣肃，不能正常调节呼吸、水液运行，可见咳嗽、喘憋、胸闷、气短；脾胃生化乏源、运化不及、升降失调，可见乏力、恶心、呕吐、纳差等症状；肺与大肠相表里，脾胃与大肠同主水谷的消化吸收与受纳传导，肺脾不调，大肠传导失司，故可出现便秘、泄泻等症状。

《温病条辨》云："湿之入中焦，有寒湿，有热湿，有自表传来，有水谷内蕴，有内外相合。其中伤也，有伤脾阳，有伤脾阴，有伤胃阳，有伤胃阴，有两伤脾胃。伤脾胃之阳者十常八九，伤脾胃之阴者十居一二。"寒湿皆为阴邪，易伤阳气，此次寒湿疫疾，以寒湿伤阳为主线，因个人体质不同而疾病的发生、传变及转归亦不同，"邪之所凑，其气必虚"，若其人卫气不足，则寒湿易困于肌表而以发热恶寒、头身痛起病；肺气不足，则寒湿易困于肺而以咳嗽、气喘起病；脾气不足，则寒湿易困于脾而以乏力、纳差起病。

《温病条辨》云："在人身湿郁，本身阳气久而生热也，兼损人之阴液。自表传来，一由经络而脏腑，一由肺而脾胃。水谷内蕴，肺虚不能化气，脾虚不能散津，或形寒饮冷，或酒客中虚。内外相合，客邪既从表入，而伏邪又从内发也。"寒湿困阻，气机郁滞，易郁而化热，可见口干、便秘、舌苔白罩黄等症，但此热非实热，若以苦寒药清之，其热象难退，反易加重他证。盖因湿阻气机，戾伏三焦，气机不畅，肺失宣降，水道不调，津液不散，加之阳伤失煦，蒸腾无力，津不上承，旱涝不均，致使一身之中，既有湿阻之象，亦存燥化之征，故虽感寒湿戾气，其反干咳少痰。寒湿虽化燥热，但其燥热无源，故初起阴亏不显，仅见津伤之象，至其阳伤已深，阳损及阴，始见阴液耗竭。亦有素体阳盛之人，虽感寒湿，但进而入里化热，寒闭其表，则肺闭气壅，正邪相争，阳盛则热，火热之邪壅盛，甚则两燔气营，可见高热、神昏、口燥、黄痰、便秘、舌红绛而苔黄等症。如此之人，则可直见伤阴、耗气之象，久则至阴阳两伤之地。

寒凝血脉，湿阻经络，加之气机不畅，气为血之帅，气滞则血瘀。病久正气虚极或邪气太盛，瘀而化热入营，传于心包或损及心肾之阴阳，又有动风劫营、损阳伤阴之弊，可见神昏、气促、脱汗、肢厥等脱证。上述变证，非为序贯，可合而并见，亦可分而四起，随人之体质及气候环境之殊，各有所异。若其人正气不足而未经救治，亦或失治误治，终致变证蜂起，难免灾殃，若其人正气存内，或治之得宜，则寒湿戾气自除，或气损而正虚，或气完复而痊愈。

# 第二节　COVID-19 的各期证候特征

## 一、初　　期

### （一）寒湿袭表

**证候特征**　恶寒发热或无热，无汗，周身酸痛，头身困重，倦怠乏力。舌质淡或淡红，苔薄白，脉浮紧或濡。

**病机分析**　此证以寒湿从人体肌表侵袭为主。邪困肌表阻遏卫气，卫阳郁遏，正邪交争，失于温煦，可见恶寒、发热；腠理开阖失司，可见汗出或无汗；肌肉筋脉气血不通，可见周身酸痛，头身困重；寒湿袭表，故舌淡红，不兼里证，舌苔多为薄苔，脉浮紧或濡为寒湿袭表之象。

### （二）寒湿阻肺

**证候特征**　发热，干咳少痰，咽干，倦怠乏力，胸闷。舌质淡或淡红，苔白腻，脉濡滑。

**病机分析**　此证以戾气由口鼻而入，兼有未解之表邪，又有寒湿入里困阻于肺。肺气失宣，可见咳嗽、咳痰；湿邪阻滞，水津不布，故干咳少痰、咽干；肺气郁滞胸中则胸闷；寒湿伤阳耗气，故见倦怠乏力，由于此时寒湿之邪已渐入里，故舌苔可见白腻，脉由浮转为濡滑。

### （三）寒湿碍脾

**证候特征**　发热，脘痞，恶心，呕吐，纳呆，食欲不振，大便黏腻不爽。苔白厚腐腻或白腻，脉濡或滑。

**病机分析**　此证以戾气、寒湿直中于里，寒湿困阻脾胃，脾喜燥恶湿，易受湿邪困阻，导致运化失司，气机升降失调。脾失运化，可见纳呆，食欲不振；脾胃升降失调则脘痞、恶心、呕吐；湿性趋下，湿滞胃肠则大便黏腻不爽；脾主水液代谢，脾失运化，则水湿不运，胃肠寒湿不化则苔白厚腐腻或白腻，脉濡滑为体内水湿停聚之象。

### （四）湿郁化热

**证候特征**　低热，身热不扬，口渴不喜饮或喜热饮，痰少质稠色黄或白，神疲乏力，大便黏滞，排便不畅。舌质不红，舌苔白上罩黄，苔质不燥，脉可见弦、濡、迟、缓等，或有见滑数者按之亦稍显无力。

**病机分析**　此证由于寒湿困阻，气机郁滞，湿郁而化热。由于寒湿疫中郁热与寒湿并存，为寒湿所化，其热为无根之木、无源之水，故虽热而不著，发热以低热、身热不扬为主，舌质反不红；寒湿阻滞于内，水液不得布散，故患者口渴不喜饮或喜热饮，痰少质稠色黄或白；湿性黏滞、趋下，易停肠胃故见大便黏滞，排便不畅；寒、湿、郁热交阻人体，损耗正气，脉象可见弦、濡、迟、缓等，若患者邪盛正虚则虽见滑数仍重按稍显无力。

# 二、中　　期

### （一）阳虚寒凝

**证候特征**　不发热，或发热，畏寒，咳嗽胸闷，憋气喘息，嗜睡困倦，心悸，纳呆，腹泻呕恶。舌质淡白胖大，苔白厚腻或水滑，脉濡而细微。

**病机分析**　寒湿为阴邪，最易耗气伤阳，病邪稽留日久或患者素体阳气不足，更易出现此证，此时患者阳气渐衰，不能外出抗邪，故发热不著，或伴见畏寒；胸阳不振，寒湿阻滞则咳嗽胸闷，憋气喘息，心悸；少阴肾阳亏虚则嗜睡困倦；脾胃受寒湿所伤，脾阳受损，升降失常则纳呆、腹泻、呕恶；阳气不足，水湿气化不利则舌质淡白胖大，苔白厚腻或水滑；寒湿阻滞，阳气不足，鼓动无力，则脉濡而细微。

### （二）寒湿瘀阻

**证候特征**　呼吸困难，剧烈咳嗽，胸闷气短，或有发热；面色紫暗，舌质暗红，舌苔白厚，脉数而涩。

**病机分析**　寒湿入里，胸阳不振，寒凝心脉，肺失宣降，故患者呼吸困难，剧烈咳嗽，胸闷气短；若寒湿瘀血阻滞气机较甚，郁而化热，患者可见发热，以午后夜间发热为主；面色紫暗，舌质暗红，脉涩均为瘀血内停之象，舌苔白厚为寒湿入里之象，同时脉象也因患者发热喘促而以数脉多见。

### （三）寒湿壅滞

**证候特征**　发热，咳嗽，喘憋，胸闷，呼吸不畅，脘痞腹胀，大便秘结，舌质淡红或暗红，舌苔白腻，脉沉弦滑。

病机分析 寒湿由表入里，壅滞肺胃，表邪未解，故见发热；寒湿壅滞，肺气郁闭，失于宣降，故见咳嗽、喘憋、胸闷、呼吸困难；肺失肃降，腑气不通，寒湿壅滞胃肠，故见脘痞腹胀、大便不畅；寒湿伤阳、致瘀，故舌质淡红或暗红，苔白腻；寒湿入里，故脉见沉弦滑。

### （四）湿热蕴肺

证候特征 低热或不发热，微恶寒，乏力，头身困重，干咳痰少，咽痛，口干不欲多饮，或伴有胸闷脘痞，无汗或汗出不畅，或见呕恶纳呆，便溏或大便黏滞不爽。舌淡红，苔白厚腻或薄黄，脉滑数或濡。

病机分析 在表之邪未及时发散反全然入里，由于寒湿困厄，气机郁滞，化热于内，但湿重于热，故热象不著，仅低热或不发热，微恶寒，舌淡红，咽痛为主；而乏力、头身困重、无汗或汗出不畅等黏滞湿象明显，同时伴有湿邪阻滞肺气而见的干咳、胸闷；水湿内停而见口干不欲多饮、呕恶纳呆，便溏或大便黏滞不爽；湿重于热，故舌苔尚以白厚腻为主，或可见薄黄苔，脉滑数或濡为湿热之象。

### （五）疫毒闭肺

证候特征 身热不退或往来寒热，咳嗽痰少，或有黄痰，腹胀便秘。胸闷气促，咳嗽喘憋，动则气喘。舌质红，苔黄腻或黄燥，脉滑数。

病机分析 此证或由于素体阳热或兼有伏热，寒湿侵袭迅速入里从阳化热；或由于药物影响助生内热；此阶段疫毒炽盛，内闭肺络。肺主表，肺气闭则表气亦闭，故可见身热不退或寒热往来；而痰湿因肺气之闭而蕴阻化热，故咳嗽少痰或有黄痰，甚至胸闷气促、咳嗽喘憋、动则气喘等；肺与大肠相表里，肺亦是中焦气机布散的通道，故肺气闭则腑气亦闭，可见腹胀便秘等。这一阶段相对湿热蕴肺，其热毒之邪更甚，热象更著，故患者可见红舌，其舌苔亦以黄腻或黄燥为主。

# 三、危　重　期

### （一）瘀热入营

证候特征 不发热，或低热，胸闷气短，神昏谵语，大便干结，小便量少。舌暗红或深红，质嫩。

病机分析 此阶段常由寒湿瘀阻而来。寒湿瘀而化热，瘀热交阻，直入营分，营阴被劫，或不发热或低热，瘀热内扰胸膈，见胸闷气短；营行脉中，内通于心，瘀热内扰心神，见神昏谵语；热伤津液，故见大便干结，小便量少；舌暗红或深红为瘀热入营之象，舌质嫩则提示其本为寒湿伤阳所致。

### （二）气营两燔

证候特征 大热烦渴，喘憋气促，谵语神昏，视物错瞀，或发斑疹，或吐血、衄血，或四肢抽搐。舌绛少苔或无苔，脉沉细数，或浮大而数。

　　**病机分析**　此阶段寒湿疫毒与正气交争剧烈，对于素体阳盛之人，邪郁从阳化热，热燔气营。阳热亢盛，热伤津液，故见大热烦渴；热壅于肺，气机不畅，故见喘憋气促；热扰心神，则见谵语神昏；火热上冲，则见视物错瞀；气分热毒波及营血，迫血妄行，血液不循常道，逆而上行可见吐血、衄血，溢于肌肤可见斑疹；血热动风，可见四肢抽搐。舌绛少苔或无苔，脉沉细数，或浮大而数为气营两燔之征。

### （三）内闭外脱

　　**证候特征**　呼吸困难、动辄气喘或需要辅助通气，伴神昏，烦躁，汗出肢冷。舌质紫暗，苔厚腻或燥，脉浮大无根。

　　**病机分析**　此阶段邪气偏盛，对于素体阳弱之人，逢寒湿疫毒侵袭，机体无力抗邪，阳气大伤，疫毒深入脏腑，内闭气机，则使机体阴阳离绝。此时全身阳气不足，心肺脾肾阳气暴脱，则见呼吸困难、动辄气喘、神昏烦躁；阳气固摄无权、温煦失职，故见汗出肢冷；舌质紫暗，苔厚腻或燥，脉浮大无根乃阴阳大虚、寒湿疫毒内盛之内闭外脱之象。

# 四、恢　复　期

### （一）正虚邪恋（余毒未清）

　　**证候特征**　低热，轻咳，胸闷或胸紧，口苦，纳差。舌红，苔腻或黄腻，脉濡数。
　　**病机分析**　湿邪黏滞，加之久病耗伤正气，无力尽除余邪，正虚邪恋。此阶段寒湿渐化，正邪交争不剧，可见低热；肺气不利，可见轻咳；脾胃气虚，可见纳差；湿气未化，困阻胸阳，故见胸闷或胸紧；余热未清，胆气不利，可见口苦，舌红，苔腻或黄腻，脉濡数为疾病后期湿热余邪未尽之象。

### （二）肺脾气虚

　　**证候特征**　气短、倦怠乏力、纳差呕恶、痞满，大便无力，便溏不爽。舌淡胖，苔白腻。
　　**病机分析**　阳伤轻时为气虚，肺为主气之枢，脾为生气之源，肺气虚而主气失司，故见气短；脾气虚，运化无力，脾升胃降失司，故见纳差呕恶、痞满；脾主肌肉四肢，脾气不足，肌肉四肢失养，故见倦怠乏力；肺与大肠相表里，脾胃与大肠同主水谷的消化受承，肺脾气虚，大肠传导功能失调，加之湿邪困阻，故见大便无力，便溏不爽；舌淡胖、苔白腻则是肺脾气虚、湿邪未尽之征。

### （三）气阴两虚

　　**证候特征**　乏力，气短，口干，口渴，心悸，汗多，纳差，低热或不热，干咳少痰。舌干少津，脉细或虚无力。
　　**病机分析**　疾病后期，正气不足，肺脾气虚，故见乏力、气短、纳差；表气不固，故见汗多；心气不足，心神失养，故见心悸；寒湿从阳化热，耗伤阴液，致使机体失于濡润，故见口干，口渴，干咳少痰，低热或不热；舌干少津，脉细或虚无力亦为气阴两伤之象。

（四）痰瘀阻络

**证候特征**　咳嗽，气短，胸闷胸痛，痰黏滞难咯出，或痰中带血丝。舌紫暗或有斑点，苔腻，脉弦涩。

**病机分析**　"久病多瘀""久病多痰""久病入络"，病久气血津液运行不畅，气、痰、瘀滞于胸中，肺气失宣，胸阳不振，则见咳嗽、气短、胸闷；经络不通，不通则痛，故见胸痛；此时，痰瘀伏络，故痰黏滞难咯出，痰瘀久留，重咳损伤肺络，可见痰中带血丝；舌紫暗或有斑点，苔腻，脉弦涩是痰瘀阻络之象。

# 第三节　COVID-19 证候汇参

## 一、寒湿致病

重庆、四川、宁夏、山西、山东、江西、辽宁等省市自治区方案均将寒湿作为主要致病因素，并以寒湿郁肺证为初期代表证型，此时寒湿疫毒阻肺程度尚浅，病症尚轻，主要表现为：恶寒发热或无热，干咳，咽干，倦怠乏力，胸闷，脘痞，或呕恶，便溏。舌质淡或淡红，苔白腻，脉濡。随着寒湿疫毒逐渐深入，病程进入中期，以疫毒闭肺证为主，此时疫毒壅盛，病毒对肺体的破坏不断加强，肺之宣发肃降功能严重受阻，表现为：身热不退或往来寒热，咳嗽痰少，或有黄痰，胸闷气促，咳嗽喘憋，动则气喘，腹胀便秘。舌质红，苔黄腻或黄燥，脉滑数。若患者为老年或合并有其他基础病，此类人群阳气素弱，再逢寒湿疫毒侵袭，机体无力抗邪，使得疫毒深入肺脏，内闭气机，即进入重症期，以内闭外脱证为主，此时表现为：呼吸困难、动辄气喘或需要辅助通气，伴神昏，烦躁，汗出肢冷。舌质紫暗，苔厚腻或燥，脉浮大无根。若患者及时得到救治逐渐恢复则进入肺脾气虚为主要证型的恢复期，表现为：气短、倦怠乏力、纳差呕恶、痞满，大便无力，便溏不爽。舌淡胖，苔白腻。方案还强调本病虽以寒湿为因，但疠气致病并非以"寒湿"为必要条件，故本病的中医治疗与预防当因地制宜，不可一味滥投苦寒或温燥之药。

从《新型冠状病毒感染的肺炎诊疗方案》第三版至第四版，国医大师薛伯寿建议将"湿疫"改为"寒湿疫"，据蒲辅周经验，强调"温疫最怕表气郁闭，热不得越"，提出"寒湿袭肺、肺气不宣，肺气郁闭、湿热化毒，寒湿闭肺、化生浊毒，寒湿闭肺、邪毒炽盛，寒湿闭肺、病入少阴，寒湿闭肺、病入厥阴"等证型，倡用宣肺透邪解毒、芳香化浊除秽治法[4]。

王永炎院士[5]等根据武汉2019年下半年的气候特点及本次新型冠状病毒感染的肺炎的症状表现，提出本病病因为伏燥在先，寒或湿寒居后，疫毒邪气与伏燥和寒邪或湿寒邪气夹杂；主要病机为疫毒湿寒与伏燥搏结，壅塞肺胸，损伤正气，导致气机痹阻，升降失常，元气虚衰；病机特点为"毒、燥、湿、寒、虚、瘀"，将本病分为初期—中期—危重期—恢复期四期。①初期分湿寒犯表及湿寒束表、郁燥伤肺两证，湿寒犯表证以恶寒无汗、头痛身重、身热不扬、四肢倦怠、胸膈痞满、渴不欲饮、便溏溺少，舌淡红、苔白腻、脉濡缓为主要表现，此时武汉湿寒之气较重，初感湿寒，未触动肺中伏燥。湿寒之邪束缚太阳表卫及湿阻中焦，导致气机升降不畅。湿寒束表、郁燥伤肺则表现为：恶寒发热或无热、咽干，干咳，倦怠乏力，气喘，胸闷、脘痞恶呕，便溏不爽。舌淡红或稍红、苔白厚腻、边白滑。此时疫毒侵袭气道，外感湿寒，触动肺中郁伏温燥之邪。②中期分毒热闭肺、阳虚寒凝两证。前者见于素体阳盛化热的患者，此时毒邪随体化热，热毒闭阻上焦心肺，导致肺失宣降；热毒损伤肺络，及热传大肠，大肠腑实，毒热瘀阻，故见高热不退、咳嗽少痰，或有黄痰，或痰中带血，胸闷胸痛，喘憋气促，腹胀便秘，舌质暗红或紫、苔黄腻或黄燥，脉滑数。若患者素体阳虚，毒邪夹杂湿寒之邪从口鼻气道侵袭上焦，伤及胸中阳气，大气不运，水饮不化，停聚心下，气机升降出入障碍，则见不发热，或恶寒，胸憋气促，心下撑急坚满，食欲不振，或伴恶心呕吐，肢冷便溏。舌淡形嫩、胖大或齿痕、苔白或边水滑。③二者进入危重期后转归亦不相同，前者以热闭心包为主，表现为胸憋喘促、灼热烦躁、夜寐不安、时有谵语或昏聩不语、舌謇肢厥，舌红绛、脉细数；后者则易疫毒内陷，邪陷正衰，元阳欲脱，表现为呼吸困难，动则气喘，或需要辅助通气，伴体温骤降，大汗淋漓，面色苍白，四肢厥冷，唇指发绀；或初起神志尚清，旋即神昏，烦扰躁动无力，舌淡紫、苔灰黑而滑，脉伏数或散乱无根或微细欲绝。④发展至恢复期，则分气阴两伤、肺脾气虚两证，前者疫病后期，伏燥、寒湿之邪解而不彻，耗伤肺胃阴津阳气仍有余热，表现为：身热多汗，心胸烦热，气逆欲呕，气短神疲，舌红少苔，脉虚数；后者湿寒之邪羁留，耗伤脾胃阳气，导致肺脾气虚，故见气短、倦怠乏力，纳差、呕恶、痞满，大便无力，便溏不爽，舌淡胖、苔白腻，脉无力。

孙增涛等[6]认为此次疫情当属"寒湿毒疫"范畴，病位在肺脾，病机特点以"寒、湿、毒、虚"为主。根据疾病传变规律，提出分期辨证论治，尤以治湿为主。将本病分为早期、中期、重症期、恢复期。①早期以寒湿郁肺为主要证型，表现为低热或发热，恶寒无汗，头身困重，身痛，乏力，咳嗽，干咳为主，咯少量痰液，口干，不欲饮水，或伴胸闷、恶心欲呕、腹泻等症状，纳差，舌淡红苔白或腻，脉濡或浮数。②中期根据湿、热偏盛不同分为邪热壅肺证和湿热闭肺证。前者以发热或高热，咳嗽，痰黄或稠，咯血，气喘，胸闷，乏力，头痛，全身酸痛，口干口苦，心烦，尿赤便秘，舌红，苔黄或黄腻、乏津，脉滑数为主要表现；后者以发热，或身热不扬，汗出不畅，喘息气促，干咳或呛咳，或伴有咽痛，胸闷脘痞，口干饮水不多，口苦或口中黏腻，大便黏滞，舌暗红，苔黄腻，脉滑数为主要表现。③重症期即内闭外脱期，表现为高热烦躁，咳嗽气促，鼻翼煽动，喉中痰鸣，憋气窘迫，语声断续，花斑疹点，甚则神昏，汗出肢冷，口唇紫暗，舌暗红，苔黄腻，脉沉细欲绝。④恢复期可分为肺脾气虚夹湿和气阴两虚两型，前者以高热烦躁，咳嗽气促，鼻翼煽动，喉中痰鸣，憋气窘迫，语声断续，花斑疹点，甚则神昏，汗出肢冷，口唇紫暗，舌暗红，苔黄腻，脉沉细欲绝为主要表现；后者以已无发热或时有低热，乏力，心慌，口干，自汗出，腹胀，大便不调，舌淡红，苔白或苔少，脉虚数为主要表现。

# 二、邪热为患

以湖南的新冠肺炎诊疗方案为代表[7]，认为本病病位在肺，病性特点为"温热浊毒"，将新冠肺炎分为四期（初热期—重症期—危重期—恢复期）。

初热期下细分温邪犯肺型、咳嗽微喘型和邪犯胃肠型三类。温邪犯肺以发热微恶寒为典型表现，伴有干咳，少痰，咽干，咽痛，舌红，苔薄白，脉浮或浮数；咳嗽微喘型以咳嗽兼有气喘，且气喘不明显为主要表现，伴有胸闷，咯痰不爽，咽喉痒，纳差、大便不畅或便溏，舌边尖红，苔薄黄或薄白，脉浮滑；此外邪犯胃肠作为兼证，以纳差，大便溏，恶心欲呕，或腹胀，疲乏，舌苔薄黄或黄腻，脉数为主要表现。

重症期则分邪热壅肺型、疫毒闭肺型。前者以发热，咳嗽，气喘，口渴，胸闷，咯吐黄痰，舌红，苔黄，脉滑数等上焦肺热壅盛的症状为主要表现；后者以高热不退，咳嗽咯吐黄痰，胸闷气促，腹胀便秘，舌质红，苔黄腻或黄燥，脉滑数等表里俱实的症状为主要表现。

危重期分内闭外脱与阴竭阳脱两类。前者强调邪闭之盛，患者可见发热神昏，烦躁，胸腹灼热，手足逆冷，呼吸急促或需要辅助通气，舌质红绛，苔黄或燥，脉数或芤或促；后者强调阴伤之极，以手足厥冷，出冷汗，体温不升反降，精神萎靡或神识淡漠，舌紫或黯，脉微细为主要表现。两型均见阳脱之象，但究其原因则各异。

恢复期分为脾肺气虚型、肺胃阴虚型。前者以神疲乏力，不欲饮食，舌淡红，苔薄白，脉细为主要表现；后者以口干，食少，神疲乏力，舌红少苔，脉细为主要表现。

# 三、湿郁化热

《新型冠状病毒感染的肺炎诊疗方案（试行第三版）》中明确指出了"湿、热、毒、瘀"是本病基本病机特点，将本病分为湿邪郁肺、邪热壅肺、邪毒闭肺、内闭外脱四个证型。湿邪郁肺以低热或未发热，干咳，少痰，咽干咽痛，倦怠乏力，胸闷，脘痞，或呕恶，便溏，舌质淡或淡红，苔白或白腻，脉濡为主要表现；邪热壅肺以发热，口渴，不欲饮，胸闷、咽干少痰，纳差，大便不畅或便溏，舌边尖红，苔黄，脉浮数为主要表现；邪毒闭肺以高热不退，咳嗽痰少，或有黄痰，胸闷气促腹胀便秘，舌质红，苔黄腻或黄燥，脉滑数为主要临床表现；内闭外脱则以神昏，烦躁，胸腹灼热，手足逆冷，呼吸急促或需要辅助通气，舌质紫绛，苔黄褐或燥，脉浮大无根为主要临床表现。

孙宏源等人[8]对88名天津地区新冠肺炎患者进行中医证候分析，发现患者发病初期临床症状主要是发热、咳嗽、咯痰、乏力。从第一时间对新入院病例采集的症状来看，发热、咳嗽、咯痰出现频次较发病初期时有下降趋势，纳呆、腹泻、恶心等胃肠道症状明显增多。此外，口干、口苦、小便黄及胸闷、气短等症状也明显增多。从舌象来看，新型冠状病毒肺炎患者的重要特征之一就是腻苔。进而认为本病为湿温之邪致病，湿温之邪初起之时，外袭于肺，肺合皮毛而统卫，正邪交争于表，病在上焦肺卫，提示此阶段属于湿邪困表之证。如病情失治，或虽经对症治疗，湿温之邪仍入里直困中焦，脾胃受伤，纳运失常，发为湿浊伤中之征，主要表现为纳呆、腹泻、恶心。如犯于肺卫的湿温之邪未循中焦，而是由表入里，或久恋于肺，湿邪胶固，郁而化热，炼液成痰，痰热壅肺，肺热炽盛，肺气郁闭，或可出现高热不退及胸闷、气促、动则喘息等重症表现；火热壅盛，导致口苦、口干、口渴、小便黄等热象，热伤津液，导致舌红、少津、口干之阴虚火旺之征。湿邪黏腻，病程绵长，邪正斗争日久，邪虽退而正未复，此时多见气阴两虚之征，如倦怠乏力，少气懒言，盗汗、手足心热，舌体胖大或边有齿痕，苔薄黄或少。广东省第二人民医院对于就诊于其医院的 35 名患者进行证候分析[9]，认为证型主要是湿邪郁肺（45.71%），其次为邪热壅肺（37.14%），病机特点以湿为主，其次为热；舌苔以腻苔为主，舌质以红和淡红为主。在一项针对南京地区 42 例新型冠状病毒肺炎初期患者的中医证候分析中[10]，发现患者虽有发热、口渴、口苦、苔黄等热象，但发热以中、低热为主，咯痰以白痰（81%）多见，兼疲劳乏力，纳差，呕恶，腹泻，此为湿浊困阻之象；再察舌象，舌质红，但舌苔多白腻，有湿有热，湿困肺卫证多于热毒郁肺证。从病理因素上看，与湿、热、毒、虚均相关，而"湿毒"是其病理核心。

刘清泉等人[11]认为大部分患者身热不扬、咳嗽、乏力、纳差、舌苔厚腻为主要症状，而寒主收引的特点不甚突出，因此早期所见恶寒、身痛乃邪气郁遏气机不能外达所致，并非寒邪表证，病性以湿毒疫邪为主，基本病机特点为"湿、毒、瘀、闭"。根据疾病传变规律，可分四个阶段辨治：早期、进展期、极期（危重期）、恢复期。早期：湿毒郁肺，枢机不利，故见低热，乏力倦怠，纳呆，大便不畅，舌苔厚腻，脉濡。进展期：湿毒化热，肺壅腑实，毒损肺络，故高热，喘憋气促，动则气短，痰少或黄或白，或伴咯血，口渴不欲饮水，乏力倦怠加重，纳差，或伴腹胀、便秘，舌暗红或红，苔浊腻或黄腻，脉滑数。极期（危重期）：内闭外脱，以高热、喘憋、神昏为主症，伴气短持续，口唇紫绀，面色黧黑，极度乏力，烦躁，或伴手足灼热及手足逆冷，或伴少尿，舌暗红，苔浊腻或黄腻，脉细数。恢复期：邪去正虚，以气阴两伤为主要表现，高热已退，可有低热，精神改善，纳差，胸闷，大便黏滞不爽，舌质暗，苔多腻，脉细数。苗青等人[12]认为本病属湿毒疫，总的病机可以概括为"湿、毒、瘀、虚"，以肺为核心演变。以疫疠之邪夹"湿"为主，故其有湿邪重浊、黏滞的特点却传变迅速，可化热入营血，逆传心包出现神志改变，最后导致气阴两虚。

国医大师周仲瑛[13]认为本病属中医疫病范畴，病因为感受疫疠之气，属于"瘟毒上受"，基本病机演变是"湿困表里，肺胃同病，如遇素体肺有伏热者，则易邪毒内陷，变生厥脱"，将本病分为初期（湿困表里）—中期（疫毒闭肺）—重症期（邪陷正脱）—恢复期（气阴两虚）。①初期以恶寒发热，身热不扬，或身热起伏，咳嗽痰少，汗少不畅，乏力或身痛，头胀痛，咽干咽痛，口干口苦，腹胀，便溏不爽，舌苔白腻或罩黄，舌边红，脉濡数为主要临床表现。②中期根据湿邪内闭后化热程度不同可分热毒闭肺证、湿毒闭肺证两类。前者以高热或往来寒热，烦渴喜饮，喘咳、胸闷气粗，咯痰色黄黏稠，咽痛，腹胀、便秘，舌质红，苔黄腻或黄燥，脉滑数，舌苔黄腻质红或绛为主要表现。后者以身热不高，喘咳、胸闷气粗，咯痰黏稠，咽干，腹胀，大便黏滞不爽，舌苔白腻舌质偏黯、脉滑或滑数为主要表现。③重症期以呼吸困难、动辄气喘或需要辅助通气，伴神昏，烦躁，汗出肢冷，苔厚腻或燥舌质紫暗，脉浮大无根为主要表现。④恢复期以气短、倦怠乏力、纳差呕恶、痞满，大便无力，便溏不爽，舌淡胖，苔白腻，脉细为主要表现。

李建生[14]等人根据河南新冠肺炎临床调查资料和临床救治经验，从湿邪疫毒认识本病病因，提出了 4 期 9 证（初期的湿遏肺卫、寒湿犯肺、邪热犯肺，进展期的湿阻肺胃、湿热蕴肺、疫毒闭肺，危重期的内闭外脱，恢复期的气阴两虚、肺脾气虚）的证候规律。

①初期对应轻型、普通型,湿遏肺卫为表（卫）里（肺）同病而以表为主,常表现为恶寒发热而身热不扬或无热,无汗或汗出不畅,咳嗽,胸闷,咽干,头身困重,舌苔白腻,脉濡或浮。若湿邪兼寒或湿从寒化则也可见寒湿犯肺证,其下包括寒湿袭表、寒湿阻肺两方面,表现为恶寒发热,无汗,咳嗽,胸闷,气短,头痛,全身酸痛,脘痞,舌苔白腻或白滑,脉浮或浮紧。而感受湿邪兼夹热邪,或湿从热化,则为邪热犯肺,表现为发热,或恶寒,咳嗽,痰黄,胸闷,口渴,心烦,头痛,全身酸痛,便秘,舌质红,舌苔黄或黄腻,脉滑数。②进展期对应重型患者,若患者热象不甚,则以湿阻肺胃为主,表现为低热或不发热,咳嗽,头身困重,胸闷,脘痞,纳呆或呕恶,便溏,倦怠乏力,舌苔白腻或黄腻,脉濡。湿热蕴肺表现为发热、汗出不解,咳嗽,痰黄,气促,胸闷,口渴,口苦,面唇紫暗,头身困重,脘痞,腹胀,纳呆或呕恶,便溏或便秘,倦怠乏力,舌质红或紫暗,苔黄腻,脉濡数或滑数。若肺心同病、气血两燔,湿邪化燥化火而成热毒闭肺、浸淫血脉、扰动心神,则表现为高热,咳嗽,痰黄,烦躁,胸憋闷,气促,面唇紫暗,腹胀,便秘,舌质红或紫暗,舌苔黄燥或黄腻,脉滑数的疫毒闭肺证。③危重期针对危重型患者,主要表现为内闭外脱证,此证多为湿热蕴肺、疫毒闭肺的进一步发展,呈现邪毒陷闭心包、阳气欲脱。表现为呼吸困难、动则气喘、甚至需要辅助通气,胸闷窘迫,面色苍白,口唇紫暗,痰鸣,大汗淋漓,四肢厥冷,神志异常（淡漠、恍惚、烦躁、嗜睡、昏迷）,舌质淡或紫暗,舌苔厚腻或燥,或黄或白,脉微细欲绝或疾促或浮大无根。④恢复期肺脾气虚证见气短,神疲,倦怠乏力,自汗,咳嗽,纳呆或食少,胃脘胀满,腹胀,大便乏力,便溏,舌质淡胖或有齿痕,舌苔薄白或白腻,脉沉细或沉缓。治法宜益肺健脾化痰。气阴两虚表现为咳嗽,无痰或少痰,口干或渴,纳呆,自汗或盗汗,手足心热,气短,乏力,舌体瘦小,舌质淡或红,舌苔薄白或黄、花剥,脉沉细或细数。

# 四、湿热致病

以广东省《儿童新型冠状病毒感染诊疗专家共识》为例,该共识认为新冠病毒肺炎乃风热夹湿引起,将其分为初期—中期—极期—恢复期。初期风热夹湿,湿重热轻,表现为:发热,或不发热,头痛或头晕,轻微咳嗽,痰少而黏,或伴鼻塞流涕,胃纳欠佳,大便偏干,舌稍红苔白,脉浮数;中期湿热内蕴,毒热闭肺,表现为发热或身热不扬,无汗出或汗出不畅,咳嗽痰少,喘息气促,甚者喘憋,动则气喘,口渴,腹胀、纳呆、大便干结,小便短赤,舌红苔黄腻或黄燥,脉滑或数;极期内闭外脱,表现为咳嗽气促,鼻翼煽动,喉中痰鸣,低语声微,花斑疹点,甚者呼吸困难,或需要辅助通气,伴神昏谵语,烦躁不安,汗出肢冷,口唇紫暗,舌暗红苔黄腻,脉沉细欲绝;恢复期肺脾两虚,表现为倦怠乏力、气短懒言,自汗出,纳差腹胀,大便无力或便溏,舌淡或淡胖,苔薄白或白腻,脉沉细或无力。

北京佑安医院对该院收治的 27 名患者进行中医证候分析[15],发现 27 例患者中有发热症状 22 例（81.48%）,发热是最多见的首发症状,有 17 例（62.96%）;其次为倦怠乏力 11 例（40.74%）、周身疼痛 9 例（33.33%）等;舌象表现:舌质淡红 3 例（11.11%）、舌红 15 例（55.56%）、舌暗红 9 例（33.33%）,舌苔腻 27 例（100%）,其中舌苔黄腻 17

例（62.96%）。由于舌质红和苔黄的高占比说明患者热象突出，故认为北京地区新冠肺炎患者的中医病性为"湿热证"，"热重于湿"更多见。

# 第四节　典型舌象及治法分析

《素问》言"舌转可治"，《金匮要略》云"舌黄可下"，至元代《敖氏伤寒金镜录》立舌诊专著，及明清以降舌诊为诸多医家所重视。《望诊遵经·望舌诊法提纲》言："盖闻道原于天，而具于心。心者生之本，形之君，至虚至灵，具众理而应万事者也。其窍开于舌，其经通于舌。舌者心之外候也。是以望舌，而可测其脏腑经络寒热虚实也。约而言之，大纲有五。一曰形容，二曰气色，三曰苔垢，四曰津液，五曰部位。五者分论，则其体明。五者合观，则其用达矣。"尤其在此次抗击此次疫病的过程中，因医师接诊病患需严格防护措施，以致脉诊指下难寻，此时舌诊更为重要。兹以下述诸例介绍寒湿疫各类舌象特点及其治法。

**例一**　舌暗，苔白厚腻有津。舌暗则为寒凝血瘀；苔厚则其病位偏里、湿邪较重；苔白腻有津，为寒湿困阻。合而论之，此舌可见于寒湿阻肺、寒湿碍脾或寒湿瘀阻。治之当以散寒化湿为主，佐以宣肺健脾，若兼有面暗唇绀等瘀血诸症，可加活血之药，若无其他瘀血见症，血得温则行，而辛温散寒之药足矣（图3-1）。

**例二**　舌质暗红，苔白腻水滑，根部剥脱。舌质暗红，可为寒郁化热；舌苔白腻水滑，则知其寒湿困阻；舌苔剥脱，为湿阻胃伤之象。合而论之，此舌可见于寒湿袭表、寒湿阻肺、寒湿碍脾等证候中。治之当以散寒化湿为主，微发其汗。若兼有脉濡缓无力等阳伤气损之症，可于健脾理气的基础上酌添温中益胃之品（图3-2）。

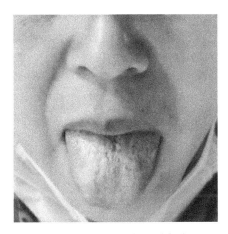
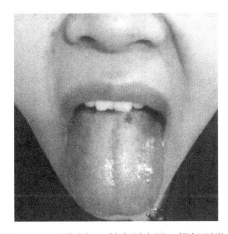

图3-1　舌暗，苔白厚腻有津　　　图3-2　舌质暗红，苔白腻水滑，根部剥脱

**例三**　舌淡红，苔白罩黄而燥。舌质淡红，或为正常，或为寒伤阳气；苔白罩黄为寒湿郁而化热；苔燥为燥。舌淡红则无热；苔白罩黄而燥，知其寒湿化热、湿阻津伤。此舌可见于寒湿困阻、化热伤津而见燥象的湿热蕴肺证及病后正虚邪恋等证候中。于病时则为寒湿困阻而化热、化燥伤津，病后则为气阴两虚兼有湿困。病时以邪盛为主，当温化寒湿、

健脾理气，佐以清热生津则湿化津复。病后以正虚为主，当益气健脾化湿，佐以滋阴生津而不敛邪之品，正气足则邪自去（图3-3）。

　　**例四**　舌质暗红，苔白根部罩黄而干。舌质暗红为郁热之象；苔白根部罩黄而干，为寒湿化热之象。此舌可见于寒湿困阻化热之疫毒闭肺、肺壅腑实等证候中。治疗虽仍以温化寒湿为基础，但更需注意理气开郁通腑，若见其燥热而妄投苦寒之药则壅遏其气机，若见其寒湿而投以温燥之药亦会加重其燥热，故其治重在于"和"与"通"，气机畅达，佐以透热、布津、化瘀等法，方能理其纷乱、解其郁结（图3-4）。

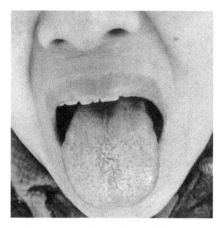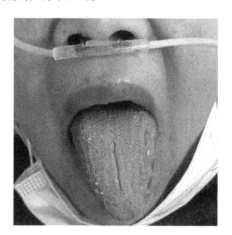

图3-3　舌淡红，苔白罩黄而燥　　　　　图3-4　舌质暗红，苔白根部罩黄而干

　　**例五**　舌绛红，苔黄腻而剥。舌绛红为热入营血，苔黄腻为气分湿热，苔剥为胃阴不足。此舌可见于气营两燔证候，寒湿化热，由气入营，终成气营两燔，胃阴耗伤。治疗当清气凉营，透热转气，兼顾滋阴凉血、化湿护胃，待热退身凉，苔净邪退，再以益气滋阴、健脾和胃以巩固（图3-5）。

　　**例六**　舌淡白，苔薄白。淡白舌为阳气不足，薄白苔示邪气不盛。此舌可见于阳虚寒凝、肺脾气虚证中。于病时则为寒湿伤阳，病后则为肺脾气虚。病时当主以散寒化湿，佐以扶正助阳之品。病后当主以健脾补肺，佐以理气化湿之品（图3-6）。

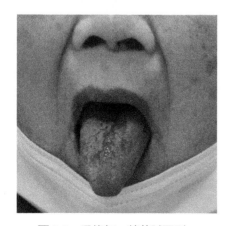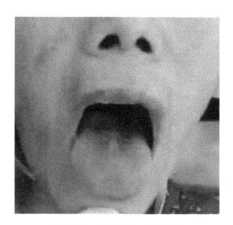

图3-5　舌绛红，苔黄腻而剥　　　　　图3-6　舌淡白，苔薄白

# 参 考 文 献

[1] 陆云飞，杨宗国，王梅，等. 50 例新型冠状病毒感染的肺炎患者中医临床特征分析[J/OL]. 上海中医药大学学报：
1-5[2020-03-03]. http：//kns. cnki. net/kcms/detail/31. 1788. R. 20200208. 1112. 002. html.

[2] 徐波，范存愈，邹义龙，等. 46 例新型冠状病毒病中医证候学分析[J/OL]. 中国实验方剂学杂志：1-6[2020-03-07]. https：//doi.
org/10. 13422/j. cnki. syfjx. 20201029.

[3] 杨家耀，苏文，乔杰等. 90 例普通型新型冠状病毒肺炎患者中医证候与体质分析[J/OL]. 中医杂志：1-4[2020-02-28]. http：
//kns. cnki. net/kcms/detail/11. 2166. R. 20200221. 1513. 004. html.

[4] 薛伯寿，姚魁武，薛燕星. 清肺排毒汤快速有效治疗新型冠状病毒肺炎的中医理论分析[J/OL]. 中医杂志：1-2[2020-02-23].
http：//kns. cnki. net/kcms/detail/11. 2166. R. 20200216. 2004. 002. html.

[5] 范逸品，王燕平，张华敏，等. 试析从寒疫论治新型冠状病毒（2019-nCoV）感染的肺炎[J/OL]. 中医杂志：1-6[2020-02-23].
http：//kns. cnki. net/kcms/detail/11. 2166. R. 20200206. 1519. 007. html.

[6] 孙增涛，安兴，肖玮，等. 基于分期辨证论治探讨新型冠状病毒感染肺炎[J/OL]. 陕西中医药大学学报，2020（02）：
1-9[2020-02-23]. http：//kns. cnki. net/kcms/detail/61. 1501. R. 20200211. 1318. 002. html.

[7] 熊继柏. 国医大师熊继柏谈《湖南省新型冠状病毒肺炎中医药诊疗方案》[J]. 湖南中医药大学学报，2020，40（02）：123-128.

[8] 孙宏源，毕颖斐，朱振刚，等. 天津地区 88 例新型冠状病毒肺炎患者中医证候特征初探[J/OL]. 中医杂志：1-4[2020-03-07].
http：//kns. cnki. net/kcms/detail/11. 2166. R. 20200224. 0948. 004. html.

[9] 黄晓青，聂玲辉，黎飞猛，等. 35 例新型冠状病毒肺炎患者中医临床特征分析[J/OL]. 中国中医急症：1-4[2020-03-07]. http：
//kns. cnki. net/kcms/detail/50. 1102. R. 20200227. 1457. 003. html.

[10] 张侠，李柳，戴广川，等. 南京地区 42 例新型冠状病毒肺炎临床特征及中医证候初探[J/OL]. 南京中医药大学学报：
1-5[2020-03-07]. http：//kns. cnki. net/kcms/detail/32. 1247. r. 20200219. 0801. 002. html.

[11] 王玉光，齐文升，马家驹，等. 新型冠状病毒（2019-nCoV）肺炎中医临床特征与辨证治疗初探[J/OL]. 中医杂志：
1-6[2020-02-23]. http：//kns. cnki. net/kcms/detail/11. 2166. R. 20200129. 1258. 002. html.

[12] 苗青，丛晓东，王冰，等. 新型冠状病毒感染的肺炎的中医认识与思考[J/OL]. 中医杂志：1-3[2020-02-06]. http：//kns. cnki.
net/kcms/detail/11. 2166. R. 20200205. 1606. 002. html.

[13] 叶放，吴勉华，程海波，等. 国医大师周仲瑛教授《新型冠状病毒肺炎中医辨治方案》解读[J/OL]. 南京中医药大学学报：
1-4[2020-03-07]. http：//kns. cnki. net/kcms/detail/32. 1247. R. 20200226. 1654. 002. html.

[14] 李建生，李素云，谢洋. 河南省新型冠状病毒肺炎中医辨证治疗思路与方法[J/OL]. 中医学报：1-12[2020-03-07]. http：//kns.
cnki. net/kcms/detail/41. 1411. r. 20200224. 1332. 004. html.

[15] 杨华升，李丽，勾春燕，等. 北京地区新型冠状病毒肺炎中医证候及病机特点初探[J/OL]. 北京中医药：1-7[2020-03-07]. http：
//kns. cnki. net/kcms/detail/11. 5635. r. 20200212. 2218. 002. html.

# 第四章 COVID-19 的中医分期治疗

新型冠状病毒肺炎（COVID-19）的发病具有特异病原，是一种传染性很强的疾病，属中医"疫病"范畴。仝小林院士通过对武汉定点医院病房、急诊留观、发热门诊、社区卫生服务中心的实地走访，以及对大量 COVID-19 患者的实际观察和诊治，最终结合患者的发病特征及武汉当地的气候条件等要素，将此次疫病概括为"寒湿疫"。"寒湿疫"者，即寒湿邪气裹挟戾气，通过皮表、呼吸道、消化道三个途径入侵肺脾，进而波及心、肝、肾，甚至影响全身。伤阳是"寒湿疫"的主线，但由于患者体质的差异、发病地域的不同、病程的长短、用药的差异等因素，使得"寒湿疫"亦可化热、变燥、伤阴、致瘀，甚至形成闭脱之证。因此，在"寒湿疫"的治疗中，要以散寒除湿、避秽化浊、解毒通络为核心治则，同时兼顾变证，随症施治。另外，就"寒湿疫"而言，寒湿是戾气的生长环境，戾气才是该病的始作俑者。因此，在该病的治疗中，更要以"祛除戾气"为本，以"改善环境"为标。基于以上认识，仝小林院士结合实际诊疗的 COVID-19 病例以及当前的流行病学研究结果，针对 COVID-19 提出了"通治方"和"分期辨治"两套治疗方案。"通治方"适用于疫病中心区——武汉等大面积发病的疫区，通过集中发药以通治 COVID-19 的初期患者和疑似患者。"分期辨治"则适用于 COVID-19 各个阶段的患者。基于临床实际情况，我们将 COVID-19 的治疗分为医学观察期与临床治疗期。

## 第一节 医学观察期的治疗

医学观察期即疑似病例或在家自我隔离的病人，此类患者或有发热，或无发热，呼吸道相关症状亦不是很明显。因此，此类患者可以结合自身的临床症状选择相应的中成药治疗，疑似患者亦可在医师的指导下选择"通治方"进行治疗。

## 一、中 成 药

**临床表现 1：乏力伴胃肠不适**

中成药 藿香正气胶囊（丸、水、口服液）、保济丸等芳香化湿类中成药。

**临床表现 2：乏力伴发热**

中成药　连花清瘟胶囊（颗粒）、金花清感颗粒、防风通圣丸（颗粒）、疏风解毒胶囊（颗粒）、抗病毒口服液、小柴胡颗粒等清热解毒类中成药。

**临床表现 3：乏力伴咳嗽**

中成药　通宣理肺丸（颗粒、胶囊、口服液、片）、参苏丸（片）、宣肺止嗽合剂、苏黄止咳胶囊等宣肺止咳类中成药。

# 二、通治方——武汉抗疫方

该"通治方"由全小林院士和武汉当地的中医专家共同制定，适用于临床诊断为 COVID-19 的初期患者和疑似患者。

临床表现　乏力和（或）周身酸痛，发热和（或）恶寒，咳嗽、咽痛，纳呆和（或）恶心呕吐、腹泻和（或）大便不爽、秘结，舌质淡胖和（或）齿痕，舌苔白厚腻或腐腻，脉沉滑或濡。

治法治则　宣肺透邪、解毒通络、避秽化浊、健脾除湿（"寒湿疫"以寒湿戾气闭肺困脾为核心病机，故以此治法从表、肺、脾胃三个角度开通肺气）。

组成　生麻黄 6g，生石膏 15g，杏仁 9g，羌活 15g，葶苈子 15g，贯众 15g，地龙 15g，徐长卿 15g，藿香 15g，佩兰 9g，苍术 15g，云苓 45g，生白术 30g，焦三仙各 9g，厚朴 15g，焦槟榔 9g，煨草果 9g，生姜 15g。

方解　该方以麻杏石甘汤、葶苈大枣泻肺汤、藿朴夏苓汤、神术散、达原饮等为底方加减化裁而成，以开通肺气、祛湿化浊、解毒通络为主要原则进行治疗，从"态、靶、因、果"四个层面入手：寒湿既是本病之因，也是初感之态，故散寒除湿调理内环境以治"因"调"态"，如生麻黄、羌活、苍术、生姜等温药可以散寒；羌活、藿香、佩兰、苍术、茯苓、生白术、厚朴、草果等药从胜湿、化湿、燥湿、利湿等多个角度祛除湿邪。治"靶"者，从体表、呼吸道、消化道黏膜入手，同时治疗各自相应的症状，如生麻黄、杏仁、生石膏以麻杏石甘汤法开肺通表，加葶苈子泻肺平喘，以治疗发热、气喘等表证和呼吸道症状；厚朴、槟榔、草果以达原饮法开通膜原，祛除秽浊湿邪；茯苓、苍术、白术、厚朴等药以神术散法健脾祛湿；藿香、佩兰、厚朴、茯苓等药以藿朴夏苓汤法芳香化湿；进而治疗纳呆、恶心呕吐、腹泻、大便不爽等消化道症状。另外，本病容易邪气内陷于肺而出现肺毁损、肺纤维化之"果"，故用大剂量的白术、茯苓以培土生金、扶固肺气；用贯众、徐长卿解毒消炎，与地龙合用，可共奏解毒活血通络之功，及防止已病传变为肺痹、肺闭及肺衰之证。

加减法

1）恶寒发热、背痛、体痛，加桂枝 9～30g；恶寒重、无汗、高热（体温 39℃以上），重用生麻黄至 9～15g，重用生石膏至 30～90g，加芦根 30～120g，知母 15～30g；往来寒热加柴胡 15～30g，黄芩 15～30g；乏力明显加黄芪 15～30g、人参 6～9g（或党参 9～30g）。

2）咽痛加桔梗 9g，连翘 15g；干咳重加百部 15～30g，蝉蜕 9g，藏青果 9g，苏子 9g；

喘憋加炙紫菀 15～30g，炙款冬花 15～30g，炙枇杷叶 15～30g，重用葶苈子至 30g；咳血加仙鹤草 30g，紫草 15g，三七粉 3g（冲服）。

3）痰多色黄或咳痰不畅，加瓜蒌仁 30g，黄芩 15g，鱼腥草 30g，连翘 30g，板蓝根 30g。

4）纳呆重，加莱菔子 9～15g，陈皮 15g；呕恶重，重用生姜至 30g，加清半夏 9～15g，黄连 3g，苏叶 9g。

5）腹泻，重用茯苓至 60～90g，重用生姜至 30g，加黄连 6～9g。

6）便秘，加枳实 10～15g，生大黄 6～15g。

7）舌红或干，加莲子心 6g，麦冬 30～90g。

8）舌绛红加生地 30g，赤芍 15～30g。

9）四肢逆冷、汗多、气促，或神昏，舌淡暗或紫暗，脉细数，加人参 9～15g，淡附片 9～30g，山萸肉 30～90g，干姜 15～30g，桃仁 9～15g，三七 3～9g。

**备注**　上方每日 1 剂，水煎服，日 3 次，早中晚各一次，饭前服用。应用时要结合患者实际情况和当地气候、物候条件，因时、因地、因人制宜，辨证施治，随症加减。高龄或有心脏病的患者，应注意减少麻黄用量或不用（图 4-1）。

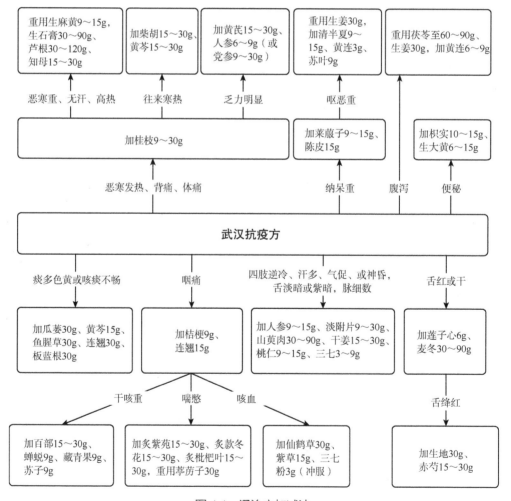

图 4-1　通治方加减法

# 第二节　临床治疗期的治疗

仝小林院士通过对武汉众多 COVID-19 患者的实际诊疗与观察，结合"寒湿疫"理论，将 COVID-19 的自然病程分为初期、中期、重症期以及恢复期四个阶段，同时总结了每个阶段的核心病机和辨识要点（图 4-2）。另外，由于患者体质、用药等因素的差异，不同的患者对寒湿疫毒有着不同的应答反应。因此，我们又结合患者的实际情况，初步对各个阶段进行了分证（图 4-3）。

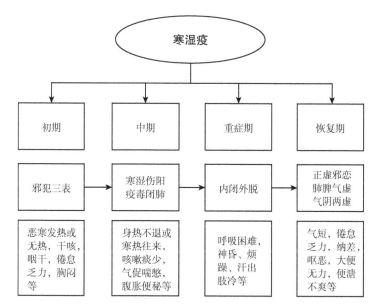

图 4-2　COVID-19 各中医分期的核心病机和辨识要点

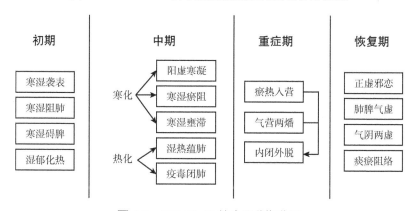

图 4-3　COVID-19 的中医分期分证

# 一、初　期

此期寒湿疫毒阻肺程度尚浅，病症尚轻，以"寒湿疫毒侵袭三表（皮表、呼吸道、消化道）"为感邪途径，以具有"表证"为辨识要点，以"寒湿郁表、阻肺、困脾"为核心病机。寒湿邪气侵袭体表，则见恶寒发热、身体重痛等表证。寒湿直中脾胃，一者直接阻碍脾胃的运化功能，使中焦之寒湿滋生或加重，故见脘痞、呕恶、便溏等消化道症状；二者脾土生肺金，母病及子，故脾胃之寒湿可以蔓延至肺系而影响肺的相关功能。寒湿夹杂疫毒定植肺脏，一者，直接阻碍肺气，使肺之宣降功能逐渐减退，而见干咳、咽干、胸闷等呼吸道症状；二者，肺主皮毛，肺气闭则表气亦闭，故可加重表证相关症状；三者，肺主气而通调水道，故肺气宣降失常，可使机体水液代谢失常，进而加重脾胃之湿。另外，亦有部分患者以湿热起病，究其化热之源，一者肺卫郁闭，秽湿着里，湿阻气机，郁而化热；二者体质有别，地域有异，或遇阳热体质，或遇伏热之人，或感染之人抵达燥热之地，这些因素皆可使寒湿化热、化燥。

**1. 寒湿袭表**

**临床表现**  恶寒发热或无热，无汗，周身酸痛，头身困重，倦怠乏力，舌质淡或淡红，苔薄白，脉浮紧或濡。

**治法治则**  散寒祛湿。

**方药**  神术散加减（麻黄、苍术、藿香等）。

**方解**  神术散出自《太平惠民和剂局方》，由陈皮、苍术、厚朴、甘草、藿香、石菖蒲、生姜、大枣组成，功在化湿和中；另一神术散出自《医方类聚·卷六十二》引《王氏集验方》，由苍术、荆芥穗、藁本、干葛、麻黄、甘草、生姜、葱白组成，功在解表散寒祛湿，可用于治疗伤寒伤风、头痛身痛、腰滞腿痛、发热恶寒、无汗等病症。总之，神术散可在化湿和中的基础上外散寒湿，如麻黄、葛根、荆芥等药可散表寒，配苍术可散表湿；苍术、厚朴、藿香等药可燥湿、化湿。

**2. 寒湿阻肺**

**临床表现**  发热，干咳少痰，咽干，倦怠乏力，胸闷，舌质淡或淡红，苔白腻，脉濡滑。

**治法治则**  散寒祛湿，宣肺止咳。

**方药**  神术散、小青龙汤加减（麻黄、杏仁、半夏、苍术、厚朴等）。

**方解**  神术散方解同前。小青龙汤出自《伤寒论》，由麻黄、芍药、细辛、干姜、炙甘草、桂枝、五味子、半夏组成，功可解表散寒、温肺化饮，主治外寒里饮证。总之，神术散和小青龙汤联用，可散寒、化湿、解表、和中，进而通过宣肺、解表、和中三条路径开通肺气。

**3. 寒湿碍脾**

**临床表现**  发热，纳呆，脘痞，恶心，呕吐，食欲不振，大便黏腻不爽，苔白厚腐腻或白腻，脉濡或滑。

**治法治则**  散寒祛湿，理气和中。

**方药**  藿香正气散加减（藿香、苍术、陈皮、厚朴、苏叶等）。

**方解**  藿香正气散出自《太平惠民和剂局方》，由大腹皮、白芷、紫苏、茯苓、半夏曲、白术、陈皮、厚朴、苦桔梗、藿香、甘草组成，具有解表化湿、理气和中之功效，是治疗外感风寒、内伤湿滞的名方。另外，藿香正气散以其芳香辟秽的功效，而常用于预防和治疗山岚瘴疟。

**4. 湿郁化热**

**临床表现**　低热，身热不扬，口渴不喜饮或喜热饮，痰少质稠色黄或白，神疲乏力，大便黏滞，排便不畅，舌质不红，舌苔白上罩黄，苔质不燥，脉可见弦、濡、迟、缓等，或有见滑数者按之亦稍显无力。

**治法治则**　和解少阳，清利湿热。

**方药**　甘露消毒丹、小柴胡汤加减（茵陈、柴胡、黄芩、石菖蒲、豆蔻、薏苡仁、连翘、清半夏等）。

**方解**　甘露消毒丹出自《叶氏医效秘传》，由飞滑石、淡黄芩、绵茵陈、石菖蒲、川贝母、木通、藿香、连翘、白蔻仁、薄荷、射干组成，具有利湿化浊、清热解毒之功效，可用于湿温时疫之邪在气分、湿热并重证。《叶氏医效秘传》载道："病从湿化者，发热、目黄、胸满、丹疹、泄泻，当察其舌色或淡白，或舌心焦干者，湿邪犹在气分，用甘露消毒丹治之。"《随息居重订霍乱论》言甘露消毒丹可用于"治暑湿霍乱，时感秽邪，及触冒秽恶不正之气"。小柴胡汤出自《伤寒论》，由柴胡、半夏、人参、甘草、黄芩、生姜、大枣组成，具有和解少阳之功效，可用于治疗少阳诸病，如往来寒热、胸胁苦满、默默不欲饮食、心烦喜呕、口苦、咽干、目眩、疟疾、黄疸等病症。另外，《济阴纲目》中言小柴胡汤可"治瘟疫，内虚发热，胸胁痞闷，及在半表半里，非汗下之证，此少阳经药也"。总之，甘露消毒丹合小柴胡汤可调转少阳枢机，进而从清热、利湿、解毒等角度清除寒湿所蕴之热。

**备注**　1.2.3 证是寒湿疫毒通过"三表"（皮表、呼吸道、消化道）侵袭机体后的初始临床表现，类似于伤寒之"太阳病"。4 证则为寒湿郁热后的临床表现，类似于伤寒之"大青龙汤证"，即寒湿与郁热共存的局面。另外，若 1.2.3 证相兼出现，可合方使用或应用第一节中所述之"武汉抗疫方"。

# 二、中　　期

随着寒湿疫毒的深入，因患者体质等因素的差异，该病进入中期后会有寒化和热化两条不同的发展路径。寒化者以寒湿伤阳为主线，日久痰瘀继发，甚至形成寒湿痰瘀交阻闭肺的局面；热化者则因寒湿疫毒郁而化热，甚至疫毒壅盛、内闭肺络，进而使肺之宣肃功能严重受阻，甚至形成肺壅腑实的局面。因此，该期寒化者以"寒湿伤阳"为核心病机，热化者以"疫毒闭肺"为核心病机。伤阳者以"喘憋、畏寒神疲"为辨识要点，化热者以"喘憋、腑气不通（便秘）"为辨识要点。

肺主表，肺气闭则表气亦闭，故可见身热不退或寒热往来；素有之痰湿因肺气之闭而蕴阻化热，故可见咳嗽少痰或有黄痰、胸闷气促、咳嗽喘憋、动则气喘等；肺与大肠相表里，肺亦是中焦气机布散的通道，故肺气闭则腑气亦闭，而见腹胀便秘等。另外，在病情进展的过程中，由于患者体质的差异、前期用药的不同、寒湿久郁化热等因素，使得寒湿戾气化热、化燥，甚至使燥热之象成为主要矛盾而掩盖寒湿之初象。但不管是化热化燥，还是寒湿夹杂郁热，此期均以开肺之闭为核心，以通腑、平喘、利气为主要目的。

（一）寒化

**1. 阳虚寒凝**

**临床表现**　不发热，或发热，畏寒，咳嗽胸闷，憋气喘息，嗜睡困倦，纳呆心悸，腹泻呕恶，舌质淡白胖大，苔白厚腻或水滑，脉濡而细微。

**治法治则**　温化寒湿，宣肺平喘。

**方药**　麻黄附子细辛汤、理中汤、三拗汤、平胃散加减（麻黄、附子、杏仁、生姜、白术、陈皮、厚朴等）。

**方解**　麻黄附子细辛汤出自《伤寒论》，由麻黄、附子、细辛组成，功可发表温里，是治疗太阳少阴合病的专方，更是治疗阳虚外感的经典方剂。理中汤出自《伤寒论》，由人参、白术、干姜、炙甘草组成，功可温中祛湿，可用于治疗中焦虚寒证。三拗汤出自《太平惠民和剂局方》，由麻黄、杏仁、甘草组成，功可宣肺解表，可用于治疗风寒阻肺所致之咳嗽、哮喘等病症。平胃散出自《简要济众方》，由苍术、厚朴、陈皮、炙甘草组成，功可燥湿运脾、行气和胃，可用于治疗湿滞脾胃所致之脘腹胀满、不思饮食、口淡无味、恶心呕吐等病症。总之，以上四方联用，可以其温化开解之功效，从解表、散寒、温里、化湿等角度祛除寒湿、开通肺气。

**2. 寒湿瘀阻**

**临床表现**　呼吸困难，剧烈咳嗽，胸闷气短，或有发热，舌质暗红，舌苔白厚，面色紫暗，脉数而涩。

**治法治则**　温肺化湿，祛痰逐瘀。

**方药**　麻杏石甘汤、麻杏苡甘汤、血府逐瘀汤加减（麻黄、杏仁、薏苡仁、桃仁、红花等）。

**方解**　麻杏石甘汤出自《伤寒论》，由麻黄、生石膏、杏仁、炙甘草组成，具有辛凉宣泄、清肺平喘之功效，可用于感冒、上呼吸道感染、急性支气管炎、肺炎、支气管哮喘、麻疹合并肺炎等属表证未尽、热邪壅肺者。麻杏苡甘汤出自《金匮要略》，由麻黄、杏仁、炙甘草、薏苡仁组成，具有除风、祛湿、解表、通阳之功效，是治疗风湿表证的经典方剂。血府逐瘀汤出自《医林改错》，由桃仁、红花、当归、生地黄、牛膝、川芎、桔梗、赤芍、枳壳、甘草、柴胡组成，具有活血化瘀、行气止痛之功效，可用于治疗胸中血瘀所致之胸痛、头痛、心悸怔忡、失眠多梦等病症。总之，以上三方可从解表（麻黄）、散寒（麻黄）、祛湿（杏仁、薏苡仁）、宣肺（麻黄、杏仁、枳壳、桔梗等）、化痰（杏仁、薏苡仁等）、祛瘀（桃仁、红花、当归、生地黄、牛膝、川芎等）等多个角度开通肺气、化痰祛瘀。

### 3. 寒湿壅滞

**临床表现**　发热，咳嗽，喘憋，胸闷，呼吸不畅，脘痞腹胀，大便秘结，舌质淡红或暗红，舌苔白腻，脉沉弦滑。

**治法治则**　散寒除湿，宣肺通腑。

**方药**　麻黄加术汤、厚朴三物汤、达原饮加减（麻黄、杏仁、生白术、枳实、厚朴、苍术等）。

**方解**　麻黄加术汤出自《金匮要略》，由麻黄、桂枝、炙甘草、杏仁、白术组成，具有发汗解表、散寒除湿之功效，可用于治疗外感寒湿所致之恶寒发热、身体烦疼、无汗不渴、饮食无味等病症。厚朴三物汤出自《金匮要略》，由厚朴、大黄、枳实组成，具有行气除满、去积通便之功效，可用于治疗气滞胃肠所致之腹部胀满疼痛、大便不通等病症。达原饮出自《温疫论》，是明·吴又可所制之抗疫名方，由槟榔、厚朴、草果、知母、芍药、黄芩、甘草组成。吴又可在《温疫论》中言道："槟榔能消能磨，除伏邪，为疏利之药，又除岭南瘴气；厚朴破戾气所结；草果辛烈气雄，除伏邪盘踞。三味协力，直达其巢穴，使邪气溃败，速离膜原，是以为达原也。热伤津液，加知母以滋阴；热伤营气，加白芍以和血；黄芩清燥热之余；甘草为和中之用。"因此，达原饮具有开达膜原、辟秽化浊之功，是治疗湿浊内伏的经典名方。达原饮历来颇受医家重视，如雷少逸据此在《时病论》中创制了宣透膜原法；刘奎在《松峰说疫》中创制了除湿达原饮；俞根初在《通俗伤寒论》中创制了柴胡达原饮。总之，以上三方合用，可从宣肺（麻黄、杏仁）、通腑（厚朴、枳实、大黄、生白术）、散寒（麻黄、苍术等）、除湿（生白术、苍术、厚朴等）等多个角度开通寒湿对肺气的闭阻。

### （二）热化

### 1. 湿热蕴肺

**临床表现**　低热或不发热，微恶寒，乏力，头身困重，干咳痰少，咽痛，口干不欲多饮，或伴有胸闷脘痞，无汗或汗出不畅，或见呕恶纳呆，便溏或大便黏滞不爽，舌淡红，苔白厚腻或薄黄，脉滑数或濡。

**治法治则**　清热化湿，和解少阳。

**方药**　达原饮、蒿芩清胆汤、小柴胡汤加减（青蒿、黄芩、柴胡、苍术、厚朴、草果、知母等）。

**方解**　小柴胡汤、达原饮方解同前。蒿芩清胆汤出自《通俗伤寒论》，由青蒿、黄芩、枳壳、竹茹、陈皮、半夏、茯苓、碧玉散（滑石、甘草、青黛）组成，具有和解少阳、清胆利湿、和胃化痰之功效，可用于治疗少阳湿热诸证，如寒热如疟、口苦膈闷、吐酸苦水、胸胁胀疼、急性胃炎、急性胆囊炎等病症。何秀山释该方曰："足少阳胆，与手少阳三焦，合为一经，其气化一寄于胆中以化水谷，一发于三焦以行腠理。若受湿遏热郁，则三焦之气机不畅，胆中之相火乃炽，故以蒿、芩、竹茹为君以清泻胆火；胆火炽，必犯胃而液郁为痰，故臣以枳壳、二陈和胃化痰。然必下焦之气机通畅，斯胆中之相火清和，故又佐以碧玉，引相火下泄；使以赤苓，俾湿热下出，均从膀胱而去。此为和解胆经之良方，凡胸痞作呕，寒热如疟者，投无不效。"总之，以上三方合用，可调转少阳枢机、开达膜原，从清热、利湿、辟秽、化浊等角度开通肺气、调畅三焦。

**2. 疫毒闭肺**

**临床表现**　身热不退或往来寒热，咳嗽痰少，或有黄痰，腹胀便秘，胸闷气促，咳嗽喘憋，动则气喘，舌质红，苔黄腻或黄燥，脉滑数。

**治法治则**　清热宣肺，通腑化浊。

**方药**　麻杏石甘汤、宣白承气汤、达原饮、葶苈大枣泻肺汤加减（麻黄、杏仁、生石膏、生大黄、瓜蒌、苍术、草果、葶苈子等）。

**方解**　麻杏石甘汤、达原饮方解同前。宣白承气汤出自《温病条辨》，由生石膏、生大黄、杏仁、瓜蒌皮组成，具有清肺定喘、泻热通腑之功效，可用于治疗肺中痰热壅盛所致之喘促不宁、痰涎壅滞、大便闭结等病症。葶苈大枣泻肺汤出自《金匮要略》，由葶苈子和大枣组成，具有泻肺、平喘、利水之功效，可用于治疗肺痈、喘不得卧、胸满胀、一身面目浮肿、鼻塞、清涕出、不闻香臭酸辛、咳逆上气、喘鸣迫塞、支饮胸满等病症。总之，以上四方联用，可在开达膜原、辟秽化浊的基础上宣肺通腑，以强劲之力开通肺气之闭。

# 三、重 症 期

重症期是 COVID-19 的极期，多见于老年或合并有基础疾病的患者。中期之"寒化"者，寒湿疫毒闭阻肺络而成瘀，瘀血久蕴可化热，瘀热可入营，甚至入血，进而伤及肝肾。中期之"热化"者，疫毒与正气剧烈交争，继发之热邪可壅遏于内，炼液成痰，痰热闭阻心包络，则见神昏、烦躁等症；热毒若波及营血，则可见大热烦渴、喘憋气促、谵语神昏、视物错瞀、吐血衄血等症。最后，不管是"寒化"途径，还是"热化"途径，若治疗不及时或不得当，机体之正气不断衰退，疫毒邪气继续深入，则会内闭气机，使机体阴阳离绝而成危重症。气脱则失神而蜷卧，正气欲脱；阴液失于固摄，则见气促而汗多；阴液亏虚太甚，致使阳气暴脱，则见四肢厥冷，呼吸浅促，冷汗淋漓，脉细微欲绝。总之，此期患者病情危重，需中西医结合，汤药与中药注射剂联用，以及时回阳、固脱、开闭。

（一）口服中药

**1. 瘀热入营**

**临床表现**　不发热，或低热，胸闷气短，神昏谵语，大便干结，小便量少，舌暗红或深红，质嫩。

**治法治则**　宣肺化湿，凉营化瘀。

**方药**　犀角地黄汤、生脉饮、复脉汤加减（赤芍、生地、藏红花、西洋参、北沙参、麦冬、生牡蛎等）。

**方解**　犀角地黄汤出自《外台秘要》，由犀角、生地黄、芍药、丹皮组成，具有清热解毒、凉血散瘀之功效，可用于治疗热入血分所见之身热谵语、喜忘、发狂、漱水不欲咽等症。生脉散出自《医学启源》，由人参、麦冬、五味子组成，具有益气生津、敛阴止汗之功效，可用于治疗多种气阴耗伤所致之汗多神疲、体倦乏力、气短懒言、咽干口渴等病症。复脉汤出自《医门补要》，具有益阴生脉之功效，可用于治疗气血阴液不足之心悸心慌、口干舌燥、大便干结、脉三五不调等病症。

### 2. 气营两燔

临床表现　大热烦渴，喘憋气促，谵语神昏，视物错瞀，或发斑疹，或吐血、衄血，或四肢抽搐。舌绛少苔或无苔，脉沉细数，或浮大而数。

治法治则　气营两清。

方药　清瘟败毒饮加减（生石膏、知母、黄连、连翘、水牛角、生地、赤芍、丹皮、玄参等）。

方解　清瘟败毒饮出自《疫疹一得》，由生地、黄连、黄芩、丹皮、石膏、栀子、甘草、竹叶、玄参、犀角、连翘、芍药、知母、桔梗组成，具有气血两清、清热解毒、凉血泻火之功效，可用于治疗温疫热毒、气血两燔证，如大热渴饮，头痛如劈，干呕狂躁，谵语神昏，视物错瞀，斑疹，吐血衄血，四肢抽搐，舌绛唇焦等病症。

### 3. 内闭外脱

临床表现　呼吸困难、动辄气喘或需要机械通气，伴神昏，烦躁，汗出肢冷，舌质紫暗，苔厚腻或燥，脉浮大无根。

治法治则　回阳救逆开窍。

方药　参附汤、来复汤加减（红参、附子、山萸肉等），送服苏合香丸或安宫牛黄丸。

方解　《圣济总录》《世医得效方》《重订严氏济生方》均载有参附汤，皆由人参、炮附子组成，功可回阳、益气、固脱，可用于产后阳脱、滑泻不固、下痢鲜血、四肢厥逆、冷汗淋漓、呼吸微弱、脉微欲绝等阳气暴脱之症。来复汤出自《医学衷中参西录》，由山萸肉、生龙骨、生牡蛎、生杭芍、野台参、炙甘草组成，具固涩止汗、益气敛阴之功效，可用于治疗寒温外感诸证、大病愈后不能自复、寒热往来、虚汗淋漓、目睛上窜、势危欲脱、喘逆、怔忡、气虚不足以息等病症。总之，参附汤合来复汤，可益气回阳固脱，同时根据患者的实际情况配以温开之苏合香丸或凉开之安宫牛黄丸以开心包络和肺气之闭。

（二）静脉给药

重症期患者病情危笃，有些患者甚至因神昏、口噤、吞咽困难等原因而不能口服中药。因此，对于重症期患者或症状较重的中期患者，可根据具体情况而选择相应的中药静脉注射剂，如病毒感染或合并轻度细菌感染者，可用喜炎平注射液、热毒宁注射液、痰热清注射液；高热伴意识障碍者，可用醒脑静注射液；全身炎症反应综合征或（和）多脏器功能衰竭者，可用血必净注射液；免疫抑制者，可用参麦注射液；休克者，可用参附注射液等[1-8]。

### 1. 喜炎平注射液

该注射液的主要成分为穿心莲内酯磺化物，具有清热解毒、止咳止痢之功，可用于治疗支气管炎、扁桃体炎、细菌性痢疾等[1]。

**2. 血必净注射剂**

该注射液的主要成分为红花、赤芍、川芎、丹参、当归，具有化瘀解毒之功，可用于治疗温热类疾病之症见发热、喘促、心悸、烦躁等瘀毒互结证者，以及感染诱发的全身炎症反应综合征，亦可配合治疗多器官功能失常综合征的脏器功能受损期[2]。

**3. 热毒宁注射液**

该注射液的主要成分为青蒿、金银花、栀子，具有清热、疏风、解毒之功效，可用于治疗上呼吸道感染（外感风热证）所致的高热、微恶风寒、头身痛、咳嗽、痰黄等症[3]。

**4. 痰热清注射液**

该注射液的主要成分为黄芩、熊胆粉、山羊角、金银花、连翘，具有清热、化痰、解毒之功效，可用于风温肺热病之痰热阻肺证（发热、咳嗽、咯痰不爽、咽喉肿痛、口渴、舌红、苔黄），以及肺炎早期、急性支气管炎、慢性支气管炎急性发作、上呼吸道感染属上述证候者[4]。

**5. 醒脑静注射液**

该注射液的主要成分为麝香、郁金、冰片、栀子，具有清热解毒、凉血活血、开窍醒脑之功，可用于治疗气血逆乱、脑脉瘀阻所致之中风昏迷、偏瘫口㖞，以及外伤头痛、神志昏迷、酒毒攻心、头痛呕恶、昏迷抽搐、脑栓塞、脑出血急性期、颅脑外伤、急性酒精中毒等病症[5]。

**6. 参附注射液**

该注射液的主要成分为红参、附片，具有回阳救逆、益气固脱之效，主要用于阳气暴脱的厥脱症（感染性、失血性、失液性休克等），以及阳虚（气虚）所致的惊悸、怔忡、喘咳、胃疼、泄泻、痹证等[6]。

**7. 生脉注射液**

该注射液的主要成分为红参、麦冬、五味子，具有益气养阴、复脉固脱之功效，可用于气阴两亏、脉虚欲脱之心悸、气短、四肢厥冷、汗出、脉欲绝、心肌梗死、心源性休克、感染性休克等病症[7]。

**8. 参麦注射液**

该注射液的主要成分为红参、麦冬，具有益气固脱、养阴生津、生脉之效，可用于治疗气阴两虚型休克、冠心病、病毒性心肌炎、慢性肺心病、粒细胞减少症等，能提高肿瘤病人的免疫机能，与化疗药物合用时，有一定的增效作用，并能减少化疗药物所引起的毒副反应[8]。

# 四、恢　复　期

通过救治而逐渐恢复的患者会进入恢复期，此时疫毒渐退，寒湿渐化。但机体之正气由于在抗邪的过程中的耗损而整体减弱，尤其是肺脾之气，肺气虚可见气短、倦怠乏力等症；脾气虚可见纳差、呕恶、痞满、大便无力等症。寒化者以伤阳为主线，在恢复期以阳气虚弱为主要病机；热化者则会耗伤气阴，在恢复期则以气阴两伤为主要病机。此外，正虚邪恋、余毒未清的局面亦常见于恢复期患者。另外，对于 COVID-19 所遗留的肺纤维化、心脏损伤、肝肾功能异常等后遗症可结合相应的专科指南进行辨治。

## （一）药物治疗

### 1. 通治方

**组成**　黄芪 15g，党参 15g，炒白术 15g，南北沙参各 15g，麦冬 15g，陈皮 15g，茯苓 15g，法半夏 9g，知母 12g，丹参 15g，浙贝母 15g，赤芍 15g，桔梗 9g，防风 9g，甘草 6g，炒三仙各 9g，山药 15g。

**治法治则**　健脾祛湿，益气养阴，活血通络。

**方解**　该方为全小林院士自拟方，以补中益气汤、沙参麦冬汤、六君子汤等为底方化裁而成。方中之黄芪益肺脾之气，麦冬益肺脾之阴，共为君药而为全方奠定基础。党参、炒白术、山药、陈皮、茯苓、法半夏、炒三仙、南北沙参、浙贝母共为臣药，其中之党参、炒白术益气健脾，陈皮、茯苓、法半夏化痰祛湿，炒三仙消食健胃，进而从不同的角度助黄芪益肺脾之气；南北沙参益气养阴，山药养肺脾肾之阴，知母养阴清热，浙贝母润肺化痰，进而从不同的角度助麦冬养肺脾之阴。丹参、赤芍、桔梗、防风共为佐药，其中之丹参、赤芍活血化瘀，合浙贝母可软坚散结，进而消除病情进展中所形成的各类痰浊瘀血；桔梗、防风以升提之性而引诸药上行，同时兼具宣肺之功。甘草以其甘平之性、调和之功，而为使药。

### 2. 分型辨治

（1）正虚邪恋（余毒未清）

**临床表现**　低热，轻咳，胸闷或胸紧，口苦，纳差，舌红，苔腻或黄腻，脉濡数。

**治法治则**　和解少阳，调和营卫。

**方药**　柴胡桂枝汤加减（柴胡、黄芩、桂枝、白芍、半夏、茯苓、竹叶等）。

**方解**　柴胡桂枝汤出自《伤寒论》，由桂枝、黄芩、人参、炙甘草、半夏、芍药、大枣、生姜、柴胡组成，具有和解少阳、调和营卫之功效，可用于治疗太少两感之发热自汗、微恶寒、寒热往来、鼻鸣干呕、胸胁痛满等症。

**推荐中成药**　鲜竹沥口服液，复方鲜竹沥液。这两种中成药的成分相似，主要包括鲜竹沥、鱼腥草、生半夏、生姜、枇杷叶、桔梗、薄荷等，皆具有清热化痰、止咳之功效，是治疗痰热蕴肺之良品。

（2）肺脾气虚

**临床表现**　气短，倦怠乏力，纳差呕恶，痞满，大便无力，便溏不爽，舌淡胖，苔白腻。

**治法治则**　益气健脾化痰。

**方药**　六君子汤加减（白术、人参、茯苓、半夏、砂仁、藿香等）。

**方解**　六君子汤出自《医学正传》，由人参、白术、茯苓、甘草、陈皮、半夏组成，具有益气健脾、燥湿化痰之功效，可用于治疗脾胃气虚兼痰湿所致之食少便溏、胸脘痞闷、呕逆等症。另外，浅则为气，深则为阳。若有明显的阳虚征象，可在前方的基础上合用金匮肾气丸、桂附地黄汤等益气温阳的方药。

**推荐中成药**　玉屏风颗粒（丸、滴丸、胶囊、口服液）、补中益气丸（合剂、颗粒）、香砂六君丸、参苓白术散（丸、片、颗粒、胶囊）。玉屏风颗粒由黄芪、炒白术、防风组成，具有益气、固表、止汗之功效，可用于治疗表虚不固所致之自汗恶风、面色㿠白、体虚易感风邪等病症。补中益气丸由黄芪、白术、陈皮、人参、当归、柴胡、升麻、炙甘草组成，具有调补脾胃、益气升阳、甘温除热之功效，可用于治疗脾胃虚弱、中气下陷所致之食少腹胀、体倦乏力、动辄气喘、身热有汗、头痛恶寒、久泻、脱肛、子宫脱垂等病症。参苓白术散由白扁豆、白术、茯苓、甘草、桔梗、莲子、人参、砂仁、山药、薏苡仁组成，功可补脾胃、益肺气，可用于治疗脾胃虚弱所致之食少便溏、气短咳嗽、肢倦乏力等病症。

（3）气阴两虚

**临床表现**　乏力，气短，口干，口渴，心悸，汗多，纳差，低热或不热，干咳少痰，舌干少津，脉细或虚无力。

**治法治则**　益气养阴。

**方药**　沙参麦冬汤、生脉散、竹叶石膏汤加减（南北沙参、麦冬、西洋参、桑叶、竹叶、生石膏等）。

**方解**　生脉散方解同前。沙参麦冬汤出自《温病条辨》，由沙参、玉竹、生甘草、冬桑叶、麦冬、生扁豆、花粉组成，具有甘寒生津、清养肺胃之功效，可用于治疗燥伤肺胃或肺胃阴津不足所致之咽干口渴、干咳少痰等病症。竹叶石膏汤出自《伤寒论》，由生石膏、人参、麦冬、半夏、甘草、粳米组成，具有清气分热、清热生津、益气和胃之功效，可用于治疗伤寒、温病、暑病、流脑后期、夏季热、中暑等病之余热未清、气津两伤证。

**推荐中成药**　屏风生脉胶囊、生脉饮口服液（胶囊、颗粒）、百合固金片（丸、颗粒、口服液）。屏风生脉胶囊由黄芪、土炒白术、防风、五味子、人参、麦冬、制附子组成，具有益气、扶阳、固表之功效，可用于治疗气短心悸、表虚自汗、乏力眩晕、易感风邪等病症。百合固金片由百合、生地、熟地、麦冬、玄参、川贝母、当归、白芍、桔梗、甘草组成，功可养阴润肺、化痰止咳，可用于治疗肺肾阴虚所致之干咳少痰、咽干喉痛等病症。

**3. 痰瘀阻络**

**临床表现**　咳嗽，气短，胸闷胸痛，痰黏滞难咯出，或痰中带血丝，舌紫暗或有斑点，苔腻，脉弦涩。

**治法治则**　健脾益气，活血通络。

**方药** 自拟方（黄芪、太子参、炒白术、丹参、三七、水蛭粉、浙贝母等）。

**方解** 该方为仝小林院士自拟方，以补中益气汤为底方加减而成。方中之黄芪、太子参、炒白术益肺脾之气；陈皮、茯苓、炒白术健脾祛湿；丹参、三七、水蛭粉化瘀通络，配伍浙贝母亦可软坚破结。总之，全方从益气、健脾、补肺、养肝、护肾等多个角度以扶正祛邪。另外，该方亦可用于 COVID-19 恢复期所后遗之肺功能损伤或肺纤维化。

（二）中医适宜技术

**1. 针刺治疗**

常用选穴 太渊、曲池、肺俞、足三里、阴陵泉、关元等。

随症配穴 乏力、怕冷、舌淡者，可加膈俞、肾俞、大肠俞；食欲差、大便稀溏、舌淡者，可加中脘、天枢；咳嗽、咳痰、舌淡者，可加大椎或定喘、膏肓等。膏肓、肺俞、膈俞等穴局部肌肉薄，注意专业操作，避免引起气胸。

**2. 艾灸治疗**

常用选穴 大椎、肺俞、上脘、中脘、膈俞、足三里、孔最等。

**3. 经穴推拿**

穴位按摩 太渊、膻中、中府、肺俞、肾俞、大肠俞、列缺、中脘、足三里；咳嗽，咽痒，干咳者，可加用少商、尺泽等。

穴位拍打 膻中、中府、肺俞、肾俞、大肠俞等。

循经推拿 手太阴肺经、手阳明大肠经、足阳明胃经、足太阴脾经、任脉、督脉等。

**4. 耳穴压豆**

常用选穴 支气管、肺、内分泌、神门、枕、脾、胃、大肠、交感等。

**5. 刮痧拔罐**

刮痧 手太阴肺经、手阳明大肠经、足太阳膀胱经等。

拔罐 背俞穴为主，如肺俞、膏肓、脾俞、肾俞、大椎等。

（三）膳食指导

总体膳食建议为膳食平衡、食物多样、注重饮水、通利二便，并注重开胃、利肺、安神。同时根据食物属性和患者的临床表现，进行分类应用：①散风寒类食物，生姜、葱、芥菜、芫荽等；②散风热类食物，绿茶、豆豉、杨桃等；③清热解毒类食物，绿豆、赤小豆、豌豆、苦瓜、马齿苋、荠菜、南瓜等；④止咳平喘类食物，百合、梨、枇杷、落花生、杏仁、白果、乌梅、小白菜、橘皮、紫苏等；⑤健脾消食类食物，白扁豆、茯苓、葛根、莱菔子、山药、山楂、砂仁等；⑥通利二便类食物，荷叶、火麻仁、甜杏仁、麦芽等；⑦安神类食物，柏子仁、酸枣仁、桂圆。

## （四）情志疗法

### 1. 呼吸疗法

主动进行缓慢深长的腹式呼吸训练，可采用鼻子吸气，嘴巴呼气，或鼻吸鼻呼，释放和疗愈身心。

### 2. 五行音乐疗法

聆听五音与五脏、五志配合的乐曲，鼓动血脉、调畅情志。

### 3. 移情易性法

改变生活环境和方式，转移或分散患者某种思维的集中点，免于不良刺激，摆脱不良情绪。

## （五）传统功法

COVID-19 轻型及普通型患者，可采取多种功法，重型或危重型患者出院后根据自身恢复情况选择适当的传统功法。

### 1. 八段锦

练习时间 10～15 分钟。

### 2. 太极拳

推荐每日一次，每次 30～50 分钟为宜。

### 3. 呼吸六字诀

"嘘（xu）、呵（he）、呼（hu）、呬（si）、吹（chui）、嘻（xi）"，依次每个字 6 秒，反复 6 遍为一组，每天两组，腹式呼吸方式，根据个人具体情况调整当天运动方式及总量。

### 4. "三一二"经络锻炼法

"三"指合谷、内关、足三里三个穴的按摩，"一"是意守丹田、腹式呼吸，"二"是两下肢下蹲为主、适当的体育活动。

# 第三节　病例解析

# 一、疑似病例

**案（武汉市第一人民医院，曹丽蓉提供）**

谢某，女，32 岁，医生。2020 年 1 月 24 日因"发热、咳嗽 5 天"就诊。患者曾在无防护状态下接触过新冠肺炎重症患者，目前尚未行新冠病毒核酸检测及影像学检查，属"高度疑似患者"。曾自行使用阿莫西林、阿奇霉素、奥司他韦、连花清瘟胶囊治疗 3 天，用药后可暂时退热。刻下症：发热，轻微咳嗽，咳痰，痰黄量多质稠，小便黄，大便黏。舌红边有齿痕，苔黄厚腻。中医诊断：寒湿疫。证型：湿郁化热。处方：鱼腥草 15g，大青叶 10g，金银花 10g，连翘 10g，藿香 10g，佩兰 10g，青蒿 10g，陈皮 10g，白豆蔻 10g，桑白皮 15g，杏仁 10g，甘草 6g。3 剂，水煎服，每日 1 剂，早晚分服。

1 月 26 日二诊　热退，咳嗽、咳痰缓解。现口干，小便黄，大便黏。舌红边有齿痕，苔薄黄腻。处方：黄芩 10g，大青叶 10g，连翘 10g，藿香 10g，郁金 10g，青蒿 10g，陈皮 10g，白豆蔻 10g，芦根 20g，杏仁 10g，冬瓜子 20g，甘草 6g。7 剂，水煎服，每日 1 剂，早晚分服。

2 月 4 日三诊　诸症愈，二便调。舌淡红边有齿痕，苔薄白。查血常规示：白细胞 $1.1×10^9$/L↓，中性粒细胞百分比 81%。自行服用莫西沙星 2 天巩固治疗，后续状态良好（图 4-4）。

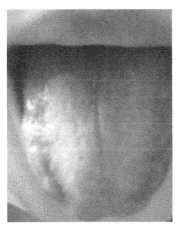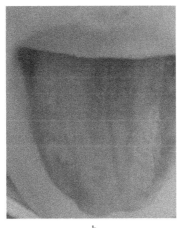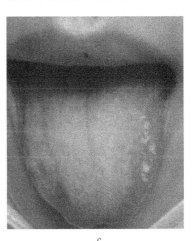

图 4-4　患者舌象
a. 初诊；b. 二诊；c. 三诊

**分析**　该患者虽未行影像学检查及核酸检测，但有新冠肺炎密切接触史，并伴有发热、咳嗽、白细胞降低，故属新冠肺炎疑似病例。患者在治疗初期采用西药及中成药治疗，虽见效果，但发热反复。初诊时，结合患者的临床症状及舌象，湿郁化热之象非常明显。发热、咳嗽、咳黄痰为湿热侵袭、肺失宣肃所致。故用鱼腥草、大青叶、金银花、连翘等药清除肺中热毒，用藿香、佩兰等药健脾化湿、芳香醒脾以助脾运。二诊时发热已退，诸症皆有缓解，舌苔渐化，故加用黄芩、冬瓜子以加强清热除湿的力量。同时出现了口干，此为邪热灼伤津液所致，故加芦根以生津止渴。至三诊时，患者诸症基本消除，舌苔亦转正常。

# 二、轻型案例

**案（襄阳市中西医结合医院，陈娟提供）**

吕某，女，25 岁，2020 年 2 月 4 日入院。主诉：发热 7 天。现病史：患者 7 天前无明显诱因出现发热，体温 37.6℃，无咳嗽、咳痰、乏力、胸闷等症状，遂就诊于襄阳市中心医院，行胸部 CT 检查未见明显异常，予连花清瘟胶囊、莫西沙星片、奥司他韦颗粒对症治疗。1 月 30 日行新型冠状病毒核酸检测示阳性，进而确诊为"新冠肺炎"，遂送至东津中心医院隔离治疗（予连花清瘟胶囊、奥司他韦颗粒等药）。2 月 4 日转至襄阳市中西医结合医院进行隔离治疗。入院症见：精神尚可，体温正常，面色较苍白，体型适中，气息正常，咳嗽少痰，乏力，纳差，无呕恶、太息、呻吟、腹鸣之声。体格检查：T 36.8℃，P 98 次/分，BP 100/70mmHg，神志清楚，步入病房，咽充血，颈软，双肺呼吸音稍粗，未闻及明显干湿啰音。西医诊断：新型冠状病毒肺炎（轻型）。中医诊断：寒湿疫，证属寒湿困脾。西医处理：盐酸阿比多尔胶囊。中医予小柴胡颗粒，并予柴胡桂枝汤、玉屏风散、藿香正气散加减，处方：法半夏 15g，柴胡 20g，黄芩 10g，党参 30g，桂枝 20g，白芍 20g，焦白术 20g，黄芪 30g，防风 15g，当归 15g，甘草 10g，大枣 30g，陈皮 15g，藿香 10g，茯苓 20g，干姜 10g。5 剂，每剂煎取 450ml，分 3 次饭后半小时热服。

2 月 9 日二诊　患者呼吸略有困难（吸气明显），有痰难咯，体温正常，精神尚可，二便调，纳眠可，舌淡胖苔薄白，脉细数。体格检查：T 36.8℃，P 70 次/分，R 19 次/分，双肺呼吸音清，未闻及干湿啰音。复查胸部 CT 示支气管炎。处方：炮附片 15g，法半夏 15g，黄芩 10g，党参 10g，连翘 8g，桔梗 10g，黄柏 3g，白及 15g，紫苏子 20g，桑叶 8g，山药 10g，枳壳 8g，枳实 8g。3 剂，颗粒剂，水冲服，每日 1 剂，早晚分服。

2 月 12 日三诊　患者咽喉有痰，较黏腻，不易咳出，体温正常，精神尚可，二便调，纳眠可，舌淡胖苔薄白，脉细数。予半夏厚朴汤、桔梗汤加减，处方：法半夏 15g，厚朴 10g，苏子 10g，茯苓 12g，桔梗 12g，甘草 6g，黄芩 3g，僵蚕 10g，白及 10g，陈皮 10g。4 剂，颗粒剂，水冲服，每日 1 剂，早中晚饭后分服。2 月 13 日复查胸部 CT 示未见明显异常。

2 月 16 日四诊　患者病情较稳定，有轻微咳嗽，少量白痰。予半夏厚朴汤、玉屏风散加减，处方：法半夏 15g，厚朴 10g，紫苏子 10g，苏叶 10g，茯苓 12g，防风 10g，黄芪 15g，焦白术 10g，黄芩 5g，白及 10g，僵蚕 10g，党参 15g。4 剂，颗粒剂，水冲服，每日 1 剂，早中晚饭后分服。2 月 17 日复查新型冠状病毒核酸示阴性。2 月 18 日复查胸部 CT 示肺纹理增强。

2 月 19 日五诊　患者咽喉自觉有堵塞感，有痰难咯，无其他特殊不适，精神可，二便调，纳眠可，舌淡苔薄白，脉细滑。予四君子汤加减进一步巩固治疗，处方：灵芝 10g，红景天 10g，醋五味子 8g，茯苓 15g，炒白术 15g，炒苍术 10g，党参 15g，干姜 8g，桔梗 10g，僵蚕 10g，连翘 8g，黄连 3g。9 剂，水冲服，每日 1 剂，早中晚饭后分服。

**分析**　该患者于 1 月 30 日诊断为"新冠肺炎（轻型）"。2 月 4 日患者入院时已无发热，仅余咳嗽、有痰等呼吸道症状和纳差等轻微的消化道症状。结合患者四诊信息，辨证为脾虚痰阻、寒湿困表，故予柴胡桂枝汤、藿香正气散、玉屏风散以扶正祛邪。2 月 9 日时患者体温依然正常，消化道症状消失，仅有呼吸困难、有痰等呼吸道症状，故以温阳降气化痰为主要治法，以半夏厚朴汤、玉屏风散为底方加减使用至 2 月 19 日。2 月 17 日患者新冠病毒核酸检测转阴，转入恢复期，故以四君子汤为底方益气祛湿，同时配桔梗、僵蚕、连翘、黄连以清热透邪。

# 三、普通型案例

**1. 案 1（武汉市第一医院，李凯提供）**

熊某，女，66 岁。2020 年 2 月 13 日因"发热伴咽痛 10 余日"以"肺部感染"收治入院。患者大约 10 天前开始发热，最高体温 38.3℃，伴干咳、活动后气喘。在外院行肺部 CT 检查示病毒性肺炎表现，予连花清瘟胶囊、奥司他韦、莫西沙星口服对症治疗。患者自诉已行新冠病毒核酸检测，但结果未出，遂自行隔离治疗，但诸症未见明显缓解。现为求进一步诊治收入武汉市第一医院。刻下症：干咳，活动后气喘，精神、食欲、睡眠欠佳，二便可，体倦乏力。查体：T 36.2℃，P 78 次/分，R 18 次/分，BP 120/78mmHg。入院诊断：病毒性肺炎。入院后予连花清瘟胶囊、盐酸阿比多尔胶囊、复方甲氧那明胶囊对症治疗。2 月 14 日行胸部 CT 检查示：双肺散在斑片状感染性病变，病毒性肺炎可能性大，建议治疗后复查。2 月 15 日行新冠病毒核酸检测示阴性。

2 月 18 日开始配合使用中医药（初诊）　患者未发热，余症同前，生命体征平稳。四诊合参，分析其为太阳、少阳合病，兼胸中气滞。故治以和解少阳、调和营卫、行气开胸，以柴胡桂枝汤加减，处方：柴胡 15g，酒黄芩 10g，制附片 15g（先煎），党参 10g，炙甘草 10g，大枣 15g，桂枝 20g，干姜 10g，细辛 9g，紫菀 10g，款冬花 10g，苦杏仁 10g，广藿香 10g，豆蔻 10g，佩兰 10g，龙骨 30g（先煎），牡蛎 30g（先煎）。5 剂，每剂煎取 200ml，每日 1 剂，早晚分服。

2 月 22 日二诊　患者未发热，诸症减轻，生命体征平稳。予前方加减，处方：柴胡 15g，酒黄芩 10g，党参 10g，炙甘草 10g，大枣 15g，桂枝 20g，细辛 3g，紫菀 10g，款冬花 10g，苦杏仁 10g，广藿香 10g，豆蔻 10g，佩兰 10g，龙骨 30g（先煎），牡蛎 30g（先煎），煅磁石 30g（先煎），桔梗 8g，蝉蜕 10g，连翘 10g，红景天 10g。5 剂，每剂煎取 200ml，每日 1 剂，早晚分服。2 月 25 日行胸部 CT 检查示双肺散在斑片状感染性病变较前稍减少。

2 月 26 日三诊　患者未发热，生命体征平稳。予二诊方加减，处方：柴胡 15g，酒黄芩 10g，党参 10g，炙甘草 10g，大枣 15g，桂枝 20g，细辛 3g，紫菀 10g，款冬花 10g，苦杏仁 10g，广藿香 10g，豆蔻 10g，佩兰 10g，龙骨 30g（先煎），牡蛎 30g（先煎），煅磁石 30g（先煎），桔梗 8g，蝉蜕 10g，连翘 10g，红景天 10g。5 剂，每剂煎取 200ml，每日 1 剂，早晚分服。2 月 29 日行新冠病毒核酸检测示阴性。3 月 3 日行胸部 CT 检查示：①病毒性肺炎复查，双肺病灶较前变化不明显，请结合临床综合分析。②左肺下叶胸膜下结节。

3 月 5 日四诊　患者未发热，大便偏干，咳喘减轻，生命体征平稳。予三诊方加减，处方：柴胡 15g，酒黄芩 10g，党参 10g，炙甘草 10g，大枣 15g，桂枝 20g，细辛 3g，紫菀 10g，款冬花 10g，苦杏仁 10g，广藿香 10g，豆蔻 10g，佩兰 10g，龙骨 30g（先煎），牡蛎 30g（先煎），煅磁石 30g（先煎），桔梗 8g，蝉蜕 10g，连翘 10g，桑叶 20g，麸炒枳实 10g，炒莱菔子 15g。5 剂，每剂煎取 200ml，每日 1 剂，早晚分服。3 月 6 日患者行新型冠状病毒抗体检测全套（IgG、IgM）示：2019-nCoV IgM 抗体阴性（－），2019-nCoV IgG 抗体阳性（＋）。患者一般状态改善，于 3 月 8 日出院（表 4-1，图 4-5）。

表 4-1　治疗前后检验指标变化

| 指标 | 2 月 17 日 | 2 月 24 日 | 3 月 4 日 |
|---|---|---|---|
| WBC（$10^9$/L） | 5.63 | | 7.58 |
| RBC（$10^{12}$/L） | 4.5 | 4.87 | 5.12 |
| Hb（g/L） | 138 | 171 | 159 |
| PLT（$10^9$/L） | 277 | 228 | 274 |
| TBIL（μmol/L） | 11.8 | | 14.3 |
| IBIL（μmol/L） | 10.5 | | 11.9 |
| TP（g/L） | 64 | | 75.1 |
| ALB（g/L） | 35.7 | | 44.5 |
| A/G | 1.26 | | 1.45 |
| ALT（U/L） | 16 | | 21 |
| AST（U/L） | 23 | | 23 |
| BUN（mmol/L） | 3.8 | | |
| CRE（μmol/L） | 58 | | |
| UA（μmol/L） | 249 | | |
| PCT（μg/L） | <0.05 | | |

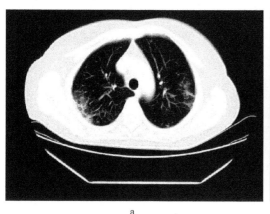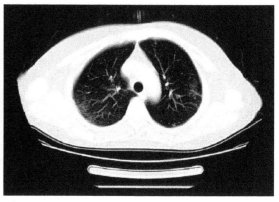

a　　　　　　　　　　　　　　　　　　　　b

图 4-5　治疗前后 CT 对比图

a. 治疗前；b. 治疗后

**分析**　该患者因"胸部 CT 检查示病毒性肺炎改变"而拟以"新冠肺炎"收治入院，多次查新冠病毒核酸结果均为阴性，但新冠病毒抗体检测却示 2019-nCoV IgG 抗体阳性。纵观整个发病过程，该患者的临床表现相对轻微，入院时已无发热，只有咳嗽、气喘、纳差等呼吸道和消化道症状。入院后经西医对症治疗 5 天而咳喘等症未见明显改善，遂开始配合使用中医药。结合患者四诊信息，考虑其太阳少阳合病、气滞胸中，故以柴胡桂枝汤为底方加宣肺化湿、重镇收敛、降气通腑等药物从太阳、少阳、肺系、胃肠等多个途径祛除寒湿戾气；同时以红景天、党参等药益肺脾之气而扶正。经中西医结合治疗，患者症状改善，影像学表现亦较前改善。

**2. 案 2（武汉市第一医院，李凯提供）**

赖某，女，65 岁。2020 年 2 月 13 日因"发热 9 天"以"肺部感染"收治入院。患者 9 天前出现发热，最高体温 38.8℃，伴咳嗽、咯白黏痰，无腹泻、咽痛、鼻塞、流涕等症状。曾就诊于当地卫生院，行胸部 CT 检查示病毒性肺炎改变。经对症治疗（具体药物不详）后诸症未见明显缓解，现为求进一步诊疗而收治入院。刻下症：无发热，咳嗽、咯白色黏痰。查体：T 37℃，P 80 次/分，R 20 次/分，BP 120/80mmHg。神志清楚，浅表淋巴结无肿大。双肺呼吸音清，未闻及干湿啰音及胸膜摩擦音。西医诊断：病毒性肺炎。入院后予连花清瘟胶囊、盐酸阿比多尔片对症治疗。2 月 17 日行新冠病毒核酸检测示阴性。

2 月 18 日初诊　患者无发热，现咳嗽，咯白色黏痰，腹胀，多汗，大便稀溏，舌淡苔腻，脉沉。考虑其寒湿困脾、脾失健运、营卫不和。故治以调和营卫、健脾化湿，处方：桂枝 20g，党参 15g，广藿香 10g，豆蔻 10g，砂仁 8g，茯苓 30g，麸炒白术 15g，苦杏仁 10g，细辛 3g，紫菀 12g，款冬花 12g，南沙参 30g。5 剂，每剂煎取 200ml，每日 1 剂，早晚分服。

2 月 22 日二诊　患者无发热，咳嗽、腹胀、大便溏均好转，生命体征平稳。现夜间出汗明显，舌淡苔腻，脉沉。前方加补气敛汗药物，处方：桂枝 20g，党参 15g，广藿香 10g，豆蔻 10g，砂仁 8g，茯苓 30g，麸炒白术 15g，苦杏仁 10g，细辛 3g，紫菀 12g，款冬花 12g，南沙参 30g，附片 15g，黄芪 30g，浮小麦 45g，桑叶 20g。5 剂，每剂煎取 200ml，每日 1 剂，早晚分服。2 月 23 日再次行新冠病毒核酸检测结果为阴性。

2 月 26 日三诊　患者神志清楚，精神可，腹胀、多汗、大便溏进一步好转。现偶有夜间出汗，无咳嗽、咳痰、喘气，舌淡苔腻，脉沉。复查胸部 CT 示双肺多发斑片状感染病灶较前减少，右肺上叶泡状气肿、左肺下叶小结节影同前。CRP＜3.11mg/L。继予前方加敛汗固表药，处方：桂枝 20g，党参 15g，广藿香 10g，豆蔻 10g，砂仁 8g，茯苓 30g，麸炒白术 15g，苦杏仁 10g，细辛 3g，紫菀 12g，款冬花 12g，南沙参 30g，附片 15g，黄芪 30g，浮小麦 45g，桑叶 20g，煅龙骨 45g（先煎），煅牡蛎 45g（先煎）。5 剂，每剂煎取 200ml，每日 1 剂，早晚分服。

3 月 5 日四诊　患者神志清楚，精神可，现多梦、矢气多，偶有夜间出汗，无咳嗽、咳痰等不适，舌淡苔薄白。患者诉服药前方后有燥热感，故以前方配合滋阴润燥药物，处方：桂枝 20g，党参 15g，广藿香 10g，豆蔻 10g，砂仁 8g，茯苓 30g，麸炒白术 15g，苦杏仁 10g，细辛 3g，紫菀 12g，款冬花 12g，南沙参 30g，附片 15g，黄芪 30g，浮小麦 45g，桑叶 20g，煅龙骨 45g（先煎），黄芪 30g，煅牡蛎 45g（先煎），麦冬 20g，玄参 15g。5 剂，每剂煎取 200ml，每日 1 剂，早晚分服。3 月 6 日患者查新型冠状病毒抗体检测全套（IgG、IgM）：2019-nCoV IgM 抗体弱阳性（±），2019-nCoV IgG 抗体阳性（＋）。3 月 2 日、3 月 8 日复查胸部 CT 均示渗出灶吸收。符合出院标准，择期办理出院（图 4-6）。

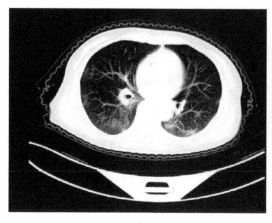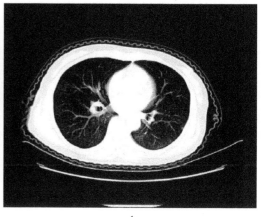

a　　　　　　　　　　　　　b

图 4-6　治疗前后 CT 对比图

a. 治疗前；b. 治疗后

**分析**　该患者以"肺部感染"收治入院，多次行新冠病毒核酸检测结果均为阴性，新冠病毒抗体检查却示新冠病毒 IgG、IgM 抗体阳性。该患者入院时已无发热，只有咳嗽、咯痰等症。入院后经西医对症治疗 5 天后咳嗽未见明显好转，同时又增腹胀、便溏等消化道症状，故开始配合使用中药汤剂。结合患者四诊信息，考虑其营卫不和、寒湿困脾，故以桂枝汤加宣肺化湿、益气温阳等药物从扶正和祛邪两个角度祛除寒湿疠气。在整个用药过程中，桂枝、党参、广藿香、豆蔻、砂仁、茯苓、麸炒白术、苦杏仁、细辛、紫菀、款冬花、南沙参为基础药，同时配黄芪、桑叶、浮小麦、麦冬、玄参等药物以益气养阴固表；配藿香、豆蔻、砂仁以芳香化湿。另外，桂枝、白术、细辛、党参、茯苓等药可健脾温阳渗湿；紫菀、款冬花可消痰、止咳；南沙参可养阴润肺。因此，经过 24 天的治疗，患者呼吸道症状消失，影像学表现亦较前改善。

### 3. 案 3（武汉市第一人民医院，仝小林院士"通治方"治验，曹丽蓉提供）

成某，男，45 岁。2020 年 2 月 1 日因"恶寒、发热、身痛、咳嗽 1 日"就诊。查肺部 CT 示双肺多发斑片状高密影，新冠病毒核酸检测示阳性，进而确诊为"新冠肺炎（普通型）"，遂收入某方舱医院隔离治疗。入院症见：发热（T 37.2℃），恶寒，伴全身酸痛，咳嗽，咽痒干咳，头晕，乏力，恶心，口干口苦。舌偏红边有齿痕，苔白腻略厚罩黄。予仝小林院士"通治方"加减，处方：生麻黄 6g，生石膏 15g，杏仁 9g，羌活 15g，葶苈子 15g，贯众 15g，地龙 15g，徐长卿 15g，藿香 15g，佩兰 9g，苍术 15g，云苓 45g，生白术 30g，焦三仙各 9g，厚朴 15g，焦槟榔 9g，煨草果 9g，生姜 15g。水煎服，日 1 剂，早晚分服。服药两日后发热恶寒消失，体温恢复正常。

2 月 3 日　患者身痛、乏力等症均减轻，但咽痒、咳嗽反而加重。2 月 4 日后患者口干减轻，大便转稀。2 月 9 日复查肺部 CT 示：双肺感染性病变较前范围增大；血常规示：WBC $16.27×10^9$/L，中性粒细胞百分比 93.5%，淋巴细胞百分比 2.5%，超敏 CRP 69.42mg/L。期间患者持续咳嗽，甚至出现轻微气喘，舌质同前，舌苔白腻满（苔增多，黄转白）。继以"通治方"加减治疗。

2月17日　患者咳嗽明显好转，仍口苦，大便稀，舌苔转为薄腻。2月20日，患者复查各项指标均达出院标准而离舱。

**分析**　结合患者四诊信息，考虑寒湿疫邪袭表、郁肺、碍脾；邪气郁肺，肺气不宣，而见咽痒、咳嗽等症；邪气困表，而见恶寒、全身酸痛等症；邪气碍脾，而见恶心等症。另外，口干、口苦、头晕、舌红表示少阳已有郁热。因此，该患者病机与通治方相符，故服药后诸症明显改善。唯独咳嗽日益加重，CT 检查亦提示疾病未能得到有效控制。究其原因，一者疫疠之气传变迅速，患者虽及时就诊，方药亦合，但病势所趋未必皆能阻止；二者可能合并细菌感染，导致病情加重。期间患者曾有转重症之势，但终因中西配合而向愈出院。

**4. 案 4（武汉市第一人民医院，临床诊断，曹丽蓉提供）**

曹某，女，46 岁，医生，为新冠肺炎密切接触人群。2020 年 1 月 17 日因"发热、咳嗽、乏力"就诊。刻下症：发热，咳嗽，咳黄稠痰，乏力，身痛，头痛，小便黄，大便黏。舌红苔薄黄腻。查肺部 CT 示：右肺中叶见少许条状影，右肺下叶见斑片状感染病灶。血常规示血象不高（具体数值未记录）。自行居家隔离，予中西医结合治疗。中药处方：黄芩 10g，连翘 10g，牛蒡子 10g，薄荷 10g，僵蚕 6g，玄参 15g，板蓝根 10g，马勃 10g，桔梗 10g，陈皮 6g，升麻 6g，柴胡 10g。4 剂，水煎服。西药治疗予头孢他啶、莫西沙星治疗。

1 月 21 日二诊　使用头孢他啶、莫西沙星后出现声音重浊，故停用西药，几天后好转。现发热已退，仍有咳嗽、咯白黏痰、口干，小便黄，大便黏。舌红苔薄黄腻。调整处方：黄芩 10g，玄参 20g，连翘 10g，桔梗 10g，紫菀 10g，前胡 10g，浙贝母 10g，甘草 6g。2 剂，水煎服。

1 月 24 日三诊　现咳嗽，咯白黏痰、偶夹粉色血丝，头疼，失眠，牙龈出血，小便黄，大便黏。舌红苔薄黄腻。血常规示：白细胞 $3.08×10^9$/L，平均血红蛋白浓度 315g/L，血小板总数 $105×10^9$/L，嗜酸性粒细胞百分比 0%，淋巴细胞绝对值 $0.93×10^9$/L，嗜酸性粒细胞绝对值 $0×10^9$/L。调整处方。方一：黄芪 15g，白术 10g，防风 6g，黄芩 10g，芦根 30g，冬瓜子 10g，桃仁 6g，薏苡仁 10g。6 剂，颗粒剂，开水冲服。方二：僵蚕 10g，姜黄 10g，蝉蜕 6g，熟大黄 6g，麻黄 10g，石膏 30g，杏仁 10g，甘草 20g，升麻 30g，当归 10g，鳖甲 10g，桔梗 15g。3 剂，颗粒剂，开水冲服。两方交替服用，各 1 日 1 次。

2 月 1 日四诊　现轻微咳嗽，咯少许白黏痰，眠可，小便黄，大便黏。舌红苔薄黄腻。1 月 27 日和 1 月 31 日两次复查血常规结果均正常。调整处方：方一：芦根 30g，桃仁 10g，薏苡仁 15g，冬瓜子 30g，熟大黄 6g，僵蚕 10g，蝉蜕 6g，姜黄 10g。6 剂，水煎服。方二：麻黄 6g，杏仁 10g，石膏 10g，甘草 10g，茯苓 10g，浙贝母 10g，升麻 10g，鳖甲 10g，当归 10g，桔梗 10g。3 剂，水煎服。两方交替服用，各 1 日 1 次。

2 月 7 日五诊　现患者无明显不适，自觉剧烈运动时体力稍差、心慌。二便调。舌红苔薄黄。调整处方。方一：芦根 30g，桃仁 10g，薏苡仁 15g，冬瓜子 30g。方二：麦门冬 10g，党参 10g，甘草 6g，姜半夏 10g。6 剂，水煎服。两方交替服用，各 1 日 1 次。

2 月 17 日六诊　现患者无明显不适。调整处方：麦冬 10g，党参 15g，五味子 10g，枸杞 10g，桂枝 10g，茯苓 10g，白术 15g，甘草 6g，丹参 15g，赤芍 10g，桃仁 10g，姜半夏 10g，瓜蒌皮 10g，川芎 10g。10 剂，水煎服，巩固治疗。

**分析**　该患者仅行肺部 CT 检查，未行核酸检测，有流行病史，为临床诊断病例。患者初起即见发热、身痛、头痛，为风热疫毒侵袭上焦头面所致，与湿相合，化为湿热，故见大便黏、苔黄腻。因此，先清热解毒、疏风散邪，予普济消毒饮加减治疗。服药后热退，三诊时出现粉色血丝痰，伴咳嗽、头疼、失眠、牙龈出血等症状，为热邪入里化热，灼伤血络，其病机为热毒壅肺，痰热互结，表里三焦大热。又其卫表气虚，内有湿邪，病情复杂，既要清热化痰解毒，又要固表扶正化湿，防止寒凉困遏，故采用中药双方交替法治疗。两方相互协同，各有侧重。方一为玉屏风散合苇茎汤加减，益气固表，清肺化痰；方二为升降散合麻杏石甘汤加减，升清降浊，疏散风热。方二中应用鳖甲，既可清除阴分之热，还可软坚散结以预防肺部瘢痕的形成。四诊症状减轻，可知方药治法行之有效，故以三诊方为基础加减调整。五诊患者主症消失，出现热病后期余邪未尽，气津两伤的症状，仍采用双方交替法，方一用苇茎汤加减清除余热，方二用麦门冬、党参益气生津，两方清补结合，扶正祛邪。六诊患者诸症消失，余邪已尽，无须使用双方交替，故以一方益气生津，健脾祛湿，化痰散瘀，巩固收功。

**5. 案 5（孝感市中医医院，临床诊断，纯中药，熊先勇提供）**

王某，男，44 岁，公司职员。2020 年 2 月 12 日因"咽痛伴咳嗽"就诊。患者曾无防护接触新冠肺炎患者，平素畏寒肢冷。刻下症：无发热（T 36.5℃），咽痛伴咳嗽，入夜尤甚，数日不减。精神一般，纳可，二便调，舌淡红苔白腻，脉浮滑。查肺部 CT 示双肺纹理增多，右肺上叶前段、下叶前基底段见斑片状磨玻璃影和结节影。影像学诊断：右肺上叶前段、下叶前基底段感染性病变，建议结合临床考虑。西医诊断：新冠肺炎？。中医诊断：寒湿疫，证属营卫不和、脾虚湿滞。处方：桂枝 20g，炒苍术 12g，茯苓 15g，法半夏 12g，石菖蒲 20g，紫苏叶 15g，桔梗 15g，焦山楂 20g，炙甘草 6g，生姜 15g。4 剂，颗粒剂，日 1 剂，分 2 次服。

2 月 15 日二诊　咳嗽较前缓解，但 2 月 14 日晚因受凉出现咽喉不利、咳嗽频作。调整处方：炙麻黄 15g，细辛 6g，桂枝 12g，白芍 20g，炙甘草 10g，桔梗 10g，射干 10g，茯苓 15g，炒白术 15g，党参 20g，淡附片 15g。3 剂，颗粒剂，日 1 剂，分 2 次服。

2 月 17 日三诊　咳嗽减轻，因近日天气燥热，咽部出现轻微干痒。查肺部 CT 示双肺纹理增多，右肺下叶前基底段见斑片状磨玻璃影及结节影。影像学诊断：右肺下叶前基底段感染性病变，建议结合临床考虑（对比前片病灶明显吸收好转）。处方：二诊方加蝉蜕 15g。5 剂，颗粒剂，日 1 剂，分 2 次服。继续巩固治疗。

**分析**　该患者经肺部 CT 检查示肺部感染，有流行病史，为临床诊断病例。患者平素畏寒怕冷，可知其素体阳虚。结合其"无发热"、"入夜尤甚"的症状和"舌淡红苔白腻"、"脉浮滑"的舌脉，可知"寒湿困阻肺脾，邪阻肺卫而使营卫不和"为其发病的核心病机。湿邪阻肺、肺气不宣可致咳嗽、咽痛；邪阻肺卫和（或）外邪袭表，可致脉浮滑。故在治疗上应宣肺通阳、调和营卫、健脾化湿，故予桂枝汤、苓桂术甘汤加减治疗。服药后患者咳嗽较前缓解，但由于 2 月 14 日阴雨绵绵，患者受凉后出现咽喉不利、咳嗽频作不得卧的症状。进一步判断其为外寒里饮、脾肺气虚，予小青龙汤合四君子汤加减以辛温解表、温肺宣肺、健脾祛湿，另加淡附片温脾肾之阳，通调水道。服药后患者咳嗽明显缓解，自觉咽喉部轻微干痒，故继续以上方加减治疗，另加蝉蜕以利咽除燥。百病皆由脾胃衰而生，治脾胃即可以安五脏。脾主运化，在人体水液代谢中发挥着重要作用，具有转输、布散、排泄等功能。脾胃亦是全身气机升降、水液代谢的枢纽。脾胃虚弱，阳气不能生长，五脏之气不行。此例提示了早期调整患者脾胃虚弱或脾胃虚寒"态"的意义。

### 6. 案 6（武汉市第三医院，黄威提供）

刘某，男，50 岁，2020 年 2 月 13 日因"发热 5 天"入院。患者 5 天前频繁外出与多人接触后出现发热，最高体温 37.5℃，伴头昏。2 月 10 日于"区医院"（具体不详）行肺部 CT 检查示双肺病毒性肺炎，行新型冠状病毒核酸检测示阳性，予左氧氟沙星、奥司他韦、连花清瘟胶囊治疗后效果不显。现为求进一步治疗收入武汉市第三医院。既往史：2 型糖尿病，口服阿卡波糖治疗，血糖控制可。精神一般，饮食睡眠一般，二便可，体重无明显减轻。查体：T 36.5℃，P 67 次/分，R 22 次/分，BP 124/76mmHg，神清，慢性病容，双侧呼吸运动均匀，双下肢无水肿。初步诊断：新型冠状病毒肺炎（普通型），2 型糖尿病。入院后予血必净注射液、莫西沙星片、连花清瘟颗粒治疗。

2 月 17 日，开始配合中医药治疗（首诊）　乏力，眠差，活动时胸闷、气短，SpO$_2$ 94%，HR 71 次/分，T 36.2℃。舌红，苔薄白腻，脉弦。治以和解少阳、清肺止咳。处方：柴胡 10g，黄芩 15g，法半夏 10g，太子参 15g，甘草 5g，知母 10g，生地黄 15g，僵蚕 10g，蝉蜕 10g，白花蛇舌草 10g，紫菀 10g，荆芥 10g，虎杖 10g，苦杏仁 10g，白茅根 30g。3 剂，每剂煎取 200ml，早晚 2 次分服。

2 月 20 日（二诊）　乏力，眠差，胸闷、气短改善，咳嗽，痰多难咳，肢冷，无汗出，剑突下不适，SpO$_2$ 98%（未吸氧），HR 83 次/分。舌淡，苔白腻，脉沉。治以宣肺化痰止咳。处方：麻黄 6g，细辛 10g，姜半夏 20g，炙甘草 10g，五味子 10g，干姜 6g，桂枝 10g，白芍 10g，苦杏仁 10g，僵蚕 10g，蝉蜕 10g，党参 10g，白花蛇舌草 10g，桃仁 10g，枳壳 10g，草果 5g，7 剂，每剂煎取 200ml，早晚 2 次分服。

2 月 27 日（三诊）　咳嗽、咳痰等症状较前改善，活动后气急较前缓解，SpO$_2$ 97%（未吸氧），HR 87 次/分。症状好转，择日出院（图 4-7，图 4-8）。

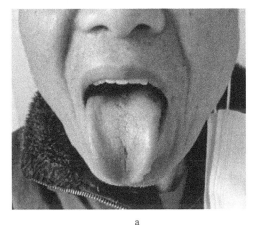
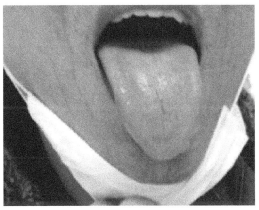

a　　　　　　　　　　　　　　b

图 4-7　患者舌象

a. 2 月 17 日；b. 2 月 27 日

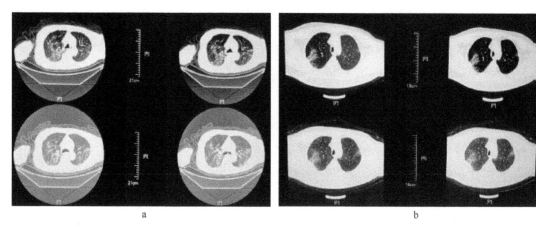

图 4-8　患者胸部 CT 照片

a. 2 月 14 日；b. 2 月 28 日

**分析**　结合患者四诊信息，考虑其病属"寒湿疫"，寒湿戾气困肺，邪伏膜原，致使表里上下的气机受阻。故当治以通达三焦，和解表里。方予小柴胡汤加减以和解少阳，透达表里三焦，兼止咳宣肺。治疗后，患者仍有咳嗽、痰多难咳，为痰湿蕴肺所致，故拟宣肺化痰止咳，选用小青龙汤解表散寒，温肺祛湿。因脾胃乃后天之本，胃气充足，才能振奋阳气，故加用健脾之药，以兼顾胃气。总之，新冠肺炎属寒湿疫者，治疗以温化、祛湿为主，兼顾脾胃之气，随症加减。

### 7. 案 7（孝感市中医医院，临床诊断，黄蓓提供）

黄某，女，45 岁。曾接触有病例报告社区的咳嗽发热患者，2020 年 2 月 14 日初诊。主诉：间断咳嗽咯痰半月余。刻下症：咳嗽、咯白痰，肢软乏力，纳食欠佳，畏寒伴腰部酸冷，大便黏腻不爽。无明显发热、心悸等表现。舌淡红，苔白，脉滑。入院后行胸部 CT 检查示：双肺感染性病变，考虑病毒性肺炎。新冠病毒核酸检测为阴性。西医诊断：病毒性肺炎。中医诊断：寒湿疫；证属寒湿郁肺、脾虚湿滞。治以宣肺散寒、运脾燥湿，予桂枝汤合小青龙汤加减，处方：麻黄 9g，白芍 15g，炙甘草 9g，杏仁 9g，桂枝 15g，细辛 6g，五味子 10g，半夏 15g，苍术 15g，草果 9g，茯苓 15g，生姜 15g。3 剂，水煎服，每日 1 剂，早晚饭后分服。西医治疗予阿比多尔片 0.2g 口服，每日 3 次。

2 月 17 日二诊　患者精神、体力尚可，咳嗽较前明显缓解，偶尔咯吐白痰，仍有畏寒伴腰部酸冷，纳食可，二便调。处方：淡附片 15g，麻黄 9g，白芍 15g，炙甘草 9g，杏仁 9g，桂枝 15g，细辛 6g，半夏 15g，苍术 15g，草果 9g，茯苓 15g，干姜 15g。5 剂，水煎服，每日 1 剂，早晚饭后分服。3 天后复查胸部 CT 示病灶部分吸收（图 4-9）。

**分析**　该患者肺部 CT 提示感染，有流行病学史，为临床诊断病例。患者入院时以咳嗽咯痰，纳差乏力，畏寒腰冷，大便黏腻为主要表现。考虑患者素体阳气不足，此次复感寒湿疫邪，外邪侵袭肺卫，引动内在之寒湿，同气相求，内外相合，使肺失宣降、脾失健运。首诊以祛除外邪为要，兼以扶正，处方以桂枝汤合小青龙汤加减。方中麻黄、杏仁一宣一降，复肺气宣降之职，配伍桂枝则发散风寒之力倍增，配细辛、生姜可温肺化饮，祛除阻肺之痰饮；五味子敛肺止咳，芍药和营养血，同时防止细辛发散太过；加

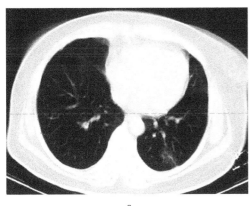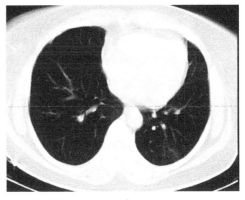

a  b

图 4-9  患者胸部 CT 照片

a. 2 月 14 日；b. 2 月 20 日

半夏、草果、茯苓、苍术以运化中焦、燥湿醒脾，诸药相伍共奏宣肺散寒、健脾化湿之功。二诊时患者症状缓解，仍有畏寒、腰部酸冷，在原方的基础上去五味子，以防收敛太过，同时易生姜为干姜，配伍附片以加强温中散寒之力。总之，该患者为素体阳气不足，复感寒湿疫邪而发病，以寒湿阻滞肺脾为核心病机，故温阳化饮与解表化湿同步进行，内外兼顾而取效甚佳。

### 8. 案 8（孝感市中医医院，临床诊断，黄蓓提供）

刘某，男，27 岁。2020 年 2 月 7 日初诊。有新冠肺炎患者接触史。主诉：发热伴咳嗽咯痰 6 天。刻下症：发热，最高体温 38.7℃，咳嗽咯痰，痰质稀薄色白，周身乏力，嗳气，纳食欠佳，睡眠一般，二便尚可。舌红苔白腻，脉滑。入院后行胸部 CT 示：双肺感染性病变、双肺下叶病灶部分呈纤维化改变，考虑病毒性肺炎。新型冠状病毒核酸检测为阴性。辅助检查：CRP 9.2mg/L↑。西医诊断：病毒性肺炎。中医诊断：寒湿疫；证属寒湿郁肺、脾虚湿滞。治以开达膜原、通利三焦。处方：麻黄 6g，草果 10g，厚朴 9g，槟榔 9g，藿香 15g，佩兰 9g，杏仁 10g，薏苡仁 30g，滑石 15g，生姜 15g，甘草 6g。5 剂，水煎服，每日 1 剂，早晚分服。西医治疗予盐酸莫西沙星氯化钠注射液 250ml（0.4g）静脉注射，每日 1 次，阿比多尔片 0.2g 口服，每日 3 次。

2 月 13 日二诊  患者复查血常规、CRP 均未见异常，遂停用西药。现无发热，仍有干咳，伴咽痛不适。舌红苔稍黄，脉滑。处方：上方加黄芩 9g、射干 10g。5 剂，水煎服，每日 1 剂，早晚分服。2 月 18 日复查胸部 CT 示：左肺病灶基本吸收，右肺病灶吸收消散范围缩小（图 4-10）。

**分析**  根据肺部 CT 检查结果与流行病史，可知该患者为新冠肺炎临床诊断病例。患者虽发热，但咯白稀痰且舌苔白腻，故四诊合参，考虑患者寒湿郁肺、碍脾，且有化热之象，故治以开达膜原、通利三焦之法。方中麻黄、杏仁宣降肺气；草果、厚朴、槟榔以达原饮法开达膜原、辟秽化浊，合藿香、佩兰芳香化湿。患者虽外有寒湿，但舌质已红，表明里有湿热，故选薏苡仁、滑石引湿热从下焦而去。再加生姜温肺解表，加甘草调和诸药。二诊时患者已无发热，可知表寒已除，但患者仍有咽痛不适、干咳，舌红苔稍黄，可知里

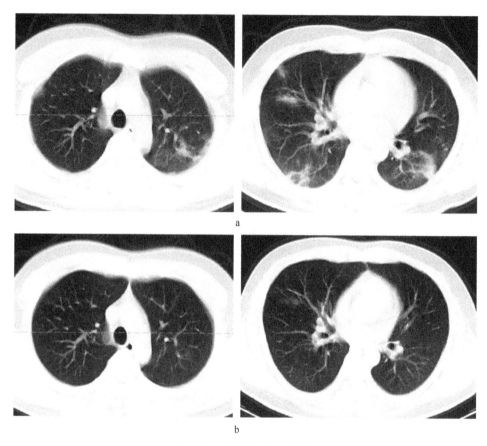

图 4-10　患者胸部 CT 照片

a. 2 月 7 日；b. 2 月 18 日

热尤存，故在原方基础上加黄芩、射干以清肺热、利咽喉；射干与麻黄相伍更有射干麻黄汤之意，具宣肺祛痰、降气止咳之功。本案患者为青年男性，禀赋强壮，阳气旺盛，外感寒湿疫邪而使阳气闭塞，故选取辛温药物散寒解表，同时配伍适量清热之品以防寒湿之邪从阳化热，徒增变数。

### 9. 案 9（襄阳市中西医结合医院，陈娟提供）

吕某，男，67 岁。近 2 周有新冠肺炎患者接触史。患者于 2020 年 2 月 2 日无明显诱因出现发热，最高体温 37.6℃，伴肌肉关节酸痛，偶有咳嗽、咳大量白痰。自行服用酚麻美敏片退热，但疗效欠佳，咳嗽逐渐加重，伴胸闷、气喘。2 月 3 日就诊于襄阳市中心医院发热门诊，查胸部 CT 示：双肺多叶多发片絮状磨玻璃样高密度灶，新冠病毒核酸检测示阳性，进而确诊为新型冠状病毒肺炎。2 月 4 日以"新冠肺炎"收入襄阳市中西医结合医院。既往史：糖尿病，血糖控制不佳；高血压病；甲肝病史。入院症见：间断发热（最高体温 38.1℃），时有咳嗽、咳大量白痰，伴胸闷、气喘，精神尚可，纳眠尚可，大便偏干，小便可。舌淡红苔白腻，脉濡。入院西医诊断：①新型冠状病毒肺炎（普通型）；②2型糖尿病；③高血压病 2 级（高危）。中医诊断：寒湿疫，证属寒湿闭肺。予 α-干扰素、盐酸阿比多尔、复方甲氧那明胶囊、小柴胡颗粒以抗病毒、止咳、退热治疗。

2 月 6 日初诊　发热，无恶寒，咳嗽，咯少量白痰，咳时胸痛，口干口苦，全身酸痛，纳眠尚可，小便黄，大便偏干。舌暗红苔黄腻。处方：麻黄 10g，桂枝 15g，苦杏仁 20g，甘草 6g，乌梅 15g，法半夏 15g，炒白术 15g，紫苏子 30g，前胡 15g。3 剂，水煎服，日 2 次。

2 月 9 日二诊　间断发热，咳嗽减轻，咳时胸闷，心慌气促，二便调。舌暗红苔黄腻，脉弦滑。SpO₂ 95%（吸氧 3L/min）。辅助检查：淋巴细胞百分比 15.74%、中性粒细胞百分比 77.3%、CRP 68.8mg/L、淀粉样蛋白 A＞300mg/L；胸部 CT 检查示感染较前加重。西医方面加头孢曲松钠、盐酸氨溴索、多索茶碱以抗感染、化痰、止咳平喘。处方：法半夏 15g，瓜蒌皮 20g，瓜蒌仁 20g，薤白 15g，柴胡 15g，黄芩 30g，党参 30g，甘草 10g，大枣 30g，败酱草 10g，细辛 3g，薏苡仁 30g，厚朴 20g，杏仁 20g，白及 15g，当归 15g，白术 20g，竹茹 10g，茯苓 20g，枳实 20g。3 剂，水煎服，日 2 次。

2 月 13 日三诊　无发热，咳嗽，咯少量白黏痰，活动后加重，咳时憋气，全身乏力，活动后多汗，口干，精神较前好转。舌淡红苔白厚腻，脉濡细。SpO₂ 96%（吸氧 3L/min）。辅助检查：淋巴细胞百分比 17.54%、中性粒细胞百分比 72.2%、CRP 116mg/L、淀粉样蛋白 A 252.25mg/L。胸部 CT 检查示病灶范围稍有缩小、吸收。处方：炮附片 10g，麻黄 8g，细辛 3g，炒白术 10g，炒苍术 10g，乌梅 20g，党参 30g，枳实 10g，桔梗 15g，焦神曲 15g。7 剂，水煎服，日 2 次。2 月 20 日辅助检查：淋巴细胞百分比 21%、中性粒细胞百分比 71.6%、CRP＜5.0mg/L、淀粉样蛋白 A＜5.0mg/L。

2 月 22 日四诊　偶咳嗽，咳少量白色黏痰，咳时无明显憋气，二便调。舌淡红，苔薄白腻。SpO₂ 98%。胸部 CT 检查示：①双肺病灶范围变化不明显；②双侧胸腔内少量积液。处方：柴胡 15g，黄芩 6g，法半夏 20g，党参 15g，苏子 20g，麻黄 8g，桂枝 15g，地龙 15g，桔梗 15g，白及 15g，甘草 6g。4 剂，水煎服，日 2 次。继续巩固治疗。

**分析**　该患者为老年男性，有多种慢性消耗性基础疾病，且平素体弱、体型偏胖，属痰湿阳虚体质。有新冠肺炎患者接触史，经胸部 CT 检查、新冠病毒核酸检测而确诊为新冠肺炎。结合患者初诊时的四诊信息，可知"寒湿郁肺，从少阳、阳明化热"是其核心病机，故首先予解表散寒除湿之麻黄夏术汤（襄阳市中西医结合医院协定方，下同）来祛除郁肺之寒湿；二诊时患者感染加重，且出现胸闷、心慌气促，故以瓜蒌薤白半夏汤、小柴胡汤宣痹化痰、通利枢机；三诊时患者咳白黏痰、乏力、多汗，考虑其阳气不足，无力鼓动肺气来排痰，故予麻黄附子细辛汤以助阳解表；四诊时患者仅留咳嗽咳痰，舌苔薄白腻，乃正虚邪恋之象，故予小柴胡汤、麻黄汤以调理肺脾、扶正祛邪。另外，在使用麻黄剂时均用乌梅收敛肺气，以防升散太过而损伤正气。患者病程的演变有明显的"郁、闭、虚"三个阶段，因中药的及时干预，患者未出现"脱证"的危候。

**10. 案 10（襄阳市中西医结合医院，陈娟提供）**

朱某，女，53 岁，教师。有新冠肺炎家庭群居性发病史。患者 11 天前无明显诱因出现畏寒、发热、腹泻，最高体温 37.8℃。自行使用退热药物（具体不详）后仍发热，伴纳差、乏力等症。6 天前至襄阳市中心医院发热门诊查胸部 CT 示肺部感染，后转至 364 医院治疗后（具体治疗不详）退热。2 月 3 日行新冠病毒核酸检测示阳性，进而确诊为新型冠状病毒肺炎。2 月 4 日以"新冠肺炎"收入襄阳市中西医结合医院隔离治疗。入院症见：

发热（38.2℃），畏寒，全身乏力，纳差，精神差，睡眠差，二便调，体力下降。西医诊断：新型冠状病毒肺炎（普通型）；中医诊断：寒湿疫，证属寒湿困脾。

2月5日初诊　畏寒，乏力，纳差，口干口苦，大便偏稀。舌淡红，有齿痕，苔白腻。处方：法半夏15g，柴胡20g，黄芩10g，党参30g，桂枝20g，白芍20g，白术20g，黄芪30g，防风15g，当归15g，甘草10g，大枣30g，陈皮15g，藿香15g，茯苓10g，干姜10g。7付，水煎服，日1剂，早晚分服。

2月12日二诊　口干口苦，大便偏稀。舌淡红有齿痕，苔白腻稍黄。处方：乌梅15g，细辛6g，黄连2g，干姜12g，炮附片10g，桂枝15g，党参15g，当归12g，苍术10g，陈皮10g，白术10g，浮小麦30g，大枣15g，苏子10g，黄柏2g，甘草6g。4剂，水煎服，日1剂，早晚分服。

2月16日三诊　口干口苦较前明显缓解，大便偏稀，4～5次/日。舌淡红有齿痕，苔白腻。处方：麻黄5g，细辛5g，五味子15g，乌梅15g，茯苓30g，白术30g，杏仁15g，甘草6g，苍术15g，紫苏子25g，羌活5g，独活5g，法半夏25g。3剂，水煎服，日1剂，早晚分服。

2月19日四诊　夜间自觉发热，盗汗，大便3～4次/日。舌淡红有齿痕，苔薄白腻。处方：麻黄10g，桂枝15g，杏仁15g，甘草6g，白术25g，苍术10g，五味子8g，僵蚕10g，紫苏子25g，3剂，水煎服，日1剂，早晚分服。

2月22日五诊　无明显不适，大便3～4次/天。舌红有齿痕，苔薄腻。处方：茯苓25g，炒白术15g，党参20g，甘草6g，法半夏15g，生姜10g，乌药10g，炒苍术15g，紫苏子25g，桔梗10g，细辛5g，升麻6g。3剂，水煎服，日1剂，早晚分服以巩固治疗。

**分析**　该患者有新冠肺炎家庭群居性发病史，平素大便偏稀、肌肉松弛、情绪易怒，结合既往情况、症状和舌象，考虑患者素体脾虚肝郁。现又逢寒湿疫邪侵袭，阻肺困脾而发为寒湿疫病。结合患者初诊时的四诊信息，可知患者阳气不足、营卫不和、少阳郁热，故以柴胡桂枝汤合玉屏风散、理中汤以扶正祛邪。二诊时患者有上热下寒之象，故予乌梅丸清上温下。三诊、四诊患者以肺气不宣、湿邪困脾为主，故以麻黄夏术汤加利湿健脾药来祛除肺脾之寒湿。五诊时患者除腹泻外无其他症状，故予四君子汤加除湿化痰之品来收功。

## 11. 案11（襄阳市中西医结合医院，陈娟提供）

闫某，男，55岁，教师。患者有新冠肺炎家庭群居性发病史，患者1周前出现畏寒发热、流涕、口干，自行服用退热药物，具体不详，但发热反复，后行胸部CT检查示：双肺感染；行新型冠状病毒核酸检测示阳性，曾服用奥司他韦、连花清瘟胶囊对症治疗，2020年2月4日以"发热、流涕、口干7天"收入襄阳市中西医结合医院。入院症见：发热，畏寒，全身乏力，纳差，精神可，眠可，二便调，体力下降。西医诊断：新型冠状病毒肺炎（普通型）。中医诊断：寒湿疫；证属脾虚肝郁，寒湿侵袭。

2月4日初诊　畏寒，发热，全身乏力，纳差，体力下降。苔白厚腻，湿润。处方：法半夏15g，柴胡20g，黄芩10g，党参30g，桂枝20g，白芍20g，白术20g，黄芪30g，防风15g，当归15g，甘草10g，大枣30g，陈皮15g，藿香15g，茯苓10g，干姜10g。3剂，水煎服，日1剂。

2 月 7 日二诊　无恶寒发热，全身乏力较前明显缓解，偶咳嗽，咳少量白痰，晨起口干口苦，纳一般。胸部 CT 检查示感染较前加重。处方：麻黄 10g，桂枝 20g，苦杏仁 20g，甘草 8g，法半夏 15g，炒苍术 10g，紫苏子 30g，白及 15g，地龙 15g，细辛 3g。3 剂，水煎服，日 1 剂。

2 月 10 日三诊　仍口干口苦，纳一般。舌苔干厚，发黄。处方：炒苍术 20g，黄柏 10g，土茯苓 20g，薏苡仁 30g，川牛膝 15g，桂枝 10g，麻黄 5g，紫苏子 30g，僵蚕 15g，白及 10g，黄芩 8g，柴胡 10g。6 剂，水煎服，日 1 剂。

2 月 16 日四诊　偶口干口苦，夜间发热、盗汗。舌淡红有齿痕，苔白腻微黄。处方：黄芪 25g，防风 6g，白术 10g，党参 15g，干姜 10g，细辛 6g，麻黄 3g，法半夏 15g，大枣 15g，白及 10g，僵蚕 10g，川芎 10g。6 剂，水煎服，日 1 剂。

2 月 22 日五诊　口干口苦，鼻窍不通。舌淡红有齿痕，苔薄白腻。处方：柴胡 15g，黄芩 6g，党参 10g，炙甘草 8g，桂枝 15g，炮附片 15g，苍耳子 15g，辛夷花 15g，白芷 8g，麻黄 8g，干姜 8g，细辛 5g，白鲜皮 15g。6 剂，水煎服，日 1 剂。

**分析**　患者初期为正气不足、寒湿侵袭的表现，投以柴胡桂枝汤合玉屏风散、理中汤，扶正与祛邪兼顾。二诊感染加重，咳嗽咳痰，予麻黄夏术汤加大宣肺除湿之力。三诊时舌苔干厚，发黄，考虑湿邪化热，故加四妙丸清利湿热。四诊仍有发热汗出，考虑肺脾不足，予玉屏风散合理中汤加宣肺化痰之药。五诊口干口苦、鼻窍不通，以小柴胡汤合麻黄附子汤调理气机、宣散表邪。

**12. 案 12（襄阳市中西医结合医院，陈娟提供）**

任某，女，29 岁，教师。2020 年 2 月 4 日以"发热 3 天"收入襄阳市中西医结合医院。有新型冠状病毒肺炎患者接触史。2 月 3 日于襄阳市中心医院行新型冠状病毒核酸检测示阳性，服用连花清瘟颗粒、奥司他韦对症治疗（疗效不详）。现收入襄阳市中西医结合医院进一步治疗，入院症见：低热（37.7℃左右），精神、睡眠尚可，二便调。舌淡红胖大轻微齿痕，苔白腻。西医诊断：新型冠状病毒肺炎（普通型）。中医诊断：寒湿疫；证属寒湿郁肺。予盐酸阿比多尔胶囊、小柴胡颗粒以抗病毒、退热治疗。

2 月 4 日初诊　发热，干咳少痰，咽喉不适，正值经期。舌淡红胖大轻微齿痕，苔白腻。处方：麻黄 5g，细辛 3g，炮附片 8g，五味子 12g，乌梅 10g，辛夷花 15g，白芷 8g，盐杜仲 20g。7 剂，颗粒剂，水冲服，日 1 剂，分 2 次服。

2 月 11 日二诊　体温正常，服药后轻微腹泻，咳嗽好转，少痰，痰不易咳出。舌淡红胖大轻微齿痕，苔白腻。胸部 CT（2 月 8 日）示：右肺下叶少许感染。处方：细辛 3g，炮附片 5g，五味子 10g，乌梅 10g，柴胡 10g，枳壳 9g，白芍 9g，赤芍 6g，白及 10g，桔梗 10g，地龙 10g，杜仲 12g，巴戟天 12g。3 剂，颗粒剂，水冲服，日 1 剂，分 2 次服。

2 月 14 日三诊　轻微腹泻，偶有咳嗽、咳痰，痰少。胸部 CT（2 月 13 日）提示：右肺下叶病灶范围缩小、吸收。处方：麻黄 5g，细辛 5g，炮附片 12g，茯苓 10g，苍术 15g，白术 15g，麦冬 10g，僵蚕 15g，白及 10g，黄芪 20g，蝉蜕 8g，桔梗 15g，巴戟天 10g。4 剂，颗粒剂，水冲服，日 1 剂，分 2 次服。

2 月 18 日四诊　昨日受凉后低热，畏寒，偶鼻塞，流清涕，打喷嚏，轻微咳嗽，少量白色痰，无汗，大便偏稀。胸部 CT 示：右肺下叶病灶已吸收消散。处方：麻黄 10g，桂枝 15g，杏仁 20g，甘草 8g，苍术 15g，法半夏 15g。5 剂，颗粒剂，水冲服，日 1 剂，分 2 次服。

2 月 23 日五诊　无发热，大便偏稀。处方：麻黄 6g，桂枝 10g，杏仁 15g，甘草 5g，半夏 15g，白术 10g，苍术 10g，半边莲 5g，紫苏子 15g，白及 10g。3 剂，颗粒剂，水冲服，日 1 剂，分 2 次服。继续治疗。

**分析**　该患者平素嗜食生冷寒凉，易感冒，喜哭，结合舌象考虑患者为痰湿体质兼有肝郁。患者初期以发热、咳嗽咳痰为主症，结合舌象，可知"寒湿阻肺、肺气不宣"为患者当下的核心病机，故以宣肺散寒除湿为法，以麻黄附子细辛汤为底方温阳散寒，加五味子、乌梅收敛肺气而防辛药升散太过，加辛夷花、白芷以利咽通窍。四诊时患者复受寒凉，卫气失温，且 CT 示病灶已吸收，故表证为著，以麻黄夏术汤宣肺散寒、燥湿化痰，肺脾兼调以断病源。

### 13. 案 13（襄阳市中西医结合医院，陈娟提供）

康某，男，29 岁。2020 年 2 月 5 日初诊。患者 1 周前发热，自测体温 38.2℃，于襄阳市中心医院发热门诊就诊，予布洛芬颗粒、感冒疏风胶囊、二丁颗粒，服药后体温无明显下降。5 天前行胸部 CT 检查，疑似"病毒性肺炎"，遂于襄阳市中心医院隔离治疗。3 天前患者体温恢复正常，新冠肺炎核酸检测为阳性，进而确诊为新型冠状病毒肺炎。2 月 4 日转入襄阳市中西医结合医院。患者平素嗜食生冷寒凉，频发口腔溃疡。无基础疾病。西医诊断：新型冠状病毒肺炎（普通型）。中医诊断：寒湿疫；证属寒湿困阻肺脾。

2 月 5 日首诊　无发热，服用洛匹那韦利托那韦后出现腹泻、呕恶，现周身酸痛，轻微盗汗，眼周发黑。舌淡红胖大，苔薄白腻。处方：法半夏 15g，干姜 10g，细辛 3g，苍术 12g，广藿香 10g，紫苏叶 8g，桔梗 12g，白及 12g，荆芥 10g。3 剂，颗粒剂，水冲服，日 1 剂，分 2 次饭后半小时温服。

2 月 8 日二诊　偶有咳嗽，咽部少痰，易咯出，无发热。舌淡胖苔薄腻，脉细。处方：初诊方改干姜 9g、紫苏叶 10g、白及 9g，加黄芪 12g，防风 9g，去桔梗。3 剂，颗粒剂，水冲服，日 1 剂，分 2 次饭后半小时温服。

2 月 11 日三诊　偶有心慌，痰少易咯，大便稍溏。前方调整用量：苍术 10g，藿香 15g，白及 10g。加苏子 10g，茯苓 10g，厚朴 10g，僵蚕 10g，桔梗 10g，甘草 5g，去黄芪、防风。4 剂，颗粒剂，水冲服，日 1 剂，分 2 次饭后半小时温服。

2 月 15 日四诊　右侧口唇起水疱，轻微疼痛，心慌好转，偶遇风干咳。处方：茯苓 30g，桂枝 20g，甘草 8g，麻黄 5g，细辛 5g，苍术 15g，炒白术 15g，白及 10g，桔梗 15g，紫苏子 30g。5 剂，颗粒剂，水冲服，日 1 剂，分 2 次饭后半小时温服。

2 月 20 日五诊　查胸部 CT 示：右肺下叶病灶范围明显缩小、吸收，密度减低、变淡。偶尔心慌，少痰。舌淡红胖大，苔薄白稍腻，脉浮细。处方：茯苓 30g，生姜 10g，桂枝 20g，甘草 8g，桔梗 15g，巴戟天 15g，炒苍术 15g，合欢皮 20g，太子参 15g，黄连 3g。3 剂，颗粒剂，水冲服，日 1 剂，分 2 次饭后半小时温服。继续巩固治疗。

**分析**　该患者平素嗜食生冷寒凉，现又逢寒湿疫邪侵袭，结合患者初诊时的四诊信息，考虑其寒湿困阻肺脾。前期所见之腹泻、欲吐、周身酸痛，除药物影响外，主要考虑为湿阻中焦所致，故治疗以健脾除湿为主，兼调肺气。方中法半夏、苍术、广藿香祛湿健脾，干姜、细辛温散寒湿，紫苏叶、桔梗、荆芥开宣肺气，配黄芪、防风有玉屏风散之意，以补益肺脾、坚实表里。后期以四君子汤合苓桂姜甘汤加减以健脾宣肺而断湿来路。

### 14. 案 14（襄阳市中西医结合医院，陈娟提供）

洪某，男，38 岁。2020 年 2 月 4 日初诊。主诉：反复咳嗽 2 个月，发热 7 天。患者 2 月前无明显诱因出现咳嗽，无咳痰，当时未予重视。7 天前出现发热，最高体温 37.8℃，自行服用小儿柴桂退热颗粒、头孢颗粒、布洛芬颗粒，服药后发热无明显缓解。2 月 1 日查胸部 CT 示：双肺多发结节影，磨玻璃样模糊影，考虑不典型肺炎。2 月 2 日新冠病毒核酸检测为阳性，进而确诊为新型冠状病毒肺炎。2 月 4 日收入襄阳市中西医结合医院隔离治疗。西医诊断：新型冠状病毒肺炎（普通型）；中医诊断：寒湿疫，证属寒湿困阻肺脾。入院症见：发热恶寒，汗出，干咳无痰，咳时胸痛，晨起尤甚，胸闷，纳眠差，精神亢奋，二便调。舌胖大有齿痕，苔白腻。查体：P 120 次/分，咽部充血，双肺呼吸音稍粗。处方：茯苓 30g，川芎 15g，干姜 10g，细辛 5g，麻黄 5g，炮附片 12g，柴胡 15g，枳壳 10g，枣仁 30g，柏子仁 20g，五味子 15g，首乌藤 30g。3 剂，颗粒剂，水冲服，日 1 剂，分 2 次饭后半小时温服。西医以对症治疗为主。

2 月 7 日二诊　胸闷稍有缓解，仍发热恶寒，晨起轻微咳嗽，伴呕吐（呕吐物为胃内容物），纳眠差，大便 4～5 次/日，质稀。舌胖大有齿痕，苔略黄干有裂纹。辅助检查：CRP 19.7mg/L↑、SAA 255.32mg/L↑、γ-GT 88U/L↑。处方：炮附片 10g，麻黄 10g，桂枝 10g，苦杏仁 20g，细辛 3g，茯苓 30g，茯神 30g，炒白术 15g，炒苍术 10g，干姜 10g，甘草 5g，土茯苓 30g，广藿香 15g，党参 10g，神曲 15g，淡豆豉 20g，炒栀子 5g。3 剂，颗粒剂，水冲服，日 1 剂，分 2 次饭后半小时温服。

2 月 10 日三诊　无明显发热恶寒，干咳、胸闷缓解，余无明显不适。舌胖大有齿痕，苔黄白相间。处方：炮附片 10g，麻黄 8g，苦杏仁 10g，细辛 5g，茯苓 30g，茯神 30g，炒白术 15g，炒苍术 10g，黄芩 8g，柴胡 15g，桂枝 15g，白芍 10g，麦冬 10g，焦神曲 30g，淡豆豉 15g，黄连 3g，吴茱萸 1g。3 剂，颗粒剂，水冲服，日 1 剂，分 2 次饭后半小时温服。

2 月 14 日四诊　汗出多，余无明显不适。辅助检查：NEUT 1.8×10⁹/L↓、NEUT% 49.4%↓、SAA 63.18mg/L↑、AST 109U/L↑、ALT 133U/L↑、γ-GT 193U/L↑。处方：麻黄 6g，桂枝 10g，苦杏仁 12g，党参 10g，当归 10g，川芎 6g，干姜 5g，石膏 18g，甘草 6g。3 剂，颗粒剂，水冲服，日 1 剂，分 2 次饭后半小时温服。

2 月 17 日五诊　汗出缓解，余无明显不适。舌淡红胖大有齿痕，苔白腻。处方：麻黄 5g，细辛 3g，白及 10g，桔梗 15g，紫苏子 25g，茯苓 20g，五味子 10g，乌梅 10g，桂枝 20g，苍术 15g，党参 15g。5 剂，颗粒剂，水冲服，日 1 剂，分 2 次饭后半小时温服。

2 月 22 日六诊　患者无明显不适。舌淡红胖大有齿痕，苔白腻。处方：麻黄 6g，桂枝 12g，苦杏仁 12g，甘草 6g，茯苓 20g，炒白术 10g，苍术 12g，乌梅 10g，淡豆豉 15g，广藿香 10g，炮附片 15g，干姜 10g。9 剂，颗粒剂，水冲服，每日 1 剂，早晚饭后分服。进一步巩固治疗。

**分析**　该患者咳嗽 2 个月之久，肺气本弱、痰浊阻肺，又逢寒湿戾气侵袭。邪气侵袭肺卫，则见发热恶寒、汗出等症；邪气阻肺碍脾，则见干咳无痰、胸闷、舌胖大苔白腻等症。故以麻黄附子细辛汤、神术散为底方温阳、散寒、祛湿，同时配白术、苍术、土茯苓、党参、藿香、柴胡、枳壳、酸枣仁、柏子仁等药以健脾、疏肝、安神、利湿。至四诊时则以麻黄汤、神术散为底方散寒祛湿，同时用乌梅、五味子敛肺以防升散太过，用苏子、桔梗等药以宣肺化痰。

### 15. 案 15（襄阳市中西医结合医院，陈娟提供）

刘某，女，65 岁。2020 年 2 月 8 日初诊。主诉：乏力伴肌肉关节疼痛 1 周。现病史：患者一周前无明显诱因出现肌肉关节疼痛，伴四肢乏力，偶有咳嗽，遂前往襄阳市中心医院就诊，查胸部 CT 示：双肺纹理增强，右肺上中叶及左肺见斑片状磨玻璃样高密度灶，边界模糊；新型冠状病毒核酸检测为阳性，进而确诊为新型冠状病毒肺炎。2 月 4 日收入襄阳市中西医结合医院隔离治疗。既往史：糖尿病，血糖控制不佳；高血压。入院症见：肌肉酸痛、乏力、咳嗽少痰，精神一般，纳眠尚可，大便可，小便偏黄，体力下降。舌淡胖，苔白燥。西医诊断：①新型冠状病毒肺炎；②高血压 2 级（高危）；③2 型糖尿病。中医诊断：寒湿疫，证属寒湿闭肺。西医予抗病毒、抗感染、止咳、降压等对症治疗。

2 月 8 日首诊　患者右侧头部连及耳部阵发性剧烈刺痛，全身乏力，肌肉酸痛，眼周发黑，精神较差，舌淡胖苔白腻。怀疑顿挫型带状疱疹。予葛根汤合麻黄附子细辛汤加减，处方：麻黄 10g，桂枝 20g，甘草 10g，炮附片 10g，细辛 3g，白芍 20g，生姜 20g，葛根 40g，川芎 10g，白芷 10g，大枣 30g，炒白术 20g。3 剂，颗粒剂，水冲服，每日 1 剂，早晚饭后分服。

2 月 10 日二诊　头痛甚，难以入睡，全身酸痛，咳嗽，咯白痰，口干口苦，恶心欲吐。舌淡胖苔黄腻。予藿香正气液，服用 3 次后恶心呕吐消失即停药。处方：北柴胡 15g，黄芩 10g，桂枝 15g，麻黄 10g，葛根 40g，白芍 15g，生姜 15g，川芎 15g，炮附片 10g，细辛 5g，前胡 10g，蜜紫菀 10g。3 剂，颗粒剂，水冲服，每日 1 剂，早晚饭后分服。

2 月 13 日三诊　复查胸部 CT 示感染病灶范围扩大、密集。患者自觉头痛较前缓解，现额头闷重，咳嗽，咯痰多，难咯。舌淡胖苔白腻稍黄。处方：二诊方去前胡，细辛改为 8g，加苏子 30g，五味子 10g，乌梅 10g。7 剂，颗粒剂，水冲服，每日 1 剂，早晚饭后分服。

2 月 20 日四诊　复查胸部 CT 示双肺病灶范围有所缩小、吸收。咽拭子新冠病毒核酸检测示阴性。现患者自觉烦躁，全身有热感，眠差，入睡困难，多梦，手脚发热，口干。舌红苔白腻稍黄。处方：柴胡 25g，黄芩 10g，桂枝 10g，炙甘草 10g，法半夏 15g，大枣 20g，生姜 10g，党参 20g，乌梅 15g，酸枣仁 20g，灵芝 15g，红景天 20g。3 剂，颗粒剂，水冲服，每日 1 剂，早晚饭后分服。

2 月 23 日五诊　患者咳嗽好转，仍有痰，难咯。现自觉燥热，焦虑不安，胃中嘈杂，眠差多梦，小便偏黄。舌红胖大苔黄燥。处方：黄连 12g，黄芩 6g，白芍 6g，阿胶 10g，砂仁 10g，黄柏 10g，甘草 5g，法半夏 10g，苏子 20g，僵蚕 15g，酸枣仁 30g，白及 15g。3 剂，颗粒剂，水冲服，每日 1 剂，早晚饭后分服。

**分析**　该患者为老年女性，阳气本弱。在阳虚的基础上，又逢寒湿戾气外袭。寒湿束表可见头身疼痛、乏力等症，寒湿内袭可见舌淡胖苔白腻、痰多、恶心呕吐等症。故首诊时先以葛根汤合麻黄附子细辛汤温经散寒、助阳解表；二诊时患者出现口干口苦、恶心欲吐，可知邪入少阳，故在前方基础上加小柴胡汤以调和少阳枢机，并辅以藿香正气液化湿止呕；三诊时患者头痛缓解而仍有咳嗽痰多，故加五味子、乌梅以收敛肺气，加苏子以降气化痰；四诊、五诊时患者已无明显疼痛，反以燥热、焦虑、胃热、失眠为主症，考虑邪入少阴化热伤阴，故以黄连阿胶汤、封髓丹滋阴清热、交通心肾，同时以半夏、苏子降气化痰，以白及护胃，以白僵蚕透邪，加酸枣仁以增强安神之效。

# 四、重型案例

### 1. 案 1（武汉市第一医院，李凯提供）

杨某，男，69 岁。2020 年 1 月 28 日初诊。患者 10 天前因受凉而开始咳嗽，6 天前开始发热，最高体温 38.2℃。自行服用莫西沙星片、奥司他韦胶囊、祖卡木颗粒后体温降至 37.8℃。次日患者体温复升，最高达 40℃，伴纳差、胃肠胀气、排气多、小便色偏黄。遂就诊于某医院（具体不详）发热门诊，予酚麻美敏片、布洛芬片等退热药物。患者服药后发热不退，并出现恶心呕吐、不能进食。查胸部 CT 示：双肺感染性病变，考虑病毒性肺炎。新冠病毒核酸检测为阳性。血常规检查示单核细胞计数偏高。1 月 25 日转入武汉某定点医院隔离治疗，予莫西沙星注射液、更昔洛韦注射液、热毒宁注射液对症治疗，病情未见好转，仍发热，最高体温达 41℃。1 月 27 日晚，患者出现酸中毒，告病危。1 月 28 日，复查胸部 CT 示肺部感染灶明显增多，血氧饱和度 92%。家属通过网络求治，刻下症：高热，最高体温 41℃，体温升高时无汗，时汗出热减，干咳，口苦口干，纳呆恶心，食（水）入即吐，大便偏干，小便色黄。平素畏寒，四肢冰冷，极度疲乏（图 4-11）。

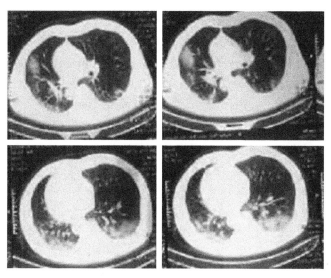

图 4-11　1 月 28 日胸部 CT 照片

食（水）入即吐为该患者目前最需要解决的病症，止呕为当务之急。结合患者的禀赋及目前的临床表现，可知其病机为寒湿困阻中焦、脾胃升降失常，故先予五苓散合藿香正气散加减。处方一：桂枝 20g，茯苓 30g，白术 20g，藿香 10g，豆蔻 10g，砂仁 8g，石菖蒲 10g，佩兰 10g。颗粒剂，1 剂，分 2 次吞服。并嘱患者家属如服药后一日内仍呕吐，再寻他法。患者服完 1 剂后，呕吐明显好转。

在止呕的同时，需及时退热。故以柴胡桂枝汤合麻黄附子细辛汤加减化裁。处方二：柴胡 30g，桂枝 20g，白芍 15g，炙甘草 15g，黄芩 20g，红参 20g，大枣 15g，生姜 15g，熟附片 20g，麻黄 15g，细辛 9g，葛根 60g，杏仁 10g，紫菀 15g，款冬花 15g，枇杷叶 20g。颗粒剂，1 剂，分 3 次服，隔 3 小时服用 1 次，待呕吐减轻时开始服药。患者服药前体温 38.8℃，第 2 次服药后微微出汗，晚上 10 点体温已降至 37℃，故嘱患者继续服用剩余药物。

1 月 29 日　患者乏力疲倦已明显好转，最高体温 37.8℃，峰值已明显回落。继服处方二，夜间体温降为 36.5℃，未再回升。

1 月 30 日　患者体温基本稳定正常，偶有呕吐。治宜固阳温中止呕，选用四逆汤合吴茱萸汤加减。处方：熟附子 30g，干姜 15g，生姜 30g，吴茱萸 15g，红参 10g，大枣 30g。颗粒剂，1 剂，分 2 次冲服。

1 月 31 日　患者无发热，能进食稀饭、馒头。考虑患者寒湿渐除，脾胃渐运，升降得复，故改用四逆汤合芳香化浊之品。处方：熟附片 20g，桂枝 20g，干姜 20g，红参 20g，茯苓 30g，白术 20g，藿香 10g，豆蔻 10g，砂仁 6g，焦山楂 10g，炙甘草 10g。颗粒剂，1 剂，分 2 次冲服。

2 月 3 日　患者可正常进食，复查 CT 示炎症明显吸收，新冠病毒核酸检测阴性，准予出院。

**分析**　该患者为"重型新冠肺炎"。患者发病过程中的主要矛盾为高热不退和水（食）入即吐，首当解决呕吐的问题，结合患者不欲进食、恶心欲吐、水入即吐等临床表现，判断病机为寒湿困阻中焦，脾胃升降失常。围绕寒湿郁肺、湿浊困脾的核心病机，方选五苓散合藿香正气散加减，温阳化气、散寒利湿、芳香化浊、运脾止呕。1 剂之后，患者呕吐减轻，说明方药对证，治疗有效。止呕之后，则需解决高热不退的问题，患者感受寒湿疫气，寒湿之邪首伤肺卫，旋即出现咳嗽，4 日后开始发热，患者服西药退热不效，热势不退反增，并出现呕吐、不能进食，此时寒湿邪气在体内从阳化热，少阳枢机不利，中焦升降失常。故入院后持续高热，时汗出热退，转而复热，结合患者高热，时汗出热退（寒热往来），口苦等症状，此为少阳太阳合病征象，法当和解少阳、调和营卫、温阳解表，以柴胡桂枝汤合麻黄附子细辛汤从少阳、太阳、少阴等多个途径祛除寒湿邪气以退热。畏寒、手脚冰冷、疲劳为素体阳虚之象，外感寒湿疫气，更伤阳气，故热退之后，仍旧遵循寒湿伤阳的主线，运用吴茱萸汤、四逆汤温阳止呕，四逆汤合芳香化浊之品进一步温散寒湿。患者起病之初虽表现为高热，但始终未用清热解毒之法，到疾病后期还用了大温大热之品，整个治疗过程药证相应，故能效如桴鼓。

**2. 案 2（武汉市第三医院，新冠合并肾衰，丁晓明提供）**

苏某，女，46 岁，2020 年 2 月 11 日入院。主诉：反复发热伴咳嗽 1 周。现病史：患者 1 周前无明显诱因出现发热，最高体温 38℃，伴干咳、气喘、乏力、头晕、腹泻，无恶心呕吐。曾于他院治疗（服用盐酸莫西沙星、奥司他韦等药，具体不详）并居家隔离。现患者自觉症状无明显好转，且干咳频繁，遂就诊于武汉市第三医院发热门诊，查肺部 CT 示双肺部感染，新冠病毒核酸检测示阳性，以新型冠状病毒性肺炎收治入院。既往史：尿毒症病史，行维持性血液透析 10 年余；高血压病史。入院后予吸氧、透析、抗感染、抗病毒等治疗。至 2 月 25 日，患者仍有发热，最高体温 38.3℃，伴干咳，气喘（活动后加重），呼吸略有困难。查体：双肺呼吸音粗，可闻及明显干湿啰音，双下肢轻度水肿。辅助检查：SpO₂ 91%（面罩给氧 4L/min），BP 110/70mmHg，ALT 33U/L↑，AST 47U/L↑，BUN 32.4mmol/L↑，Cr 1337.2μmol/L↑，UA 505μmol/L↑，PCT 10.94ng/ml↑，CRP 305.60mg/L↑，RBC 3.44×10¹²/L↓，NEUT% 88.3%↑。

2 月 26 日开始配合使用中医药（首诊） 患者仍有发热，最高体温 38.1℃，伴干咳、气喘、短气、憋闷、呼吸困难、汗出，大便偏干，小便无。查体：半卧位休息，双肺呼吸音粗，干湿啰音消失，双下肢轻度水肿，腹诊按压紧张，舌淡暗苔白腻，脉滑寸浮稍弦。辨证为痰瘀蕴肺，病在太阴、阳明、少阳。处方：蜜麻黄 9g，苦杏仁 12g，生石膏 40g，茯苓 20g，半夏 10g，赤芍 20g，金银花 15g，连翘 20g，柴胡 15g，黄芩 10g，丹参 15g，黄芪 15g，大黄 10g，枳壳 15g。3 剂，每剂煎取 200ml，每日服用 100ml。

3 月 4 日二诊 无发热，憋闷缓解，仍干咳、乏力、气喘，出现口甜、口干、口腔溃疡、手心热，纳差，大便溏，小便无。舌淡红苔白，舌尖溃疡。予甘草泻心汤合小陷胸汤化裁，处方：黄芩 10g，黄连 6g，甘草 10g，法半夏 10g，枇杷叶 30g，瓜蒌皮 15g，燀苦杏仁 10g，党参 20g，干姜 6g，金银花 15g，连翘 15g，丹参 30g。3 剂，每剂煎取 200ml，每日服用 100ml。

3 月 9 日三诊 无发热，干咳、乏力、胸闷较前减轻，口甜减轻，无气喘。大便正常，小便无。舌淡红苔薄。处方：黄芩 6g，黄连 3g，甘草 10g，法半夏 10g，枇杷叶 30g，瓜蒌皮 15g，燀苦杏仁 10g，党参 20g，干姜 6g，金银花 15g，连翘 15g，丹参 30g。3 剂，每剂煎取 200ml，每日服用 100ml。

3 月 14 日 患者无发热、胸闷、乏力、咳嗽等症状，饮食、大便正常。复查肺部 CT 示炎症吸收明显，复测新冠病毒核酸两次均为阴性，符合出院标准，准予出院（图 4-12，图 4-13）。

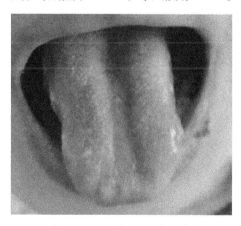

图 4-12 3 月 4 日患者舌象

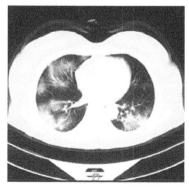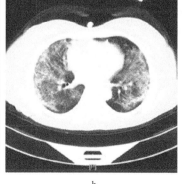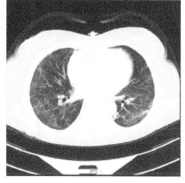

a b c

图 4-13 患者胸部 CT 照片

a. 2 月 7 日；b. 2 月 11 日；c. 3 月 11 日

**分析** 该患者以发热、干咳、气喘、乏力、头晕、腹泻为主要症状，氧饱和度偏低，肺部感染明显。前期在透析的同时予西药抗感染、抗病毒、激素治疗，病情缓解不明显。两周后开始配合使用中医药，第一次会诊查看患者时仍有明显干咳、发热、喘气、憋闷、大便偏干的症状；查体示腹肌紧张，舌偏暗苔白腻。结合病史、症状和体征，考虑太阴、阳明、少阳同病，治以宣肺止咳平喘，同时加强通腑化瘀除湿之力。故以麻杏石甘汤宣肺止咳平喘治其太阴，去甘草以减其缓性，加银花、连翘以增其透热解毒之效。并以大柴胡汤通腑泻下治其阳明、少阳，辅以丹参、茯苓化瘀除湿。患者舌淡而有虚象，故配黄芪以益气扶正而先安未受邪之地。二诊时患者发热、憋闷明显好转，仍有干咳、乏力、喘气，伴口腔溃疡、口甜、口干、手心热，纳差，大便溏，此属虚实夹杂、寒热错杂之泻心汤证，以半夏泻心汤合小陷胸汤扶正祛邪、平调寒热，加枇杷叶、杏仁降气止咳平喘，继予丹参活血化瘀，予金银花、连翘透热解毒。三诊时患者喘气及口干、口甜的症状明显改善，同时舌苔变薄，郁热已减，故黄连、黄芩减半，继以前方巩固治疗。在西医积极透析及抗病毒治疗下，中医辨治据其先后缓急，先予肺肠同治、宣上攻下、祛邪存正，后则平调其虚实寒热，终获转机。

### 3. 案3（武汉市第三医院，临床诊断，黄威提供）

薛某，男，58岁。2020年2月6日入院。主诉：间断发热伴呼吸困难8天。现病史：患者8天前无明显诱因出现发热及呼吸困难，最高体温39.6℃，伴胸闷、心慌等症。曾于汉口医院、武汉协和医院就诊，高度怀疑为"病毒性肺炎"。后于长江医院住院治疗3天，新冠病毒核酸检测为阴性，予药物治疗（具体不详）及无创呼吸机辅助呼吸。患者自觉呼吸困难未见改善，遂转入武汉市第三医院治疗。入院时患者 $SpO_2$ 90%（吸氧状态），气喘、胸闷、心慌，间断干咳，无发热、寒战、咯血、胸痛等不适，精神、饮食、睡眠欠佳，大小便正常，体力下降明显，体重未见明显改变。既往史：2型糖尿病病史，使用胰岛素治疗，血糖控制不佳。查体：T 36.8℃，P 75次/分，R 25次/分，BP 115/70mmHg。神志清楚，急性病容。初步诊断：①新型冠状病毒肺炎（重型）？；②2型糖尿病。入院后予注射用头孢哌酮钠舒巴坦钠、莫西沙星注射液、注射用甲泼尼龙琥珀酸钠、免疫球蛋白、阿比多尔、连花清瘟颗粒、甘草酸二铵肠溶胶囊等药物治疗。

2月7日开始配合使用中医药（首诊） 患者无发热，仍有阵发性咳嗽，偶有痰、不易咳出，呼吸困难较前好转，间断喘息、气急，无心慌、胸闷，精神、食欲、睡眠欠佳，大小便正常。查体：T 36.8℃，P 96次/分，R 25次/分，吸氧状态下 $SpO_2$ 92%。舌红苔白腻，脉弦。肺部CT检查示：双肺纹理增多、增粗，双肺多发斑片状磨玻璃影，双肺门结构清晰，纵隔淋巴结增多，心影形态大小未见明显异常，胸腔未见积液，提示双肺感染。处方：麻黄10g，生石膏40g，杏仁10g，党参10g，黄芩10g，柴胡18g，姜半夏10g，桂枝10g，茯苓20g，泽泻10g，白术10g，射干10g，紫苑10g，款冬花20g，细辛3g，山药10g，陈皮10g，枳实10g，藿香10g，甘草6g。3剂，每剂煎取200ml，早晚2次分服。

2月10日（二诊） 患者无发热，呼吸困难较前好转，咳嗽，偶有痰、不易咳出，心慌、胸闷，持续呼吸机辅助呼吸，精神、食欲欠佳，大小便正常。查体：BP 120/65mmHg，

HR 88 次/分。舌红苔腻，脉弦。处方：麻黄 10g，生石膏 30g，杏仁 10g，党参 10g，黄芩 10g，柴胡 30g，姜半夏 10g，金银花 10g，茯苓 20g，泽泻 10g，白术 10g，射干 10g，紫苑 10g，款冬花 10g，瓜蒌皮 20g，山药 10g，陈皮 10g，枳实 10g，藿香 10g，甘草 6g。7 剂，每剂煎取 200ml，早晚 2 次分服。

2 月 21 日（三诊） 患者无发热，无明显咳嗽，无声嘶、喘息、气急、吐泻等不适。精神、食欲佳，睡眠安，大小便正常。连续两次复测新冠病毒核酸结果均为阴性，复查肺部 CT 示炎症明显吸收。查体：T 36.5℃，呼吸平稳。舌淡红苔白，脉弦。处方：薤白 10g，姜厚朴 10g，杏仁 10g，党参 20g，黄芩 10g，柴胡 10g，姜半夏 10g，金银花 10g，茯苓 20g，泽泻 10g，白术 10g，山楂 40g，紫苑 10g，款冬花 10g，瓜蒌皮 20g，木香 10g，枳实 10g，藿香 10g，甘草 6g。5 剂，每剂煎取 200ml，早晚 2 次分服。患者症状好转，择期出院（图 4-14，4-15）。

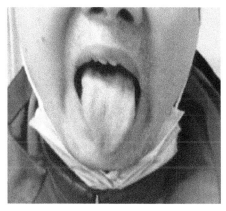
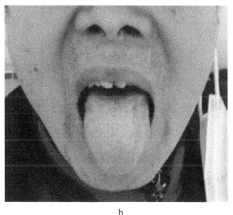

a             b

图 4-14 患者舌象

a. 2 月 8 日；b. 2 月 21 日

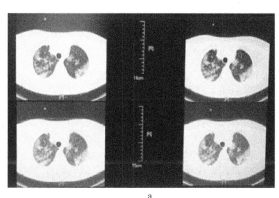
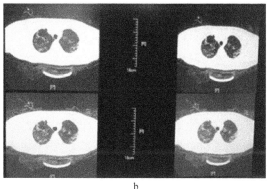

a             b

图 4-15 患者胸部 CT 照片

a. 2 月 6 日；b. 2 月 15 日

**分析** 该患者以呼吸困难为主要临床表现，伴有血氧饱和度降低，新冠病毒核酸检测为阴性，结合肺部 CT 结果考虑其符合"新冠肺炎"临床诊断标准。结合患者四诊信息，可知"寒湿蕴肺"为其当下的核心病机，故治以温化寒湿、宣肺止咳平喘，选用清肺排毒汤治疗。方中麻黄宣肺透邪，既开表闭又开肺闭，为宣散肺邪之要药，亦为利小便祛湿之圣药，因此"寒湿疫"需善用麻黄；五苓散可防麻黄、桂枝发汗之峻，桂枝、甘草可辛甘化阳，茯苓、桂枝、白术、甘草又有健脾利湿之用；小柴胡汤为少阳病而设，可通利三焦，既防疫邪入里，又可调肝和胃、顾护消化功能。患者呼吸困难严重，故合用射干麻黄汤。加藿香可芳香化湿，加石膏可防诸邪郁而化热。服用后喘气胸闷好转，继续守方。经清肺排毒治疗后需兼顾脾胃，巩固后天之本，故加用健脾和胃之品。

### 4. 案 4（武汉市第三医院，新冠合并肾衰，丁晓明提供）

伍某，女，47 岁。2020 年 2 月 9 日入院。主诉：发热 6 天，咳嗽 2 天，气促 1 天。现病史：患者 6 天前于外院透析后出现发热，最高体温 38.2℃，伴畏寒、寒战，2 天前出现咳嗽，1 天前出现气促，伴双侧胸壁疼痛，咳嗽时明显。2 月 6 日于中南医院查肺部 CT 示：双肺多发病变，考虑病毒性肺炎。新冠病毒核酸检测示阳性。患者自起病以来，精神、饮食、睡眠欠佳，大便稀，一日 3~5 次，无小便，体力明显减低。既往史：16 年前肾移植手术，肾透析治疗 8 年。查体：T 36.4℃，P 92 次/分，R 30 次/分，BP 134/85mmHg。SpO$_2$ 95%（未吸氧），神志清楚，慢性病容。入院检查：胸腹 CT 检查示：双肺多发感染灶，右侧胸膜增厚、粘连，心影增大，冠状动脉走行区致密影，双肾萎缩；右肾囊性灶。辅助检查：PT 13.50s↑，APTT 70.1s↑，FIB 4.25g/L↑，D-D 1.24mg/L↑，LDH 308U/L↑，α-HBDH 231U/L↑，BNP 206.96pg/ml↑，BUN 45.9mmol/L↑，Cr 1585.3μmol/L↑，UA 868μmol/L↑，ALP 164U/L↑，K 6.80mmol/L↑，P 3.59mmol/L↑，WBC 7.3×10$^9$/L↑，RBC 3.03×10$^{12}$/L↑，HGB 93g/L↓，PLT 86.0×10$^9$/L↓，NEUT 88.4%↑，LY% 7.5%↑，LY 0.38×10$^9$/L↓，EO# 0.00×10$^9$/L↓，PCT 0.086%↓，CRP 171.54mg/L↑。西医诊断：新型冠状病毒性肺炎；慢性肾衰竭血液透析状态；继发性贫血。入院后予抗病毒、抗感染、抗炎、血液透析等治疗。

2 月 28 日开始配合使用中医药（首诊）  患者仍有发热，最高体温 37.8℃，伴咳嗽（干咳为主）、气喘。查体：SpO$_2$ 91%（吸氧），半卧位休息，双肺呼吸音粗，未闻及明显干湿啰音，心律齐，双下肢轻度水肿。舌淡红苔白腻，脉沉细寸稍浮。处方：蜜麻黄 6g，苦杏仁 10g，生石膏 20g，茯苓 20g，白术 20g，赤芍 15g，附子 10g，桂枝 6g，泽泻 15g，猪苓 10g，丹参 15g，黄芪 15g，党参 15g，瓜蒌皮 15g，葶苈子 15g。3 剂，每剂煎取 100ml，两次分服。

3 月 4 日（二诊）  患者无发热，干咳、纳差、乏力、口干、口苦、腹泻、颜面浮肿，无胸闷、喘气，无小便，怕冷。SpO$_2$ 95%（吸氧），贫血貌，舌淡红苔白，脉沉细无力。处方：黄芪 60g，当归 15g，桂枝 10g，赤芍 15g，黄连 6g，黄芩 6g，制附片 10g，干姜 15g，炙甘草 10g，忍冬藤 30g，丹参 30g，蒸黄精 30g，党参 20g，菟丝子 20g，枸杞子 20g，生地黄 20g。3 剂，每剂煎取 100ml，两次分服。

3 月 7 日（三诊）  偶尔干咳，无胸闷喘气。纳差、乏力、怕冷、口干、口苦等症均较前明显改善，腹泻已改善。颜面浮肿，贫血貌。SpO$_2$ 99%（吸氧）。舌淡红苔薄白，脉沉细。处方：二诊方去黄连加紫菀 15g，白前 10g。3 剂，每剂煎取 100ml，两次分服。

3 月 12 日  患者无胸闷、咳嗽等症状，无发热，一般情况可。复查肺部 CT 示病灶较前吸收明显，两次复测新冠病毒核酸结果均为阴性，拟出院（图 4-16，4-17）。

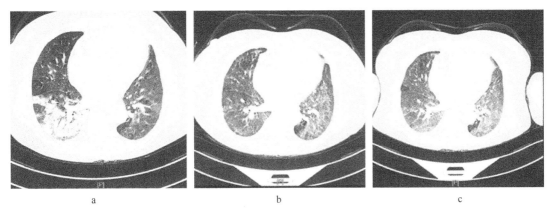

图 4-16　患者胸部 CT 照片

a. 2 月 9 日；b. 3 月 4 日；c. 3 月 11 日

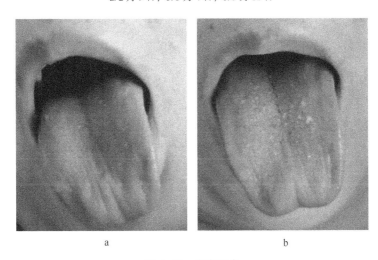

图 4-17　患者舌象

a. 2 月 28 日；b. 3 月 7 日

**分析**　患者以发热、咳嗽、气促为主要症状，病程中有明显发热、喘气、乏力，氧饱和度偏低，肺部感染较重。前期患者主要是透析治疗同时予西药抗感染、抗病毒及激素治疗，患者病情虽有缓解，但仍有明显干咳、低热情况。结合患者纳差、乏力、腹泻、浮肿，舌淡红苔白腻，脉沉细等症状体征，考虑患者肺失宣降、脾肾阳虚。因此在宣肺止咳平喘的同时加强益气健脾、温肾助阳之力，予麻杏石甘汤去甘草宣肺止咳平喘，同时加瓜蒌皮、葶苈子宽胸下气行水；以真武汤去生姜合五苓散加党参、黄芪以温肾健脾，助阳利湿；并以丹参活血化瘀，共奏扶正祛邪之功。二诊时患者发热、喘气明显好转，仍有干咳情况，同时出现口干口苦、腹泻怕冷、脉沉细无力，属于寒热错杂、气血双亏；治疗予四逆汤合黄连汤去半夏以温下寒、清上热，黄芪、当归合党参、丹参、忍冬藤益气养血、活血解毒；同时加黄精、菟丝子、枸杞子、生地黄补肾填精、清虚热；以达寒热共调、气血阴阳并补之效。三诊时患者诸症明显改善，同时脉象较前有力，腹泻缓解，仍偶干咳，效不更方，前方去黄连，加紫菀、白前加强润肺止咳化痰之效。治疗全程始终注意顾护正气，扶助脾肾先后天之本，为取效之关键，祛邪同时不伤正，清热同时顾护阳气，始获良效。

### 5. 案5（襄阳市中西医结合医院，陈娟提供）

徐某，男，57岁。2020年2月4日入院。主诉：咳嗽9天，发热7天。现病史：患者9天前无明显诱因出现咳嗽，7天前发热，最高体温37.3℃，自行使用退热药物（具体不详），但发热反复，并伴有纳差、乏力，无明显咳痰，无鼻塞流涕，无腹痛腹泻。遂就诊于襄阳市中心医院，新型冠状病毒核酸检测阳性，进而确诊为新型冠状病毒肺炎。遂转襄阳市中西医结合医院进行隔离治疗。个人史：家庭群居性发病，家人均已送医院治疗。入院症见：咳嗽，发热（T 37.3℃），畏寒，全身乏力，纳差，睡眠差，大便偏稀。舌瘦，苔白腻。2月5日下午2时，患者体温上升至39.5℃，伴有全身乏力、胸闷不适（活动后加重）。查体：R 28次/分，$SpO_2$ 92%，告病危，联合激素、抗感染、止咳化痰等对症处理。辅助检查：L% 6.44%↓、NEUT% 92%↑、CRP 91.7mg/L↑、SAA＞300mg/L↑、AST 138U/L↑、ALT 148U/L↑、ALP 191U/L↑、γ-GT 152U/L↑、DBIL 7.3μmol/l↑、尿胆红素（＋）。西医诊断：新型冠状病毒肺炎（重型）；中医诊断：寒湿疫，证属寒湿困阻、阳气不足。予麻黄附子细辛汤合理中汤加减，处方：炮附子15g，麻黄8g，细辛8g，醋五味子15g，炒白术15g，干姜10g，生晒参10g，党参15g，茯苓20g。3剂，水煎服，每次1剂，早晚分服。

2月7日二诊　患者无发热，乏力、胸闷减轻，仍咳嗽。舌瘦苔白腻。处方：炮附片15g，麻黄10g，细辛5g，乌梅15g，炒白术20g，茯苓30g，紫苏子30g，干姜10g，僵蚕15g，地龙15g，党参30g，炒苍术15g。7剂，水煎服，每日1剂，早晚分服。

2月15日三诊　患者无发热，偶有咳嗽。舌瘦，苔腻前部偏黄。查体：双肺呼吸音粗，$SpO_2$ 97%。辅助检查：L% 12.32%↓、NEUT% 79.5%↑、AST 26U/L、ALT 61U/L↑、ALP 122U/L、γ-GT 153U/L↑。处方：麻黄9g，炮附子12g，细辛5g，乌梅12g，白术15g，茯苓10g，紫苏子9g，干姜6g，僵蚕10g，地龙10g，白及10g，党参20g，黄芪12g，大黄5g，枳实6g，柴胡15g，黄芩6g。4剂，水煎服，每日1剂，早晚分服。

2月19日四诊　患者咳嗽较前好转。舌红，苔薄。处方：麻黄10g，桂枝15g，苦杏仁15g，生姜15g，甘草8g，细辛8g，苍术15g，白术15g，茯苓20g，法半夏15g，紫苏子15g，地龙15g，桔梗15g，僵蚕15g。6剂，水煎服，每日1剂，早晚分服。

2月25日五诊　咽拭子新冠病毒核酸检测示阴性。精神状态尚可，体力稍差。舌淡红，苔白厚腻。处方：茯苓20g，干姜10g，麻黄10g，桂枝15g，苦杏仁10g，甘草6g，佩兰15g，广藿香10g，紫苏叶6g，炒苍术10g，黄芩6g。3剂，水煎服，每日1剂，早晚分服。

**分析**　该患者初期以发热、畏寒、咳嗽、乏力、纳差、便溏、苔白腻为主要症状和体征，知其外为寒湿所困，内有阳气不足，故以麻黄附子细辛汤为底方宣肺散寒，合四君子汤、理中汤温中益气化湿。加之患者舌瘦、肝功能异常，故加五味子敛肺生津止咳，与细辛、干姜配伍更为止咳之药对，并有保肝降酶之效。后期患者发热、畏寒等表证已解，纳差、便溏等里证亦除，唯偶有咳嗽而苔厚腻，故以麻黄夏术汤为底方，继续宣肺散寒除湿，加健脾化湿药以巩固收功。

### 6. 案6（武汉市第一医院，临床诊断，吴辉、仝小林提供）

李某，男，71岁，2020年2月14日入院。主诉：乏力、气喘1周。患者1周前无明显诱因出现乏力，自诉稍活动后则出现气喘，伴疲劳、食欲减退，无明显咳嗽、咳痰、咽痛、鼻塞、流涕、腹泻等症。2 月 12 日曾于湖北省中山医院查肺部 CT 示双肺斑片状影，自行服用头孢、奥司他韦治疗，症状无明显减轻，遂就诊于武汉市第一医院发热门诊，以"肺部感染"收治入院。患者精神、睡眠一般，食欲下降，大小便正常，体重较前无明显变化。既往无慢性基础病史。入院后 5 日，患者症状以乏力、气喘为主，活动受限。西医治疗予双鼻导管吸氧及抗病毒、抗感染、化痰、补充人血白蛋白等治疗（盐酸阿比多尔胶囊 1 粒/次，1 次/日；莫西沙星片 0.4g/次，1 次/日；乙酰半胱氨酸泡腾片 0.6g/次，2 次/日；人血白蛋白 20g/日，静注，1 次/日。）

2 月 20 日开始配合使用中医药　患者无发热，仍有气喘、乏力，偶有咳嗽、咳痰，食欲欠佳。舌淡红有裂纹，苔少，脉弦。当日复查胸部 CT 示：两肺弥漫性网格影，提示病毒性肺炎合并肺间质纤维化。考虑患者寒湿困脾，脾失健运，脾气虚弱，故治以健脾益气。处方：茯苓 15g，当归 10g，甘草 6g，栀子 10g，牡丹皮 12g，黄芪 20g，党参 12g，麸炒白术 10g。3 剂，每剂煎取 100ml，每日 1 剂，早晚 2 次分服（图 4-18）。

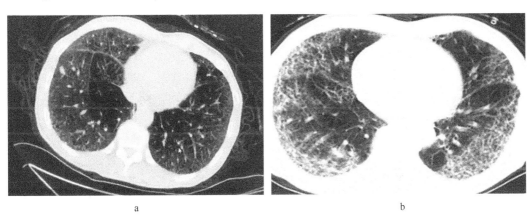

图 4-18　患者胸部 CT 照片

a. 2 月 12 日湖北省中山医院胸部 CT 图；b. 2 月 20 日武汉市第一医院胸部 CT 图

2 月 23 日　患者干咳少痰，胸闷气短，睡眠欠佳，饮食欠佳，大小便正常。舌红有裂纹，少苔，脉细数。查体：T 36.8℃，P 105 次/分，R 22 次/分，鼻导管高流量吸氧 5L/min，SpO₂ 92%。2 月 21、23 日两次进行新冠病毒核酸检测，结果均为阴性。中医专家组全小林院士等查房后示：患者病情日久，气血阴津耗损严重，故需要大力益气养阴。处方：西洋参 12g，麦冬 45g，醋五味子 9g，生地黄 30g，赤芍 30g，知母 15g。3 剂，每剂煎取 200ml，每日 1 剂，早晚 2 次。

2 月 26 日　患者服中药后神志清楚，精神可，胸闷感明显好转，乏力较前减轻。舌淡红，苔薄黄，脉弦。查体：T 36.7℃，目前鼻导管吸氧 3L/min，SpO₂ 98%，R 22 次/分，P 82 次/分，BP 96/50mmHg。中医专家组全小林院士等查房后示：经前期益气养阴治疗后，患者气阴两虚的症状较前明显好转，故不宜再使用大量滋阴的寒性药物，现需在前期治疗的基础上，重视对中焦胃气的保护，采用升阳益胃之法，巩固后天之本。处方：黄芪 20g，法半夏 9g，党参 10g，炙甘草 9g，独活 9g，防风 9g，白芍 10g，羌活 9g，陈皮 6g，茯苓

10g，柴胡 6g，泽泻 6g，麸炒白术 10g，黄连 2g。3 剂，每剂煎取 200ml，每日 1 剂，早晚 2 次（图 4-19）。

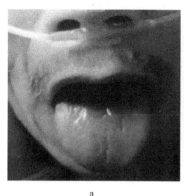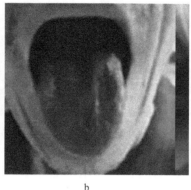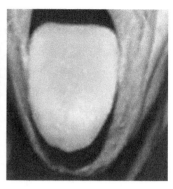

a　　　　　　　　　　　　b　　　　　　　　　　　　c

图 4-19　患者舌象

a. 2 月 20 日；b. 2 月 23 日；c. 2 月 26 日

2 月 28 日　患者间断干咳、活动后胸闷气喘、体力均较前好转，食纳睡眠一般。查体：T 36.2℃，BP 112/71mmHg，P 102 次/分，R 20 次/分，SpO$_2$ 97%（鼻导管 5L/min）。因胸 CT 提示肺纤维化，故予注射用甲泼尼龙琥珀酸钠 40mg，以抗炎，中医予益气活血通络法，转普通病房。同时注意饮食调理，加强营养，每日补充人血白蛋白 20g。

3 月 7 日　患者停止吸氧，活动后无胸闷气短，无发热。复查胸部 CT 示渗出灶明显吸收。3 月 5 日、3 月 10 日两次进行新冠病毒核酸检测，结果均为阴性，择期出院。

**分析**　该患者以乏力、气喘为主症，病程中发热、咳嗽并不明显，但肺部影像学检查示肺部损伤速度快、程度重，故很快发展至呼吸困难、喘憋，进而需要高流量吸氧。病程中该患者多次检查新冠病毒核酸结果均为阴性，但胸部 CT 示大部分为斑片状实变及磨玻璃渗出影，并伴有乏力、气短、氧饱和度＜93%。患者受寒湿所困，表气郁闭，阳气内陷，清阳不升，浊阴不降，人体升降出入的通道受阻，中枢不运，肺失宣肃，故以乏力困倦、气喘为主症。寒湿困脾、脾失健运、脾气虚弱，故首先治以健脾益气，以四君子汤为底方益气健脾，增黄芪、当归以补益气血，栀子、牡丹皮清气分、血分之邪毒。二诊时患者高流量吸氧（5L/min）SpO2 92%，仍然咳嗽，以干咳为主，有胸闷气短，睡眠欠佳，饮食欠佳，舌红有裂纹，少苔，脉细数。仝小林院士诊后表示该患者气血阴津耗损严重，虚热内生，故以生脉饮为底方加大剂量生地以益气养阴，并少佐知母、赤芍以清热活血。三诊时患者经前期益气养阴治疗后，不宜再使用大量滋阴的寒性药物，以防伤阳、恋邪。仝小林院士采用升阳益胃之法以巩固后天之本，处方以升阳益胃汤、二陈平胃散为底方加减，黄芪、党参、麸炒白术健脾益气；陈皮、法半夏、茯苓、炙甘草化痰燥湿；柴胡、白芍、独活、羌活、防风、泽泻升阳祛风。总之，该患者以寒湿起病，寒湿困脾，伤阳致瘀，瘀久化热，入营阻络。故在治疗时首先益气健脾，兼清除瘀热，热邪一除，寒湿再显，故以升阳益胃之法益气健脾、升阳祛湿。另外，诸风药亦能改善寒湿对肺络瘀滞所致之微癥瘕，即防治肺纤维化。

# 五、危重型案例

**1. 案 1（武汉市第一医院，临床诊断，仝小林提供）**

詹某，女，79 岁，2020 年 2 月 12 日以"间断性发热、乏力、食欲减退伴眩晕 5 天"入院。患者配偶为新型冠状病毒肺炎确诊患者。5 天前该患者出现间断性发热，最高体温达 38.4℃，明显乏力、食欲减退、眩晕，遂至华润武钢医院行胸部 CT 检查示：双下肺散布斑片样感染灶，考虑病毒性肺炎，予对症治疗，未行新冠病毒核酸检测，同时急诊转运至武汉市第一医院，以"病毒性肺炎"急收入院。既往有反复发作眩晕、颈动脉狭窄病史，未予治疗。入院诊断：病毒性肺炎；肺部感染；眩晕；颈动脉狭窄。入院后予吸氧、抗病毒、中成药连花清瘟颗粒治疗。2 月 12 日～17 日患者病情稳定。13 日、17 日进行了两次新冠病毒核酸检测，结果均为阴性。

2 月 18 日　患者精神差，不欲食，胸闷气短。在高流量吸氧状态下，指脉氧 90%。遂予无创机械通气，鼻饲肠内营养。复查胸部 CT 示：双肺散在斑片状感染性病变，心影无明显增大，主动脉及冠脉钙化（图 4-20）。

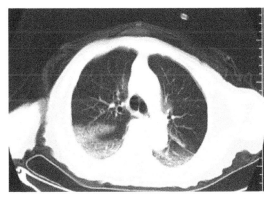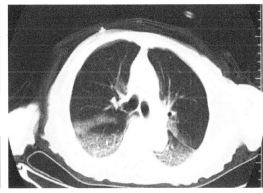

图 4-20　2 月 18 日胸部 CT 照片

2 月 19 日　当日 20：00 许，患者出现神志模糊，反应差，偶有躁动，口唇发绀，气促乏力，无发热，无抽搐，无呕吐、腹泻、腹胀。查体示：T 37.0℃，P 124 次/分，R 40 次/分，高流量吸氧下指尖血氧饱和度波动在 84%～88%，心音有力，心律齐，各瓣膜区未闻及杂音。双肺呼吸音对称，双下肺可闻及散在细小湿性啰音。腹部外形正常，腹软，无压痛及反跳痛，未触及腹部包块，肝脾肋下未触及，肾脏未触及。指端稍凉，CRT 2 秒。患者血象呈中性粒细胞比例升高、淋巴细胞比例降低。结合患者的症状及相关辅助检查结果，可见其病情恶化，呼吸衰竭加重，且伴有脓毒性休克。遂予血管活性药物升压、呼吸机正压机械通气辅助呼吸、补钾、抗炎。经抢救后呼吸 28 次/分，指尖血氧饱和度波动在 90% 左右。

2 月 20 日　患者呈昏睡状态，机械通气高流量吸氧，无发热，鼻饲少量流质饮食，舌苔白腻，脉弱。因患者以乏力、纳差为主要表现，考虑寒湿困脾，脾失健运，故予益气健脾、化湿燥湿利湿之法，以复中焦运化。处方：黄芪 20g，法半夏 9g，党参 10g，炙甘草 9g，独活 9g，防风 9g，白芍 10g，羌活 9g，陈皮 6g，茯苓 10g，柴胡 6g，泽泻 6g，麸炒白术 10g，黄连 2g。5 剂，1 日 1 剂，鼻饲进药。2 月 24 日复查肺部 CT 示：双肺渗出性病变较前增多（图 4-21）。

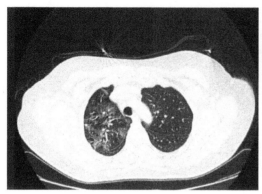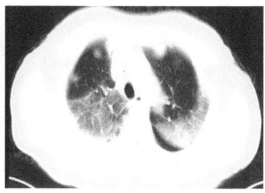

图 4-21　2 月 24 日胸部 CT 照片

2 月 26 日　患者气管插管及呼吸机辅助呼吸，呈昏睡状态，面色萎黄，喘息，肢冷，舌无法查看，脉微细。中医专家组仝小林院士等专家指导组成员查房后示：患者为危重型"新冠肺炎"临床诊断病例，患病日久，阳气虚脱，精神衰败，气少不足以吸，肺失宣肃。宜大补元阳，益气固脱，宣肺平喘。仝小林院士会诊处方：黑顺片 120g（先煎 2 小时），干姜 30g，红参 30g，山萸肉 60g，葶苈子 30g，紫苏子 9g，生大黄 9g，生麻黄 15g，当归 15g，黄芪 60g，麝香 0.4g（分次冲服），炙甘草 9g。1 剂，煎取 200ml，分四次鼻饲管注入。

2 月 28 日　患者气管插管呼吸机辅助通气，呈躁动状态（丙泊酚镇静中），面色萎黄，精神不佳，舌不能查，脉微。心电监护示窦性心律，心率 114 次/分，BP 153/80mmHg，指脉氧 100%。24h 总入量 2978ml，总出量 1300ml。胃肠减压液为褐色液体，解黑便一次。2 月 27 日无发热，今晨体温 36.7℃。患者病情仍旧危重，服用中药后稍有稳定，继服前方，并加强健脾补气之力。处方：黑顺片 120g（先煎 2 小时），干姜 30g，红参 30g，山萸肉 60g，葶苈子 30g，紫苏子 9g，生大黄 9g，生麻黄 15g，当归 15g，黄芪 60g，炙甘草 9g。2 剂，每剂煎取 200ml，每日 1 剂，早晚 2 次分服。患者预后差，密切关注病情变化，不适随诊。

3 月 1 日　当日 1：10，患者血压下降至 77/38mmHg，予以补液，同时加大去甲肾上腺素注射液、多巴胺注射液用量。心电监护示窦性心律，HR 64 次/分，R 22 次/分。血气示：FiO$_2$ 100%，pH＜6.8，PaCO$_2$ 91mmHg，PaO$_2$ 35mmHg，Na$^+$132mmol/L，K$^+$5.9mmol/L，Lac＞15mmol/L。02：17 患者出现心跳呼吸骤停，予胸外按压无效，心电监护示一条直线，宣布临床死亡。死亡原因：呼吸衰竭、病毒性肺炎、循环衰竭、感染性休克、多脏器功能衰竭。

**分析**　该病例为仝小林院士在 ICU 查房中应用中药治疗的"临床诊断型新冠肺炎（危重型）"患者。仝小林院士 2 月 26 日查房时患者已入院 15 天，发病 20 天，病情已转入危重症期。时见患者面色萎黄、喘息、肢冷、脉微细。仝小林院士指出寒湿致病，以伤阳为主线，后期湿瘀入营，出现内闭外脱危候，治以大补元阳、益气固脱、宣肺平喘。方中大剂量使用黑顺片以回阳救逆、温补脾肾；干姜以温中散寒、回阳通脉，两者可合用回阳功效更强；红参以益气复脉固脱、大补元气。山茱萸以收敛元气；生麻黄、葶苈子、苏子、生大黄联用可宣上通下、宣肺通腑；黄芪、当归可益气活血，兼防肺络瘀滞、癥瘕形成；麝香辛香走窜、通络醒神；甘草厚中土而调和诸药。上述诸药配伍可回阳救逆、益阳和阴、救急醒神。寒湿疫，戾气嗜寒、伤阳，寒湿瘀阻，络损瘀热入营，故全方在温阳益气固脱的同时宣上通下、芳香开窍。服药后患者喘息肢冷好转，腑气通，排出黑色粪便。该患者虽然最终因病重抢救无效而死亡，但在诊疗过程中，发现在"寒湿疫"的不同阶段，抓住核心病机，中医药通过扶正祛邪，益气健脾化湿多方面因势利导，可攻可补，可宣可降，可使新冠肺炎整个病程中的发热、纳差、咳喘、便秘、神昏等症状得到缓解。

**2. 案 2（武汉市第一医院，吴辉提供）**

黄某，女，69 岁。2020 年 2 月 14 日以"咳嗽、乏力 2 周"入院。患者 2 周前无明显诱因出现咳嗽，以干咳为主，伴乏力、纳差、气促、低热。2 月 9 日曾就诊于武汉协和医院，行胸部 CT 检查示：肺部感染性病变。入院时精神、食欲、睡眠均差，大便正常，小便色深，次数多。既往有咳嗽病史，冬季高发。查体：T 36.8℃，P 72 次/分，R 18 次/分，BP 130/80mmHg。神志清楚，浅表淋巴结无肿大。心率 72bpm，律齐，双肺呼吸音清，未闻及干湿啰音及胸膜摩擦音。入院后于 2 月 14 日复查胸部 CT 示：双肺散在多发片状感染病灶伴小叶间隔增厚、双侧少量胸腔积液，重症新冠肺炎可能性大。患者于 2 月 13 日、18 日、22 日分别进行了三次新冠病毒核酸检测结果均为阴性。入院后予注射用甲泼尼龙琥珀酸钠、莫西沙星、阿比多尔、胸腺肽、连花清瘟胶囊等药物治疗，但效果不佳。2 月 26 日患者病情恶化，高流量吸氧及无创机械通气下 SpO₂ 仅能维持在 75%，遂于当日下午行气管插管，并转入 ICU 病房进一步治疗。入室血气分析（FiO₂ 100%）示：pH 7.42，PaCO₂ 47mmHg，PaO₂ 108mmHg，Na⁺ 131mmol/l，K⁺ 4.1mmol/l，Lac 1.4mmol/l，BE 6.0mmol/l，P/F 108。进入 ICU 诊断：新型冠状病毒肺炎；急性呼吸窘迫综合征；细菌性肺炎；心功能不全；肝功能不全；低白蛋白血症；电解质紊乱；轻度贫血。先后予头孢哌酮舒巴坦、美罗培南联合利奈唑胺抗感染，盐酸氨溴索化痰，泮托拉唑护胃，注射用甲泼尼龙琥珀酸钠抗炎，胸腺肽增强免疫，并输注白蛋白、球蛋白、红细胞等支持治疗。

2 月 26 日（首诊）　患者呼吸机辅助呼吸，喘憋，舌不能查，脉弱。T 36.6℃，P 95 次/分，R 28 次/分，BP 109/59mmHg，血氧饱和度 92%。中医专家组吴辉主任查房考虑患者元气亏虚、腑气不通、气机失调，治以大补元气、调达气机。处方：人参 20g，丹参 30g，生地黄 20g，生白术 60g，水牛角 30g，金荞麦 15g，生大黄 10g，姜半夏 6g，干姜 6g，黄连 6g，麸炒枳实 15g，槟榔 10g，焯苦杏仁 10g。3 剂，每剂煎取 50ml，每日 1 剂，早晚 2 次分服。

2 月 29 日（二诊）　患者病情危重，无发热，镇静状态，面色萎黄，舌不能查。中医专家组吴辉主任查房考虑元气虚脱、元阳不固、气血瘀滞。处方：红参 30g，淡附片 30g，丹参 30g，当归 15g，生黄芪 60g，红花 15g，地龙 15g，浙贝母 30g，皂角刺 15g，土鳖虫 15g，核桃仁 15g。6 剂，颗粒剂，冲服，每日 1 剂，早晚 2 次分服。

3 月 5 日（三诊）　患者持续机械通气，镇静状态，反应欠佳，面部潮红，微汗出，口干舌红。P-SIMV 模式，FIO₂ 40%，PSV、PC 18cmH₂O，PEEP 6cmH₂O，R 20 次/分，潮气量 500ml。HR 84 次/分，血压 134/76mmHg，SpO₂99%。中医专家组吴辉主任查房考虑患者余毒未清。故在前方的基础上加清虚热药物。处方：红参 30g，淡附片 30g，丹参 30g，当归 15g，黄芪 60g，红花 15g，地龙 15g，浙贝母 3g，皂角刺 15g，土鳖虫 15g，焯桃仁 15g，地骨皮 15g，青蒿 10g，芦根 30g。12 剂，每剂煎取 50ml，每日 1 剂，早晚 2 次分服。服中药至 17 日，期间西医治疗：3 月 6 日抗生素减为头孢哌酮舒巴坦；3 月 7 日行新冠病毒核酸检测结果为阳性；3 月 10 日行气管切开术；3 月 12 日行纤支镜+肺泡灌洗，灌洗液 GM 阳性，故加用伏立康唑抗真菌治疗；静脉营养，补充白蛋白、球蛋白，加用布地奈德、乙酰半胱氨酸雾化。考虑患者肺部感染仍重，暂不能脱机，需加强呼吸功能锻炼及营养支持。3 月 14 日患者复查胸腹 CT 示：双肺斑片状渗出灶大部分吸收。3 月 17 日患者脱机呼吸，无明显不适症状。3 月 18 日出院（图 4-22，4-23，4-24）。

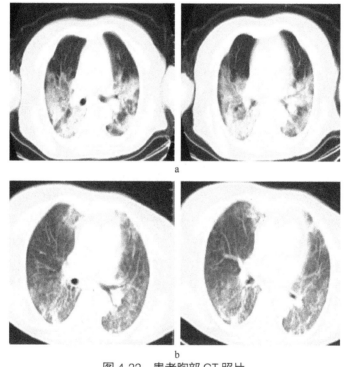

图 4-22　患者胸部 CT 照片

a. 2 月 14 日；b. 3 月 14 日

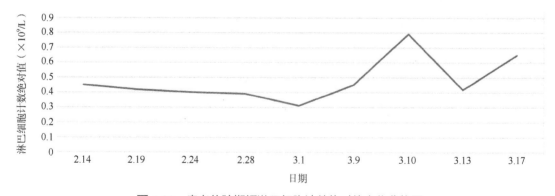

图 4-23　患者住院期间淋巴细胞计数绝对值变化曲线图

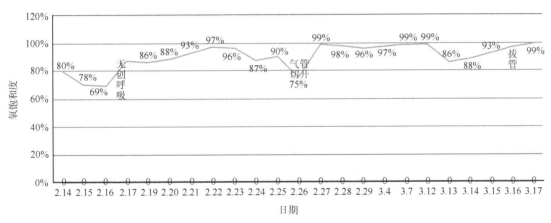

图 4-24　患者住院期间氧饱和度曲线图

**分析**　该患者为"新冠肺炎（危重型）"确诊患者，初期症状表现较轻，以寒湿袭肺、困脾为主要病机。两周后患者病情迅速进展，痰湿闭肺、腑气不通，甚至元气虚脱，元阳不固，气血瘀滞。此时中医介入治疗，一者对湿毒闭肺、腑气不通的喘憋期，治以大补元气，调达气机，宣上通下，攻补兼施；二者对湿毒瘀阻期，予温阳益气、健脾化痰、活血通络之法，给痰湿瘀以出路；三者对后期余毒未清阶段，予温阳益气、清解通络，酌增清理虚热、养阴增液之法，使患者去除余毒，回复元气。该患者经三个阶段的辨证施治，转危为安。

### 3. 案 3（火神山医院，朱蔚提供）

熊某，女，41 岁，2020 年 2 月 9 日入院。主诉：发热 18 天伴呼吸困难 10 天。现病史：患者于 2020 年 1 月 22 日出现发热，体温 38℃，无咳嗽、咳痰，无呕吐、腹痛、腹泻，无头痛、头晕。遂就诊于武汉市三院，完善检查后确诊为"新型冠状病毒肺炎"，因症状较轻，3 天后转入济和医院。入院后发热加重，最高体温达 42℃，约 10 天前出现胸闷气短，逐渐呼吸困难，输液治疗（具体药物不详）后无明显疗效，不能活动，床上翻身即呼吸困难，遂转入火神山医院（重症医学二科）。入院前 1 周患者食欲不佳，进食较少，精神状态欠佳，便秘。既往体健。查体：T 37.1℃，P 82 次/分，R 39 次/分，BP 131/86mmHg。SpO₂ 45%，氧合指数 108，神志清晰。胸部 CT 示：左肺背段及下叶、右肺的中下叶可见弥漫性渗出影以及实变纤维条索。入院诊断：新型冠状病毒肺炎（危重型）；急性呼吸窘迫综合征。入院后予常规抗炎、提高免疫、高流量吸氧以及对症支持治疗后仍有胸闷喘憋，乏力、腹部胀满，大便秘结，氧合指数改善不佳。

2 月 14 日　患者舌红，苔黄厚燥，辨证为疫毒、湿热闭肺，予疫毒闭肺汤（协定处方）：炙麻黄 6g，生石膏 30g，杏仁 10g，瓜蒌 10g，草果 10g，槟榔 10g，苍术 15g，葶苈子 10g，生大黄 20g，桃仁 10g，地龙 10g，天竺黄 10g。口服该方 3 剂后，患者大便秘结明显改善，舌苔减退，生命体征平稳，氧合指数上升，复查胸部 CT 示：两肺炎症吸收，右下肺残留有纤维条索影，继续服用该方治疗。2 月 20 日，患者病情平稳而转入普通病区。2 月 28 日患者达到出院标准而离院。

**分析**　该患者为中年女患，既往体健，患者感邪后，疫毒袭肺闭肺，邪实正盛，正气奋起与邪气相搏，气闭于内，肺气失于宣肃，故见呼吸困难、喘憋明显。再结合舌象，可知该患者尚有湿热邪气郁阻于肺。故予疫毒闭肺汤以宣肺平喘、清热活血、化痰开闭、芳香辟秽，尤其是方中重用大黄以通腑泄肺，既能通便，更有助于肺部炎性病灶的吸收。

### 4. 案4（火神山医院，朱蔚提供）

吕某，女，58岁，2020年2月11日入院。主诉：发热18天。现病史：患者18天前无明显诱因出现发热，最高体温38℃，无畏寒、寒战，无全身肌肉酸痛，无阵发性干咳、喘气、乏力，无咯血，无心慌，无恶心、呕吐、腹泻等症状。遂就诊于蔡甸区人民医院，行胸部CT检查示双肺渗出性炎症，予输液治疗（具体药物不详）后效果欠佳。2月1日复查胸部CT示双肺渗出性炎症较前加重，行新型冠状病毒核酸检测示阳性，予抗病毒等治疗（具体不详），同时转入火神山医院。入院前一周患者出现干咳、胸闷。入院后患者一般状况差，呼吸困难。多次查动脉血气均提示I型呼吸衰竭，氧合指数87。既往糖尿病、高血压病史。入院诊断：新型冠状病毒肺炎（危重型），入院后予常规抗病毒、提高免疫、高流量吸氧以及对症支持治疗。2月26日转入重症医学二科，刻下症见：呼吸困难明显，胸闷、气短，动则加重，咳嗽，腹部胀满，便秘，数日不行。

**2月26日**　开始配合使用中医药。患者舌质紫绛，苔燥白如砂，辨证为疫毒闭肺，予疫毒闭肺汤（协定处方），处方：炙麻黄6g，生石膏30g，杏仁10g，瓜蒌10g，草果10g，槟榔10g，苍术15g，葶苈子10g，生大黄10g，桃仁10g，地龙10g，天竺黄10g。口服该方6剂后患者舌苔明显改善，但氧合指数无明显改善，故予气管插管、ECMO及呼吸机辅助通气。

**3月15日**　患者镇痛镇静状态，身热、面红，腹部略胀满，大便1~2日一行，便干，舌体胖大，舌质红，无苔，脉弦滑数，辨证为热入营血、气阴两伤，治以清热凉营、增水行舟，予清营汤合增液汤加减，处方：生地黄60g，玄参60g，麦冬30g，大黄10g，蝉蜕20g，浙贝母30g，瓜蒌50g，马鞭草30g，牡丹皮15g，赤芍100g，金银花30g，西洋参30g，人参20g。口服该方9剂后患者大便通畅，复查床旁胸片示双肺渗出性炎症部分吸收，撤去ECMO及呼吸机。

**分析**　该患者为老年女性，既往有糖尿病、高血压病史，入院时一般状况差，呼吸困难，氧合指数极低，舌苔白厚如积粉。结合患者的四诊信息，可知"疫毒内伏膜原"为其当下之核心病机。疫毒闭阻气机，直中脏腑，病邪深重，预后较差，故予疫毒闭肺汤化浊辟秽、清热宣肺。服该方6剂后患者舌象变化明显，但氧合指数改善不佳，病情危重，故予气管插管、ECMO及呼吸机辅助呼吸。肺与大肠相表里，疫毒闭肺，腑气亦阻；腑气不通反过来亦会加重肺气闭阻，使呼吸困难更加明显；舌质红绛无苔，为热入营血、阴伤致瘀之象；故以凉血解毒、通腑泻热、养阴增液、益气固本的方法使邪热得泄、腑气通畅、瘀血消散、气阴得复。因肺气得以宣肃，使肺部炎症亦得以部分吸收。

### 5. 案5（武汉市第一医院，李凯提供）

杜某，男，75岁，2020年2月13日收治入院。主诉：咳嗽3天。现病史：患者3天前出现咳嗽有痰，伴疲劳、饮食减退、活动后气喘等症，无发热、腹泻、咽痛、鼻塞、流涕等症，小便正常。其配偶曾确诊为"新冠肺炎"。既往 2 型糖尿病病史。入院后予连花清瘟胶囊 1.4g 口服 每日 3 次；盐酸阿比多尔片 0.2g 口服每日 3 次；阿卡波糖片、格列齐特片口服降糖（自备）。

2 月 14 日　患者精神差，神志模糊，呼吸困难，大便秘结，SpO$_2$ 85%。西医予免疫抑制、护胃、通便治疗（注射用甲泼尼龙琥珀酸钠 40mg、奥美拉唑注射液、开塞露）。从 2 月 14 日至 2 月 17 日，患者血氧饱和度波动在 77%～89%，予面罩吸氧，期间有烦躁、呼吸困难、喘憋、心慌等症，心率最快 130 次/分。2 月 17 日患者开始使用无创呼吸机辅助呼吸，西医方面加用洛匹那韦利托那韦片、头孢派酮舒巴坦。

2 月 18 日　患者血氧饱和度波动在 78%～80%，呼吸困难，疲倦乏力，大便 4 次/天，稀水样便，心率 90 次/min，舌淡苔腻，脉沉细无力。结合患者目前的临床表现，可推测其目前的呼吸困难为寒湿闭肺、肾不纳气、气虚下陷、内闭外脱所致，故治以回阳救逆、补气升提，方用升陷汤、四逆汤、五苓散加减。处方：黄芪 45g，升麻 6g，桔梗 6g，知母 8g，柴胡 6g，茯苓 45g，煒苦杏仁 12g，炙甘草 6g，红参 10g，桂枝 15g，射干 10g，熟附片 10g，干姜 15g，细辛 9g，麸炒白术 15g。每日 1 剂，代煎，分 2 次服用。

2 月 19 日　患者血氧饱和度波动于 92%～98%，呼吸困难好转，精神好转。故将甲强龙注射液由 40mg 减至 20mg 静脉注射每日 1 次。辅助检查：BNP 156ng/L；GM 试验：曲霉菌半乳甘露聚糖抗原检测阴性（－），曲霉菌半乳甘露聚糖抗原检测 0.28；真菌（1-3)-β-D 葡聚糖测定＜50.00pg/ml；电解质正常。2 月 20 日查 DD 二聚体 10.42mg/L（较正常升高），故予低分子肝素钠 4100U 皮下注射。

2 月 21 日　患者出现双下肢水肿，自觉呼吸困难好转，仍疲倦乏力，大便 6 次/日，稀水样便，HR 80 次/分，舌淡苔腻，脉沉细无力。患者本身阳气衰微，若继续腹泻则有亡阳的可能。秉持"急当救里"的原则，以回阳救逆、潜阳定喘为法，方用真武汤合破格救心汤加沉香。处方：熟附片 60g（先煎），生龙骨 30g（先煎），酒萸肉 60g，沉香 3g，干姜 60g，炙甘草 30g，红参 60g，生牡蛎 30g（先煎），煅磁石 30g（先煎），茯苓 60g，麸炒白术 45g。每日 1 剂，分 5 次服用。用药当晚患者小便量明显增多，当日的 24 小时总尿量达 3380ml。22 日患者双下肢水肿明显消退，呼吸困难进一步好转，进食增加，大便仍然稀溏。停用洛匹那韦利托那韦片，停药一天后患者大便即恢复正常。2 月 22 日，考虑患者尿量增多太快，故以前方减量（每日半剂）服用，减量后患者的 24 小时尿量为 1850ml。

2 月 24 日　患者气喘明显好转，精神好，食欲可，可自行从床上坐立，可适当自主活动，血氧饱和度波动在 94%～96%。由于呼吸困难、喘憋等症状均有好转，且血氧饱和度连续 3 天保持稳定，故将无创呼吸机改为面罩吸氧。

2 月 25 日　当日上午 10 点患者自诉心慌，HR115 次/分，律齐。2 月 23 日曾行心电图检查示窦性心律、完全性右束支传导阻滞、ST 段改变、QRS 电轴右偏。故予比索洛尔 1.25mg 口服对症治疗。分析患者心率突然增快与本身存在完全性右束支传导阻滞有关，与中药减量太快亦可能存在一定关系，故嘱患者仍使用 21 日方全量服用，其后患者心率恢复正常，呼吸困难进一步好转，血氧饱和度稳定。2 月 28 日行胸部 CT 检查示：双肺感染性病变，请结合病原体检查除外病毒性肺炎。3 月 9 日行新冠病毒核酸检测结果为阴性，行新型冠状病毒抗体检测示：2019-nCoV IgM 抗体弱阳性（±），2019-nCoV IgG 抗体阳性（＋）（表 4-2，4-3）。

表 4-2　患者症状体征变化表

| 症状体征 | 2.14 | 2.18 | 2.21 | 2.25 |
|---|---|---|---|---|
| T（℃） | 36.8 | 36.0 | 36.1 | 36.3 |
| P（次/分） | 130 | 80 | 80 | 115 |
| $SpO_2$（%） | 77 | 80 | 92 | 94 |
| 乏力 | + | + | + | + |
| 咳嗽 | + | + | + | + |
| 咯痰 | − | − | + | + |
| 喘憋 | ++ | 无创呼吸机 | 无创呼吸机 | 面罩吸氧 |
| 水肿 | − | − | + | |
| 大便 | 秘结 | 水样便 4 次 | 水样便 6 次 | 正常 |
| 饮食 | 差 | 鼻饲 | 正常 | 食欲可 |
| 神志 | 模糊 | 神清、烦躁 | 清 | 清 |
| 睡眠 | 嗜睡 | 差 | 可 | 可 |
| 舌苔 | | 舌淡苔腻 | 舌淡苔腻 | |
| 脉象 | | 沉细无力 | 沉细无力 | |

表 4-3　治疗前后检验指标变化

| 指标 | 2 月 14 日 | 2 月 19 日 | 2 月 25 日 |
|---|---|---|---|
| WBC（$10^9$/L） | 7.11 | 9.96 | |
| N（$10^9$/L） | | 8.9 | |
| L（$10^9$/L） | 0.58 | 0.46 | |
| RBC（$10^{12}$/L） | 4.73 | 4.8 | |
| Hb（g/L） | 152 | 171 | |
| PLT（$10^9$/L） | 93 | 95 | |
| TBIL（μmol/L） | 24.2 | 32.7 | |
| IBIL（μmol/L） | | 27.8 | |
| TP（g/L） | 60.3 | 61.4 | |
| ALB（g/L） | 27.6 | 27.5 | 22.9 |
| A/G | 0.84 | 0.81 | 0.94 |
| ALT（U/L） | | | 85 |
| AST（U/L） | | | 45 |
| LDH（U/L） | | 461 | |
| BUN（mmol/L） | | 9.1 | |
| CRE（μmol/L） | 54 | 44 | |
| UA（μmol/L） | 190 | 186 | |
| CRP（mg/L） | 55.6 | | |
| PCT（μg/L） | 0.05 | <0.05 | |
| D2 聚体（mg/L） | | 10.42 | |

**分析**　该患者从发病至出现呼吸窘迫不到 1 周时间，在使用中药治疗之前其整体病情呈进行性加重。中医考虑该病的发病因素为寒湿戾气侵袭，寒湿戾气一方面"侵损肺脏"使肺气宣肃失常；另一方面寒湿戾气耗伤机体阳气。患者高龄，阳气本弱，外损内伤，元阳大伤，故出现肾不纳气和气虚下陷的情况，进而出现呼吸困难、憋闷、咳嗽、倦怠乏力等症。另外，该患者对西药不能耐受而出现明显的腹泻，气随泻脱，脾气受损，阳气更伤。因此，先以升陷汤升其阳气，以四逆汤回阳救逆，以五苓散温阳利水。三方合奏温阳化湿、回阳补气之功。因此，患者在用药后呼吸困难明显好转，血氧饱和度增加。但下肢水肿明显，说明当前之方对患者而言温阳以助气化之力仍显不足，健脾祛湿之力亦需进一步加强，故改用破格救心汤合真武汤加减治疗。方中附片辛甘温阳，有回阳救逆、温补脾肾之效；干姜有温中散寒、回阳通脉之效，两者合用回阳功效更强；山茱萸有收敛元气之功；生龙骨、生牡蛎安魂魄、敛浮散之阳气，二者合用有固肾摄精、收敛元阳之功效；磁石有维系阴阳之功；红参有大补元气、复脉固脱之功；甘草厚中土而调和诸药。上述诸药配伍可有回阳救逆、益阳和阴、救急醒神之功。加大剂量茯苓、白术以合真武汤之意，功在温阳利水。药证相合，故次日该患者的小便量明显增加，双下肢水肿明显减轻。体内废水一除，肺朝百脉得复，呼吸困难亦明显好转。

# 六、恢复期病例

### 1. 案 1（武汉市第一人民医院，全小林院士"通治方"治验，曹丽蓉提供）

马某，女，74 岁，2020 年 2 月 9 日初诊。该患者经肺部 CT 检查及新冠病毒核酸检测而确诊为"新冠肺炎"，经西医治疗（具体用药不详）后达到出院标准而离院。现居家隔离，但遗留有咳嗽、乏力等不适。刻下症：咳嗽，时有气喘，伴胸闷、乏力、下肢沉重、口干口苦、小便黄、大便稀。舌淡，苔薄白微腻。辨证为余邪未净，寒湿阻肺困脾。治以宣肺透邪、解毒通络、辟秽化浊、健脾除湿。处方："通治方"加减：生麻黄 6g，杏仁 9g，生石膏 15g，羌活 15g，葶苈子 15g，贯众 15g、地龙 15g、徐长卿 15g、藿香 15g、佩兰 9g、苍术 15g，云苓 45g，生白术 30g，焦三仙各 9g，厚朴 15g，焦槟榔 9g，煨草果 9g，干姜 15g，炙紫菀 15g。1 剂，水煎服，早晚分服。

2 月 10 日二诊　服药 1 剂后，患者胸闷、气喘基本消失，现偶尔咳嗽，伴少许白痰。继予前方加减治疗。

2 月 13 日三诊　服药 3 剂后，患者口干口苦消失，现偶咳少许白痰、乏力，继予前方加减治疗。

2 月 14 日四诊　患者诸症基本消除，复查肺 CT 示右肺多发斑片状磨玻璃影（较前好转）。

**分析**　该患者为高龄女性，舌质淡提示其阳气素虚。此次又感寒湿疫毒，可谓雪上加霜。经西医治疗后戾气虽除，但寒湿未尽，故出院后仍遗留有咳嗽等不适。结合症状及舌象，可知"寒湿阻肺碍脾"为其核心病机。寒湿蕴肺、肺失宣降，故见咳嗽、气喘、胸闷；湿邪中阻、清阳不升，故见乏力、下肢沉重、大便稀；口干口苦，小便黄则提示湿邪有郁而化热的趋势。"通治方"本为"寒湿疫"初期患者而设，但该恢复期患者阳气亏虚、余邪未尽，其证候特征亦符合"通治方"的辨治范畴，故仍以此方加减治疗。方证相合，故患者症状明显缓解，肺部炎症得到部分吸收。

### 2. 案 2（武汉市第七医院，仝小林提供）

徐某，女，40岁，医生，2020年3月23日初诊。主诉：心慌、气短2月余，伴情绪焦虑、肝功能异常1月余。现病史：患者因劳累受凉加之密切接触了3例"新冠肺炎"患者后于1月19日开始腹泻，为黄色稀便，每日5次左右，无腹痛、发热、里急后重感；伴前额及两侧头部剧烈疼痛，不欲食，进而以"急性胃肠炎"收治入院。1月21日查胸部CT示双肺多发斑片状影，1月23日行新冠病毒核酸检测示阳性，确诊为"新冠肺炎"。1月25日复查胸部CT示双肺多发斑片状磨玻璃影（以胸膜下为著），并出现气短、心慌、失眠等，心率增至130～140次/分，休息及低流量吸氧后可缓解。予洛匹那韦利托那韦片、艾司唑仑片等对症治疗。1月31日复查胸部CT示较前好转，复查新冠病毒核酸示阴性。2月1日心电图示窦性心律、T波改变。2月2日复查新冠病毒核酸示阴性，办理出院。出院后患者居家隔离，仍自觉心慌、气短，且有严重的情绪焦虑（失眠、多梦等），伴肝功能异常。查心脏MRI示左室结构未见明显异常、左室心肌信号未见明显异常、心包少量积液。心理量表检查示重度焦虑、中度抑郁。3月23日复查肝功能示ALT 142U/L、AST 88 U/L。患者既往有"重症肌无力"病史。刻下症：面色萎黄，形体消瘦，语音清晰，语声无力，胸闷，气短，活动后心悸气喘加重（需吸氧缓解），失眠焦虑，肝区缩紧隐痛，舌体胖大，边有齿痕，舌边尖及舌下有瘀点，舌质淡红，苔白滑腻，脉沉细无力。辨证：脾虚肝郁、阳虚不化、痰湿瘀滞。治法：益气温阳、健脾化湿、养肝化瘀、安神。处方：附子理中汤加减。黑顺片15g，生晒参9g，黄芪30g，干姜15g，茵陈30g，五味子15g，炙甘草15g，茯神30g，丹参15g，桂枝30g。6剂，每日1剂，早晚饭后服用。

3月28日二诊　患者胸闷气短、乏力纳差明显改善，肝区隐痛消失，焦虑失眠也有改善。复查肝功示恢复正常。

**分析**　该患者既往有"重症肌无力"病史，素体中气不足，脾胃亏虚，加之工作过劳、感寒受凉、密切接触新冠肺炎患者，致使寒湿夹疫毒直中脾胃，故出现严重腹泻、纳差、乏力等症状。严重的腹泻反过来亦可损伤脾阳，使痰湿内生；痰湿上犯，侵及肺脏，即"脾为生痰之源，肺为储痰之器"。脾肺气虚阳弱，寒湿痰瘀阻滞，久而可波及心、肝。该患者经西医规范治疗后核酸转阴、肺部炎性渗出明显吸收，但患者仍有胸闷、气短、心悸、焦虑、失眠、肝区缩紧隐痛等症状。其舌体胖大，边有齿痕，舌边尖及舌下有瘀点，舌质淡红，苔白滑腻，脉沉细无力，此皆为阳虚、痰湿、血瘀之征。故以附子理中汤为底方加减治疗，方中之黑顺片、生晒参、干姜、炙甘草温阳散寒祛湿以祛除内外之寒湿、恢复中焦运化；黄芪、桂枝、丹参益气通络、温经活血，诸药共奏温化体内"寒湿痰瘀"之作用；茯神安神，茵陈、五味子为保肝降酶之"靶药"。该病例提示：①中医药能有效改善恢复期患者遗留的乏力、气短、心悸、焦虑、纳差等症状；②中医药可促进恢复期患者心、肺、肝、消化功能的恢复；③中医药可调节恢复期患者焦虑、失眠等精神心理问题。

**3. 案 3（湖北省中医院，周亚娜提供）**

陈某，男，47 岁。2020 年 3 月 7 日初诊。主诉：咳嗽 1 月余。现病史：患者于 1 月 24 日起病，症见发热、咳嗽，最高体温 38.6℃，进一步检查确诊为"新冠肺炎"。2 月 1 日收治入院，经相关治疗后于 2 月 10 日出院并继续隔离。患者近 2 周仍有咳嗽、胸闷不适、睡眠差。现特来湖北省中医院寻求进一步治疗。刻下症：咳嗽，痰少，胸闷，头昏，睡眠欠佳，易醒，纳食欠佳。舌暗胖有裂纹，苔黄腻。诊断：新冠肺炎（恢复期）。辨证：痰瘀互结，余邪未净。治法：化痰祛瘀，和解少阳，兼去余邪。处方：温胆汤、血府逐瘀汤、小柴胡汤加减。柴胡 10g，酒黄芩 6g，法半夏 15g，太子参 15g，炙甘草 6g，麸炒枳实 15g，川芎 9g，牛膝 9g，当归 9g，燀桃仁 15g，红花 6g，赤芍 15g，姜竹茹 15g，白术 15g，北沙参 30g，蜜麻黄 6g。7 剂，颗粒剂，每日 1 剂，开水冲服。

3 月 16 日二诊　患者咳嗽消失，胸闷缓解。现睡眠欠佳，易醒，耳鸣，纳食欠佳。舌紫暗胖有裂纹，苔黄。处方：柴胡 10g，法半夏 15g，黄芩 10g，太子参 15g，茯神 15g，泽泻 12g，生白术 15g，肉桂 6g，猪苓 10g，瓜蒌皮 12g，薤白 15g，枳壳 10g，苏梗 20g，炒栀子 12g，淡豆豉 10g，鹿角片 20g，甘草 6g。7 剂，颗粒剂，每日 1 剂，开水冲服。

3 月 28 日三诊　患者胸闷明显缓解，无咳嗽、咽部不利、汗出，耳鸣缓解。现乏力，睡眠欠佳，易醒，纳食一般，二便可。舌紫暗，有裂纹，苔黄白相间。继服上方 14 剂以巩固治疗。

**分析**　该患者体形偏胖，素有痰湿。此次患病病程较长，仍有余邪未净，考虑少阳病兼有痰湿，故在小柴胡汤的基础上加用温胆汤以清少阳湿热。患者舌有裂纹，已有伤阴之象，故加用太子参、北沙参以益气生津。联用血府逐瘀汤以活血化瘀，进而促进肺部病灶的吸收。二诊时患者咳嗽、胸闷缓解，但存在耳鸣的症状，考虑为水饮上泛所致，故加茯神、泽泻、猪苓、白术以利水渗湿。

**4. 案 4（湖北省中医院，周亚娜提供）**

张某，男，51 岁。2020 年 3 月 10 日初诊。主诉：咳嗽 1 月余。现病史：患者于 1 月 25 日起病，症见发热，最高体温达 40℃，伴咳嗽等症。2 月 4 日入住武汉亚洲心脏病医院，进一步检查确诊为"新冠肺炎（重症）"，经治疗后于 2 月 17 日病情好转出院并继续隔离。但患者近来仍有干咳、盗汗、胸闷等不适，遂来湖北省中医院寻求进一步治疗。刻下症：时有干咳，胸闷气短，盗汗，难以入睡，易醒，稍有口干口苦，稍有头昏头痛，纳可，二便可。诊断：新冠肺炎（恢复期）。辨证：气阴两虚，痰瘀互结，余邪未净。治法：益气养阴、活血化痰、兼去余邪。处方：青蒿鳖甲汤合补中益气汤、三拗汤加减。青蒿 12g，醋鳖甲 20g，生地黄 15g，知母 15g，炙黄芪 24g，太子参 20g，白术 9g，蜜麻黄 6g，燀苦杏仁 20g，炙甘草 6g，丹参 10g，三七 6g，烫水蛭 3g，土鳖虫 6g，浙贝母 6g，陈皮 9g，燀桃仁 15g，天竺黄 10g，北沙参 40g，淫羊藿 6g。14 剂，颗粒剂，每日 1 剂，开水冲服。

3 月 26 日二诊　患者诉服药后诸症皆有缓解，可耐受步行及慢跑 50 分钟，无干咳、乏力。现咽部不利，稍有胸闷，盗汗，稍有头昏，无头痛，睡眠欠佳，入睡困难，易醒，皮肤瘙痒，纳可，口中黏腻不爽，无口干口苦，二便可。舌暗红，苔薄黄，脉滑。处方：三七 6g，土鳖虫 6g，淫羊藿 6g，蜜麻黄 3g，蜜枇杷叶 15g，燀桃仁 15g，射干 10g，郁金 15g，小通草 5g，当归 12g，连翘 15g，赤小豆 20g，麸炒枳壳 15g，姜竹茹 10g，薏苡仁 30g，石菖蒲 15g，甘草 6g，炙黄芪 15g，太子参 12g，丹参 10g。14 剂，颗粒剂，每日 1 剂，开水冲服。

**分析** 该患者前期所患为重型新冠肺炎，结合其当下的四诊信息，可知"肺脾气虚，痰瘀阻滞肺络"为其核心病机，故以青蒿鳖甲汤养阴透热兼通肺络，以补中益气汤补养肺脾之气，以三拗汤开宣肺气而兼以化痰。二诊时患者咳嗽等症缓解，但仍有咽部不利、胸闷、盗汗等症，故将参芪减量，加上焦宣痹汤以利湿化痰、调畅上焦气机，加温胆汤清胆和胃安神，加麻黄连翘赤小豆汤清热利湿止痒。

### 5. 案 5（湖北省中医院，周亚娜提供）

汪某，男，71 岁。2020 年 3 月 10 日初诊。主诉：乏力、气喘 1 月余。现病史：患者于 1 月 10 日无明显诱因出现头痛，无恶寒发热。就诊于某社区卫生服务中心，经对症治疗（具体不详）2 天后开始出现低热，且出现胸闷气喘等不适。进一步检查后确诊为"新冠肺炎"。1 月 29 日转入金银潭医院住院治疗，经治疗后于 2 月 4 日出院并隔离。隔离期间患者一直存在重度乏力、活动后气喘等不适，故于 3 月 10 日来湖北省中医院寻求进一步治疗。刻下症：干咳难忍，咽痒，夜间咳嗽难以入睡，胸闷，乏力，头昏头痛，口干不欲饮，无口苦，手足心热，睡眠差，纳食一般，夜尿 2 次，大便可。舌暗，苔少，脉浮弦。诊断：新冠肺炎（恢复期）。辨证：气阴两虚，脾胃不足，余邪未净。治法：养阴清热、益气健脾，兼去余邪。处方：生脉散、青蒿鳖甲汤、上焦宣痹汤加减。南沙参 15g，北沙参 15g，太子参 20g，麦冬 20g，醋五味子 6g，山药 40g，淡竹叶 10g，桑叶 10g，芦根 20g，丹参 12g，炙甘草 6g，青蒿 15g，醋鳖甲 20g，生地黄 15g，知母 15g，牡丹皮 12g，射干 12g，蜜枇杷叶 12g，生姜 9g。7 剂，颗粒剂，每日 1 剂，开水冲服。

3 月 18 日二诊 咳嗽明显缓解，现偶有干咳，手足心热缓解，睡眠改善（可睡 6 小时），精神可，时有头痛，无胸闷不适，稍有口干。已有舌苔。处方：北沙参 15g，太子参 20g，麦冬 20g，醋五味子 6g，山药 40g，淡竹叶 10g，桑叶 10g，芦根 20g，丹参 12g，炙甘草 6g，青蒿 15g，醋鳖甲 20g，生地黄 15g，知母 15g，牡丹皮 12g，射干 12g，蜜枇杷叶 12g，生姜 9g，天麻 15g，制附片 6g，石菖蒲 12g。7 剂，颗粒剂，每日 1 剂，开水冲服。

3 月 26 日三诊 现稍有咳嗽，余无明显不适。嘱患者继续服用"肺炎通治方"（仝小林院士所制定之恢复期通治方）巩固治疗。

**分析** 该患者高龄，且患病日久，故出现气阴两伤之象。结合其四诊信息，可知"肺脾气阴两伤，余邪未尽"为其核心病机，故须益气阴、健脾胃、清虚热、透余邪。因此，首先以生脉散益气养阴，以青蒿鳖甲汤清透余邪，以上焦宣痹汤开宣肺气、润肺利咽止咳。二诊时患者咳嗽大减，阴虚症状缓解，舌苔较前增加，提示胃气渐复。根据阴阳互根之理，少佐附片以温补脾肾之阳。

# 参 考 文 献

[1] 崔佳，司福国. 喜炎平注射液的临床应用研究进展[J]. 淮海医药，2018，36（03）：378-380.

[2] 高杰，任晓亮，蒲位凌，等. 血必净注射液及其降解产物的安全性研究[J]. 时珍国医国药，2015，26（08）：1882-1884.

[3] 司福国，崔佳，王兆斌. 热毒宁注射液的临床应用进展[J]. 淮海医药，2016，34（06）：763-764+773-774.

[4] 任洪耀，刘伟国，宋晓玲，刘逢芹. 痰热清注射液研究进展[J]. 药学研究，2018，37（12）：715-717.

[5] 宋永熙，焦亿. 醒脑静注射液临床应用概述[J]. 中国中医药科技，2010，17（05）：472-473.

[6] 曾德金. 参附注射液的药理研究及临床应用进展[J]. 中西医结合研究，2019，11（03）：159-161.

[7] 王厚恩，白文宇，刘唤，等. 生脉方的研究进展[J]. 中成药，2019，41（01）：151-159.

[8] 黄泽清，胡铁宏. 参麦注射液的药理和临床研究进展[J]. 临床医药文献电子杂志，2017，4（14）：2762-2763.

# 第五章　COVID-19 相关的方药研究

## 第一节　抗 COVID-19 及冠状病毒的单味药研究

### 一、已有实验和（或）试验证据的单味药研究

#### （一）抗 COVID-19

牛明等从国家及各省市公布的中医药抗 SARS 和 SARS-CoV-2 方案中，基于临床经验和分子对接技术筛选出 46 个能作用于 SARS-CoV-2 S-蛋白与人体血管紧张素转换酶 2（ACE2）结合区域且具有较高结合能的中药活性成分，主要归属于桑叶、苍术、浙贝母、生姜、金银花、连翘、草果等 7 味中药，与临床小组初拟中医组方的主要药味具有较好的吻合度[1]。贺福元等提出基于生物超分子"印迹模板"的"气析"作用进行抗 SARS-CoV-2 药物的研究策略，一方面可快速研究出抗 SARS-CoV-2 药物，另一方面创立一种中西医兼融的抗病毒药物研究模式，中药、SARS-CoV-2 和人体三者均按生物超分子"印迹模板"产生作用，理论上存在相似"印迹模板"，并受遗传、气候环境影响，相互呼应，而前期对大批次的鱼腥草和金（山）银花的挥发性成分的随时、随域的成分、药理作用进行了研究，发现符合三变三不变规律，其挥发性成分和组方可用于 COVID-19 药物的快速开发[2]。

中国科学院上海药物研究所与上海科技大学免疫化学研究所制定了高效的药物筛选策略，重点针对已上市药物以及自建的"高成药性化合物数据库""药用植物来源化合物成分数据库"进行药物筛选，迅速发现了 30 种可能对 SARS-CoV-2 有治疗作用的药物、活性天然产物和中药，植物药活性成分虎杖苷和脱氧土大黄苷与 3CL 水解酶——抗冠状病毒最关键的蛋白之一，结合较好，可能对病毒有抑制作用，以及虎杖、山豆根等中药材中也可能含有抗 SARS-CoV-2 的有效成分[3]，以及山豆根查尔酮、紫草素等中药材提取活性成分可能具有抗 SARS-CoV-2 活性。北京中医药大学乔延江教授基于 Mpro 和 PLP 分子对接等计算机辅助药物设计技术，结合肖小河研究团队通过 ACE2 靶点筛选获得的中药，以及国医大师熊继柏解读的湖南省新冠病毒肺炎中医药诊疗方案，结果显示，PLP 抑制活性筛选获得的瓜蒌及 ACE2 筛选得到的贝母包含于桑贝止嗽散、小陷胸汤之中，有清化热痰之功

效，主治痰热壅肺所致的痰多咳喘或燥痰犯肺、干咳少痰、咯痰不爽，可应用于病毒作用初期外邪闭肺所致的咳嗽微喘等证型；Mpro 抑制活性筛选获得的中药大黄佐以 PLP 筛选获得的瓜蒌，清泻腑气，二者包含于麻杏石甘汤、宣白承气汤中，可应用于疾病重症期邪热壅肺、疫毒闭肺以致腑实里结等证型；ACE2 抑制活性筛选获得的中药桑叶、金银花及连翘包含于桑菊饮和银翘散中，轻清宣透，可应用于疾病初期温邪犯肺及咳嗽微喘等证型[4]。

李婧等基于文献挖掘与分子对接技术对抗 SARS-CoV-2 中药活性成分进行筛选，通过对候选中药处方配伍的考察，筛选出 23 个高频使用的中药，根据《新型冠状病毒感染的肺炎诊疗方案（试行第五版）》推荐中药进行整合，总共筛选出板蓝根、金银花、黄芩、连翘、鱼腥草、麻黄、黄芪、甘草、虎杖、黄连、柴胡 11 个候选中药以及 469 个候选活性成分，分子对接后柴胡中柴胡皂苷（E、B1、D、F、B2、C2、A）对 SARS-CoV-2 3CL 水解酶蛋白均有较好的结合力，柴胡皂苷是柴胡中提取的萜类物质，具有抗病毒作用。甘草中的甘草酸也对 SARS-CoV-2 蛋白有潜在作用。可见，候选药物中柴胡、甘草、金银花等中药含有较多潜在抗 SARS-CoV-2 活性成分[5]。张岩等提出中医药推荐的中药防治COVID-19 药方中，大多包含了黄芪、人参、槟榔、金银花、连翘等，其中黄芪、人参、槟榔、山药均可调节 RAS，其活性成分包括黄芪甲苷、人参甲苷 Rg3 等[6]。青蒿素及其衍生物具有抑制免疫反应的作用，可用于治疗"炎症风暴"造成的重症 COVID-19，即一个由我国发现的最具有影响力的老药，不仅可用于治疗"炎症风暴"引起的重症肺炎，还可能具有直接抑制病毒的作用。

Zhou P 等确认 SARS-CoV-2 与 SARS 冠状病毒进入细胞的途径是通过 ACE2 细胞受体，甘草中的甘草酸可与 ACE2 结合，推测甘草酸可能成为 COVID-19 的潜在治疗药物[7]。蔡楠等提出穿心莲内酯在 COVID-19 治疗中具有潜在的抗病毒作用，且能降低患者炎症水平，改善呼吸道症状，抑制并发细菌感染，提升机体免疫力。同时亦不会带来激素类药物的免疫抑制作用，不良反应发生率低。除此之外，穿心莲内酯有一定的保肝作用和治疗心血管疾病的临床使用经验，提示其可能会对由 COVID-19 引发的肝损伤、心脏损伤以及药物性肝损伤有一定的保护作用，但还有待临床进一步验证[8]。程韶等提出黄芩、连翘、丹皮、丹参、人参、黄芪、党参、白术、山药等均已被纳入 COVID-19 的诊疗方案中，可能有助于减轻过度的炎症反应和氧化应激状态，减轻重症患者的临床症状[9]。

（二）抗其他冠状病毒

黄芩苷、甘草甜素具有抗 SARS 冠状病毒活性。黄芩苷、甘草甜素作用于从 10 名 SARS患者分离出的 10 株 SARS 冠状病毒，从 $EC_{50}$（48h、72h）、$CC_{50}$ 的结果显示，黄芩苷的三个数据分别为 12.5～25、25～50、>100ug/ml，甘草甜素均>400μg/ml，黄芩苷入血浓度比甘草甜素浓度高，且价格便宜，因此推荐静脉注射黄芩苷[10]。易文龙用鱼腥草、大蒜新素注射液进行抗鼠冠状病毒 MHV-3 效应的体内外实验，鱼腥草注射液抑制 MHV-3 的半数抑制率为 22.06μg/ml；大蒜新素在 7.6μg/ml 浓度时，对 MHV-3 细胞的抑制率为 69.7%[11]。在粒径 100μm 时，微米化板蓝根 100mg/ml 对鸡冠状病毒（IBV）的抑制率达 63.25%[12]。SARS-CoV 诱导 Vero E6 细胞病变，从龙胆草、山药、决明子、桑寄生、狗脊提取的 6 个中药提取物,强有力的抑制剂浓度为 25~200μg/ml[13]。鱼腥草对 Vero 细胞、鸡胚肾细胞中 IBV 抑制率超过 90%,降低 90% 以上 IBV 引起的细胞凋亡,降低 50% 以上 IBV 对鸡胚的侵害[14]。香椿嫩叶的提取物——TSL-1 具有抗 SARS-CoV 活性,其 $EC_{50}$ 为 30μg/ml、43μg/ml[15]。中国科学院上海药物所研究发现,非洲绿猴肾细胞 Vero E6 在受到 SARS 病毒侵染时伴随 NF-κB 抑制蛋白激酶 α(IκBα)蛋白降解的过程,而穿心莲内酯能够非常有效地保护 E6 细胞免受 SARS 病毒侵染,并且抑制病毒复制的滴度[16]。

临床试验、动物和（或）细胞实验的周期较长,利用网络药理学、分子对接等技术,可以快速准确地筛选抗 COVID-19 的中药及活性成分以及药物作用机制,弥补其不足,为临床用药提供一定程度的参考。现阶段发现虎杖、金银花、鱼腥草、柴胡等具有潜在的抗 COVID-19 活性,但仍需要进一步结合动物、细胞实验进行验证。

## 二、正在进行实验和（或）试验的单味药研究

从 2020 年 1 月 23 日至 2 月 20 日,共有 193 个临床试验在中国临床试验注册中心注册,其中南京市第二医院注册的"金银花汤剂在 SARS-CoV-2（COVID-19）感染的患者中的治疗作用的随机对照研究",以 30g 金银花单药煎煮,早晚分两次口服,14 天为一个疗程,16 岁以下患者每千克体重 0.5g 金银花用药,对照组服用等量白开水。湖北省中医院注册的"金银花口服液治疗新型冠状病毒肺炎（COVID-19）的有效性和安全性的多中心、随机、对照、开放式临床研究",以金银花口服液每次低剂量 60ml 及高剂量 180ml,一日 3 次。

青蒿虎酯可能是一个具有双重治疗 COVID-19 作用的药物。研究发现青蒿虎酯与磷酸氯喹同为抗疟药物,磷酸氯喹在细胞上具有抗 SARS-CoV-2 的活性,其作用机制不清楚,可能也是 RdRp 的抑制剂。从分子对接看,青蒿虎酯可对接到 SARS-CoV-2-RdRp 活性中心,需要实验才能验证是否有抗病毒活性。苦参碱可直接灭活和抑制 RNA 和 DNA 病毒在宿主细胞内的复制和增殖,SARS-CoV-2 也是一种 RNA 病毒,提示苦参可能直接灭活和抑制 SARS-CoV-2 在机体内的复制、增殖。槐果碱抑制肠道病毒 71 型对宿主细胞的附着和穿透,提示槐果碱可能抑制冠状病毒对宿主细胞的附着和穿透,推断苦参可能抑制 SARS-CoV-2[17]。

## 第二节　抗 COVID-19 的中成药研究

目前部分中成药治疗 COVID-19 有一定的疗效,并进行体内外试验。如钟南山院士团队成员、广州市呼吸健康研究院杨子峰教授提到,在广州医科大学附属第一医院、呼吸疾病国家重点实验室联合广州海关技术中心在 P3 实验室分离到活病毒后,迅速开展了中药的药效筛选。在科技部门组织的对中药的科技紧急攻关任务当中,目前筛选了 54 个已上市的中药和化学药品,系统地开展了抗 SARS-CoV-2 的体外药效研究,初步发现,包括六神胶囊（丸）等在内的 5 个中成药在体外实验中有抑制新冠病毒的作用。杨子峰教授近日在国际知名杂志 *Journal of Ethnopharmacology* 发表其对六神胶囊（丸）的最新研究论文《六神

丸通过抑制 TLR4/NF-κB 信号通路抑制甲流感病毒和病毒诱导的过度炎症反应的体内外研究》证明六神胶囊（丸）有效抑制流感病毒增殖及由病毒引起的肺部炎症。同时，在注册的 193 个临床试验中，涉及多种中成药，如参苓白术散、咳速停糖浆、六神胶囊、感咳双清胶囊、双黄连口服液、小儿化痰止咳颗粒、痰热清注射液、连花清瘟胶囊（颗粒）等。

部分中成药已经有明确的抗 COVID-19 的实验和（或）试验证据。如疏风解毒胶囊结合其他治疗手段用于重症肺炎患者，并出现好转迹象[18]。吕睿冰、姚开涛等回顾性评价连花清瘟胶囊（颗粒）治疗 COVID-19 疑似病例及 COVID-19 的临床疗效，明显改善其发热、咳嗽、乏力、气促等症状，降低转重症比例[19, 20]。

根据国家中医药管理局组织专家印发的《新型冠状病毒肺炎诊疗方案（试行第七版）》及全国各省市诊疗方案中提出的中成药，并对其进行初步筛选，大体分为解表剂（辛温解表剂、辛凉解表剂）、清热剂（清脏腑热剂、清热解毒剂）、祛湿剂、活血剂、扶正剂、开窍剂（凉开剂、温开剂）。其中，痰热清注射液、喜炎平注射液、安宫牛黄丸等清热之剂应用最广，可能与该病情在中期或重症期以发热为主要临床表现且最为紧迫有关。连花清瘟胶囊（颗粒）作为防治 COVID-19 的推荐中成药，频次较高，或与其已经获得治疗流行性感冒的临床证据相关，疗效获得认可。中药注射剂被多个地方诊疗方案采纳，如血必净注射剂、参附注射液、生脉注射液、喜炎平注射液等，符合注射剂起效快的特点，对于危重症疾病多有显著疗效[21]。中成药介绍如下。

# 一、内服制剂

## （一）解表剂

### 1. 辛温解表剂

（1）三拗片

**组成**　麻黄、甘草、杏仁、生姜等。

**功效主治**　宣肺解表。用于风寒袭肺证，证见咳嗽声重，咳嗽痰多，痰白清稀；急性支气管炎病情轻见上述症候者。

**用法用量**　口服。一次 2 片，一日 3 次。7 天一疗程。

**现代研究表明**　三拗片可显著改善急性支气管炎（风寒袭肺证）患者声音嘶哑、咽痛、流涕、鼻塞、咳嗽等临床症状；其中所含的甘草甜素对肾上腺皮质激素可以起到促进的作用，并且还具备镇咳、祛痰、解毒、抗过敏、抗炎的功效；其中所含的苦杏仁苷对呼吸中枢可以起到镇静的作用，可以使患者的呼吸趋于安静，从而达到镇咳、平喘的效果；其中所含的麻黄碱对支气管平滑肌可以起到松弛的作用[22]。

可用于治疗 COVID-19 医学观察期——咳嗽（辽宁省）。

（2）荆防颗粒

**组成**　柴胡、川芎、独活、防风、茯苓、甘草、荆芥、桔梗、前胡、羌活、枳壳。

**功效主治**　发汗解表，散风祛湿。用于风寒感冒，头痛身痛，恶寒无汗，鼻塞清涕，咳嗽白痰。

**用法用量**　开水冲服，一次 1 袋，一日 3 次。

**现代研究表明**　荆防颗粒可明显降低 I 型超敏反应大鼠血清 IgE 含量，显著降低大鼠肥大细胞释放组胺含量，进而调节免疫[23]。

可用于治疗 COVID-19 风寒袭肺、湿邪困脾证（新疆维吾尔自治区）。

（3）通宣理肺丸

**组成**　紫苏叶、前胡、桔梗、苦杏仁、麻黄、甘草、陈皮、半夏（制）、茯苓、枳壳（炒）、黄芩。

**功效主治**　解表散寒，宣肺止嗽。用于风寒束表、肺气不宣所致的感冒咳嗽，症见发热、恶寒、咳嗽、鼻塞流涕、头痛、无汗、肢体酸痛。

**用法用量**　口服。水蜜丸一次 7g，大蜜丸一次 2 丸；浓缩丸一次 8～10 丸，一日 2～3 次。

**现代研究表明**　通宣理肺丸具有镇痛、镇咳、平喘、松弛气管平滑肌和体外抑菌等作用。通宣理肺丸不能拮抗乙酰胆碱或组胺对离体气管的收缩作用，却能对乙酰胆碱或组胺所诱发的动物哮喘有明显的平喘作用[24]；缓解急性气管-支气管炎症状，缩短疗程，减少抗生素的用量[25]。

可用于治疗 COVID-19 轻症——湿毒阻肺证（海南省）。

（4）防风通圣丸（颗粒）

**组成**　防风、荆芥穗、薄荷、麻黄、大黄、芒硝、栀子、滑石、桔梗、石膏、川芎、当归、黄芩、连翘、甘草、白芍、白术（炒）。

**功效主治**　解表通里，清热解毒。用于外寒内热，表里俱实，恶寒壮热，头痛咽干，小便短赤，大便秘结，瘰疬初起，风疹湿疮。

**用法用量**　口服。水丸一次 6g，一日 2 次；浓缩丸一次 8 丸，一日 2 次。

防风通圣丸（颗粒）属于解表类中成药，出于金代名医刘完素的《宣明论方》，为外散风邪、内清蕴热的表里双解剂。

**现代研究表明**　该品具有抑菌、抗感染、抗炎、降脂、降糖、促进肠蠕动、调节免疫等作用。可显著促进正常小鼠肠蠕动，增加排便量。临床多用于治疗肥胖症、急性化脓性中耳炎、脑病后遗症、慢性阑尾炎、高血压、斑秃、扁平疣、春季结膜炎、痤疮、便秘等[26-29]。孕妇及虚寒证者慎用。服药期间，忌烟酒及辛辣、生冷、油腻食物。

可用于治疗 COVID-19 医学观察期——乏力伴发热（辽宁省、山西省、宁夏回族自治区、甘肃省、河北省、江西省、陕西省、上海市、武汉市中西医结合医院），轻症——风寒袭表、气虚湿滞，及外寒内热证（陕西省）。

**2. 辛凉解表剂**

（1）金花清感颗粒

**组成**　金银花、浙贝母、黄芩、牛蒡子、青蒿等。

**功效主治**　疏风宣肺，清热解毒。用于外感时邪引起的发热，恶寒轻或不恶寒，咽红咽痛、鼻塞流涕，口渴，咳嗽或咳而有痰等，舌质红，苔薄黄，脉数。适用于各类流感包括甲型 H1N1 流感所引起上述症候者。

**用法用量** 开水冲服。一次 1 袋，一日 2 次，连服 3～5 日，或遵医嘱。

金花清感颗粒来源于麻杏石甘汤与银翘散合方加减，多为寒凉、苦寒药物。

**现代研究表明** 该品具有解热、抗炎、抗过敏、抗病毒、增加机体免疫、镇咳平喘等作用。调节 IL-2、IL-4 以及 T 细胞亚群，显著降低炎症细胞因子（CRP、IFN-γ）水平，降低炎症反应，改善免疫功能；降低血清及肺组织中 NO、ET-1 合成与释放，减轻气道炎症及气道上皮重建，降低气道高反应性。临床多用于各类流感包括甲型 H1N1 流感[30, 31]。本品多为寒凉、苦寒药物，素体有脾胃基础性疾病或脾胃虚寒者慎用，虚寒泄泻者不宜服用。妊娠妇女禁用。

可用于治疗 COVID-19 医学观察期——乏力伴发热（国家、辽宁省、山西省、宁夏回族自治区、甘肃省、河北省、江西省、陕西省、上海市、武汉市中西医结合医院），普通型——疫毒袭肺证、重型——疫毒壅肺证（北京市）。

（2）疏风解毒胶囊（颗粒）

**组成** 虎杖、连翘、板蓝根、柴胡、败酱草、马鞭草、芦根、甘草。

**功效主治** 疏风清热，解毒利咽。用于急性上呼吸道感染属风热证，症见发热，恶风，咽痛，头痛，鼻塞，流浊涕，咳嗽等。

**用法用量** 口服，一次 4 粒，一日 3 次。

**现代研究表明** 本品具有解热、抗菌、抗病毒、抗炎等作用，控制炎症因子水平以及抗感染的积极效果，而环烯醚萜苷类、苯乙醇苷类等化合物为其抗炎药效的物质基础；有效降低乳酸水平，增加肺组织氧分压，利于抑制炎性因子的表达；通过控制细胞因子、前列腺素 E2、炎性因子等水平，减少制热传递，可有效发挥解热作用。临床多用于治疗流感、上呼吸道感染、慢性支气管炎、社区获得性肺炎、带状疱疹和手足口病等疾病[32-34]。瞿香坤等对疏风解毒胶囊联合阿比多尔治疗 COVID-19 的回顾性研究，联用优于单用阿比多尔，能显著缩短患者临床症状的好转时间和 SARS-CoV-2 转阴时间[35]。

可用于治疗 COVID-19 医学观察期——乏力伴发热（国家、甘肃省、河北省、江西省、陕西省、上海市、辽宁省、山西省、宁夏回族自治区、山东省、武汉市中西医结合医院），轻症——寒湿束表、热郁津伤证（陕西省）。

（3）复方西羚解毒胶囊（片）

**组成** 金银花、连翘、桔梗、荆芥穗、牛蒡子（炒）、甘草、淡竹叶、薄荷、淡豆豉、羚羊角、水牛角浓缩粉、冰片。

**功效主治** 解表清热。用于外感风热引起的发热、头痛，咳嗽音哑，咽喉肿痛。

**用法用量** 口服。一次 2 丸，一日 2～3 次。

可用于治疗 COVID-19 医学观察期——乏力伴发热（山东省）。

（4）苦甘颗粒

**组成** 麻黄、薄荷、蝉蜕、金银花、黄芩、苦杏仁、桔梗、浙贝母、甘草。

**功效主治** 疏风清热，宣肺化痰，止咳平喘。用于风热感冒及风温肺热引起的恶风、发热、头痛、咽痛、咳嗽、咳痰、气喘；上呼吸道感染、流行性感冒、急性气管–支气管炎见上述证候者。

**用法用量** 开水冲服，一次 8g，一日 3 次。

**现代研究表明**　本品具有解热、抗菌、抗病毒、抗炎等作用。对流感病毒感染小鼠的肺指数有降低作用。

可用于治疗 COVID-19 医学观察期——乏力伴发热（山东省）。

（5）山蜡梅叶颗粒

**组成**　山蜡梅叶、蔗糖、糊精。

**功效主治**　辛凉解表，清热解毒。用于风热感冒，发热，恶寒，咽痛。

**用法用量**　开水冲服，一次 10g，一日 3 次。

**现代研究表明**　山蜡梅叶颗粒治疗儿童急性上呼吸道感染 40 例，对照组 20 例给予双黄连口服液，结果治疗组总有效率为 92.5%，高于对照组的 75%，差异有统计学意义。山蜡梅叶颗粒治疗小儿外感发热 100 例，银黄颗粒治疗 50 例，使用 72 小时后，山蜡梅叶颗粒有效率 92%，银黄颗粒有效率 90%，且山蜡梅叶颗粒较少引起腹泻，改善外感发热伴随的脘腹胀满、不思饮食、恶心呕吐[36, 37]。

可用于治疗 COVID-19 医学观察期——乏力伴发热（江西省）。

（6）桑姜感冒片（胶囊）

**组成**　桑叶、连翘、菊花、苦杏仁、紫苏、干姜。

**功效主治**　散风清热，祛寒止咳。用于感冒，咳嗽，头痛，咽喉肿痛。

**用法用量**　口服。一次 3～4 片，一日 3 次。

**现代研究表明**　桑姜感冒片可解热、抗炎、调节免疫[38]；同时，可缓解感冒患者上呼吸道症状及咳嗽、头痛[39]。

可用于治疗 COVID-19 医学观察期——发热，或伴咳嗽、咽痛（四川省）。

（7）精制银翘解毒片

**组成**　对乙酰氨基酚、桔梗、连翘、淡豆豉、甘草、淡竹叶、金银花、牛蒡子、荆芥穗、薄荷脑。

**功效主治**　清热散风，解表退烧。用于流行性感冒，发冷发烧，四肢酸懒，头痛咳嗽，咽喉肿痛。

**用法用量**　口服，一次 3～5 片，一日 2 次。

可用于治疗 COVID-19 临床治疗期——风热夹湿证（四川省）。

（8）复方芩兰口服液

**组成**　金银花、黄芩、连翘、板蓝根。

**功效主治**　辛凉解表，清热解毒。用于外感风热引起的发热，咳嗽，咽痛。

**用法用量**　口服，一次 10～20ml（1～2 支），一日 3 次；小儿酌减或遵医嘱。

**现代研究表明**　复方芩兰口服液治疗感冒（急性上呼吸道感染）外感风热证疗效强于双黄连口服液，可显著缓解发热恶风、咽干或痛、头痛、咳嗽和口渴症状[40]。复方芩兰口服液对小鼠人冠病毒肺炎疫毒袭肺证有较好的疗效，可能通过抑制肺组织病毒复制，改善胃肠道功能，增强机体免疫能力，降低肺细胞炎性因子表达发挥作用[41]。

可用于治疗 COVID-19 痰热壅肺证（黑龙江省）。

（9）银翘解毒丸

**组成**　金银花、连翘、桔梗、薄荷、淡豆豉、淡竹叶、牛蒡子（炒）、荆芥、芦根、甘草。

**功效主治**　辛凉解表，清热解毒。用于风热感冒，发热头痛，咳嗽，口干，咽喉疼痛。

**用法用量**　口服。一次 60 粒（6g），一日 2～3 次，以芦根汤或温开水送服。

**现代研究表明**　银翘解毒丸具有抗炎、抗病毒、抗菌等作用。银翘解毒丸能提高流感病毒感染小鼠肺组织 β-防御素 1 基因在 mRNA 水平的表达，其表达在感染后第 1～8 天均呈现先升高后降低的变化趋势[42]。

可用于治疗 COVID-19 轻症——热毒袭肺证（陕西省）。

（10）复方一枝蒿颗粒

**组成**　一枝蒿、大青叶、板蓝根。

**功效主治**　解表祛风，凉血解毒。用于邪毒所致的感冒发烧，咽喉肿痛，病毒性感冒见上述证候者。

**用法用量**　开水冲服，一次 1～2 袋，一日 3 次。

可用于治疗 COVID-19 邪热郁肺、肺失宣降证（新疆维吾尔自治区）。

（二）清热剂

**1. 清脏腑热剂**

（1）银马解毒颗粒

**组成**　山银花、马齿苋、车前草、大黄、甘草。

**功效主治**　清热泻腑，止咳祛痰。用于咳嗽属热邪犯肺证，症见咳嗽，时有发热，咳痰，痰黄黏稠，口干咽痛，头痛，大便干燥等。

**用法用量**　开水冲服，一次 1 袋，一日 2～3 次。

**现代研究表明**　银马解毒颗粒具有抗菌、抗炎、解热等作用。银马解毒颗粒能明显地抑制小鼠耳郭炎症、抑制酵母诱发的大鼠关节炎、抑制小鼠肉芽组织增生[43]；西医基础治疗加银马解毒颗粒比单纯西医治疗更能明显改善慢性阻塞性肺疾病急性加重期（AECOPD）痰热壅肺证患者 CAT 评分、排便情况，改善肠道功能[44]。

可用于治疗 COVID-19 临床治疗期——风热犯肺证（四川省）。

（2）清肺消炎丸

**组成**　麻黄、石膏、地龙、牛蒡子、葶苈子、人工牛黄、苦杏仁（炒）、羚羊角。

**功效主治**　清肺化痰，止咳平喘。用于痰热阻肺，咳嗽气喘，胸胁胀痛，吐痰黄稠；上呼吸道感染，急性支气管炎，慢性支气管炎急性发作及肺部感染见上述证候者。

**用法用量**　口服。周岁以内小儿一次 10 丸，一岁至三岁一次 20 丸，三岁至六岁一次 30 丸，六岁至十二岁一次 40 丸，十二岁以上及成人一次 60 丸，一日 3 次。

**现代研究表明**　清肺消炎丸具有解热、抗炎、镇咳平喘、调节免疫等作用。清肺消炎丸可缓解不可分型流感嗜血杆菌诱导肺部炎症小鼠肺损伤和炎症，降低相关炎性细胞因子水平，如 IL-1β、IL-6、TNF-α[45]；有效减少枸橼酸诱发咳嗽模型豚鼠的咳嗽次数，显著延长咳嗽潜伏期；抑制豚鼠离体气管收缩；延长组胺致喘豚鼠的哮喘潜伏期[46]。

可用于治疗 COVID-19 临床治疗期——邪热壅肺证（四川省）。

（3）三味龙胆花片

**组成**　白花龙胆、甘草、蜂蜜干膏。

**功效主治**　本品用于肺热气喘和咽喉炎。

**用法用量**　口服。一次 6 片，一日 3～4 次。

**现代研究表明**　三味龙胆花片可止咳平喘，可改善小鼠雾化激发表现、延长小鼠引喘潜伏期、降低支气管肺泡灌洗液中 IL-4 水平、升高 IFN-γ 水平、改善肺组织病理形态，提示三味龙胆花片对过敏性哮喘有一定的治疗作用[47]；可保护克雷伯菌急性肺炎大鼠，降低其模型大鼠肺组织系数，减少白细胞和中性粒细胞数量，抑制血清中 TNF-α、IL-1β、IFN-γ 的水平[48]。

可用于治疗 COVID-19 临床治疗期——邪热壅肺证（四川省）。

**2. 清热解毒剂**

（1）连花清瘟胶囊（颗粒、片）

**组成**　连翘、金银花、炙麻黄、炒苦杏仁、石膏、板蓝根、绵马贯众、鱼腥草、广藿香、大黄、红景天、薄荷脑、甘草。

**功效主治**　清瘟解毒，宣肺泄热。用于治疗流行性感冒属热毒袭肺证。症见发热或高热，恶寒，肌肉酸痛，鼻塞流涕，咳嗽，头痛，咽干咽痛，舌偏红，苔黄或黄腻等。

**用法用量**　口服。一次 4 粒，一日 3 次。

全方以汉代张仲景《伤寒论》麻杏石甘汤合清代吴鞠通《温病条辨》银翘散为基础方，并汲取明代吴又可《温疫论》治疫证用大黄经验，配伍红景天。

**现代研究表明**　连花清瘟胶囊（颗粒）可广谱抗病毒、有效抑菌、退热抗炎、止咳化痰、调节免疫等。常规治疗联合应用连花清瘟颗粒治疗 COVID-19，明显缓解患者发热、咳嗽、咳痰、气促等临床症状，改善乏力、肌肉痛、鼻塞、头疼症状[20]。另外，连花清瘟胶囊（颗粒）可抑制 COPD 气道炎症、降低病毒感染后的肺指数、抑制病毒感染后的肺部炎性损害[49]。

可用于治疗 COVID-19 医学观察期——乏力伴发热（国家、辽宁省、山西省、宁夏回族自治区、山东省、海南省、甘肃省、河北省、江西省、陕西省、上海市、武汉市中西医结合医院）；临床治疗期——湿浊郁肺证及浊毒闭肺证（河北省）；轻症——热毒袭肺证（海南省），寒湿束表、热郁津伤证，及热毒袭肺证（陕西省）；普通型——疫毒袭肺证，重型——疫毒壅肺证（北京市）；热毒闭肺、腑气不通证，及邪热郁肺、肺失宣降证（新疆维吾尔自治区）。

（2）川射干总黄酮胶囊

**组成**　川射干。

**功效主治**　清热解毒，消肿利咽。用于热毒痰火郁结，咽喉肿痛，痰涎壅盛，咳嗽气喘。

**用法用量**　口服。6～10g。

可用于治疗 COVID-19 医学观察期——发热，或伴咳嗽、咽痛（四川省）。

（3）清开灵颗粒（胶囊、软胶囊、片、口服液、颗粒）

**组成**　胆酸、珍珠母、猪去氧胆酸、栀子、水牛角、板蓝根、黄芩苷、金银花。

**功效主治**　清热解毒，镇静安神。用于外感风热时毒、火毒内盛所致高热不退，烦躁不安，咽喉肿痛、舌质红绛、苔黄、脉数；上呼吸道感染，病毒性感冒，急性扁桃体炎，急性咽炎，急性气管炎，高热等症属上述证候者。

用法用量　口服，一次 3～6g（一次 1～2 袋），一日 2～3 次，儿童酌减或遵医嘱。

现代研究表明　清开灵软胶囊可消炎、退热、抗病毒，可治疗多种细菌以及流感病毒引起的急性上呼吸道感染。清开灵口服液可抗病毒、退热抗敏和提高机体免疫力等。清开灵颗粒可抑制流感病毒，增强对体内巨噬细胞的吞噬能力，发挥解热效应[50]。

可用于治疗 COVID-19 医学观察期——乏力伴发热（河北省），轻症——湿毒阻肺证（海南省），普通型——疫毒袭肺证（北京市），临床治疗期——浊毒闭肺证（河北省），中期——疫毒闭肺证（辽宁省）。

（4）抗病毒颗粒（口服液）

组成　板蓝根、忍冬藤、山豆根、川射干、鱼腥草、重楼、贯众、白芷。

功效主治　清热解毒。用于病毒性感冒。

用法用量　本品开水冲服，一次 3～6g，一日 3 次。

现代研究表明　抗病毒颗粒具有明显的抗病毒、解热及抗炎作用。保护小鼠流感病毒性肺炎；明显抑制致热大鼠体温；抑制小鼠耳郭炎症；抑制小鼠棉球肉芽组织增生[51]。通过网络药理学及分子对接技术探寻抗病毒颗粒治疗 COVID-19 的机制，其中活性成分比枯枯灵、木犀草素、槲皮素等能通过与 ACE2 结合作用于 PTGS2、HSP90AB1、PTGS1 等靶点调节多条信号通路，从而可能发挥对 COVID-19 的治疗作用[52]。

可用于治疗 COVID-19 医学观察期——发热，或伴咳嗽、咽痛，及儿童预防（四川省），医学观察期——乏力伴发热（海南省）。

（5）复方鱼腥草合剂（片）

组成　鱼腥草、黄芩、板蓝根、连翘、金银花。

功效主治　清热解毒。用于外感风热引起的咽喉疼痛；急性咽炎、扁桃腺炎有风热证候者。

用法用量　口服，一次 20～30ml，一日 3 次

现代研究表明　本品具有抗炎杀菌、抗病毒、抗过敏、抗肿瘤、利尿等作用。鱼腥草素对卡他球菌、金黄色葡萄球菌、流感杆菌、肺炎球菌有明显的抑制作用；对大肠杆菌、痢疾杆菌、变形杆菌、白喉杆菌、分枝杆菌、青霉菌、黑曲霉菌及酵母菌有一定的抑制作用；对伤寒杆菌、钩端螺旋体也有较强的抑制作用[53]。

可用于治疗 COVID-19 临床治疗期——风热犯肺证及邪热壅肺证（四川省）。

（6）感咳双清胶囊（片）

组成　黄芩苷、穿心莲内酯。

功效主治　清热解毒。用于急性上呼吸道感染、急性支气管炎肺火炽盛者，症见发热、咳嗽、咽痛、头痛、鼻塞、舌尖边红、苔薄黄。

用法用量　口服。一次 2 粒，一日 3 次。

现代研究表明　感咳双清胶囊具有抑菌、抗炎、抗病毒等功效。感咳双清胶囊明显降低流感模型小鼠肺指数值，明显减轻其肺组织病变程度，抑制小鼠肺内流感病毒增殖量[54]。感咳双清胶囊可缩短病毒性上呼吸道感染小儿病程，缓解其症状[55]。

可用于治疗 COVID-19 临床治疗期——风热犯肺证（四川省）。

（7）炎见宁片（胶囊、丸）

**组成**　苦玄参、毛冬青、广防己等。

**功效主治**　清热燥湿解毒，活血消肿止痛。用于湿热瘀毒蕴结引起的上呼吸道感染、咽炎、扁桃体炎。

**用法用量**　口服。小片一次 5～8 片，一日 3 次。

**现代研究表明**　炎见宁片具有抗菌、抗炎及镇痛作用。炎见宁片对金黄色葡萄球菌、乙型溶血性链球菌、甲型溶血性链球菌和肺炎双球菌的最低抑菌浓度（MIC）为 18.50～9.25mg/ml，能降低腹腔感染金黄色葡萄球菌小鼠的病死率，能显著抑制角叉菜胶致大鼠足肿胀程度和大鼠棉球肉芽组织重量（$P<0.05$），对醋酸引起的小鼠扭体反应有明显的抑制作用（$P<0.01$）[56]。

可用于治疗 COVID-19 临床治疗期——风热夹湿证（四川省）。

（8）双黄连口服液（颗粒）

**组成**　金银花、黄芩、连翘。

**功效主治**　清热解毒。用于风热感冒发热，咳嗽，咽痛。

**用法用量**　口服。口服，一次 2 支，一日 3 次。小儿酌减或遵医嘱。

**现代研究表明**　双黄连口服制剂具有抗菌、抗病毒、解热、抗炎的作用。双黄连口服液对 11 种菌均有抑制作用，尤其是对金黄色葡萄球菌、变形杆菌抑制较强。根据双黄连口服液不同浓度药物作用于感染细胞后的病毒感染性滴度及抗病毒指数，发现病毒的感染性滴度随药物浓度的增加而下降，判定双黄连口服液能抑制呼吸道合胞病毒的增殖[57]。

可用于治疗 COVID-19 普通型——疫毒袭肺证（北京市），轻症——热毒袭肺及外寒内热证（陕西省），痰热壅肺证（黑龙江省）。

（9）风热清口服液

**组成**　金银花、熊胆粉、青黛、桔梗、瓜蒌皮、甘草。

**功效主治**　清热解毒，宣肺透表，利咽化痰。用于外感风热所致的感冒，症见发热、微恶风寒、头痛、咳嗽、流涕、口渴、咽痛；急性上呼吸道感染见上述症状者。

**用法用量**　口服，每次 10ml，一日 3～4 次，重症加量，儿童酌减，或遵医嘱。

**现代研究表明**　风热清口服液对伤寒与副伤寒菌苗所引起的家兔发热有显著退热作用，对角叉菜胶引起的大鼠发热具有一定退热作用，可以明显抑制角叉菜胶所致大鼠足肿胀，二甲苯所致小鼠耳肿胀，降低组胺或二甲苯引起的小鼠皮肤毛细血管通透性增高，即通过多种途径抑制以渗出水肿为主的急性炎症。另外，酚红试验显示本品可以增加呼吸道黏膜的分泌，发挥祛痰作用[58]。

可用于治疗 COVID-19 临床治疗期——邪热壅肺证（四川省）。

（10）复方金银花颗粒

**组成**　金银花、连翘、黄芩。

**功效主治**　清热解毒，凉血消肿。用于风热感冒，咽炎，扁桃体炎，目痛，牙痛及痈肿疮疖。

**用法用量**　开水冲服，一次 10～20g，一日 2～3 次。

可用于治疗 COVID-19 痰热壅肺证（黑龙江省）。

（11）热炎宁合剂

**组成**　蒲公英、虎杖、北败酱、半枝莲。

**功效主治**　清热解毒。流行性感冒、扁桃体炎、急性咽炎等。

**用法用量**　口服，一次 10～20ml，一日 2～4 次，或遵医嘱，用时摇匀。

**现代研究表明**　热炎宁合剂具有抗炎、抗病毒、提高机体防御能力的作用。热炎宁合剂可使大鼠咽黏膜充血水肿基本消失；明显抑制二甲苯所致小鼠耳肿胀，具有抗炎作用；抑制大鼠体温升高；缓解小儿急性上呼吸道感染（风热感冒证）症状[59]。

可用于治疗 COVID-19 轻症——风寒袭表、气虚湿滞、热毒袭肺及外寒内热证（陕西省）；重症——热毒壅肺证（陕西省）

（12）四季抗病毒合剂

**组成**　鱼腥草、桔梗、桑叶、连翘、荆芥、薄荷、紫苏叶、苦杏仁、芦根、菊花、甘草。

**功效主治**　清热解毒，消炎退热。用于上呼吸道感染，病毒性感冒，流感等病毒性感染疾患，症见头痛，发热，流涕，咳嗽等。

**用法用量**　口服，一日 3 次。成人：一次 10～20ml。小儿：2～5 岁，一次 5ml；5～7 岁，一次 5～10ml。

**现代研究表明**　与利巴韦林颗粒相比，四季抗病毒合剂可显著提升治疗小儿上呼吸道感染的疗效，由 70.0% 提高到 94.0%，并降低用药后患儿的头晕、恶心、呕吐等不良反应发生率，由 30.0% 降低到 10.0%[60]；显著抑制 A16 型柯萨奇病毒（CoxA16）细胞增殖，明显降低 CoxA16 诱发乳鼠病毒性致死率，显著改善乳鼠感染病毒的临床症状评分[61]。

可用于治疗 COVID-19 轻症——风寒袭表、气虚湿滞，热毒袭肺证（陕西省）；重症——热毒壅肺证（陕西省）

（13）蓝芩口服液

**组成**　板蓝根、黄芩、栀子、黄柏、胖大海。

**功效主治**　清热解毒，利咽消肿。用于急性咽炎、肺胃实热证所致的咽痛、咽干、咽部灼热。

**用法用量**　口服，一次 10ml，一日 3 次。

**现代研究表明**　蓝芩口服液具有解热、镇痛、抗炎、抗菌、抗病毒的作用。Meta 分析显示基于现有临床证据，蓝芩口服液治疗慢性咽炎的有效率优于常规治疗或其他药物治疗[62]；蓝芩口服液辅助治疗新生儿肺炎的临床疗效显著，可缩短症状时间，抑制炎症反应，改善免疫功能[63]。

可用于治疗 COVID-19 轻症——热毒袭肺及外寒内热证（陕西省），邪热郁肺、肺失宣降证（新疆维吾尔自治区）。

（14）银芩胶囊

**组成**　金银花、黄芩、鱼腥草、三七叶。

**功效主治**　清热解毒，清宣风热。用于外感风热所致的发热，咳嗽，咽痛及上呼吸道感染见以上症状者。

**用法用量**　口服，成人：一次 5 粒，一日 3 次，5 天为一疗程；儿童：一次 1 粒 / 10 千克，一日 3 次，5 日为一疗程。

**现代研究表明**　银芩胶囊具有抗炎、抗病毒等作用。银芩胶囊对流感病毒所致小鼠病毒性肺炎有显著的治疗功效，能有效减轻小鼠肺部病变并延长小鼠平均存活天数，降低小鼠感染病毒所引起的死亡率[64]；可减轻二甲苯诱导的小鼠耳肿胀、角叉菜胶诱导的大鼠足爪肿胀[65]。

可用于治疗 COVID-19 轻症——热毒袭肺证（陕西省）。

（15）蒲地蓝消炎片（液）

**组成**　蒲公英、黄芩、苦地丁、板蓝根。

**功效主治**　清热解毒，抗炎消肿。用于疖肿、咽炎、扁桃腺炎。

**用法用量**　口服。一次 5～8 片，一日 4 次，小儿酌减。

**现代研究表明**　蒲地蓝消炎片（液）可抗炎、抗菌、抗病毒、调节免疫。在高、中、低剂量蒲地蓝消炎口服液（20g、10g、5g 生药/kg·d）灌胃刀豆蛋白 A 诱导小鼠脾淋巴细胞增殖实验中，可显著增加免疫低下小鼠脾脏淋巴细胞转化能力，且小鼠脾体比和胸腺体比显著升高；可升高免疫低下小鼠抗体生成能力；口服 5g 生药/kg·d 的蒲地蓝消炎口服液可提高巨噬细胞吞噬指数[66]。

可用于治疗 COVID-19 轻症——热毒袭肺证（海南省）。

（16）麝香牛黄丸

**组成**　人工牛黄、人工麝香、防风、赤芍、黄连、大黄、钩藤、连翘、黄柏、栀子、金银花、麦冬、桔梗、当归、黄芩（煮）、甘草、石膏、雄黄、朱砂、冰片、薄荷脑。辅料为蜂蜜。

**功效主治**　清热解毒。用于头晕目赤，咽干咳嗽，风火牙疼，大便秘结。

**用法用量**　口服，水蜜丸一次 2g，小蜜丸一次 3g，大蜜丸一次 1 丸，一日 2～3 次。

**现代研究表明**　麝香牛黄丸具有解热、抗炎、止咳等功效。麝香牛黄丸可降低酵母致热大鼠的体温；减轻蛋清、角叉菜胶引发的大鼠足跖肿和二甲苯诱导的小鼠耳肿胀，抑制大鼠棉球肉芽肿的形成，并能减轻氨水导致的咳嗽[67]。

可用于治疗 COVID-19 中期 II——疫毒闭肺证（山西省）。

（17）清瘟解毒丸

**组成**　大青叶、连翘、玄参、天花粉、桔梗、牛蒡子（炒）、羌活、防风、葛根、柴胡、黄芩、白芷、川芎、赤芍、甘草、淡竹叶。

**功效主治**　清瘟解毒。用于外感时疫，憎寒壮热，头痛无汗，口渴咽干，疟腮，大头瘟。

**用法用量**　口服。一次 2 丸，一日 2 次；小儿酌减。

**现代研究表明**　清瘟解毒丸具有解热、镇痛、抗病毒、抗菌、抗炎、增加脑血流量、改善微循环障碍、止咳等功效[68]。

可用于治疗 COVID-19 中期——疫毒闭肺证（山东省）。

（18）新雪颗粒

**组成**　人工牛黄、穿心莲、磁石、竹叶卷心、广升麻、沉香、寒水石、栀子、石膏、硝石、芒硝、珍珠层粉。

**功效主治**　清热解毒。主治外感热病，热毒壅盛证，症见高热，烦躁；扁桃体炎、上呼吸道感染、气管炎、感冒见上述证候者。

**用法用量**　口服。一次 1 袋，一日 2 次，用温开水送服。

**现代研究表明**　新雪颗粒联合抗生素比单用抗生素治疗老年肺炎疗效显著，大大缩短发热、咳嗽咳痰、气喘、肺部啰音时间，降低白细胞总数[69]；同时，新雪颗粒是抗 SARS 的有效中药[70]。

可用于治疗 COVID-19 重型——疫毒壅肺证（北京市）。

（三）祛湿剂

**1. 藿香正气胶囊（软胶囊、颗粒、丸、水、口服液）**

**组成**　广藿香、紫苏叶、白芷、白术（炒）、陈皮、姜半夏、厚朴（姜制）、茯苓、桔梗、甘草、大腹皮、大枣、生姜。

**功效主治**　解表化湿，理气和中。用于外感风寒、内伤湿滞或夏伤暑湿所致的感冒，症见头痛昏重、胸膈痞闷、脘腹胀痛、呕吐泄泻；胃肠型感冒见上述证候者。

**用法用量**　口服，一次 4 粒，一日 2 次。

**现代研究表明**　藿香正气胶囊可抑制肠管收缩、抑制胃肠推动、保护肠道屏障、镇吐、镇痛、抑菌等。抑制金葡菌、甲乙型副伤寒杆菌、痢疾杆菌等[71]；明显降低血清中肿瘤坏死因子（TNF-α）、血浆二胺氧化酶水平，提高小肠上皮细胞细胞膜流动性；还可显著降低大鼠血清 NO 浓度[72]。邓燕君基于网络药理学和分子对接法探索藿香正气口服液预防 COVID-19 的活性化合物，结果显示化合物能通过与血管紧张素转化酶 2（ACE2）结合作用于 PTGS2、HSP90AB1、AR、CAMSAP2 等靶点调节多条信号通路，从而发挥对 COVID-19 的防治作用[73]。

可用于治疗 COVID-19 医学观察期——乏力伴胃肠不适（国家、辽宁省、山西省、宁夏回族自治区、山东省、海南省、四川省、河北省、甘肃省、江西省、陕西省、上海市、武汉市中西医结合医院）；临床治疗期——风寒夹湿证（四川省）、湿浊郁肺证（河北省）；轻症——寒湿束表、热郁津伤证（陕西省）；湿邪郁肺、枢机不利，及风寒袭肺、湿邪困脾证（新疆维吾尔自治区）。

**2. 清热化湿口服液**

**组成**　黄芩（酒制）、法半夏、滑石（打碎）、青蒿、淡豆豉、射干、芦根、冬瓜子（炒）、薏苡仁、苦杏仁、葶苈子（炒）、枇杷叶（蜜炙）、郁金。

**功效主治**　清热利湿，化痰止咳。用于儿童急性支气管炎湿热蕴肺证；发热，咳嗽，痰液黏稠，兼见呕恶纳呆，便溏不爽，溲黄，舌红苔腻属上述证候者。

**用法用量**　口服，1～2 岁一次 3～5ml，3～5 岁一次 5～10ml，6～14 岁一次 20ml，一日 3 次。

**现代研究表明**　清热化湿口服液可缩短小儿支气管炎双肺哮鸣音及住院天数，有效改善患儿的免疫功能[74]。

可用于治疗 COVID-19 临床治疗期——湿热蕴肺证（四川省）。

（四）补益剂

**1. 参苓白术胶囊（口服液、散、丸、颗粒、片）**

组成 人参、茯苓、白术（炒）、山药、白扁豆（炒）、莲子、薏米仁（炒）、砂仁、桔梗、甘草。

功效主治 健脾，益气。用于体倦乏力，食少便溏。

用法用量 口服，一次 3 粒，一日 3 次。

现代研究表明 参苓白术散已经用于临床试验中；参苓白术散可抑制致病菌和扶植益生菌（如益生菌乳杆菌、双歧杆菌、类杆菌等）[75]；参苓白术散有抗菌、镇痛、止泻、止血作用，能够有效抑制肠黏膜损伤，修复受损肠黏膜，明显改善肠道菌群失调，改善肠黏膜屏障功能，增强机体清除自由基和抗氧化能力，调节紊乱的免疫功能[76]。

可用于治疗 COVID-19 医学观察期——乏力伴胃肠不适（四川省）；恢复期——肺脾气虚证（江西省）、气阴两伤证（武汉市中西医结合医院）。

**2. 香砂六君丸**

组成 广木香、西砂仁、炒党参、炒白术、茯苓、炙甘草、炒广皮、制半夏。

功效主治 益气健脾，化痰和胃。用于脾虚气滞，消化不良，嗳气食少，脘腹胀满，大便溏泄。

用法用量 每日 2 次，每次 6g，食后开水吞服。

现代研究表明 香砂六君丸可显著升高脾虚痰浊组大鼠小肠 cAMP 活性，以及小肠 GP、PHK、PKA mRNA 和蛋白含量[77]；可提高治疗慢性萎缩性胃炎脾胃虚寒证疗效，明显缓解其症状[78]。

可用于治疗 COVID-19 恢复期——肺脾气虚证（辽宁省、江西省）、气阴两伤证（武汉市中西医结合医院）。

**3. 补中益气丸**

组成 炙黄芪、党参、白术（炒）、当归、升麻、柴胡、陈皮、炙甘草。

功效主治 补中益气，升阳举陷。用于脾胃虚弱、中气下陷所致的体倦乏力、食少腹胀、便溏久泻、肛门下坠。

用法用量 口服。一次 8～10 丸，一日 3 次。

现代研究表明 高、中、低剂量组补中益气丸比单纯给予玉米低营养本底饲料的大鼠体重降低缓慢；高剂量组的胸腺脏器系数与空白对照组相比差异有统计学意义，可增强免疫[79]；补中益气丸可改善老年气虚型便秘，疗效显著，大便恢复正常，排便通畅，排便时间缩短，腹痛腹胀消失，饮食睡眠正常，短期内无复发[80]。

可用于治疗 COVID-19 恢复期——气阴两伤证（武汉市中西医结合医院）。

## 4. 参麦饮

**组成**　人参、麦冬。

**功效主治**　益气养阴，补肺清心。主要用于暑热耗气伤阴之证，及久咳之气阴两虚证等。

**用法用量**　不详。

**现代研究表明**　参麦饮可治疗心血管疾病，具有增强心肌收缩力，改善心肌缺血症状，降低心肌耗氧量，提高心肌细胞耐缺氧能力以保护心肌细胞等作用；还用于辅助治疗休克，因其可增加机体的耐缺氧能力，增加心、脑等重要脏器的血流量。另外，还有调节血压，降低心肌耗氧量，提高耐缺氧能力，改善心功能的作用。现代药理研究参麦饮中人参的有效成分人参皂苷能明显提高心肌细胞的耐缺氧能力，促进心肌细胞 DNA 的合成，对劳损心肌超微结构有保护作用；麦冬可稳定心肌细胞膜，具有正性肌力作用，主治冠心病心绞痛[81]。

可用于治疗 COVID-19 恢复期——余热未清、气阴两虚证（陕西省）。

## 5. 生脉饮（胶囊、颗粒、口服液、冲剂）

**组成**　红参、麦冬、五味子。

**功效主治**　益气复脉，养阴生津。用于气阴两亏，心悸气短，脉微自汗。

**用法用量**　口服，一次 1 支（10ml），一日 3 次。

**现代研究表明**　该品能够保护心肌，对心肌 LDH 同工酶有显著影响，改善心功能，调节细胞免疫，清除羟自由基，促进生长发育及学习记忆。生脉饮可以降低心内直视手术后患者血中 SOD、MDA、CK-MB、LDH、$LDH_1$ 水平，保护心肌；明显提高免疫功能低下小鼠 T 细胞亚群数；对小鼠体重、脑重、大脑皮质厚度及饲料转化率有促进作用，同时显著促进小鼠自主活动及记忆过程[82]。

可用于治疗 COVID-19 重症期——内闭外脱证（辽宁省），恢复期——气阴两伤证（辽宁省、武汉市中西医结合医院）、气阴两虚证（北京市、陕西省）、余热未清证（陕西省）。

## 6. 玉屏风散（丸）

**组成**　防风、黄芪、白术。

**功效主治**　益气固表止汗。用于表虚自汗，汗出恶风，面色㿠白，舌淡苔薄白，脉浮虚。亦治虚人腠理不固，易感风邪。

**用法用量**　每日 2 次，每次 6～9g，大枣煎汤送服。

**现代研究表明**　玉屏风散具有免疫调节、抗氧化、抗肿瘤、调节细胞因子等作用。玉屏风散提取液可显著促进小鼠脾淋巴细胞增殖和刀豆蛋白 A 诱导的脾淋巴细胞转化，以及促进小鼠腹腔巨噬细胞活化吞噬能力及增殖，从而增强体液免疫作用。玉屏风散醇提液可抑制 IFN-γ 和 IL-4 的分泌，而玉屏风散乙酸乙酯萃取物可抑制 IFN-γ 分泌，提高 IL-4 水平[83]。

可用于预防 COVID-19 密切接触者及医务人员感染（山东省）。

## 7. 贞芪扶正胶囊（丸）

**组成**　黄芪、女贞子。

**功效主治**　补气养阴，用于久病虚损，气阴不足。配合手术、放射治疗、化学治疗，促进正常功能的恢复。

**用法用量**　口服，一次 6 粒，一日 2 次。

**现代研究表明**　贞芪扶正胶囊能够改善再生障碍性贫血模型大鼠外周血细胞状况、促进骨髓造血组织功能的恢复，增强免疫功能，可能与调控因子重组人红细胞生成素，IL-2，IL-11 水平和 CD34[+]细胞密切相关[84]。

可用于预防 COVID-19 密切接触者及医务人员感染（山东省）。

（五）开窍剂

**1. 凉开剂**

（1）安宫牛黄丸

**组成**　牛黄、水牛角浓缩粉、人工麝香、珍珠、朱砂、雄黄、黄连、黄芩、栀子、郁金、冰片。

**功效主治**　清热解毒，镇惊开窍。用于热病，邪入心包，高热惊厥，神昏谵语；中风昏迷及脑炎、脑膜炎、中毒性脑病、脑出血、败血症见上述证候者。

**用法用量**　口服。一次 1 丸，一日 1 次；小儿 3 岁以内一次 1/4 丸，4～6 岁一次 1/2 丸，一日 1 次；或遵医嘱。

**现代研究表明**　安宫牛黄丸对大鼠急性期脑出血、脑缺血损伤有较好的保护作用，对闭合性脑损伤大鼠的脑水肿、脑缺血缺氧状态等有一定的积极作用，另外安宫牛黄丸对脓毒症大鼠也有一定的干预作用。安宫牛黄丸能明显减少大鼠脑出血急性期脑组织中 NO 含量，明显降低一氧化氮合酶（NOS）活性，对脑出血急性期的大脑具有保护作用；改善局灶性脑缺血脑损伤模型大鼠全血黏度、血浆黏度，明显降低血小板聚集率、红细胞聚集指数等，证明安宫牛黄丸可起到保护缺血性大鼠脑损伤作用[85]。

可用于治疗 COVID-19 临床治疗期——内闭外脱证（河北省、上海市）；中期——疫毒闭肺证（辽宁省）；重症期——内闭外脱证（甘肃省、辽宁省、江西省、天津市）；重症——内闭外脱证、热毒壅肺证（陕西省）；危重型——疫毒闭肺证（浙江省、北京市）、内闭外脱证（国家，武汉市中西医结合医院）；危重症期——武汉协和医院；流感期——内闭外脱证（湖北省中医院）；邪毒蒙窍证（黑龙江省）、内闭外脱证（广西壮族自治区、云南省）。

（2）至宝丹

**组成**　生乌犀（水牛角代）、生玳瑁、琥珀、朱砂、雄黄、牛黄、龙脑、麝香、安息香、金箔、银箔。

**功效主治**　化浊开窍，清热解毒。主治痰热内闭心包证。神昏谵语，身热烦躁，痰盛气粗，舌绛苔黄垢腻，脉滑数。亦治中风、中暑、小儿惊厥属于痰热内闭者。临床常用于治疗急性脑血管病、脑震荡、流行性乙型脑炎、流行性脑脊髓膜炎、肝性脑病、冠心病心绞痛、尿毒症、中暑、癫痫等证属痰热内闭者。

**用法用量**　口服，每次 1 丸，每日 1 次，小儿减量。

可用于治疗 COVID-19 中期——疫毒闭肺证（辽宁省）；重症期——内闭外脱证（辽宁

省、陕西省）；邪毒蒙窍证（黑龙江省）。

（3）紫雪散（颗粒、口服液、胶囊）

**组成** 石膏、北寒水石、滑石、磁石、玄参、木香、沉香、升麻、甘草、丁香、芒硝（制）、硝石（精制）、水牛角浓缩粉、羚羊角、人工麝香、朱砂。

**功效主治** 清热开窍，止痉安神。用于热入心包、热动肝风证，症见高热烦躁、神昏谵语、惊风抽搐、斑疹吐衄、尿赤便秘。

**用法用量** 口服。一次 1.5g，一日 2 次；周岁小儿一次 0.3g，五岁以内小儿每增一岁递增 0.3g，一日 1 次；五岁以上小儿酌情服用。

**现代研究表明** 紫雪散具有解热、镇惊、镇静等作用。可降低耳静脉注射伤寒、副伤寒甲乙三联疫苗诱导发热家兔的体温；明显对抗戊四氮、硝酸士的宁引起的惊厥，延长小鼠惊厥发生时间，降低惊厥率和死亡率[86]。

可用于治疗 COVID-19 中期——疫毒闭肺证（辽宁省），重型——疫毒壅肺证（北京市），重症期——内闭外脱证（辽宁省、甘肃省），危重型——内闭外脱证（武汉市中西医结合医院），危重症期——武汉协和医院，流感期——内闭外脱证（湖北省中医院），邪毒蒙窍证（黑龙江省）、内闭外脱证（云南省、广西壮族自治区）。

**2. 温开剂**

苏合香丸

**组成** 苏合香、安息香、冰片、水牛角浓缩粉、麝香、檀香、沉香、丁香、香附、木香、乳香（制）、荜茇、白术、诃子肉、朱砂。

**功效主治** 芳香开窍，行气止痛。用于中风，中暑，痰厥昏迷，心胃气痛。

**用法用量** 口服。一次 1 丸，一日 1～2 次。

**现代研究表明** 苏合香丸联合常规治疗急性中风疗效明显高于常规治疗[87]；苏合香丸缓解急性胆绞痛，减轻病情[88]。

可用于治疗 COVID-19 重症期——内闭外脱证（江西省、天津市、陕西省），危重型——疫毒闭肺证（北京市、浙江省、武汉市中西医结合医院）、内闭外脱证（国家），临床治疗期——内闭外脱证（河北省、上海市），邪毒蒙窍证（黑龙江省）。

# 二、注 射 制 剂

（一）清开灵注射液

组成、功效主治同前。

**用法用量** 肌内注射，一日 2～4ml。重症患者静脉滴注，一日 20～40ml，以 10% 葡萄糖注射液 200ml 或氯化钠注射液 100ml 稀释后使用。

**现代研究表明** 清开灵注射液可抑制内生致热原性和内毒素性发热两种介质，发挥解热作用；对上呼吸道感染引起的各种发热、惊厥等症状具有显著的疗效[50]。

可用于治疗 COVID-19 中期——疫毒闭肺证（辽宁省），临床治疗期——浊毒闭肺证（河北省），重症——内闭外脱证（陕西省）。

（二）双黄连注射液（粉针）

组成同前。

**功效主治**　清热解毒，清宣风热。用于外感风热引起的发热、咳嗽、咽痛。适用于病毒及细菌感染的上呼吸道感染、肺炎、扁桃体炎、咽炎等。

**用法用量**　静脉注射，一次 10～20ml，一日 1～2 次；静脉滴注，每次每千克体重 1ml，加入 0.9%氯化钠注射液或 5%～10%葡萄糖注射液中；肌内注射一次 2～4ml，一日 2 次。

**现代研究表明**　双黄连注射液具有抗菌、抗病毒、解热、抗炎、降压作用[89]。

可用于治疗 COVID-19 痰热壅肺证（黑龙江省）。

（三）痰热清注射液

**组成**　黄芩、熊胆粉、山羊角、金银花、连翘。

**功效主治**　清热，化痰，解毒。用于风温肺热病痰热阻肺证，症见：发热、咳嗽、咯痰不爽、咽喉肿痛、口渴、舌红、苔黄；肺炎早期、急性支气管炎、慢性支气管炎急性发作以及上呼吸道感染属上述证候者。

**用法用量**　常用量成人一般一次 20ml，重症患者一次可用 40ml，加入 5%葡萄糖注射液或 0.9%氯化钠注射液 250～500ml，静脉滴注，控制滴数每分钟不超过 60 滴，一日 1 次；儿童按体重 0.3～0.5ml/kg，最高剂量不超过 20ml，加入 5%葡萄糖注射液或 0.9%氯化钠注射液 100～200ml，静脉滴注，控制滴数每分钟 30～60 滴，一日 1 次；或遵医嘱。

**现代研究表明**　本品具有抗炎杀菌、抗病毒、祛痰止咳、解热泻火等作用。对呼吸道感染相关致病菌，如肺炎链球菌、乙型溶血性链球菌、金黄色葡萄球菌、嗜血流感杆菌等抑制作用较强；通过调节巨噬细胞以及中性粒细胞而抗炎，同时提高患者血液中血清溶菌酶的含量进而减少肺部啰音的持续时间，还能将患者体内的痰液稀释，使其能够有效排出，缓解症状[90, 91]。

可用于治疗 COVID-19 临床治疗期——热毒闭肺证（上海市），轻症——热毒袭肺证及外寒内热证（陕西省），中期——疫毒闭肺证（辽宁省、江西省），重症——热毒壅肺证及内闭外脱证（陕西省），重型——疫毒壅肺证（北京市）、气营两燔证（国家），危重型——疫毒闭肺证（北京市）、内闭外脱证（国家），痰热壅肺证（黑龙江省）。

（四）热毒宁注射液

**组成**　青蒿、金银花、栀子。

**功效主治**　清热，疏风，解毒。用于上呼吸道感染（外感风热证）所致的高热、微恶风寒、头身痛、咳嗽、痰黄等症。

**用法用量**　静脉滴注。一次 20ml（2 支），以 5%葡萄糖注射液或 0.9%生理盐水注射液 250ml 稀释后静脉滴注，滴速为 30～60 滴/分钟，1 次/日，三天为一个疗程。或遵医嘱。

**现代研究表明**　热毒宁注射液具有抗炎、镇痛、抗感染、抗病毒、调节免疫等作用。可提高治疗小儿上呼吸道感染疗效[92]；联合利巴韦林可明显缓解小儿毛细支气管炎喘憋、减少肺部啰音、纠正呼吸衰竭，缩短疗程[93]。

可用于治疗 COVID-19 中期——疫毒闭肺证（辽宁省、山东省），重型——疫毒壅肺证（北京市）、气营两燔证（国家），痰热壅肺证（黑龙江省），危重型——内闭外脱证（国家）。

（五）喜炎平注射液（剂）

**组成** 穿心莲内酯总酯磺化物。

**功效主治** 清热解毒，止咳止痢。用于支气管炎，扁桃体炎，细菌性痢疾等。

**用法用量** 肌内注射：成人一次 50～100mg，一日 2～3 次；小儿酌减或遵医嘱。静脉滴注：一日 250～500mg，加入 5%葡萄糖注射液或 0.9%氯化钠注射液稀释后静脉滴注；或遵医嘱。儿童：一日按体重 5～10mg/kg（0.2～0.4ml/kg），最高剂量不超过 250mg，以 5%葡萄糖注射液或 0.9%氯化钠注射液 100ml～250ml 稀释后静脉滴注，控制滴速每分钟 30～40 滴，一日 1 次；或遵医嘱。

喜炎平注射液是从中药穿心莲中提取的穿心莲乙素经磺化工艺制成的现代中药注射剂。

**现代研究表明** 该品具有退热、抗炎、止咳、祛痰、抗病毒等作用。能够阻碍病毒组装过程中 DNA 与蛋白质的结合，调节体液免疫和细胞免疫，抑制病毒生存和繁殖作用；降低血清 IL-12、TNF-α 等炎性因子，进而调节体温；舒张气道平滑肌，缓解平滑肌痉挛，抑制腺体分泌，从而发挥止咳、祛痰作用；抑制促炎、抗炎因子过度释放，使 TNF-α、IL-6 和 IL-8 达到平衡状态，改善其免疫功能。临床多用于治疗甲型 H1N1 流感、时行感冒（乙型流感）、人感染 H7N9 禽流感、社区获得性肺炎等呼吸系统感染性疾病、轮状病毒性腹泻[94]。有过敏史、过敏体质者慎用；对穿心莲制剂过敏者禁用。

可用于治疗 COVID-19 临床治疗期——热毒闭肺证（上海市）、邪毒闭肺证（四川省）；轻症——热毒袭肺证及外寒内热证（陕西省）；普通型——热毒蕴肺证（武汉市中西医结合医院）；中期——疫毒闭肺证（天津市、宁夏回族自治区、山东省、辽宁省、江西省）；重症——热毒壅肺证（陕西省），重型——气营两燔证（国家）。

（六）血必净注射（液、剂）

**组成** 红花、赤芍、川芎、丹参、当归。

**功效主治** 化瘀解毒。用于温热类疾病，症见发热、喘促、心悸、烦躁等瘀毒互结证。适用于因感染诱发的全身炎症反应综合征；也可配合治疗多器官功能失常综合征的脏器功能受损期。

**用法用量** 静脉注射。全身炎症反应综合征：50ml 加 0.9%氯化钠注射液 100ml 静脉滴注，在 30～40 分钟滴毕，一天 2 次。病情重者，一天 3 次。多器官功能失常综合征：100ml 加 0.9%氯化钠注射液 100ml 静脉滴注，在 30～40 分钟滴毕，一天 2 次。病情重者，一天 3～4 次。

**现代研究表明** 该品可抗炎、抗氧化应激、调节免疫、改善凝血等。可抑制内源性炎性递质 TNF-α、IL-6 的释放，从而降低炎症对血栓患者血管的作用；增强超氧化物歧化酶（SOD）活性，降低丙二醛（MDA）含量，因而具有较强的清除氧自由基、抗氧化能力；改善中性粒细胞、单核巨噬细胞等免疫细胞的功能，实现调节机体免疫的作用；对严重创伤致急性肺损伤患者的凝血功能有良性调节作用，并且凝血酶原时间、活化部分凝血活酶时间及血小板计数明显得到改善[95]。

可用于治疗 COVID-19 中期——疫毒闭肺证（辽宁省、宁夏回族自治区、山东省、江西省、天津市），中期Ⅱ——疫毒闭肺证（山西省）；临床治疗期——邪毒闭肺证（四川省），浊毒闭肺证（河北省），内闭外脱证（河北省、四川省），热毒闭肺型、内闭外脱证（上海市）；普通型——热毒蕴肺证（武汉市中西医结合医院）；重症期——内闭外脱证（辽宁省、山西省、宁夏回族自治区、山东省、江西省、天津市），热毒壅肺证（陕西省）；重型——气营两燔证（国家）；危重症期——内闭外脱证（武汉协和医院）；重型——疫毒壅肺证（北京市）；危重型——疫毒闭肺证（北京市），内闭外脱证（国家、武汉市中西医结合医院）。

## （七）参麦注射液

**组成** 红参、麦冬。

**功效主治** 益气固脱，养阴生津，生脉。用于治疗气阴两虚型之休克、冠心病、病毒性心肌炎、慢性肺心病、粒细胞减少症。能提高肿瘤病人的免疫功能，与化疗药物合用时，有一定增效作用，并能减少化疗药物所引起的毒副反应。

**用法用量** 肌内注射，一次 2～4ml，一日 1 次。静脉滴注，一次 10～60ml（用 5% 葡萄糖注射液 250～500ml 稀释后应用）或遵医嘱。

**现代研究表明** 参麦注射液可调节免疫、保护脑损伤、抗肿瘤，并对心血管、呼吸系统有影响。临床可以用于腰椎间盘突出症、血管性痴呆、膝骨性关节炎、胎儿受限、感染性休克、突发性眩晕、糖尿病周围神经病变、严重肺挫伤等[96]。

可用于治疗 COVID-19 危重型——疫毒闭肺证（北京）、内闭外脱证（国家）、恢复期——气阴两伤证（辽宁省）。

## （八）参附注射液

**组成** 红参、附片。

**功效主治** 回阳救逆，益气固脱。主要用于阳气暴脱的厥脱症（感染性、失血性、失液性休克等）；也可用于阳虚（气虚）所致的惊悸、怔忡、喘咳、胃疼、泄泻、痹证等。

**用法用量** 肌内注射一次 2～4ml，一日 1～2 次。静脉滴注一次 20～100ml，（用 5%～10% 葡萄糖注射液 250～500ml 稀释后使用）。静脉推注一次 5～20ml，（用 5%～10% 葡萄糖注射液 20ml 稀释后使用）。

参附注射液源自《校注妇人良方·卷九》之参附汤。

**现代研究表明** 该品具有改善血流动力学，抗炎、抗凝血、抗凋亡，改善代谢，增强免疫等作用。可以降低外周血管阻力，降低心脏负荷，减少心肌耗氧量以及改善心肌缺血时游离脂肪酸的代谢紊乱；清除自由基和过氧化物，提高组织细胞的耐缺氧和抗应激能力，减轻脑缺血时的组织再灌注损伤，保证脑部血流灌注，促进神经功能恢复；明显升高 $CD3^+$、$CD4^+$ 及 $CD4^+/CD8^+T$ 淋巴细胞比值，且使辅助性 T 细胞在数量和功能上均得到恢复，进而增强机体免疫功能；激活和保护内源性氧自由基清除剂 SOD 的活性、灭活氧自由基、增加 NO 含量、抑制中性粒细胞黏附、抑制 $Na^+$ 内流[97]。

可用于治疗 COVID-19 临床治疗期——内闭外脱证（四川省、河北省、上海市），重症期——内闭外脱证（辽宁省、山西省、宁夏回族自治区、山东省、江西省、天津市），危重型——疫毒闭肺证（北京市）、内闭外脱证（国家、武汉市中西医结合医院），内闭外脱证（黑龙江省），危重症期——武汉协和医院。

（九）生脉注射液

**组成** 同前。

**功效主治** 益气养阴，复脉固脱。用于气阴两亏，脉虚欲脱的心悸、气短、四肢厥冷、汗出、脉欲绝及心肌梗死、心源性休克、感染性休克等具有上述证候者。

**用法用量** 肌内注射：一次 2～4ml，一日 1～2 次。静脉滴注：一次 20～60ml，用 5% 葡萄糖注射液 250～500ml 稀释后使用。

**现代研究表明** 该品具有保护心肌细胞、改善脑缺血、抗休克、保肝、调节免疫、造血、调节血压的作用。生脉注射液治疗高龄维持性血液透析相关性低血压疗效显著，其机制可能与抑制 ET-1 和 NO 过度生成，纠正 ET-1/NO 紊乱有关；改善脓毒症肝损伤患者的血流动力学指标、肝功能与肝脏排泄功能[98, 99]。对曾发生过生脉注射液不良反应的患者慎用。

可用于治疗 COVID-19 临床治疗期——内闭外脱证（四川省、上海市）；重症期——内闭外脱证（辽宁省、山西省、山东省、宁夏回族自治区、江西省、天津市）；危重型——内闭外脱证（国家、武汉市中西医结合医院）；危重症期——武汉协和医院；恢复期——余热未清证、气阴两虚证（陕西省），气阴两伤证（辽宁省、北京市、武汉市中西医结合医院）。

（十）醒脑静注射液

**组成** 麝香、栀子、郁金、冰片等。

**功效主治** 清热泻火，凉血解毒，开窍醒脑。用于流行性乙型脑炎、肝性脑病，热入营血，内陷心包，高热烦躁，神昏谵语，舌绛脉数。

**用法用量** 肌内注射，一次 2～4ml，一日 1～2 次。静脉滴注一次 10～20ml，用 5%～10%葡萄糖注射液或 0.9%氯化钠注射液 250～500ml 稀释后滴注，或遵医嘱。

**现代研究表明** 醒脑静可唤醒大脑，有效保护脑细胞，消除氧自由基，改善脑微循环，减轻脑水肿，抑制神经细胞凋亡；常规治疗方案＋醒脑静注射液治疗急性脑梗死，可有效改善患者的神经功能和意识状态，并改善患者的生存质量，缩短诊疗的时间[100]。

可用于治疗 COVID-19 重症——内闭外脱证（陕西省、山东省），重型——气营两燔证（国家），危重型——内闭外脱证（国家）。

# 第三节　抗 COVID-19 及冠状病毒的方剂研究

## 一、已有实验和（或）试验证据的方剂研究

（一）抗 COVID-19

宗阳等基于网络药理学和分子对接法探寻达原饮治疗 COVID-19 的活性化合物，分子

对接结果显示槲皮素、山奈酚、黄芩素等核心化合物与 COVID-19 推荐用药的亲和力相似，其活性化合物能通过与 ACE2 结合作用于 PTGS2、HSP90AA1、ESR1 等靶点调节多条信号通路，从而有可能对 COVID-19 有治疗作用[101]。向阳等基于网络药理学与分子对接法研究薛氏五叶芦根汤代茶饮（藿香叶、薄荷叶、荷叶、枇杷叶、佩兰叶、芦根、冬瓜子）防控 COVID-19 的作用机制，结果显示其多个活性成分（如木犀草素、谷甾醇、圣草酚等）可调控 COVID-19 的相关靶标 3CL 水解酶（Mpro）、ACE2[102]。姚卫峰教授等融合"成分–靶点–共有通路"网络和分子对接技术探究清肺口服液治疗 COVID-19 的活性成分，结果显示 Phaseol、丹参新醌 D、1，2，5，6-四氢丹参酮等可能是治疗 COVID-19 的潜在靶点[103]。

　　韩晶岩教授认为麻杏石甘汤可改善 COVID-19 肺间质水肿，主要作用机制为抑制白细胞黏附、炎性因子释放、炎性细胞浸润，即清肺；抑制肺微血管渗出、肺间质水肿，即可平喘。实验结果显示，麻杏石甘汤可改善 LPS 诱导肺损伤模型大鼠肺微血管的白细胞黏附、炎性因子释放和肺组织的炎性细胞浸润，以及减轻模型大鼠肺微血管血浆白蛋白的漏出和肺间质水肿。同时，生脉散制剂的注射用益气复脉（冻干）改善 COVID-19 休克脱证。实验结果显示，注射用益气复脉（冻干）可抑制 LPS 诱导大鼠脑微血管渗出和脑水肿以及肠系膜微血管渗出，同时还可改善 LPS 诱导小鼠肺损伤[104]。李素云教授等用西医常规治疗联合祛肺毒一号方（生晒参、荆芥、金银花、玄参、连翘、皂刺、杏仁、蜂房、甘草）治疗 COVID-19 疫毒闭肺证患者，患者病毒核酸检测转阴平均时间为 16d，平均住院天数为 20d，均痊愈出院[105]。

### （二）抗其他冠状病毒

　　孙立等提出抗戾饮对呼吸道冠状病毒感染模型雏鸡具有保护作用，高、中、低剂量组抗戾饮水煎剂（40、20、10g/kg，日 1 次，连续 7 天）灌胃冠状病毒感染雏鸡，各组均能显著降低冠状病毒感染雏鸡升高的体温，使体温恢复正常，同时明显改善其一般症状和呼吸道症状，降低模型死亡率[106]。黑龙江省中医研究院研制的芩百清肺微丸对冠状病毒04 号分离株有预防效果[107]。王氏以黄芪 9g，白术 6g，防风 3g，陈皮 6g，山药 9g，牡蛎 9g 为散（玉屏风散加味）预防体弱儿童反复呼吸道感染，先后观察 85 例，IgA 在服药后较服药前明显增加，有显著性差异；玉屏风散加味可提高血清 IgA，增强机体免疫力，防御冠状病毒侵袭；中国中医研究院推荐非典型肺炎 Ⅱ 号方，其组成为黄芪 15g，炒白术 10g，太子参 10g，连翘 10g，生地 10g，柴胡 10g，赤芍 10g，玄参 10g，防风 5g，甘草 5g；国家中医药管理局公布预防 SARS 参考中药处方 Ⅴ 号，其组成为生黄芪 10g，白术 6g，防风 10g，苍术 6g，藿香 10g，沙参 10g，金银花 10g，贯众 6g。用法为水煎服，日 1 剂，皆为玉屏风散加味而来[108]。王融冰等将 SARS 患者治疗分为中西结合组与对照组，两组的基础治疗相同，中药汤剂根据患者病情使用国药 2 号（由生石膏、黄芩、紫草等组成）、3 号（由生地、元参、银花等组成）、4 号，结果中西医结合治疗组比对照组的退热曲线更平稳、减少淋巴细胞的下降幅度、促进受损肺组织的修复和炎症的吸收等[109]。

## 二、正在进行抗 COVID-19 实验和（或）试验的方剂研究

牛明等对初拟中医组方以及采用分子对接等虚拟筛选技术发现的 46 个中药活性成分进行比对分析和评价的基础上，优化制定了中医药治疗方"克冠 1 号"，同时根据病证、体质等情况进行随症加减，与西医对症支持治疗联合用于临床救治，采用配方颗粒形式口服给药。进行随机对照试验，已完成入组病例 30 例，分别给予中西医结合治疗和西医对症支持治疗。治疗后，多例确诊患者，其发热、咳嗽、气促等临床表现较前明显改善，实验室指标较前好转，部分患者影像学显示肺炎病灶较前明显吸收，截至 2020 年 2 月 3 日，中西医结合治疗组有 5 例患者康复出院[110]。

从 2020 年 1 月 23 日至 2 月 20 日，共有 193 个临床试验在中国临床试验注册中心注册，其中中医治疗的临床试验为 49 项，包括中成药（如痰热清注射液、连花清瘟胶囊/颗粒、热毒宁注射液等）、中医药防治（如新冠一号方、新冠二号方、金银花汤剂等）、中西结合治疗。其中，浙江中医药大学"中医防治疑似 SARS-CoV-2 肺炎（COVID-19）的前瞻性随机双盲安慰剂对照研究"提出在基本治疗的基础上，加用中药煎剂，组方如下：藿香 9g、厚朴 9g、银花 9g、苍术 9g、蝉衣 6g、苏叶 6g、茯苓 15g、淮山药 15g。水煎后封装，每袋 200ml，分早晚两次温服。若纳差者，加白扁豆 9g，六神曲 15g；恶寒头痛者，加羌活 9g，葛根 15g；胸闷咳嗽明显者，加生麻黄 6g，杏仁 9g。"中医分期方案治疗新型冠状病毒感染肺炎（COVID-19）的前瞻性随机双盲安慰剂对照研究"，提出治疗组在基本治疗的基础上，加用中药煎剂，组方如下：普通型（中医临床治疗初期）：苍术 15g、厚朴 9g、藿香 10g、草果 6g、生麻黄 6g、蝉衣 6g、生姜 5g、杏仁 9g、虎杖 15g。水煎后封装，每袋 200ml，分早晚两次温服。重型（中医临床治疗中期）：生麻黄（后下）9g、石膏 30g、杏仁 9g、枇杷叶 12g、葶苈子 12g、白芥子 15g、莱菔子 12g、槟榔 9g、生大黄（后下）6g、虎杖 15g。水煎后封装，每袋 200ml，分早晚两次温服。

中国中医科学院广安门医院仝小林院士与湖北省专家讨论后拟定的新冠肺炎疑似者推荐的通治方，适用于临床诊断为新冠肺炎疑似者，应用时要结合病人实际情况和当地气候、物候条件，因时、因地、因人制宜，辨证施治，随症加减，是以生麻黄、生石膏、羌活、杏仁等中药材组成的治疗 COVID-19 组方。北京佑安医院提出的新冠一号方、新冠二号方、佑安新冠危重方，其中针对新冠肺炎重型病例的救治，以中西医结合治疗为特色，一人一策，形成个体化诊疗方案，中医药参与救治比例超过 92%。

## 第四节 抗 COVID-19 的院内制剂

广州市第八人民医院使用"透解祛瘟颗粒"验方，也就是"肺炎 1 号方"（连翘、山慈菇、银花、黄芩、柴胡、青蒿、蝉衣、前胡、川贝、乌梅、玄参、土鳖虫、苍术、黄芪、太子参、茯苓），截止到 2 月 17 日 17 时，运用"肺炎 1 号方"治疗确诊病人 221 例。目前服药超过 6 天的病人（共 121 例患者）已有 44 人治愈出院。研究结果提示患者总体临床症状明显改善，总有效率达到 94%。目前，广东省已有 11 家定点医院申请调剂"肺炎 1 号方"。

专家讨论后认为，该肺炎 1 号方能够明显改善轻型新冠病毒感染肺炎临床症状，有减少重型肺炎发生的趋势，具有较好的临床价值。

李秀惠等使用佑安新冠 2 号方（苍术、薏苡仁、车前草、杏仁、浙贝母、党参等）治疗 2 例 COVID-19 患者，未用西药联合治疗，结果显示单纯中医药治疗亦可有效改善发热等症状，促进炎症吸收[111]。

四川省药品监督管理局、四川省中医药管理局同意西南医科大学附属中医医院配制使用清肺排毒合剂（新冠 1 号，包括麻杏石甘汤、射干麻黄汤、小柴胡汤、五苓散），此处方源于国家中医药管理局发布的《关于推荐在中西医结合救治新型冠状病毒感染的肺炎中使用"清肺排毒汤"的通知》，四川省为国内首个将国家中医药局推荐使用的清肺排毒汤作为医院制剂配制使用，并允许调剂使用的省份。据 4 省试点临床观察显示，清肺排毒汤治疗 COVID-19 总有效率可达 90% 以上，已经有 10 个省 57 个定点医疗机构的 701 例患者使用，并将确诊病例使用清肺排毒汤纳入观察，其中有 130 例治愈出院，51 例症状（如体温、咳嗽、乏力、纳差、咽痛）消失，268 例症状改善，212 例症状平稳没有加重。对有详细病例信息的 351 例患者分析统计，在服用清肺排毒汤之前，有 112 例体温超过 37.3℃，服药 1 天以后有 51.8% 的患者体温恢复正常；服药 6 天后，有 94.6% 的患者体温恢复正常；有 214 例患者伴有咳嗽症状，服药 1 天以后，46.7% 的患者咳嗽症状消失；服用 6 天以后 80.6% 的患者咳嗽症状消失。同时对其他症状，如乏力、纳差、咽痛等也有明显的疗效。在这 351 例患者中，所有的轻型、普通型患者没有一例转为重型或者危重型，22 例重症患者中有 3 例治愈出院，8 例转为普通型，共有 46 例治愈出院。数据显示清肺排毒汤对治疗新冠肺炎具有良好的临床疗效和救治前景。

四川省药品监督管理局、四川省中医药管理局同意成都中医药大学附属医院配制使用银翘藿朴退热合剂（新冠 2 号，即银翘散合藿朴夏苓汤：银花，桔梗，法半夏，建曲，连翘，杏仁，豆蔻，芦根，荆芥，广藿香，薏苡仁，牛蒡子，厚朴，白扁豆，薄荷，茯苓，焦山楂）、荆防藿朴解毒合剂（新冠 3 号：荆芥，桔梗，法半夏，杏仁，防风，广藿香，建曲，焦山楂，川芎，紫苏叶，薏苡仁，白扁豆，白芷，厚朴，茯苓，芦根，薄荷，炒白术，豆蔻）。新冠 2 号、新冠 3 号也是四川省首批研发的新型冠状病毒肺炎中医药防控医院制剂，在四川省多家 SARS-CoV-2 感染的肺炎定点救治医院直接调剂使用。

赵静等运用网络药理学探讨清肺排毒汤抗 COVID-19 的治疗机制，得出 16 味中药共包含 948 种不同的化合物，对应 790 个潜在靶标，其中 232 个靶标是与 SARS-CoV-2 受体 ACE2 共表达的，说明此复方对于与 SARS-CoV-2 感染相关的 ACE2 表达紊乱而导致的症状有潜在改善作用；方中山药和板蓝根含有腺苷，半夏含有鸟苷，这 2 种化合物都对 7 个核糖体蛋白有潜在抑制作用，可能通过作用于多个核糖体蛋白而抑制 SARS-CoV-2 的复制；对方子的 77 个重要靶标进行富集分析，可能通过调控免疫相关通路 Th17 细胞分化通路、T 细胞、B 细胞通路，以及细胞因子作用相关通路如 TNF 信号通路、MAPK 信号通路、VEGF 信号通路，起到抑制活化的细胞因子、缓和过激的免疫反应、消除炎症的作用[112]。

据不完全统计，已经有 21 款中药制剂获各省药监局批准用于防控 SARS-CoV-2 感染的肺炎疫情。包括山西省中医院的益气除瘟颗粒（观察期，在"玉屏风散"与"银翘解毒散"基础上研制而成）、除湿清肺颗粒（初期方）、解毒护肺颗粒（中期方）、葶苈泻肺颗粒（重症期方）、补肺健脾颗粒（恢复期方）；山东省肺得宁合剂、银柴感冒颗粒、桂柴散寒颗粒、金柴清热颗粒、金贝口服液；云南省的健体抗疫合剂、气阴双补养血合剂、清瘟解热合剂、贯防合剂；四川省的清肺排毒合剂（新冠 1 号）、银翘藿朴退热合剂（新冠 2 号）、荆防藿朴解毒合剂（新冠 3 号）；陕西省的益肺解毒颗粒、清瘟护肺颗粒；广东省的透解祛瘟颗粒（肺炎 1 号方）；吉林省的除湿防疫散（由苍术、陈皮、厚朴、甘草、干姜、大枣组成）。

## 参 考 文 献

[1] 牛明，王睿林，王仲霞，等. 基于临床经验和分子对接技术的抗新型冠状病毒中医组方快速筛选模式及应用[J]. 中国中药杂志：1-8[2020-02-25].

[2] 贺福元，邓凯文，潘雪，等. 基于中医药超分子"气析"理论探讨抗新型冠状病毒药物的研究策略[J]. 中草药：1-6.

[3] 许琦敏. 与病毒赛跑，两周发现 30 种候选药物[N]. 文汇报，2020-01-26（002）.

[4] 马婧，霍晓乾，陈茜，等. 基于 Mpro 和 PLP 筛选潜在抗新型冠状病毒中药研究[J]. 中国中药杂志：1-8[2020-02-18].

[5] 李婧，马小兵，沈杰，等. 基于文献挖掘与分子对接技术的抗新型冠状病毒中药活性成分筛选[J]. 中草药：1-6[2020-03-13].

[6] 张岩，唐德志，舒冰，等. 基于肾素-血管紧张素系统评析新冠病毒致多脏器损伤作用及中药干预作用[J]. 世界科学技术—中医药现代化：1-7.

[7] Zhou P，Yang X L，Wang X G，et al. A pneumonia outbreak associated with a new coronavirus of probable bat origin. [J]. Nature [2020-02-03].

[8] 蔡楠，李云鹏，周桂荣，等. 穿心莲内酯类制剂抗新型冠状病毒肺炎的相关理论依据和作用特点[J/OL]. 中草药：1-8[2020-03-08]. http://kns.cnki.net/kcms/detail/12.1108.R.20200226.1425.003.html.

[9] 程韶，舒冰，赵东峰，张岩，王晶，施杞，王拥军. 基于炎症—氧化应激角度探讨中药对新型冠状病毒肺炎的干预作用[J/OL]. 世界科学技术—中医药现代化：1-7[2020-03-08]. http://kns.cnki.net/kcms/detail/11.5699.R.20200225.1702.008.html.

[10] Chen F，Chan K H，Jiang Y，et al. In vitro susceptibility of 10 clinical isolates of SARS coronavirus to selected antiviral compounds[J]. Journal of Clinical Virology，2004，31（1）：69-75.

[11] 易文龙. 双黄连、鱼腥草、大蒜新素注射液抗鼠冠状病毒 MHV-3 效应的体内外实验研究[D]. 华中科技大学，2006.

[12] 林诠彬. 微粉化板蓝根对鸡冠状病毒（IBV）作用的基础研究[D]. 广州中医药大学，2014.

[13] Wen C C，Shyur L F，Jan J T，et al. Traditional Chinese medicine herbal extracts of Cibotium barometz，Gentiana scabra，Dioscorea batatas，Cassia tora，and Taxillus chinensis inhibit SARS-CoV replication[J]. J Tradit Complement Med，2011，1（1）：41-50.

[14] Yin J，Li G，Li J，et al. In vitro and in vivo effects of Houttuynia cordata on infectious bronchitis virus[J]. Avian Pathol，2011，40（5）：491-8.

[15] Chen C J，Michaelis M，Hsu H K，et al. Toona sinensis Roem tender leaf extract inhibits SARS coronavirus replication[J]. J Ethnopharmacol，2008，120（1）：108-11.

[16] 吕巧莉，涂国刚，王嘉琦，李少华. 穿心莲内酯的研究进展及临床应用[J]. 南昌大学学报（医学版），2013，53（01）：83-86.

[17] 李振，俞科贤. 苦参多路径抗冠状病毒的机制探究[J/OL]. 中草药：1-7[2020-03-08]. http://kns.cnki.net/kcms/detail/12.1108.r.20200225.0852.002.html.

[18] Wang Z，Chen X，Lu Y，et al. Clinical characteristics and therapeutic procedure for four cases with 2019 novel coronavirus pneumonia receiving combined Chinese and Western medicine treatment[J]. Biosci Trends[2020-02-09].

[19] 吕睿冰，王文菊，李欣. 中药连花清瘟治疗新型冠状病毒肺炎疑似病例 63 例临床观察[J]. 中医杂志：1-5[2020-02-17].

[20] 姚开涛，刘明瑜，李欣，等. 中药连花清瘟治疗新型冠状病毒感染的肺炎回顾性临床分析[J]. 中国实验方剂学杂志：1-7[2020-03-07].

[21] 郑文科，张俊华，杨丰文，等. 中医药防治新型冠状病毒感染的肺炎各地诊疗方案综合分析[J]. 中医杂志：1-4[2020-02-29].

[22] 杜宏进. 三拗片治疗急性支气管炎（风寒袭肺证）的临床研究[J]. 人人健康，2018（14）：203.

[23] 谢舜辉，郑慕雄，陈昌鹏，等. 荆防颗粒对大鼠Ⅰ型超敏反应及肥大细胞释放组胺的影响[J]. 皮肤性病诊疗学杂志，2010（01）：21-23.

[24] 徐彭，欧阳永伟，楼兰英，等. 通宣理肺丸的实验结果[J]. 江西中医学院学报，1991（01）：55.

[25] 孙卫林. 通宣理肺丸治疗气管-支气管炎临床观察[J]. 中国保健营养，2013（08）：1620.

[26] 张蕻，李松梅，赵思俊，等. 防风通圣丸对小鼠肠蠕动功能的影响[J]. 中国药物与临床，2017，17（04）：512-514.

[27] 赵梦，彭玉琴，施京红，等. 防风通圣散治疗慢性荨麻疹研究概况[J]. 中国民族民间医药，2017，26（04）：45-48.

[28] 高明春，刘大伟，高晓霞. 防风通圣丸减肥降脂降糖作用的研究[J]. 中国热带医学，2014，14（01）：26-28.

[29] 俞秀廉，龚传美，刘喜玉，等. 防风通圣丸醇提液的抑菌作用及对小白鼠免疫机能的影响[J]. 微生物学杂志，1991（02）：57-59+71.

[30] 祁建平，祁晓媛，王晓娟. 不同剂量金花清感颗粒对流行性感冒的疗效及对患者血清细胞因子的影响[J]. 现代医学，2016，44（12）：1664-1669.

[31] 孟佳，倪博然，尹良玉，等. 感冒退热饮与金花清感颗粒治疗流感样病例退热疗效比较[J]. 中医杂志，2015，56（05）：402-404.

[32] 张文娟，张娟. 疏风解毒胶囊在临床疾病治疗中的应用进展[J]. 首都食品与医药，2019，26（16）：11-12.

[33] 张铁军，朱月信，刘岱琳，等. 疏风解毒胶囊药效物质基础及作用机制研究[J]. 中草药，2016，47（12）：2019-2026.

[34] 刘静，马莉，陆洁，等. 疏风解毒胶囊解热作用机制研究[J]. 中草药，2016，47（12）：2040-2043.

[35] 瞿香坤，郝树立，马景贺，等. 疏风解毒胶囊联合阿比多尔治疗新型冠状病毒肺炎的回顾性研究[J/OL]. 中草药：1-4[2020-03-08]. http：//kns. cnki. net/kcms/detail/12. 1108. r. 20200225. 1549. 008. html.

[36] 侯启华，唐晓宁. 山蜡梅叶颗粒治疗上呼吸道感染40例[J]. 中国中医药现代远程教育，2012（05）：22-23.

[37] 王晓燕，张朝霞，武琪琳. 山蜡梅叶颗粒治疗小儿外感发热疗效观察[J]. 中外妇儿健康，2011（09）：220-221.

[38] 陈海金，马露玲，张丽. 桑姜感冒片解热抗炎作用研究[J]. 中国药物与临床，2003（05）：416-417.

[39] 闫万魁，闫贵侠. 桑姜感冒片治疗感冒300例疗效观察[J]. 世界最新医学信息文摘，2017（A3）：226+229.

[40] 石存忠，甄会，刘新桥. 复方芩兰口服液治疗急性上呼吸道感染外感风热证的多中心临床评价[J]. 中国新药杂志，2018（09）：1012-1018.

[41] 鲍岩岩，时宇静，郭姗姗，等. 复方芩兰口服液对人冠状病毒肺炎疫毒袭肺证的治疗作用[J/OL]. 中国中药杂志：1-14[2020-03-08]. https：//doi. org/10. 19540/j. cnki. cjcmm. 20200303. 402.

[42] 杨红亚，张天娥，刘伟伟，等. 银翘解毒丸对流感病毒感染小鼠肺组织β-defensin1表达的影响[J]. 成都中医药大学学报，2013（01）：33-36.

[43] 李茂，覃良，饶伟源，等. 银马解毒颗粒抗炎作用的实验研究[J]. 中医药导报，2009（11）：59+62.

[44] 蔡培泉，王春新，过毅. 银马解毒颗粒联合西药治疗慢性阻塞性肺疾病急性加重期的临床观察[J]. 临床医药文献电子杂志，2018（33）：16-19.

[45] 黄家望，陈平安，廖灿，等. 清肺消炎丸对不可分型流感嗜血杆菌诱导肺部炎症小鼠的影响[J]. 中成药，2019（05）：1006-1012.

[46] 侯媛媛，李若洁，程彬峰，等. 清肺消炎丸对豚鼠的镇咳平喘作用研究[J]. 药物评价研究，2010（02）：103-105.

[47] 赵学勇，高玥，李彦桥，等. 三味龙胆花片对过敏性哮喘小鼠模型的平喘作用研究[J]. 中药与临床，2018（06）：38-41.

[48] 李彦桥，黄婉奕，高玥，等. 三味龙胆花片对克雷伯菌急性肺炎大鼠中NF-κB信号通路的影响[J]. 中药新药与临床药理，2018（06）：713-718.

[49] 刘春援，李晓强，蔡绍乾. 连花清瘟胶囊的药理与临床研究进展[J]. 中药药理与临床，2010（06）：84-85+21.

[50] 孙美利，李蕾，张舒媛，等. 清开灵制剂药理作用研究现状[J]. 现代中药研究与实践，2014（05）：76-78.

[51] 卢华，陈晓宇. 抗病毒颗粒的药理作用研究[J]. 广西医学，2007（12）：1919-1920.

[52] 姚远秀，贺桢翔，刘晓凤，等. 基于网络药理学和分子对接技术的抗病毒颗粒治疗新型冠状病毒肺炎（COVID-19）的潜在物质基础研究[J/OL]. 中草药：1-11[2020-03-08]. http：//kns. cnki. net/kcms/detail/12. 1108. R. 20200302. 0849. 002. html.

[53] 李娟，邵慧，钟正灵，等. 鱼腥草抗菌作用研究进展[J]. 中国临床药理学与治疗学，2012（12）：1427-1432.

[54] 李强，郝晓锋，郭礼新，等. 感咳双清胶囊抗病毒作用的实验研究[J]. 中国药房，2005（24）：1859-1860.

[55] 郭辉. 感咳双清胶囊治疗小儿病毒性上呼吸道感染的临床研究[J]. 中国医药指南，2013（17）：691-692.

[56] 韦桂宁，刘智生，周军，等. 炎见宁片抗菌、抗炎及镇痛作用的实验研究[J]. 广西医学，2009（12）：1873-1875.

[57] 陈华利，刘晓金，高燕，等. 双黄连口服制剂药理作用及质量评价方法综述[J]. 辽宁中医药大学学报，2016（07）：161-163.

[58] 易明娟，谭亿民，谢子清，等. 风热清口服液的药理研究[J]. 中国新药杂志，1998（04）：58-61.

[59] 王海，褚亚军，刘英副，等. 热炎宁合剂治疗小儿急性上呼吸道感染多中心临床研究[J]. 天津中医药，2019（02）：141-144.

[60] 胡温良. 四季抗病毒合剂治疗小儿上呼吸道感染临床效果评价[J]. 临床医药文献电子杂志，2018（76）：60-61.

[61] 郑龙，肖会敏，郭伦锋，等. 四季抗病毒合剂抗A16型柯萨奇病毒作用[J]. 医药导报，2017（05）：484-488.

[62] 李娜，杨丰文，陆中英，等. 蓝芩口服液治疗慢性咽炎随机对照试验的系统评价和Meta分析[J]. 中国中药杂志，2017（08）：1489-1494.

[63] 王昌林，李征瀛，金未来，等. 蓝芩口服液辅助治疗新生儿肺炎的效果评价[J]. 医学综述，2019（01）：165-169.

[64] 黄海，冯美卿，孙传文，等. 银芩胶囊抗流感病毒的活性[J]. 复旦学报（医学版），2006（04）：517-521.

[65] 刘一丹，杨旭娟，左琼丽，等. 银芩胶囊抗炎作用研究[J]. 中成药，2011（07）：1243-1245.

[66] 杨依霏，马丽娜，张广平，等. 蒲地蓝消炎口服液对免疫低下小鼠免疫功能的影响[J]. 中药药理与临床，2018（01）：140-142.

[67] 张蕻, 张丽, 朴晋华, 等. 麝香牛黄丸药理作用实验研究[J]. 山西中医, 2003 (03): 51-53.

[68] 本刊编辑部. 清瘟解毒丸临床应用解析[J]. 中国社区医师, 2010 (03): 12.

[69] 张红卫, 徐元政. 新雪颗粒联合抗生素治疗老年肺炎 35 例疗效观察[J]. 江苏大学学报 (医学版), 2003 (06): 70-71.

[70] 新雪颗粒等入选抗 SARS 中药[J]. 中国中医药信息杂志, 2003 (07): 38.

[71] 田文艺, 兰芳, 肖永新, 等. 藿香正气胶囊和藿香正气水药理作用的比较[J]. 中成药, 1990 (04): 31-32.

[72] 王巧兰. 藿香正气方剂药理作用与临床应用[J]. 海峡药学, 2007 (09): 85-87.

[73] 邓燕君, 刘博文, 贺楨翔, 等. 基于网络药理学和分子对接法探索藿香正气口服液预防新冠病毒肺炎 (COVID-19) 活性化合物研究[J/OL]. 中草药: 1-10[2020-03-08]. http: //kns.cnki.net/kcms/detail/12.1108.R.20200224.2202.002.html.

[74] 王超群, 李彬. 分析清热化湿口服液治疗小儿支气管炎的临床效果[J]. 中国卫生标准管理, 2015 (24): 133-134.

[75] 辜沅, 舒青龙. 基于肠道微生态的参苓白术散药理研究进展[J]. 时珍国医国药, 2018 (03): 674-676.

[76] 阙丽梅. 参苓白术散加味保护肠粘膜屏障的临床研究[D]. 广州中医药大学, 2009.

[77] 王莹, 贾连群, 宋囡, 等. 香砂六君子丸对脾虚痰浊大鼠小肠组织 cAMP/PKA 信号通路的影响[J]. 辽宁中医杂志, 2015 (08): 1553-1555.

[78] 唐友明. 香砂六君子丸治疗脾胃虚寒型慢性萎缩性胃炎 75 例临床观察[J]. 云南中医中药杂志, 2010 (12): 48-49.

[79] 靳瑾, 龙伟, 沈秀, 等. 补中益气丸对大鼠的补益功效的实验研究[J]. 中医杂志, 2013 (24): 2135-2139.

[80] 汪春华. 补中益气丸治疗气虚型便秘 47 例临床观察[J]. 内蒙古中医药, 2013 (26): 10.

[81] 陈瑶, 周德生. 参麦饮与生脉饮之异同探讨[J]. 光明中医, 2011, 26 (12): 2563-2564.

[82] 沈烈行, 冯晓, 高秀芝. 生脉饮药理作用与临床应用[J]. 医药导报, 2003, 22 (09): 634-635.

[83] 李红念, 梅全喜, 戴卫波, 等. 玉屏风散的临床应用与药理作用研究进展[J]. 广州中医药大学学报, 2016, 33 (02): 284-287.

[84] 刘现辉, 郭晓娜. 贞芪扶正胶囊对再生障碍性贫血大鼠 EPO, IL-2, IL-11 及 CD34~+细胞的影响[J]. 中国实验方剂学杂志, 2016 (20): 143-147.

[85] 崔爱瑛. 安宫牛黄丸的药理及临床研究进展[J]. 中国实验方剂学杂志, 2012 (20): 341-344.

[86] 李云谷, 董玉秀, 郭占峰, 等. 紫雪散质量标准及药理作用的研究[J]. 中成药研究, 1985 (01): 12-14.

[87] 冷伟. 苏合香丸治疗急性中风 108 例[J]. 中国药物经济学, 2012 (04): 132-133.

[88] 黄成钰. 苏合香丸治疗胆绞痛 50 例疗效观察[J]. 浙江中西医结合杂志, 1996 (01): 19-20.

[89] 闫萌军. 双黄连注射液药理与临床研究分析[J]. 科学中国人, 2015 (30): 99.

[90] 潘佩香. 痰热清注射液的药理作用及临床应用[J]. 临床合理用药杂志, 2015 (17): 174-175.

[91] 历彦美. 痰热清注射液的药理作用及临床应用效果观察[J]. 世界最新医学信息文摘, 2019 (54): 197-198.

[92] 胡玥. 热毒宁注射液的药理作用及抗病毒作用[J]. 临床合理用药杂志, 2016 (07): 174-176.

[93] 宋晓华. 关于热毒宁注射液的药理作用、临床应用及不良反应分析[J]. 家庭生活指南, 2019 (05): 105.

[94] 马明星, 王雪峰, 张秀英, 等. 喜炎平注射液治疗儿童呼吸道合胞病毒肺炎有效性及安全性的 Meta 分析[J]. 中国中西医结合儿科学, 2019 (04): 301-307.

[95] 王靓, 郑云辉. 血必净注射液药理研究进展[J]. 临床医药实践, 2016 (07): 542-544.

[96] 黄泽清, 胡铁宏. 参麦注射液的药理和临床研究进展[J]. 临床医药文献电子杂志, 2017 (14): 2762-2763.

[97] 曾德金. 参附注射液的药理研究及临床应用进展[J]. 中西医结合研究, 2019 (03): 159-161.

[98] 王欢, 刘曼曼, 徐红丰, 等. 生脉注射液治疗脓毒症相关肝损伤的临床疗效观察[J]. 临床医药文献电子杂志, 2017 (68): 13327-13329.

[99] 王燕平, 陈逸敏, 罗琼慧. 生脉注射液辅助治疗低血容量性休克的临床观察[J]. 中西医结合研究, 2019 (06): 298-299.

[100] 张欣. 醒脑静注射液治疗急性脑梗死疗效研究[J]. 中国实用医药, 2020 (01): 118-119.

[101] 宗阳, 丁美林, 贾可可, 等. 基于网络药理学和分子对接法探寻达原饮治疗新型冠状病毒 (2019-nCoV) 肺炎活性化合物的研究[J]. 中草药: 1-9[2020-02-11].

[102] 向阳, 吕文亮. 基于网络药理学与分子对接法探讨薛氏五叶芦根汤代茶饮防控新型冠状病毒肺炎的作用机理[J/OL]. 湖北中医药大学学报: 1-13[2020-03-08]. http: //kns.cnki.net/kcms/detail/42.1844.R.20200303.1940.002.html.

[103] 姚卫峰, 翟园园, 林丽丽, 等. 融合 "成分-靶点-共有通路" 网络和分子对接技术的清肺口服液抗新型冠状病毒肺炎的活性成分初探[J/OL]. 南京中医药大学学报: 1-6[2020-03-08]. http: //kns.cnki.net/kcms/detail/32.1247.R.20200225.1351.002.html.

[104] 韩晶岩. 麻杏石甘汤改善肺间质水肿、注射用益气复脉 (冻干) 改善休克脱证的作用机理[J/OL]. 世界科学技术—中医药现代化: 1-9[2020-03-08]. http: //kns.cnki.net/kcms/detail/11.5699.R.20200221.1125.002.html.

[105] 李素云, 李高阳, 张华茹, 等. 祛肺毒一号方治疗新型冠状病毒肺炎重型/危重型患者临床疗效分析[J/OL]. 中国实验方剂

学杂志：1-10[2020-03-08]. https：//doi. org/10. 13422/j. cnki. syfjx. 20200843.

[106] 孙立，李勃，黎俏梅，等. 抗戾饮对呼吸道冠状病毒感染雏鸡模型的保护作用[J]. 甘肃中医，2007（06）：64-66.

[107] 通讯员冯凯，记者衣晓峰，靳万庆. 芩百清肺微丸有抗支原体和冠状病毒作用[N]. 中国中医药报，2003/07/03.

[108] 吴美兰，李波，张训刚，等. 玉屏风散加味防治非典型肺炎可行性探讨[J]. 中医药学刊，2004（11）：2157-2158.

[109] 王融冰，刘军民，吴云忠，等. 中西医结合治疗 SARS 疗效分析[C]. 华北五省市区及广东省中西医结合防治 SARS 学术会议，2003：4.

[110] 牛明，王睿林，王仲霞，等. 基于临床经验和分子对接技术的抗新型冠状病毒中医组方快速筛选模式及应用[J]. 中国中药杂志：1-8[2020-02-25].

[111] 李秀惠，李丽，张佳莹，等. 中医辨证治疗普通型新型冠状病毒肺炎 2 例[J/OL]. 中医杂志：1-4[2020-03-08]. http：//kns. cnki. net/kcms/detail/11. 2166. R. 20200224. 1034. 006. html.

[112] 赵静，田赛赛，杨健，等. 清肺排毒汤治疗新型冠状病毒肺炎机制的网络药理学探讨[J]. 中草药：1-7[2020-02-18].

# 第六章　各地区 COVID-19 治疗方案探析

## 第一节　概　　述

### 一、各地区方案的基本情况

自新型冠状病毒肺炎 COVID-19 疫情发生以来，国家及全国各省、市、地区卫生健康委员会、中医药管理局积极应对，制定并发布中医药防治方案。国家卫生健康委员会办公厅、国家中医药管理局办公室于 2020 年 1 月 22 日至 2020 年 3 月 4 日相继发布试行第三版至试行第七版的《新型冠状病毒肺炎诊疗方案》[1-4]（表 6-1）。为了中西医师方便操作，最大化推广中医药在防治疫情一线的使用，在临床治疗期的中医分期由初期、中期、重症期，调整为轻型、普通型、重型、危重型，恢复期保留。对证型做了如下调整：轻型对应上一版的初期，增加了"湿热蕴肺证"；普通型中的"湿毒蕴肺证、寒湿阻肺证"是新增加的证型；重型对应上一版的中期，增加了"气营两燔证"；危重型对应上一版的重症期；恢复期在肺脾气虚证的基础上，增加了"气阴两虚证"。

表 6-1　国家中医方案发布时间表

| 发布时间 | 《新型冠状病毒肺炎诊疗方案》 | 中医治疗方案 | 发布方 |
| --- | --- | --- | --- |
| 1 月 22 日 | 试行第三版 | 一版 | 国家卫生健康委员会、国家中医药管理局 |
| 1 月 28 日 | 试行第四版 | 二版 | 国家卫生健康委员会、国家中医药管理局 |
| 2 月 8 日 | 试行第五版 | 二版 | 国家卫生健康委员会、国家中医药管理局 |
| 2 月 18 日 | 试行第六版 | 三版 | 国家卫生健康委员会、国家中医药管理局 |
| 3 月 4 日 | 试行第七版 | 三版 | 国家卫生健康委员会、国家中医药管理局 |

在 2020 年 1 月 22 日发布国家中医诊疗方案一版（本章余下简称一版）后，约有 10 个地区发布了地方方案。在 2020 年 1 月 28 日国家中医治疗方案二版（本章余下简称二版）发布后，约 16 个地区陆续修定了本省方案。到目前为止，我们收集了 30 个地区的中医药防治方案（除河南省为单纯预防外，其余 28 个地区均含治疗方案），各省市多根据一版、

二版，以及各地区间相互参考，在对实际确诊病例不断观察的基础上，制定、修定本省市的方案，19 个地区含有预防方案，不仅推荐中药预防方，同时在居家防护、生活、饮食等调摄方面给予指导，北京市、山东省、四川省 3 个地区含有儿童中医药防治部分。广东省、黑龙江省、四川省这 3 个省份在中成药中着重推荐了本地区相关院内制剂。北京市、江西省、湖北省、广东省、广西壮族自治区、贵州省等地区首发方案较早，无分期，中医证型差别较大。在国家卫健委陆续更新诊疗方案至五版发布后，各地区首发版本及修定版在分期、分型、中医证型、治法方药上参考、结合了国家及各个地方版本。

## 二、各地区对 COVID-19 的基本认识、分期辨证及处方用药

在全国搜集的含有中医药治疗的 29 个方案中，山东省、河北省、湖北省、湖南省、云南省、黑龙江省、安徽省 7 省明确指出本次疫情为"湿邪"相关的病因所致，陕西省指出病因为"风瘟"。10 个地区明确提出围绕"湿、热、毒、瘀"的病机特点，其中山东省、陕西省、青海省、吉林省、辽宁省提到"寒"邪的病机特点。10 个地区明确指出病位在肺，其中湖北省、广东省、云南省、辽宁省、安徽省 5 省指出病累及脾。15 个地区含有医学观察期方案，其中上海市、山西省、河北省、甘肃省、江西省 5 省市采用二版方案，其余 10 个地区在此二版基础上，进行适当调整，如增加临床表现方案，更换、增减推荐中成药，增加中药处方等（表 6-2）。

表 6-2　医学观察期方案汇总表

| 症状 | 来源 | 推荐方药 |
| --- | --- | --- |
| 乏力伴胃肠不适 | 15 个地区：上海市、山西省、河北省、甘肃省、江西省、江苏省、海南省、山东省、陕西省、宁夏回族自治区、辽宁省、四川省、广东省、云南省、广西壮族自治区 | 藿香正气胶囊（丸、水、口服液），参苓白术胶囊（口服液、散、丸、颗粒、片）等 |
| 乏力伴发热 | 15 个地区：上海市、山西省、河北省、甘肃省、江西省、江苏省、海南省、山东省、陕西省、宁夏回族自治区、辽宁省、四川省、广东省、云南省、广西壮族自治区 | 金花清感颗粒、连花清瘟胶囊（颗粒）、疏风解毒胶囊（颗粒）、防风通圣丸（颗粒），清开灵胶囊、苦甘颗粒、蓝芩口服液等 |
| 咳嗽、咽痛、咽痒 | 4 个地区：四川省、辽宁省、云南省、江苏省 | 三拗片、川射干总黄酮胶囊、桑姜感冒片（胶囊）、抗病毒颗粒、荆防败毒散、杏贝止咳颗粒 |
| 症状不明显 | 2 个地区：陕西省、辽宁省 | 玉屏风散、银翘散加减 |

临床治疗期各地区分期、分型、辨证较为繁杂，参考或结合国家新型冠状病毒肺炎诊疗方案第三版、第四版、第五版中中医分期辨证，或西医分型，或无明确分期分型的情况均有。29 个地区的中医治疗方案中 12 个地区对 COVID-19 进行分期，北京市、重庆市、浙江省、安徽省、青海省 5 个地区参考西医分型。我们对照西医临床治疗期轻型、普通型、重型、危重型和恢复期临床表现，将全国各地区提出的中医证型名称梳理归类：轻型 14 个，普通型 18 个，重型 12 个，危重型 8 个，恢复期 10 个。特别指出，云南省对潜伏期，即核酸检测阳性而无明显症状患者予以关注，给出湿毒内蕴、热毒内伏两种证型推荐处方。全国虽提出诸多中医证型，但实际上存在证型名称相似，以及证型名称与临床表现交叉重叠

的现象，基于此，我们将证型名称与临床表现相吻合且出现频率前三的进一步统计如下。

轻型：寒湿郁肺 7 个，湿邪郁肺（湿毒郁肺/湿温郁肺）6 个，温邪犯肺（风热犯肺）4 个。

普通型：热毒袭肺（疫毒袭肺/邪热袭肺）6 个，邪热壅肺（温热壅肺/疫毒郁肺/湿浊郁肺）6 个，痰热壅肺 2 个。

重型：疫毒闭肺（热毒闭肺/邪毒闭肺/温毒闭肺/浊毒闭肺/疫毒壅肺/热毒壅肺）24 个，热毒炽盛 2 个。

危重型：内闭外脱（阴竭阳脱/肺闭喘脱/疫毒内陷，阴阳俱脱）20 个。

恢复期：肺脾气虚（肺脾两虚）15 个，气阴两伤[（余邪未尽，气阴两伤）/（余邪未尽，气阴两虚）/（余热未清）]7 个，气阴两虚（肺脾气阴两虚）6 个。

## 三、七大地域 COVID-19 的基本情况

目前我们收集了 30 个地区的中医药防治方案，根据因地制宜原则，按华东、华北、华中、华南、西南、西北、东北七大地理区域划分。分析发现，各地对 COVID-19 总体认识一致，为疫毒致病，病理特点为"湿、毒、瘀"。由于各地域气候差异对病性的影响，各地表现出的证型有所差异，主要集中在轻型和普通型中，各地区提出的证型较多，其中寒湿郁肺、湿毒郁肺、热毒袭肺等以寒、热、湿、毒为病机特点的证型出现较多；重型主要为疫毒闭肺，危重型为内闭外脱；恢复期以肺脾两虚和气阴两伤（余邪未尽，气阴两伤）两型表现为主。在治疗方面，华北、华中地区总体上重在除"疫毒"；华东、华南、西南地区明显加重清热除湿之力，概因岭南气候多湿热，疫疠之气凑之，迅速入里化热，伤津耗液，甚者灼营动血；西北、东北地区当季气候干燥寒冷，在疫毒侵袭人体后可出现寒湿、风寒的临床表现，与岭南地区形成对比，但若疾病进一步传变，正虚邪盛，则各地病症情况发展基本统一。

## 第二节 各地区 COVID-19 中医治疗方案详况介绍

预防方案在第七章详细介绍，本章节主要在中医药治疗 COVID-19 方面，对各地区治疗方案进行介绍。

## 一、华 东 地 区

华东地区包括上海市、浙江省、江西省、山东省、江苏省、安徽省这 6 个地区发布中医药诊疗方案[5-10]，从现有华东地区发布的方案看，受该地区气候影响，证型上除最靠北的山东省外，其余均为湿热证型，方药的清热力度也相对较重。华东地区大多数采用了二版方案，并在此基础上做一定的调整，增加预防部分，对临床症状的描述、随症加减药物、中成药进行增补；浙江省方案在分期证型方面与西医划分统一，在中医药治疗上基本参照

二版制定。山东省特别关注了儿童 COVID-19 的治疗。

## （一）上海市

### 《上海市新型冠状病毒感染的肺炎中医诊疗方案（试行）》（1 月 29 日）

上海市在二版的基础上，治疗方案分为医学观察期、临床治疗期、恢复期这 3 期，医学观察期采用二版方案，临床治疗期分为湿毒郁肺、热毒闭肺、内闭外脱 3 种证型，恢复期分为肺脾气虚、气阴两虚 2 种证型，并分别给予相应的治疗方案。

其中临床治疗期下的湿毒郁肺型的临床表现与二版初期寒湿郁肺一致，推荐处方在二版基础上，增加呕恶者加黄连 3g、苏叶 6g；热毒闭肺型的临床表现与二版中期疫毒闭肺一致，推荐处方在二版基础上增加姜黄 9g、僵蚕 9g，推荐中成药中增加痰热清注射液；内闭外脱型与二版重症期内闭外脱型方案一致。

恢复期下的肺脾气虚型与二版恢复期肺脾气虚型方案一致；气阴两虚型临床症状：咳嗽，无痰或少痰或咯痰不爽，气短乏力，动则加重，口干口渴，或盗汗或自汗，手足心热。舌体瘦小，质红或淡，苔薄少或花剥，脉沉细或细数。推荐处方：南沙参 15g，人参 9g（党参 9g，太子参 15g，白参 9g，西洋参 9g），天冬 9g，麦冬 9g，淡竹叶 9g，桑叶 9g，蝉衣 6g，地骨皮 9g，炒苍术 15g，炒谷芽 15g。

## （二）浙江省

### 《浙江省新型冠状病毒肺炎中医药防治推荐方案（试行第四版）》（2 月 8 日）

浙江省采用了西医分型方式，在治疗用药上参考了二版。浙江省防治方案较二版增加：①高风险人群预防用方，无医学观察期方案，治疗及恢复参照西医临床分型制定了相应的方案，并增加部分药物加减指导及注意事项。②肺炎轻型疫毒袭肺临床表现与二版初期寒湿郁肺基本相似；③肺炎普通型疫毒郁肺临床表现与二版中期疫毒闭肺基本相似；④肺炎重型疫毒壅肺临床表现夹杂了二版中期疫毒闭肺与重症期内闭外脱的临床表现，但偏向于中期疫毒闭肺；⑤肺炎危重型疫毒闭肺临床表现与二版重症期内闭外脱相似，增加了口唇爪甲紫暗，咯粉红色血痰，尿少等症状。舌红绛或暗淡，脉沉细数与二版舌质紫暗，苔厚腻或燥，脉浮大无根差异较大，治疗方药与二版基本一致；⑥肺炎恢复期肺脾两虚临床表现与二版相似，增加了脉细数或缓或弱的脉象描述，治疗方药与二版相似。

**1. 高风险人群预防用方**

**基本处方**　玉屏风散加减。

生黄芪 15g，防风 10g，生白术 12g，银花 10g，藿香 10g，苏叶 10g，芦根 15g（鲜芦根尤佳），生甘草 6g。

**2. 肺炎轻型：疫毒袭肺**

**临床表现**　发病初期，发热或未发热，咽干咽痛，轻咳少痰，无汗，倦怠乏力，脘痞，便溏。舌淡红，苔薄白腻，脉濡。

**基本处方**　荆防败毒散加减。

荆芥 10g，防风 10g，羌活 10g，苏叶 10g，苍术 12g，陈皮 10g，厚朴 10g，草果 6g，紫草 15g，连翘 15g，射干 9g，贯众 10g，藿香 10g。

**加减**　高热者加青蒿 30g；苔厚腻者加佩兰 10g，荷叶 15g；咳嗽重者加桔梗 10g，炙枇杷叶 10g；腹泻者加黄连 3g；恶心者加姜竹茹 9g；胃肠不适腹泻者加佛手片 12g，神曲 15g。

### 3. 肺炎普通型：疫毒郁肺

**临床表现**　发病中期，发热或不发热，咳嗽痰少，或有黄痰，倦怠乏力，或有胸闷气稍促。舌质红，苔薄黄腻或黄腻或黄燥，脉滑数。

**基本处方**　麻杏石甘汤合千金苇茎汤加减。

炙麻黄 9g，杏仁 10g，生石膏 30g（先煎），知母 12g，土茯苓 10g，芦根 30g（鲜芦根尤佳），生薏苡仁 30g，冬瓜仁 30g，桃仁 12g，野荞麦根 30g，炒黄芩 12g，桔梗 9g，姜半夏 9g，苏梗 12g，苏木 12g。

### 4. 肺炎重型：疫毒壅肺

**临床表现**　胸闷气促，口唇发绀，动则气喘，烦躁，汗出肢冷，或伴心悸，心慌。舌质红绛或暗紫，苔黄腻或厚腻，脉滑数。

**基本处方**　自拟葶苈泻肺汤。

葶苈子 15g（包煎），瓜蒌皮 9g，野荞麦根 30g，肺形草 30g，炒黄芩 30g，苏子 9g，薤白头 12g，姜半夏 12g，桂枝 9g，生白芍 15g，川芎 15g，白芥子 9g。加减：高热不解，加用人参白虎汤，生晒参 4～6g，生石膏 30～60g，知母 12g；皮肤出现紫斑，加水牛角 15～30g，丹皮 15～30g，生地（或生地炭）30g，银花（或银花炭）30g；心悸、怔忡或水肿加用茶树根 30g，玉米须 30g。

### 5. 肺炎危重型：疫毒闭肺

**临床表现**　神志昏蒙、淡漠，口唇爪甲紫暗，呼吸浅促，咯粉红色血痰，四肢厥冷，汗出，尿少。舌红绛或暗淡，脉沉细数。

**基本处方**　参附汤加减。

生晒参 30g 或野山参 10g，西洋参 15g，炮附子 15g（先煎）。用法：可采用鼻饲，或一半鼻饲一半高位灌肠，每日分 4～6 次给予。闭证，有神昏谵语者，可予苏合香丸或安宫牛黄丸灌服。

**注**　①妊娠期妇女慎用。②儿童用药酌情减量。

### 6. 肺炎恢复期：肺脾两虚

**临床表现**　气短，倦怠乏力，胃纳欠佳，痞满，大便不畅。舌质偏红或淡胖，苔薄腻，脉细数或缓或弱。

**基本处方**　香砂六君丸加减。

党参 12g，生黄芪 20g，法半夏 9g，陈皮 6g，茯苓 15g，生米仁 30g，木香 6g，砂仁

5g，麦冬 12g，丹皮 10g，炙甘草 6g。

　　**注**　轻重型恢复期转归不一，根据辨证，分阴阳、气血、五脏、虚实立法处方。

## （三）江西省

### 《江西省新型冠状病毒感染的肺炎中医药防治方案（试行第三版）》（2 月 19 日）

　　江西省中医药防治方案（试行第三版）总体与国家新型冠状病毒肺炎诊疗方案（试行第六版）中的中医治疗方案一致，在原方上做适当药物加减，增加了中医药预防部分，同时推荐了热敏灸治疗。医学观察期中，"临床表现 2"中乏力伴发热下增加山蜡梅叶颗粒；恢复期增加阳虚痰凝血瘀证。

#### 恢复期增加：阳虚痰凝血瘀证

　　**临床表现**　胸闷气憋，动则气促，阵发性干咳、呛咳为主，或咳少量白痰，面白怯寒。舌质淡暗，苔薄白或腻，脉沉弦或涩。胸部 CT 提示肺间质病变征象明显。

　　**推荐处方**　温肺化纤汤。

　　鹿角霜 15g，肉桂 4g，炮姜 10g，生麻黄 10g，熟地黄 20g，白芥子 10g，炙甘草 6g，地龙 10g，土鳖虫 10g，川芎 10g，桃仁 10g，红花 10g。

　　**加减**　纳差者，加用炒麦芽 15g，炒谷芽 15g；动则气促，神疲懒言等气虚突出者，合补中益气汤；口干，咽燥，苔少等阴虚者，合生脉饮；咳嗽明显者，加用紫菀 10g，款冬花 10g，百部 10g，苏子 10g。

　　**服法**　每日 1 剂，水煎 400ml，分 2 次服用，早晚各 1 次。

　　**推荐中成药**　金水宝胶囊（片）。

## （四）山东省

### 《山东省新型冠状病毒感染的肺炎中医药诊疗方案（第二版）》（2 月 19 日）

　　山东省修定第二版方案基本与国家二版一致，医学观察期中"临床表现 2"项下的乏力伴发热中去除金花清感颗粒、防风通圣丸（颗粒），增加了复方西羚解毒胶囊（片）、苦甘颗粒。将"清肺排毒汤"增补在临床治疗期各分型下，各证型基本处方与二版一致，方后增加随症方药加减指导，增加清瘟败毒丸、醒脑静注射液等中成药。重症期内闭外脱下分阳闭阴脱、阴闭阳脱两种情况。增加病后调养期推荐方案。山东省还增加了较为完整的儿童中医治疗方案，根据儿童生理病理特点，将本病分为五期七型。同时增加了中药煎服方法指导。

#### 1. 危重型：内闭外脱

（1）阳闭阴脱

　　**临床表现**　呼吸困难、动则气喘或需要辅助通气，伴神昏，烦躁，汗出，舌质红绛或紫暗，苔少或燥，脉沉细数或脉散大。

　　**推荐方药**　生脉饮加减，并送服安宫牛黄丸。

组成　人参 15g，麦冬 15g，大生地 15g，水牛角 30g，五味子 6g，山萸肉 10g，玄参 10g，红景天 15g，石菖蒲 10g。

推荐中成药　醒脑静注射液、生脉注射液。

（2）阴闭阳脱

与二版内闭外脱方案一致。

**2. 调养期**

临床表现　体倦乏力、腰酸腿软、精神不振，气短懒言，活动后气喘、食欲欠佳，大便无力，舌淡胖，苔白。或胸部 CT 有肺纤维化表现。

推荐方药　玉屏风散或金水六君煎加减。

组成　黄芪 18g，党参 12g，炒白术 15g，防风 9g，茯苓 12g，熟地黄 12g，半夏 9g，陈皮 6g，当归 9g。

加减　脾虚便溏者加白扁豆 15g，山药 15g。

推荐中成药　百令胶囊。

### 山东省新型冠状病毒肺炎儿童中医治疗方案

（1）医学观察期

中成药：藿香正气口服液（无醇型）、抗病毒口服液，适用于乏力伴胃肠不适者；连花清瘟颗粒、小儿青翘颗粒、小儿解感颗粒、好医生抗感颗粒，适用于乏力伴发热者；若伴便秘，可选择金莲清热泡腾片、小儿豉翘清热颗粒等。

（2）初期：寒湿郁肺碍脾

症状　恶寒发热或无热，干咳，倦怠乏力，纳差，呕恶，舌质淡红或淡，苔白腻，脉濡。

推荐方药　不换金正气散（《太平惠民和剂局方》）。

苍术 6～9g，厚朴 3～9g，陈皮 6～9g，藿香 6～12g，姜半夏 3～9g，炒杏仁 3～9g，苏叶 9～15g，桔梗 6～9g，贯众 6～9g，生姜 3～6g，甘草 3～6g。

加减　湿盛寒微可选藿香正气散（《太平惠民和剂局方》），湿盛热微偏于上焦可选藿朴夏苓汤（《医原》）；偏于中焦可选雷氏芳香化浊法（《时病论》）。

中成药　藿香正气口服液、保济口服液等适用于湿盛寒微者；小儿解感颗粒、好医生抗感颗粒、小儿青翘颗粒等，适用于咽痛偏于风热者；抗病毒口服液、芩香清解口服液等，适用于湿盛热微者。

（3）中期：湿热闭肺

症状　身热不扬或往来寒热，咳嗽有痰，胸闷气促，喘憋，腹胀便秘，舌质红，苔黄腻或黄燥，脉滑数。

推荐方药　麻杏石甘汤（《伤寒论》）合达原饮（《温疫论》）。

生麻黄 3～6g，炒杏仁 3～9g，生石膏 15～30g（先煎），知母 6～12g，柴胡 15～18g，黄芩 6～12g，厚朴 3～9g，槟榔 9～15g，草果 6～9g，虎杖 6～9g，羌活 6～9g，甘草 3～6g。

加减　大便正常或偏溏可选麻杏苡甘汤（《伤寒论》）、上焦宣痹汤（《温病条辨》）、苇茎加滑石杏仁汤（《温病条辨》），大便干可合升降散（《伤暑全书》）、宣白承气汤（《温病条辨》)。

**中成药**　连花清瘟颗粒,适用于热毒炽盛者;金莲清热泡腾片、小儿肺热咳喘口服液,适用于肺胃热盛者。

（4）重症期

1）毒热闭肺。

**症状**　壮热稽留,咳声重浊,痰稠难咳,胸闷气促,喘憋鼻煽,腹胀便秘,舌质绛红,苔黄厚燥,脉沉细。

**推荐方药**　清瘟败毒饮(《疫诊一得》)。

生地 9～12g,丹皮 9～15g,黄连 3～9g,黄芩 6～12g,生石膏 15～45g(先煎),知母 6～15g,炒栀子 6～12g,玄参 6～15g,连翘 6～12g,重楼 6～9g,桔梗 6～9g,竹叶 3～9g,甘草 3～6g。

2）内闭外脱。

**症状**　胸闷气促,喘憋鼻煽,呼吸困难,神昏、烦躁,汗出肢冷,舌质紫暗或有瘀点,苔厚腻或燥、脉浮大无根。

**推荐方药**　参附汤(《正体类要》)送服安宫牛黄丸、苏合香丸。

人参 3～6g(另炖),制附片 3g(先煎 1 小时),山茱萸 6～12g。

上述二证型所用中成药:

①安宫牛黄丸:3 岁及 3 岁以下每次 1/4 丸,4～6 岁每次 1/2 丸,大于 6 岁每次 1 丸,每日 1 次,必要时每 6～8 小时 1 次,口服或鼻饲,用于高热不退者。

②安脑丸:小于 11 岁者,1 岁服 1 粒,年龄每增加 1 岁加服 1 粒,1 岁以上每次 1 丸,每日 2 次,口服或鼻饲,用于高热不退者。

③紫雪丹:周岁小儿每次 0.3g,每增 1 岁,递增 0.3g,每日 1 次;5 岁以上小儿每次 1.5～3g,每日 2 次,口服,冷开水调下。用于神昏肢体抽搐者。

（5）恢复期

1）肺脾气虚。

**症状**　面白少华,咳嗽无力,痰白质稀,动则汗出,舌质淡胖苔白。

**推荐方药**　六君子汤加减。

党参 6～12g,茯苓 9～15g,炒白术 9～15g,陈皮 6～9g,姜半夏 3～9g,炒甘草 3～6g。

**中成药**　玉屏风颗粒,适用于偏肺气虚者;小儿肺咳颗粒,适用于肺脾两虚兼痰者。

2）肺热阴虚

**症状**　干咳少痰,舌红苔少。偏于肺热者,伴低热,便干;偏于阴伤者,伴盗汗,手足心热。

**推荐方药**　竹叶石膏汤(《伤寒论》)。

竹叶 3～6g,太子参 9～15g,生石膏 9～15g(先煎),姜半夏 3～6g,麦冬 9～15g,炒甘草 3～6g。

**中成药**　养阴清肺颖粒,适用于阴虚虚肺热者;蜜炼川贝枇杷膏,适用于阴虚燥咳者。

**外治**　可配合针灸、推拿,以及中药熏洗、贴敷等。

**熏洗足浴方**　金银花 15g,桑叶 30g,菊花 30g,板蓝根 30g,柴胡 15g,薄荷 10g,荆芥 10g，防风 10g，苏叶 10g，适用于发热患儿。

（五）江苏省

**《江苏省新型冠状病毒感染的肺炎中医辨治方案（试行第三版）》（2 月 21 日）**

江苏省修定其中医辨治方案试行第三版时参考了国家新型冠状病毒肺炎诊疗方案试行第五版和第六版，根据实际情况修定了本省方案，增加中药预防方。

**1. 初期：湿困表里证**

临床表现　恶寒发热，身热不扬，或身热起伏，咳嗽痰少，汗少不畅，乏力或周身酸痛，头胀痛，咽干咽痛，口干口苦，腹胀，便溏不爽。舌苔白腻或罩黄，舌边红，脉濡数。

治法　表里双解，肺胃同治。

推荐处方　藿香 15g，苏叶 15g，淡豆豉 15g，炒苍术 15g，厚朴 10g，前胡 15g，柴胡 15g，炒黄芩 10g，青蒿 20g，杏仁 10g，羌活 10g，金银花 15g，连翘 15g。如见高热，有汗热不解，喘咳气粗，痰稠色黄，属肺胃热盛者，加炙麻黄 6g，生石膏 30g，生甘草 6g，生大黄 6g。

推荐中成药　连花清瘟胶囊（颗粒）。

**2. 中期：湿毒壅肺证**

临床表现　身热不高，喘咳，胸闷气粗，咯痰黏稠，咽干，腹胀，大便黏滞不爽。舌质偏暗，舌苔白腻，脉滑。

治法　宣肺化湿，祛痰开痹。

推荐处方　炙麻黄 9g，杏仁 10g，葶苈子 20g（包煎），桑白皮 30g，炒黄芩 15g，冬瓜子 20g，法半夏 10g，厚朴 10g，苏子 15g，白芥子 10g，瓜蒌皮 15g，旋覆花 9g（包煎），香附 10g，郁金 10g，桃仁 10g，生黄芪 20g。

推荐中成药　热毒宁注射液，痰热清注射液。

**3. 重症期：邪陷正脱证**

临床表现　呼吸困难，动辄气喘或需要辅助通气，伴神昏，烦躁，汗出肢冷。舌质紫暗，苔厚腻或燥，脉浮大无根。

治法　益气回阳，开闭固脱。

推荐处方　人参 15g，制附片 10g（先煎），石菖蒲 10g，郁金 10g，山萸肉 10g，五味子 10g，干姜 15g，炙甘草 10g。

推荐中成药　参附注射液，生脉注射液，血必净注射液，安宫牛黄丸。

**4. 恢复期（可适用于住院恢复期或已治愈出院但肺功能未完全康复者）**

（1）气阴两伤证

与国家新型冠状病毒肺炎诊疗方案试行第六版一致。

（2）肺脾两虚，浊瘀阻络证

**临床表现** 精神不振，疲劳乏力，胸闷憋气，呼吸不畅，有时干咳，纳少。舌淡或暗，苔白腻或浊腻，脉细滑。

**治法** 扶正化浊。

**推荐处方** 党参20g，炙黄芪20g，炒白术15g，茯苓10g，胡桃肉6g，制黄精15g，北沙参12g，麦冬10g，旋覆花6g（包煎），茜草根10g，郁金10g，生薏苡仁15g，冬瓜子20g，桃仁12g，苏子10g，降香3g，炙甘草6g。

## （六）安徽省

### 《安徽省新型冠状病毒肺炎中医药治疗专家共识》（2月17日）

安徽省此专家共识中，分期诊断采用了西医标准，中医分型及处方参考了其他省份的方案。安徽省认为COVID-19病机特点以"湿"为主，可兼见"热、毒、瘀"等，整体治法以清热解毒化湿为主。

### 1. 轻症

临床症状轻微，影像学未见肺炎表现，新型冠状病毒核酸检测阳性。

**临床表现** 微热或不热，或微恶寒或咳，倦怠，或便溏。舌淡红，苔薄或薄白，脉浮数或濡。

**治法** 疏风解表，芳香解毒。

**推荐处方** 人参败毒散合桑菊饮加减。

**基本药物** 太子参、炒黄芩、桔梗、前胡、生黄芪、柴胡、桑叶、连翘、防风、藿香、甘草等。

**推荐中成药** 疏风解毒胶囊（颗粒）、金花清感颗粒、复方银花解毒颗粒。

### 2. 普通型

（1）湿阻肺脾

**临床表现** 干咳少痰，咳声重浊，胸闷，时腹胀，呕恶、纳差，便溏。舌质淡或淡红，苔白或白腻，脉滑。

**治法** 健脾化湿，宣肺解毒。

**推荐处方** 三仁汤或藿朴夏苓汤加减。

**药物组成** 杏仁、生薏苡仁、蔻仁、藿香、竹叶、半夏、厚朴、泽泻、茯苓、桔梗、生甘草等。

**推荐中成药** 藿香正气胶囊（滴丸、软胶囊、水）、防风通圣丸（颗粒）。

（2）湿热蕴肺

**临床表现** 发热，咳嗽，痰黏或稠，气喘，口渴，胸闷。舌红，苔薄黄或黄腻，脉弦数或滑数。

**治法** 宣泄肺热，解毒祛湿。

推荐处方  麻杏石甘汤合甘露消毒丹加减。

基本药物  炙麻黄、杏仁、石膏（先煎）、豆蔻、黄芩、桑白皮、芦根、车前子（包煎）、石菖蒲、葶苈子（包煎）、甘草等。

推荐中成药  连花清瘟胶囊（颗粒）、麻芩消咳颗粒。

### 3. 重型

（1）热毒闭肺
与一版邪毒闭肺基本一致。

（2）疫毒瘀肺
临床表现与二版中期疫毒闭肺基本一致。

治法  化浊宣肺、活血解毒。

推荐处方  解毒活血汤（《医林改错》）合升降散加减。

基本方药  生石膏（先煎）、瓜蒌、大黄（后下）、炙麻黄、桑白皮、桃仁、当归、连翘、僵蚕、蝉蜕、姜黄、生甘草。

推荐中成药  血必净注射液、喜炎平注射液。

### 4. 危重型

（1）邪毒内闭
临床表现  发热神昏，气憋，烦躁，胸腹灼热，汗出淋漓。舌质暗红或绛，苔浊腻或黄腻，脉沉细数或散大无力。

治法  清热解毒，开闭救逆。

推荐处方  犀角地黄汤合生脉散加减，送服凉开三宝。

基本药物  水牛角、生地黄、赤芍、牡丹皮、西洋参、麦冬、五味子、通草、竹茹等。送服安宫牛黄丸、紫雪散，至宝丹。

推荐中成药  生脉注射液、醒脑静注射液。

（2）阴竭阳脱
与湖南省新型冠状病毒感染的肺炎中医药诊疗方案（试行第三版）基本一致。

### 5. 恢复期

（1）肺脾气虚
临床表现与二版基本一致。

治法  补肺健脾，化浊和中。

推荐处方  香砂六君子汤合补肺汤加减。

基本药物  太子参、生黄芪、茯苓、半夏、陈皮、砂仁、佩兰、枇杷叶、白术、扁豆、生麦芽等。

推荐中成药  补肺活血胶囊、玉屏风颗粒。

（2）气阴两虚
临床表现  气短，倦怠，自汗，口干咽燥，舌红少津或舌嫩红，舌苔少或稍黄腻，脉细或细数。

**治法** 益气养阴，健脾和胃。

**推荐处方** 生脉饮合沙参麦冬汤加减。

**基本药物** 黄芪、太子参、沙参、麦冬、山药、薏苡仁、百合、竹茹、淮小麦、石斛、生甘草、五味子等。

**推荐中成药** 生脉胶囊。

# 二、华 北 地 区

华北地区包括北京市、天津市、山西省、河北省、内蒙古自治区这 5 个地区发布了中医药诊疗方案[11-15]。华北各地发布方案多同时参考一版、二版，在试行版上进行修定，主要在处方用药上综合参考各地经验。华北地区的处方用药侧重解毒化湿兼清热。山西省、河北省对预防方面做了更多补充，针对不同人群的口服药，以及其他防护措施；北京市关注儿童感染，制定了预案；内蒙古自治区为蒙医防治方案，治疗以杀"黏虫"、清瘟疫为主，用药为民族蒙药。

## （一）北京市

### 《北京市新型冠状病毒感染的肺炎防治方案（第二版）》（1 月 29 日）

北京市方案参考西医普通型、重型、危重型、恢复期的临床分型，强调"疫毒"致病。其中：①疫毒袭肺（普通型）临床表现中发热情况，脘痞、便溏等消化系统症状与二版初期寒湿郁肺相似，呼吸道症状和舌脉与二版中期疫毒闭肺相似，推荐处方用药更接近二版中期疫毒闭肺，偏清热之力，并增加参考中成药，如口服金花清感颗粒、连花清瘟胶囊（颗粒）、双黄连口服液（颗粒）、清开灵胶囊。②疫毒壅肺（重型）临床表现与二版中期疫毒闭肺相似，推荐处方用药较二版加强了清热化痰之力，增加中成药痰热清注射液、热毒宁注射液等，新雪颗粒、紫雪丹、金花清感颗粒、连花清瘟胶囊（颗粒）等。③疫毒闭肺证（危重型）临床表现中主要症状与二版危重期内闭外脱基本一致，但脉沉细欲绝与二版脉浮大无根差别较大，治疗以化浊敛阴为主，处方用药不同于二版，增加参麦注射液、痰热清注射液。④气阴两虚证（恢复期）临床表现、治法方药均有别于二版恢复期肺脾气虚。

北京市同时制定了儿童中医药治疗预案，以及成人不同人群和儿童的预防处方。

#### 1. 疫毒袭肺（普通型）

**临床症状** 初起发热或无发热，恶风寒，乏力，咳嗽，有痰或少痰，头身重痛，气短，口干，脘痞，或有便溏。舌苔白或黄腻，脉滑数。

**治法** 清肺透邪，益气化浊。

**参考方药** 黄芩 15g，知母 10g，炙麻黄 10g，杏仁 9g（炒），白蔻仁 6g（打），生薏苡仁 30g，桑白皮 15g，苍术 10g，生黄芪 10g，葶苈子 15g（包煎）。

**加减** 发热重者加生石膏 30g，青蒿 15g，柴胡 15g；咽痛者加银花 15g，连翘 15g，桔梗 9g；苔腻者加藿香 10g，佩兰 10g，陈皮 10g；腹泻者去知母，加黄连 9g。

**参考中成药**　金花清感颗粒、连花清瘟胶囊（颗粒）、双黄连口服液（颗粒）、清开灵胶囊等。

### 2. 疫毒壅肺（重型）

**临床症状**　高热，咳嗽，少痰，胸闷胸痛气促，身痛，口干不欲饮，脘腹胀满，恶心呕吐，便秘或便溏不爽，气短，乏力，舌红或绛，苔黄腻，脉滑数。

**治法**　清热化痰，保肺平喘。

**参考方药**　生石膏 45g（先煎），炙麻黄 10g，杏仁 10g，银花 15g，知母 10g（炒），水牛角片 30g（先煎），浙贝母 10g，瓜蒌 30g，生大黄 10g（后下），厚朴 15g，地龙 20g，葶苈子 20g（包煎），赤芍 20g，生黄芪 20g。

**加减**　烦躁舌绛口干者加生地 30g，丹皮 15g；气短乏力明显者加西洋参 10g；便溏不爽者加槟榔 10g。

**参考中成药**　痰热清注射液、血必净注射液、热毒宁注射液、新雪颗粒、紫雪丹、金花清感颗粒、连花清瘟颗粒（胶囊）等。

### 3. 疫毒闭肺证（危重型）

**临床症状**　呼吸困难、胸闷或胸痛，喘息气促，干咳，少痰，乏力，语音低微，躁扰不安，甚则神昏谵语，汗出肢冷，口唇紫暗，舌暗红，苔黄腻，脉沉细欲绝。

**治法**　化浊开闭，益气敛阴。

**参考方药**　全瓜蒌 30g，郁金 10g，葶苈子 30g（包煎），丹参 30g，地龙 15g，蚕沙 15g（包煎），苍术 15g，猪苓 30g，生大黄 10g（后下），枳实 15g，炒山栀 15g，生晒参 30g。

**加减**　气短疲乏喘重者加山萸肉 30g；口唇发绀者加三七 3g，马鞭草 30g；冷汗淋漓者加黑顺片 10g。

**参考中成药**　参麦注射液，参附注射液，痰热清注射液，血必净注射液，安宫牛黄丸或苏合香丸等。

### 4. 气阴两虚证（恢复期）

**临床症状**　气短，动则气喘，或咳嗽，神疲倦怠，自汗，心悸、纳呆，口干咽燥，舌红少津或舌嫩红，舌苔黄或稍腻。

**治法**　益气养阴。

**参考方药**　沙参 15g，麦冬 15g，生黄芪 15g，神曲 20g，赤芍 15g，桑白皮 15g，地骨皮 15g，枳壳 10g，青蒿 15g，生地 15g。

**加减**　气短气喘加五味子 10g；心烦失眠加炒枣仁 15g；纳差、便溏加党参 15g、茯苓 15g、半夏 9g、陈皮 10g、甘草 6g。

**参考中成药**　生脉饮等。

### 北京市儿童中医药治疗预案

**1. 热毒蕴肺证**

**临床症状**　初起恶寒，发热，咳嗽，咽喉干痛，恶心呕吐，纳差，便秘，舌尖偏红，苔白厚，脉浮数，指纹红。

**治法**　清热解毒，化湿宣肺。

**参考方药**　炙麻黄 4g，生石膏 20g（先煎），知母 9g，杏仁 10g，生薏苡仁 10g，芦根 10g，桔梗 6g，桑白皮 10g，银花 10g。

**2. 疫毒闭肺证**

**临床症状**　高热，咳嗽，气粗，痰黄，可伴便秘，口渴咽干，舌质红，舌苔黄，脉浮滑数，指纹紫。

**治法**　化浊开闭，养阴清热。

**参考方药**　炙麻黄 4g，生石膏 20g（先煎），知母 9g，杏仁 10g，生薏苡仁 10g，全瓜蒌 10g，熟大黄 5g，桑白皮 10g，葶苈子 6g（包煎），水牛角片 10g（先煎），地龙 10g，人参 6g。

## （二）天津市

### 《天津市新型冠状病毒感染的肺炎中医药防治方案（试行第三版）》（2 月 21 日）

天津市修定版参考国家新型冠状病毒肺炎诊疗方案（试行第六版），结合当地情况制定了中医药防治方案，增加了生活起居以及针对不同体质人群的中药预防方案，以及康复调理方案。天津市认为 COVID-19 基本病机特点为"湿、热、毒、瘀"。轻症、普通型注重祛除湿邪，重型疫毒闭肺、热毒炽盛与国家新型冠状病毒肺炎诊疗方案（试行第六版）疫毒闭肺、气营两燔临床表现相似，但处方用药有所不同；重症型、恢复期方案与国家新型冠状病毒肺炎诊疗方案（试行第六版）一致。

**1. 轻型**

湿疫困表

**临床表现**　发热，咳嗽，少痰或干咳，乏力，周身酸痛，或兼恶寒，或伴鼻塞、流涕，或咽干，咽痛，纳少，舌淡红或有齿痕，苔腻，或舌淡胖有齿痕，脉滑或濡。

**推荐处方**　藿香 9g，荷叶 10g，柴胡 15g，防风 10g，半夏 12g，陈皮 12g，厚朴 10g，茯苓 15g，白术 12g，虎杖 10g，桔梗 12g，前胡 10g，紫菀 10g，神曲 10g。

**服法**　每日 1 剂，水煎 400ml，分 2 次服用，早晚各 1 次。

**2. 普通型**

（1）湿疫阻肺

**临床表现**　低热，身热不扬，或未热，咳嗽，少痰，倦怠乏力，胸闷，脘痞，或呕恶，便溏，舌质淡或暗，苔腻，脉滑。

推荐处方 柴胡 15g，黄芩 10g，枳壳 10g，草果 10g，杏仁 10g，厚朴 10g，槟榔 10g，藿香 10g，炙麻黄 10g，浙贝母 15g，茯苓 15g，赤芍 10g，莱菔子 15g，甘草 10g。

服法 每日 1 剂，水煎 400ml，分 2 次服用，早晚各 1 次。

（2）湿浊伤中

临床表现 低热或无发热，乏力，咳嗽轻或不咳，头身困重，脘痞，纳呆，或呕恶，腹泻，或大便黏滞不爽，或伴胸闷，或少气懒言，舌暗，或有齿痕，苔腻或黄或白，脉滑。

推荐处方 白蔻仁 10g，薏苡仁 15g，杏仁 10g，砂仁 10g，草果 10g，紫菀 10g，半夏 12g，陈皮 12g，厚朴 10g，茯苓 15g，白术 15g，虎杖 10g。

服法 每日 1 剂，水煎 400ml，分 2 次服用，早晚各 1 次。

### 3. 重型

（1）疫毒闭肺

临床表现与国家新型冠状病毒肺炎诊疗方案（试行第六版）基本一致。

推荐处方 杏仁 12g，葶苈子 15g（包煎），款冬花 15g，厚朴 12g，黄芩 15g，虎杖 15g，马鞭草 15g，炙麻黄 10g，生石膏 30g（先煎），槟榔 10g。

服法 每日 1 剂，水煎 600ml，日三夜一服。

（2）热毒炽盛

临床表现与国家新型冠状病毒肺炎诊疗方案（试行第六版）基本一致。

推荐处方 生石膏 30g（先煎），玄参 20g，生地黄 15g，丹皮 15g，竹叶 10g，金银花 15g，连翘 15g，黄芩 15g，薄荷 20g（后下）、赤芍 15g，郁金 15g，葶苈子 10g（包煎），生甘草 10g。

### 4. 重症型、恢复期

与国家新型冠状病毒肺炎诊疗方案（试行第六版）一致。

（三）山西省

**《山西省新型冠状病毒感染的肺炎中医药防治方案（试行）》（2 月 1 日）**

山西省结合一版、二版方案和本省实际，制定其中医药防治方案，增加不同体质中药预防方。医学观察期与二版方案一致。临床治疗期在二版基础之上，增加了部分证型。

### 1. 初期增加：湿阻肺胃

临床表现 发热或微寒，疲倦乏力，咽痒咽痛，咳嗽少痰，胸脘痞闷，纳差便稀，舌质红暗或红绛，舌边齿痕，苔黄腻，脉滑或数。

推荐处方 麻黄 6g，杏仁 9g，薏苡仁 18g，白蔻仁 9g，藿香 9g，厚朴 12g，清半夏 9g，茯苓 12g，猪苓 9g，黄芩 9g，连翘 12g，甘草 6g。

**2. 中期增加：痰热壅肺**

临床表现　发热，咳嗽气喘，咳痰黄稠，胸闷脘痞，大便黏滞。舌质红暗，苔黄腻，脉滑数。

推荐处方　麻黄9~12g，杏仁9g，生石膏30g（先煎），瓜蒌30g，黄芩12g，桑白皮30g，浙贝母9g，枇杷叶9g，沙参12g，蝉衣6g。

**3. 恢复期增加：肺脾气阴两虚**

临床表现　气短乏力、口干不欲饮、咽干夜甚、纳差便稀、舌红苔少，脉细数。

推荐处方　太子参15g（或西洋参15g），麦冬18g，五味子9g，法半夏9g，陈皮9g，茯苓15g，砂仁6g，扁豆15g。

（四）河北省

**《河北省新型冠状病毒感染的肺炎中医防治方案（试行第二版）》（2月1日）**

河北省大体分期与二版一致，但临床治疗期下未再进一步分期，而是直接分为4个证型，并增加针对不同人群、患有基础疾病者的预防方，以及刮痧、足浴等其他预防方法。河北省将COVID-19归为湿浊疫毒，从三焦和卫气营血传变，较二版在医学观察期"临床表现2"中增加清开灵软胶囊这一种中成药。临床治疗期变化如下。

**1. 湿浊郁肺**

临床表现与二版初期寒湿郁肺基本一致，推荐处方为麻杏石甘汤、小柴胡汤、五苓散、射干麻黄汤加减合方，组成：麻黄9g，炙甘草6g，杏仁9g，生石膏（先煎）15~30g，桂枝9g，泽泻9g，猪苓9g，白术9g，茯苓15g，柴胡16g，黄芩6g，姜半夏9g，生姜9g，紫菀9g，款冬花9g，射干9g，细辛6g，山药12g，枳实6g，陈皮6g，藿香9g。并增加选服中成药连花清瘟胶囊（颗粒）与藿香正气软胶囊（丸、水、口服液）。

**2. 浊毒闭肺**

临床表现与一版邪毒闭肺基本一致，推荐处方与一版比较，送服连花清瘟胶囊或清开灵软胶囊，可选用清开灵注射液，处方组成较二版稍有改动。

**3. 内闭外脱**

与二版方案一致。

**4. 气阴两伤**

与二版恢复期肺脾气虚类似，临床表现、治方均有不同，具体如下。

临床表现　无发热或时有低热，乏力，心慌，口干，自汗，腹胀，大便不调。舌淡红，苔白或苔少，脉虚数。

治法　益气养阴，健脾化浊。

**推荐处方** 王氏清暑益气汤合二陈汤加减。

**组成** 西洋参 15g，白术 15g，石斛 10g，麦冬 15g，知母 9g，淡竹叶 10g，黄连 6g，甘草 6g，茯苓 15g，法半夏 9g，橘红 10g，陈皮 15g。

## （五）内蒙古自治区

### 《新型冠状病毒感染的肺炎蒙医药预防和诊疗方案（第二版）》（2 月 2 日）

内蒙古制定了地方特色的蒙医诊疗方案，将 COVID-19 归为"肺黏疫病"，由"黏虫"引起，治疗以杀"黏"、清疫热、润肺、平喘为主。对 COVID-19 未分期，而是分为普通、重症两型，治疗方药采用蒙医药，清瘟十二味丸、呼和-9 丸、嘎日迪-5、清肺十八味丸、查干汤、清热八位散、道古勒–额伯斯-7 汤等方剂。

# 三、华 中 地 区

华中地区包括湖北省、湖南省 2 个地区发布中医药诊疗方案[16, 17]。湖北为本次疫情首发地，是病情最为严重的省份，中医药防治方案制定的最早。武汉地区 2020 年 1 月份降雨量是过去 20 年同期平均降雨量的 4.6 倍，数九寒天，复遇多雨天气，加重了武汉地区的寒湿之气。患者发热恶寒、头身痛等表证，呕恶、腹泻等胃肠道症状亦符合寒湿袭表、直中脾胃的表现。因此，仝小林院士提出从"寒湿疫"角度治疗 COVID-19。鄂、湘两地患病人数密集、疫情严重，加之原本的地域气候，疫病伤人后传变迅速，极易化热、变燥、伤阴等。在治疗时根据病情选用银翘散、藿朴夏苓汤、宣白承气汤、生脉饮等。

## （一）湖北省

### 《湖北省新型冠状病毒感染的肺炎诊疗指南（试行第一版）》（1 月 23 日）

湖北省为本次疫情首发地，防治方案制定较早，核心病机定为"湿、毒、瘀、闭"，治疗以祛湿解毒化瘀为主，同时制定了两个预防方。

**1. 预防**

防新型冠状病毒感染的肺炎一号方：苍术 3g，金银花 5g，陈皮 3g，芦根 2g，桑叶 2g，生黄芪 10g。开水泡代茶饮，7～10 天。

防新型冠状病毒感染的肺炎二号方：生黄芪 10g，炒白术 10g，防风 10g，贯众 6g，金银花 10g，佩兰 10g，陈皮 6g。煎服，每日 1 剂，分 2 次，7～10 天。

**2. 轻症**

热毒袭肺、气机不畅

**主症** 发热或低热，干咳少痰，咽干痛，乏力，头痛，肌肉酸痛，胸闷脘痞或呕恶便溏，舌淡红或边尖红，苔白或白腻，脉濡或浮数。

**治法** 宣肺解表，清热解毒。

**方药** 银翘散，清瘟败毒散，三物汤，神术散。

金银花 15g，连翘 10g，薄荷 10g，荆芥 10g，杏仁 10g，桔梗 10g，黄芩 20g，牛蒡子 15g，淡竹叶 10g，芦根 15g，生甘草 6g。

### 3. 重症

（1）湿毒蕴结，络脉瘀阻

**主症** 发热或高热不退，乏力倦怠，干咳少痰或伴咳血，胸闷气促，纳差，大便不畅或溏。舌质胖暗，苔白腻或黄或燥，脉数或弦滑。

**治法** 祛湿解毒，活血通络。

**方药** 升降散、达原饮、甘露消毒饮、杏仁滑石汤、桃仁承气汤。

姜黄 10g，蝉衣 6g，大黄 10g（后下），僵蚕 10g，炒栀子 10g，黄芩 20g，蚕沙 10g（包煎），法半夏 10g，全瓜蒌 10g，杏仁 10g，桃仁 10g，赤芍 10g，生甘草 6g。

（2）热毒炽盛，腑气不通

**主症** 高热不退，咳嗽痰少，或有黄痰，喘憋气促，口渴烦躁，腹胀便秘。舌质暗红，苔黄或黄燥，脉滑数或弦滑。

**治法** 宣肺解毒，通腑泻热。

**方药** 白虎汤、宣白承气汤、升降散、小陷胸汤、泻白散。

杏仁 10g，瓜蒌 15g，大黄 10g（后下），蝉衣 10g，僵蚕 10g，法半夏 10g，桑白皮 15g，石膏 30g（先煎），生甘草 6g。

### （二）湖南省

**《湖南省新型冠状病毒感染的肺炎中医药诊疗方案（试行第三版）》（2 月 3 日）**

湖南省参照二版，并经国医大师熊继柏为顾问的专家组研讨制定了诊疗方案，认为本次 COVID-19 病性特点为"温热浊毒"。湖南省将 COVID-19 分为初热期、重症期、危重期、恢复期 4 个期，其中初热期根据兼次症的表现不同分 3 个证型，重症期根据病情轻重及兼次症分 2 个证型，危重期、恢复期根据临床表现分别设 2 个证型。湖南省方案分期、证型及治方均与二版有所差异，同时根据人群体质推荐了相应预防方。

### 1. 初热期

（1）温邪犯肺型

**临床表现** 发热微恶寒，干咳，少痰，咽干咽痛，乏力。舌质红，苔薄白，脉浮。

**治法** 宣肺透邪。

**推荐处方** 桑菊饮、银翘散。

**基本方药** 桑叶、菊花、桔梗、苦杏仁、连翘、芦根、甘草、薄荷、金银花、淡竹叶、荆芥、淡豆豉。

**加减** 若见口苦、呕逆等症，为邪犯少阳，用小柴胡汤合桑菊饮。

（2）咳嗽微喘型

**临床表现**　咳嗽，或兼气喘，胸闷，咯痰不爽，或咽痒，纳差，大便不畅或便溏，舌边尖红，苔薄黄或薄白，脉浮滑。

**治法**　宣肺止咳。

**推荐处方**　桑贝止嗽散。

**基本方药**　桑白皮、浙贝母、百部、紫菀、白前、桔梗、荆芥、陈皮、苦杏仁、甘草。

**加减**　若见舌苔黄滑或黄腻，咯吐浓痰者，为痰热阻于胸膈，合用小陷胸汤。

（3）邪犯胃肠型

**临床表现**　纳差，大便溏，恶心欲呕，或腹胀，疲乏。舌苔薄黄或黄腻，脉数。

**治法**　清热化浊，理气运脾。

**推荐处方**　王氏连朴饮、藿朴夏苓汤。

**基本处方**　黄连、厚朴、法半夏、藿香、茯苓、滑石（包煎）、白蔻仁、苦杏仁、通草、泽泻。

**2. 重症期**

（1）邪热壅肺型

**临床表现**　发热，咳嗽，气喘，口渴，胸闷，咯吐黄痰，舌红，苔黄，脉滑数。

**治法**　宣泄肺热。

**推荐处方**　麻杏石甘汤、桑贝散。

**基本方药**　麻黄、杏仁、石膏（先煎）、桑白皮、浙贝母、生甘草。

**注意事项**　须喘促、高热并见方可使用。

（2）疫毒闭肺型

**临床表现**　高热不退，咳嗽咯吐黄痰，胸闷气促，腹胀便秘。舌质红，苔黄腻或黄燥，脉滑数。

**治法**　清肺通腑解毒。

**推荐处方**　宣白承气汤合桑贝散。

**基本方药**　杏仁、生石膏（先煎）、瓜蒌、大黄（后下）、桑白皮、浙贝母。

**注意事项**　须大便秘结者方可使用。

**3. 危重期**

（1）内闭外脱

**临床表现**　发热神昏，烦躁，胸腹灼热，手足逆冷，呼吸急促或需要辅助通气。舌质红绛，苔黄或燥，脉数或疕或促。

**治法**　开闭固脱，解毒救逆。

**推荐处方**　生脉散、三石汤、安宫牛黄丸。

**基本方药**　西洋参、麦冬、五味子、寒水石、滑石（包煎）、生石膏（先煎）、苦杏仁、金银花、通草、竹茹。

**注意事项**　出现神昏者送服安宫牛黄丸。

（2）阴竭阳脱

临床表现 手足厥冷，出冷汗，体温不升反降，精神萎靡或神志淡漠，舌紫或暗，脉微细。

推荐处方 参附龙牡汤。

基本方药 人参、黑附片（先煎）、煅龙骨、煅牡蛎。

注意事项 体温不升反降者方可使用。

### 4. 恢复期

（1）脾肺气虚型

临床表现 神疲乏力，不欲饮食。舌淡红，苔薄白，脉细。

推荐处方 黄芪六君子汤。

基本方药 黄芪、党参、茯苓、白术、法半夏、陈皮、甘草。

（2）肺胃阴虚型

临床表现 口干，食少，神疲乏力。舌红少苔，脉细。

推荐处方 沙参麦冬汤。

基本方药 沙参、麦冬、扁豆、桑叶、玉竹、天花粉、甘草。

# 四、华 南 地 区

华南地区包括广东省、广西壮族自治区、海南省这 3 个地区制定发布了中医治疗方案[18-20]，其中广东省制定较早，参考了一版，其余两地参考二版。华南地区气候温热潮湿，COVID-19 也表现出较为明显的"湿、热、瘀、毒"病理特点。

## （一）广东省

**《广东省新型冠状病毒感染的肺炎中医药治疗方案（试行第二版）》（2 月 18 日）**

广东省根据一版、二版修定发布了本省中医治疗方案（试行第二版）。广东省认为 COVID-19 病理特点为"湿、热、瘀、毒、虚"，增加了对疑似病例的防控，将 COVID-19 分为早、中、极、恢复 4 个期。初期湿邪郁肺对于湿、热偏重情况分别给予 2 个推荐主方；恢复期设气阴两伤、肺脾两虚 2 个证型，后者临床表现与二版基本一致，但主方推荐参苓白术散加减。

广东省整体治疗更偏重于清热除湿，借助证型主方后的加减运用来扩大治疗范围，并在中成药中推荐当地颇有见效的"肺炎 1 号"等院内制剂。从其所设证型及临床表现看，新型冠状病毒在该地区侵袭人体后极易化热，与广东省湿热的环境气候密不可分。

### 1. 疑似病例

以发热伴倦怠乏力为主要临床表现，辨证施予中药汤剂，推荐院内制剂和中成药：透解祛瘟颗粒（广州市第八人民医院院内制剂，曾用名为"肺炎 1 号方"）、柴石退热颗粒、抗病毒口服液（颗粒）、克感利咽口服液、蓝芩口服液、疏风解毒胶囊、小柴胡颗粒、维 C 银翘片、清开灵胶囊。儿童推荐使用小儿清热利肺口服液。

以乏力伴恶心、食欲不振、腹胀、腹泻等胃肠道不适为主要临床表现，辨证施予中药汤剂，推荐中成药：藿香正气丸（胶囊、水、口服液）。儿童推荐使用清热化湿口服液。

### 2. 早期：湿邪郁肺

**临床表现**　低热或不发热，微恶寒，乏力，头身困重，肌肉酸痛，干咳痰少，咽痛，口干不欲多饮，或伴有胸闷脘痞，无汗或汗出不畅，或见呕恶纳呆，便溏或大便黏滞不爽。舌淡红，苔白厚腻或薄黄，脉滑数或濡。

治则：清热燥湿，开达膜原，辟秽化浊。

（1）湿重于热

**主方**　达原饮加减。

**组成**　槟榔 10g，草果 10g，厚朴 10g，知母 10g，黄芩 10g，柴胡 10g，赤芍 10g，连翘 15g，青蒿 10g（后下），苍术 10g，大青叶 10g，生甘草 5g。

（2）热重于湿

**主方**　银翘散合三仁汤加减。

**组成**　金银花 15g，连翘 15g，桔梗 10g，牛蒡子 10g，芦根 20g，薄荷 10g（后下），杏仁 10g，白蔻仁 6g（后下），薏苡仁 20g，通草 10g，赤芍 10g，法半夏 10g，滑石 20g（先煎），槟榔 10g，草果 5g，黄芩 10g，生甘草 5g。

**加减**　发热甚者，加生石膏 30g，柴胡 10g，栀子 10g；咽喉肿痛者，加岗梅根 25g，重楼 10g，射干 10g；咳嗽明显者，加枇杷叶 15g，前胡 10g；头目疼痛者，加羌活 10g，葛根 20g；恶心呕吐者，加竹茹 10g，生姜 5g；气虚甚者，加黄芪 30g，太子参 30g。

**推荐院内制剂和中成药**　透解祛瘟颗粒（广州市第八人民医院院内制剂，曾用名为"肺炎 1 号方"）、连花清瘟胶囊、痰热清胶囊、金花清感颗粒、柴石退热颗粒、抗病毒口服液（颗粒）、克感利咽口服液、蓝芩口服液、疏风解毒胶囊。儿童推荐使用小儿清热利肺口服液、清热化湿口服液。

### 3. 中期：疫毒闭肺

**临床表现**　高热或低热，咳剧痰少，胸闷气促，动则喘甚，神疲乏力，腹胀便秘或大便黏滞不畅。舌暗红，苔厚浊或腻，脉浮滑数。

**治则**　宣肺开闭，泻热平喘。

**主方**　麻杏石甘汤、千金苇茎汤合小陷胸汤加减。

**组成**　炙麻黄 5g，杏仁 10g，生石膏 20g（先煎），生甘草 10g，苇茎 20g，冬瓜仁 15g，薏苡仁 20g，桃仁 10g，瓜蒌皮 10g，黄芩 10g，法半夏 10g，生大黄 5~10g（后下），赤芍 10g，枳壳 10g，槟榔 10g，葶苈子 15g（包煎），紫苏子 10g，桔梗 10g，知母 10g。

**加减**　喘促甚者，加桑白皮 20~30g，郁金 10g，旋覆花 10g，香附 10g，土鳖虫 10g；大便秘结、腹胀甚者，酌合大承气汤，大柴胡汤；伴少阳证者，酌合小柴胡汤；湿邪重者，加苍术 10g，草果 10g，厚朴 10g；热毒偏盛者，加大青叶 10g，重楼 10g，或合五味消毒饮；热毒炽盛者，加人工牛黄 2g，水牛角 20～30g，丹皮 10g；邪热伤津者，加西洋参 10g（另炖），麦冬 10g，生地 15g；气虚明显者，加五指毛桃 50g，黄芪 15g，生晒参 2～5g（另炖）；肺络瘀阻者，加土鳖虫 10g，地龙 10g。

推荐中成药　防风通圣丸、痰热清注射液、血必净注射液、热毒宁注射液、喜炎平注射液。

### 4. 极期：肺闭喘脱

临床表现　咳喘不宁，鼻翼翕动，喉中痰鸣，语声断续，甚则憋气窘迫，烦躁神昏，或汗出肢冷，口唇发绀。舌紫暗，苔腻或燥，脉疾无根。

治则　益气固脱，通瘀开闭。

主方　参附汤加味。

组成　生晒参 10g（另炖），熟附子 10g（先煎），山萸肉 20g。

加减　肺闭喘甚者，酌加大黄 3～10g，葶苈子 15g，红景天 15g，枳壳 10g，郁金 10g，石菖蒲 15g，苏子 10g，麻黄 5g；气虚甚者，加黄芪 15g，高丽参 5～10g；高热惊厥、神昏谵语者，可加服安宫牛黄丸或紫雪散；痰迷心窍者，可冲服苏合香丸。

推荐中成药　血必净注射液、参附注射液、生脉注射液。

### 5. 恢复期

（1）气阴两伤

临床表现　热退身乏或时有低热，少许干咳，痰少或无痰，胸闷身重，气短，汗多，口渴。舌偏淡或嫩，苔薄腻或黄白，脉细或数，重按无力。

治则　益气养阴，活血通络。

主方　王氏清暑益气汤加减。

组成　西洋参 10g（另炖），石斛 15g，麦冬 10g，黄连 3g，竹叶 10g，知母 10g，生白术 15g，陈皮 10g，神曲 20g，沙参 15g，天花粉 10g，生地 15g，赤芍 10g，当归 10g，甘草 5g。

加减　咳嗽明显者，加款冬花 10g，白前 15g；湿浊明显者，加砂仁 5g（打碎后下），炒薏苡仁 30g，茯苓 10g；若阴虚低热盗汗者，加青蒿 10g（后下），地骨皮 10g，五味子 5g，十大功劳叶 15g。

（2）肺脾两虚

临床表现　困倦乏力，气短，口干，自汗出，纳差呕恶，腹胀痞满，大便无力或偏溏。舌淡胖，苔白或腻，脉沉迟无力。

治则　健脾补肺，益气化湿。

主方　参苓白术散加减。

组成　生晒参 10g（另炖），炒白术 15g，茯苓 15g，白扁豆 30g，莲子 15g，山药 15g，薏苡仁 30g，砂仁 5g（打碎后下），桔梗 10g，炒麦芽 30g，神曲 10g，炙甘草 5g。

加减　纳差明显者，可加炒谷麦芽各 30g，焦山楂 10g；湿浊缠绵者，可选用苍术 15g，石菖蒲 10g，白蔻仁 10g（后下）；汗出多者，加黄芪 30g，麻黄根 5g，白芍 10g；口干渴甚者，加天花粉 15g，天冬 10g。

推荐中成药 参苓白术散、香砂六君丸、补中益气丸。

## （二）广西壮族自治区

**《广西壮族自治区新型冠状病毒感染的肺炎中医药治疗方案（试行第二版）》（2 月 13 日）**

广西壮族自治区参照二版，对其试行版进行了修定。修定后的这一版，整体方案基本与二版一致，在二版基础上对各个推荐处方做了适当扩充，增加了煎服法，其中初期寒湿郁肺推荐处方与二版差别较大：桂枝 15g，生麻黄 6g，苍术 15g，白蔻仁 15g，杏仁 12g，石菖蒲 20g，紫菀 12g，陈皮 12g，法半夏 15g，茯苓 15g，葛根 15g，连翘 12g，炙甘草 5g，生姜 30g。加减：发热较甚者加黄芩 15g。

## （三）海南省

**《海南省新型冠状病毒感染的肺炎中医药防治方案（公众版试行第二版）》（2 月 3 日）**

海南省根据二版制定本省方案，主要侧重疾病预防和轻症的防治。预防方面推荐了熏蒸、口服中药、穴位贴敷这 3 种预防方法。医学观察期乏力伴发热表现的推荐用药不同于二版。重型和危重型治疗依照二版方案的原则辨证施治。未提及恢复期。

**1. 医学观察期（乏力伴发热）**

推荐基本用药为连花清瘟胶囊（片）、抗病毒口服液。

**2. 临床治疗期（轻症）**

（1）热毒袭肺证
临床表现 发热，恶寒，咽干痛，干咳少痰，四肢肌肉酸痛，乏力，头痛。舌边尖红，苔薄白或微黄，脉浮数。
治法 疏风解表，清热解毒。
基本方药 银翘散合清瘟败毒饮。
推荐中成药 连花清瘟颗粒、蒲地蓝消炎片（液）。
（2）湿毒阻肺证
临床表现 干咳少痰，咳声声重，胸闷，伴有疲倦纳呆，大便溏。舌淡红，苔白腻，脉滑。
治法 解毒化湿，透邪外达。
基本方药 藿朴夏苓汤合麻杏苡甘汤。
中成药 清开灵口服液、通宣理肺丸。

# 五、西 南 地 区

西南地区包括重庆市、四川省、贵州省、云南省、西藏自治区这 5 个地区均制定了中医药防治方案[21-25]。西南地区包含盆地、高原地势，气候湿、热、寒、燥同时存在，但大部分偏湿。重庆市、四川省地域紧邻，气候相似，方案中湿热、寒湿均有涉及，其中四川省的方案更为广泛，纳入证型较多，治疗注重除湿，重用藿朴夏苓汤，同时制定了儿童治疗方案。云南省特别关注了潜伏期，即核酸检测阳性而无明显症状的患者，推荐了相应治疗。西藏自治区为民族藏医防治方案。

（一）重庆市

**《重庆市新型冠状病毒感染的肺炎中医药防治推荐方案（试行第一版）》（2月1日）**

重庆市分型与西医统一，证型和方药选择结合一版、二版内容。重庆市地处盆地，属于高湿区，多云雾，湿、热、寒并存，从而影响疾病，寒、热性质均可发生。重庆市方案中重型疫毒闭肺、危重型、恢复期与二版一致。普通型寒湿郁肺表现的苔白或薄黄腻、脉浮数，与一版苔白腻、脉濡有所差异，其他临床表现基本一致，麻杏薏甘汤化裁，基本方药：麻黄6g，杏仁10g，薏苡仁30g，生甘草6g，藿香10g，射干10g，紫苏6g，苍术3g，厚朴6g，陈皮12g。普通型增加湿阻中焦，重型增加寒疫闭肺。增加证型如下。

**1. 普通型：湿阻中焦**

临床表现　脘痞腹胀，便溏，大便次数多，纳呆食少，厌油，气短，口干，偶有干咳，咽喉不利，舌质淡或淡红，苔白腻，脉濡。
治法　芳香化湿，理气和中。
推荐处方　一加减正气散化裁。
基本方药　藿香梗15g，厚朴15g，杏仁10g，茯苓皮15g，广陈皮10g，神曲15g，炒麦芽15g，茵陈15g，大腹皮10g，白扁豆30g，炙甘草6g，桔梗10g，薏苡仁30g。

**2. 重型：寒疫闭肺**

临床表现　低热或不热，咳嗽咳痰，清稀色白，或喜唾涎沫，腹胀便溏。胸满不舒。舌质淡，舌苔白滑，脉弦滑。
治法　解表散寒，温肺化饮。
推荐处方　小青龙汤化裁。
基本方药　炙麻黄10g，芍药10g，细辛3g，干姜10g，生甘草5g，桂枝10g，五味子5g，法半夏10g，葶苈子10g（包煎），陈皮10g，苍术10g，厚朴10g，党参10g。

（二）四川省

**《四川省新型冠状病毒感染的肺炎中医药防控技术指南》（2月4日）**

四川省技术指南包含对COVID-19中医药预防、（成人）治疗、（儿童）治疗3个部分，推荐了熏蒸、饮食、运动、调情志、穴位保健等多种居家防护方法。技术指南对COVID-19分期参照了二版分为3个期，临床治疗期未分轻、重症，而是综合一版、二版内容及本省情况，分8个中医证型，恢复期分2个证型。治疗方案也经多方面综合制定，补充煎服方法，并纳入当地的一些院内制剂。

**1. 医学观察期**

**临床表现 1：乏力伴纳差、便溏。**

推荐中成药　参苓白术胶囊（口服液、散、丸、颗粒、片），藿香正气胶囊（软胶囊、丸、颗粒、水、口服液）。

**临床表现 2：发热，或伴咳嗽、咽痛。**

推荐中成药　川射干总黄酮胶囊、桑姜感冒片（胶囊）、抗病毒颗粒。

推荐中药院内制剂　复方银柴颗粒（四川省中医医院院内制剂）。

**临床表现 3：体虚，乏力，或伴发热。**

推荐中药院内制剂　芪香益气解毒颗粒（四川省中医药科学院，四川省第二中医医院院内制剂）、参蛤益肺胶囊（西南医科大学附属中医医院院内制剂）。

**2. 临床治疗期**

（1）风热犯肺证

临床表现　发热，不恶寒，口微渴，咽干咽痛，咳嗽，舌质红，苔薄白，脉浮数。

治法　疏风清热，宣肺止咳。

处方　桑菊饮合银翘散加减。

主要组成　桑叶 10g，菊花 10g，杏仁 10g，金银花 15g，连翘 10g，牛蒡子 10g，甘草 5g。

煎服方法　上药用冷水浸泡 30 分钟后，大火煮沸后改用小火继续煮 10 分钟，连续熬 3 次，将 3 次所熬药液混匀，1 日 3 次，每次服 100ml 左右，1 日 1 剂。

推荐中成药　复方鱼腥草合剂（片）、感咳双清胶囊、银马解毒颗粒。

推荐中药院内制剂　上感颗粒（西南医科大学附属中医医院院内制剂）、青翘抗毒颗粒（四川省中医医院院内制剂）。

（2）风热夹湿证

临床表现　发热，不恶寒，口渴不欲饮，咽干咽痛，干咳少痰，口淡无味，不思饮食，胸闷，脘腹痞满，或呕恶，倦怠乏力，大便质稀软不爽，舌质淡红，苔白腻，脉濡数。

治法　辛凉解表，芳香化湿。

处方　银翘散合藿朴夏苓汤加减。

主要组成　银花 30g，连翘 30g，荆芥 15g，牛蒡子 15g，薄荷 15g，桔梗 30g，杏仁 15g，广藿香 15g，厚朴 15g，茯苓 30g，法半夏 15g，豆蔻 15g，薏苡仁 30g，白扁豆 30g，焦山楂 30g，建曲 15g，芦根 30g。

煎服方法　上药用冷水浸泡 30 分钟后，大火煮沸后改用小火继续煮 15 分钟，连续熬 3 次，将 3 次所熬药液混匀，每 4 小时服 1 次，每次 150ml，1 日 1 剂。

推荐中成药　精制银翘解毒片、炎见宁片（胶囊、丸）。

（3）风寒夹湿证

临床表现　发热，微恶寒，头身疼痛，干咳无痰，口淡无味，不思饮食，胸闷，脘腹痞满，倦怠乏力，大便质稀软不爽，舌淡，苔白腻，脉濡。

**治法**　辛温解表，芳香化浊。

**处方**　荆防败毒散合藿朴夏苓汤加减。

**主要组成**　荆芥 15g，防风 15g，川芎 15g，白芷 15g，薄荷 15g，桔梗 30g，广藿香 15g，紫苏叶 15g，厚朴 15g，炒白术 30g，法半夏 15g，建曲 15g，薏苡仁 30g，茯苓 30g，豆蔻 15g，杏仁 15g，焦山楂 30g，白扁豆 30g，芦根 30g。

**煎服方法**　上药用冷水浸泡 30 分钟后，大火煮沸后改用小火继续煮 15 分钟，连续熬 3 次，将 3 次所熬药液混匀，每 4 小时 1 次，每次服 150ml，1 日 1 剂。

**推荐中成药**　藿香正气胶囊（软胶囊、丸、颗粒、水、口服液）。

（4）湿邪郁肺证

与一版方案一致。

（5）湿热蕴肺证

**临床表现**　发热，渴不喜饮，胸闷倦怠，头身困重，痰不易咯出，口淡无味，不欲饮食，大便不爽，舌红，苔白黄腻或黄腻，脉濡数。

**治法**　清热宣肺，芳香化湿。

**处方**　清气化痰汤合藿朴夏苓汤加减。

**主要组成**　陈皮 10～15g，杏仁 10～15g，黄芩 10～15g，瓜蒌皮 10～15g，茯苓 15～30g，藿香 15g，厚朴 10～20g，青蒿 20～30g，芦根 20～30g，金银花 15～30g，太子参 30g，生甘草 5～10g。

**煎服方法**　上药用冷水浸泡 30 分钟后，大火煮沸后改用小火继续煮 15 分钟，连续熬 3 次，将 3 次所熬药液混匀，每 4 小时服 1 次，每次服 150ml，1 日 1 剂。

**推荐中成药**　清热化湿口服液。

（6）邪热壅肺证、（7）邪毒闭肺证、（8）内闭外脱证

与一版方案一致。

**3. 恢复期**

（1）余邪未尽，气阴两虚证

**临床表现**　心烦口渴，少气懒言，痰少，或干呕咳逆，或鼻咽干燥，口淡食少，舌红少苔，脉细或细数。

**治法**　益气养阴，健脾除湿。

**处方**　竹叶石膏汤合四君子汤加减。

**主要组成**　竹叶 15g，石膏 15～20g（先煎），太子参 20～30g，麦冬 10～15g，半夏 10g，白术 15～20g，茯苓 15～20g，炙甘草 5～10g。

**煎服方法**　上药用冷水浸泡 30 分钟后，大火煮沸后改用小火继续煮 20 分钟，连续熬 3 次，将 3 次所熬药液混匀，每 4 小时 1 次，每次服 150ml，1 日 1 剂。

（2）肺肾气虚，痰瘀互结证

**临床表现**　气短，胸闷，乏力，胸部 CT 影像学改变吸收欠佳，舌质红，或舌有瘀点，苔薄白。

治法 补肺益肾，化痰逐瘀。

处方 补肺汤合三子养亲汤加减。

主要组成 黄芪 15g，太子参 15g，山茱萸 15g，枳实 10g，苏子 10g，白芥子 10g，五味子 10g，桃仁 10g，红花 10g。

煎服方法 上药用冷水浸泡 30 分钟后，大火煮沸后改用小火继续煮 20 分钟，连续熬 3 次，将 3 次所熬药液混匀，每 4 小时 1 次，每次服 150ml，1 日 1 剂。

### 四川省儿童中医药治疗方案

#### 1. 风热犯肺证

临床表现 发热不恶寒，咽痛喉痒，咳嗽少痰，咽红或喉核（扁桃体）红肿，舌质微红，苔薄黄。

治法 疏风清热，辛凉解表。

处方 银翘散加减。

主要组成 金银花 15g，连翘 15g，荆芥 10g，薄荷 10g，牛蒡子 10g，桔梗 10g，黄芩 10g，瓜蒌皮 15g，前胡 15g，射干 10g，枇杷叶 15g，青蒿 10g。

煎服方法 每剂药用冷水浸泡 30 分钟后煎煮，煎熬 3 次（对 3 岁以下服药者只煎 2 次），每次煮开后小火再熬 10 分钟滤出。共取汁 200～400ml。服药方面，原则上小于 1 岁，每日 100ml，1～2 岁每日 200ml，2～3 岁每日 300ml，3 岁以上每日 400ml，分 3～4 次服完，1 日 1 剂。

推荐中成药 抗感颗粒（儿童装）。

推荐中药院内制剂 青翘抗毒颗粒（四川省中医医院院内制剂）。

禁忌证 服药期间忌食辛辣燥热、油腻荤腥、冷饮酸奶。

#### 2. 风热闭肺证

临床表现 高热，咳嗽连声，剧则干哕或呕吐，痰鸣喘促，大便干，小便黄，舌质红，舌苔黄。

治法 宣肺清热，化痰降逆。

处方 麻杏石甘汤加减。

主要组成 蜜麻黄 5g，苦杏仁 10g，生石膏 15g（先煎），黄芩 10g，瓜蒌皮 15g，前胡 15g，射干 10g，枇杷叶 15g，海浮石 20g，葶苈子 10g（包煎），地龙 10g，青蒿 10g。

煎服方法 每剂药用冷水浸泡 30 分钟后煎煮，煎熬 3 次（对 3 岁以下服药者只煎 2 次），每次煮开后小火再熬 10 分钟滤出。共取汁 200～400ml。服药方面，原则上小于 1 岁，每日 100ml，1～2 岁每日 200ml，2～3 岁每日 300ml，3 岁以上每日 400ml，分 3～4 次服完，1 日 1 剂。

推荐中成药 小儿肺热咳喘颗粒。

推荐中药院内制剂 银葶清肺口服液（四川省中医医院院内制剂）。

禁忌证 服药期间忌食辛辣燥热、油腻荤腥、冷饮酸奶。

### 3. 湿热蕴肺证

**临床表现**　发热，咳嗽，咯痰不利，咳则干哕，喘促气急，胸闷不适，小便黄少，舌质红，苔白黄腻或黄腻。

**治法**　清热化湿，宣肺化痰。

**处方**　千金苇茎汤合上焦宣痹汤加减。

**主要组成**　芦根15g，冬瓜子15g，薏苡仁15g，苦杏仁10g，黄芩10g，瓜蒌皮15g，前胡15g，射干10g，枇杷叶15g，郁金15g，葶苈子10g（包煎），青蒿10g。

**煎服方法**　每剂药用冷水浸泡30分钟后煎煮，煎熬3次（对3岁以下服药者只煎2次），每次煮开后小火再熬10分钟滤出。共取汁200~400ml。服药方面，原则上小于1岁，每日100ml，1~2岁每日200ml，2~3岁每日300ml，3岁以上每日400ml，分3~4次服完，1日1剂。

**推荐中药院内制剂**　蒿芩化湿口服液（四川省中医医院院内制剂）。

**禁忌证**　服药期间忌食辛辣燥热、油腻荤腥、冷饮酸奶。

### 4. 湿热蕴脾证

**临床表现**　脘痞腹胀，呕恶纳差，倦怠乏力，便溏不爽，或身热不扬，汗出热解，继而复热，舌质红，苔白黄腻。

**治法**　宣畅气机，清利湿热。

**处方**　三仁汤加减。

**主要组成**　苦杏仁10g，白豆蔻5g，薏苡仁15g，法半夏10g，厚朴15g，滑石10g（包煎），小通草5g，藿香10g，茯苓15g，大腹皮15g，黄芩10g，青蒿10g。

**煎服方法**　每剂药用冷水浸泡30分钟后煎煮，煎熬3次（对3岁以下服药者只煎2次），每次煮开后小火再熬10分钟滤出。共取汁200~400ml，原则上小于1岁，每日100ml，1~2岁每日200ml，2~3岁每日300ml，3岁以上每日400ml，分3~4次服完，1日1剂。

**禁忌证**　服药期间忌食辛辣燥热、油腻荤腥、冷饮酸奶。

## （三）贵州省

### 《贵州省病毒性肺炎中医药防治参考方案》（1月23日）

贵州省制定方案时间较早，用方分为预防、治疗、恢复3大类，无寒湿一类的证型，治疗用方上均偏向清热解毒除湿，恢复期也给予养阴清热的沙参麦冬汤，这与贵州省亚热带湿润季风气候、温暖潮湿的地域特点有关，病症极易化热化湿。

### 1. 治疗用方

（1）风热犯肺证

**临床表现**　发病初期，发热或未发热，乏力咽痛，轻咳少痰，无汗。舌质红，苔薄或薄腻，脉浮数。

**治法**　疏散风热，清瘟解毒。

**基本方药 1：银翘败毒散。**

金银花 9g，马勃 4.5g，葛根 6g，牛蒡子 4.5g，蝉蜕 3g，连翘 6g，石膏 15g（先煎），僵蚕 6g，板蓝根 4.5g。

煎服法　武火水煎 20 分钟，每剂水煎成 400ml，去滓，每次口服 200ml，1 日 2 次。

**基本方药 2：连翘败毒散。**

荆芥 10g（后下），防风 15g，柴胡 10g，前胡 12g，炒黄芩 10g，桔梗 12g，牛蒡子 12g，金银花 15g，大贝母 15g，连翘 15g，枳壳 10g，茯苓 20g，川芎 10g，甘草 6g。

煎服法　武火水煎 20 分钟，每剂水煎成 400ml，去滓，每次口服 200ml，1 日 2 次。

（2）热毒袭肺证

临床表现　高热，咽痛，咳嗽，痰黏咯痰不爽，口渴喜饮，咽部充血，目赤。舌质红，苔黄或腻，脉滑数。

治法　清热解毒，宣肺止咳。

基本方药　麻杏银翘散。

麻黄 6g，杏仁 12g，甘草 6g，生石膏 30～40g（先煎），连翘 15g，金银花 15g，桔梗 12g，前胡 12g，淡竹叶 12g，桑白皮 15g，芦根 20g。

煎服法　石膏先煎 20 分钟后，诸药再煎 20 分钟，每剂为 400ml，去滓，每次口服 200ml，1 日 2 次。

（3）毒热壅肺证

临床表现　身热，呼吸气促，口唇发绀，少痰或痰中带血，或伴心悸，心慌。舌质红或暗紫，苔薄黄，脉细数。

治法　宣肺解毒，解热祛湿。

基本方药　麻黄连翘赤小豆汤。

麻黄 6g，连翘 15g，杏仁 12g，赤小豆 30g，桔梗 12g，前胡 12g，桑白皮 15g，葛根 15g，炒黄芩 10g，大贝母 15g，甘草 6g。

煎服法　水煎服，每剂水煎成 400ml，每次口服 200ml，1 日 2 次。

（4）毒热内陷，内闭外脱证

临床表现　神志昏蒙、淡漠，口唇爪甲紫暗，呼吸浅促，咯粉红色血痰，四肢厥冷，汗出，尿少。舌红绛或暗淡，脉沉细数。

治法　益气固脱，镇静安神。

基本方药　参麦龙牡汤。

人参 15g，麦冬 12g，生龙骨 25g，生牡蛎 25g。

煎服法　加水 400ml 浸泡 1 小时，煎煮 40 分钟，取汁 100ml，复煎 15 分钟取汁 50ml，2 次药液混匀，每晚服 1 次。

**2. 恢复期用方**

余邪未尽，气阴两虚证

临床表现　低热，咳嗽痰喘，精神萎靡，食欲不振，口干便结。舌质嫩红，舌苔少而欠津，脉细数。

**治法**　养阴清热。

**基本方药**　沙参麦冬汤。

沙参 15g，玉竹 10g，生甘草 6g，冬桑叶 10g，麦冬 15g，生扁豆 10g，天花粉 10g。

**煎服法**　文火水煎 20 分钟，每剂水煎成 400ml，去滓，每次口服 200ml，1 日 2 次。

### （四）云南省

**《云南省新型冠状病毒感染的肺炎中医药防治方案（试行第二版）》（2 月 11 日）**

云南省结合本省实际情况，根据二版对原先本省中医药防治方案进行了修定，分期、部分证型方案及推荐中成药参考了二版内容。本次修定增加了按照体质推荐的中药处方、居家防护措施及生活调摄。云南将 COVID-19 定为湿邪性质的疫疠之气，病位在肺累脾，基本病机特点为"湿、热、毒、瘀"。医学观察期根据临床表现，设立了 3 类，并给予相应的中药处方。云南省在临床治疗期根据云南省本省情况修定的各期、各证型治疗方案外，增加了对潜伏期（核酸检测阳性而无明显症状患者）的关注。

**1. 医学观察期**

**临床表现 1：发热、乏力、干咳伴恶寒、胃肠不适、腹泻等消化道症状。**

**推荐处方**　藿香 10g，白芷 10g，陈皮 10g，法半夏 10g，厚朴 10g，苍术 10g，茯苓 15g，苏叶 10g，大腹皮 10g，神曲 15g。

**临床表现 2：发热、乏力、干咳、咽痛、浓涕等上呼吸道症状。**

**推荐处方**　金银花 10g，连翘 10g，防风 10g，麻黄 10g，黄芩 10g，杏仁 10g，桔梗 10g，沙参 15g，藿香 10g，厚朴 10g。

**临床表现 3：发热、喉痒咳嗽、咯痰清稀、恶寒、鼻塞流清涕、四肢酸疼等症状。**

**推荐处方**　荆芥 15g，防风 15g，麻黄 10g，白芷 10g，羌活 15g，柴胡 15g，前胡 10g，桔梗 10g，枳壳 10g，川芎 15g，藿香 10g，苍术 15g，干姜 10g。

**2. 临床治疗期**

（1）潜伏期：核酸检测阳性而无明显症状患者

1）湿毒内蕴。

无临床症状或仅有口渴、呕恶、舌淡，胖大边有齿痕，苔腻。

**推荐处方**　薏苡仁 30g，杏仁 10g，豆蔻 10g，厚朴 15g，通草 5g，淡竹叶 5g，滑石 15g（包煎），法半夏 15g，青蒿 10g，苍术 10g，藿香 15g，香薷 10g，草果 10g，茯苓 15g，甘草 6g。

2）热毒内伏。

无临床症状或仅有口渴、咽干、干咳，舌红，苔黄。

**推荐处方**　金银花 15g，连翘 15g，荆芥 15g，薄荷 10g，芦根 15g，牛蒡子 10g，淡豆豉 15g，蒲公英 15g，青蒿 15g，藿香 15g，苍术 10g，甘草 6g。

（2）初期：寒湿郁肺

与二版基本一致。

（3）中期：疫毒闭肺

**临床表现**　与二版一致。

**推荐处方**　柴胡 15～30g，青蒿 15g，黄芩 15g，藿香 10g，厚朴 10g，草果 10g，槟榔 6g，杏仁 10g（冲），法半夏 10g，茯苓 15g，白薇 15g，滑石 20g（包煎），茵陈 20g，波蔻 10g（后下），苍术 10g，神曲 10g。

壮热者，加生石膏 30g，知母 15g，重用青蒿 30g；大便干结或数日不解者加生大黄 5～15g。

（4）重症期

1）疫毒内陷，阴阳俱脱（脓毒性休克）。

**临床表现**　神昏，烦躁，汗出肢冷，舌质紫暗，苔厚腻或燥，脉浮大无根或脉微欲绝。

**推荐处方**　人参 30g（另炖），黑顺片 30g（先煎），肉桂 6g（后下），干姜 15g，山茱萸 30g，五味子 6g，白术 15g，茯苓 15g，丹参 20g，炙甘草 15g。煎汤送服苏合香丸或安宫牛黄丸或至宝丹。

2）疫毒壅肺，肺气衰竭（呼吸衰竭）。

**临床表现**　呼吸困难、动则气喘或需要辅助通气，伴痰多，舌质紫暗，苔厚腻或燥，脉浮大无根。

**推荐处方**　生麻黄 10g，细辛 10g，黑顺片 30g（先煎），干姜 15g，苍术 15g，厚朴 15g，草果 10g，黄芩 15g，薏苡仁 30g，赤芍 15g，桑白皮 15g，藿香 20g，丹参 20g。

腹胀便秘者加生大黄 6～10g，滑石 20g；痰浊壅盛喘甚者加葶苈子 30g；痰热壅盛者去细辛、杏仁，加生石膏 30g，姜南星 15g，桑白皮 15g，麻黄减量至 5～6g。

（5）恢复期：余邪未尽，肺脾气虚

与二版一致。

（五）西藏自治区

**《西藏自治区新型冠状病毒感染的肺炎藏医药防治方案（试行第一版）》（1月26日）**

西藏自治区目前仅发现 1 例输入性病例，当地也于 2020 年 1 月 26 日积极制定了当地特色的藏医药防治方案。藏医认为此次 COVID-19 为热性疫病，推荐了起居、饮食、藏药预防，治则上，初期治疫，中期清热，后期降"隆"、强体质。推荐催汤丸、七味珍宝汤（散）、八味大汤散、达斯玛宝丸、拨云月光丸（散）、甘露列确、三十五味沉香丸、仁青常觉等藏药。

# 六、西 北 地 区

西北地区包括陕西省、甘肃省、宁夏回族自治区、青海省、新疆维吾尔自治区这 5 个地区发布了中医药防治方案[26-30]。西北地区均在二版基础上制定本地区方案。西北各地区方案中明显增加了"寒"的病证类型，与所处地域寒冷干燥的气候特点相符，增加了麻黄、桂枝、荆芥、防风、羌活等祛风寒的药物。

（一）陕西省

**《陕西省新型冠状病毒感染的肺炎中医药治疗方案（试行第二版）》（2月1日）**

陕西省对 COVID-19 的分期参照了二版，证型及相应处方的设立则结合了当地实际病症的观察结果，反映出陕西气候寒冷干燥对疾病的影响，基本病机特点为"寒、湿、热、毒"。医学观察期增加了对无症状群体的推荐处方。治疗期包括主症、舌脉、治法、处方、方药、煎服法、药物加减、口服中成药、中药注射剂等参考内容，方案较详。

**1. 医学观察期**

有症状类沿用二版方案，增加无症状类方药如下。

推荐处方　玉屏风散合银翘散加减。

基本方药　生黄芪 15g，炒白术 10g，防风 6g，炙百合 30g，石斛 10g，金银花 10g，连翘 30g，白茅根 30g，桔梗 10g，芦根 30g，生甘草 6g。

煎服法　药物用凉水浸泡 30 分钟，大火熬开后改为小火熬 15 分钟，煎煮 2 次，共取汁 400ml，分早晚 2 次服用，建议连服 7～14 天。

**2. 临床治疗期**

（1）轻症

1）寒湿束表，热郁津伤。

临床表现　发病初期，干咳，低热或高热，乏力，胃脘痞满，或恶寒，或头痛，或呕恶，或咽干咽痛，口微干。舌质淡红，苔薄白略腻，脉浮紧或浮缓。

治法　解表化湿，宣肺透热。

推荐处方　甘露消毒丹合藿香正气散加减。

基本方药　藿香 15g（后下），苏叶 12g，桔梗 15g，薄荷 12g（后下），连翘 15g，芦根 30g，炒白术 10g，茯苓 10g，陈皮 10g，厚朴 10g，滑石 18g（布包煎），生甘草 10g。

煎服法　水煎服，每剂水煎成 400ml，每次口服 200ml，1 日 2 次。

加减　便溏者加炒扁豆 30g，炒薏苡仁 30g。

常用中成药　藿香正气散、连花清瘟胶囊（颗粒）、疏风解毒胶囊等。

2）风寒袭表，气虚湿滞。

临床表现　恶寒壮热、无汗，头项不舒、肢体酸痛；咳嗽有痰、鼻塞声重、胸膈痞闷；身困乏力，纳呆便溏。舌苔白腻，脉浮按之无力。

治法　散寒祛湿，益气解表。

推荐处方　人参败毒散加减。

基本方药　羌活 10g，独活 10g，柴胡 16g，前胡 10g，川芎 10g，枳壳 10g，茯苓 15g，桔梗 10g，党参 15g，薄荷 12g（后下），生姜 10g，粳米 30g，甘草 6g。

煎服法　水煎服，每剂水煎成 400ml，每次口服 200ml，1 日 2 次。

**加减** 头项强痛者加葛根 10g。

**常用中成药** 防风通圣丸、热炎宁合剂、四季抗病毒合剂等。

3）热毒袭肺。

**临床表现** 发热头痛，热势较高，口干咳嗽，咽痛目赤，口渴喜饮，小便短赤。舌质红，苔黄或腻，脉滑数。

**治法** 辛凉透表，清热解毒。

**推荐处方** 银翘散合麻杏石甘汤加减。

**基本方药** 连翘 30g，金银花 15g，桔梗 10g，薄荷 9g（后下），牛蒡子 10g，竹叶 10g，芦根 30g，淡豆豉 10g，麻黄 10g，生石膏 30g（先煎），杏仁 10g，柴胡 16g，生甘草 6g。

**煎服法** 水煎服，每剂水煎成 400ml，每次口服 200ml，1 日 2 次。

**加减** 便秘者加生大黄 10g，芒硝 6g。持续高热者加丹皮 10g，赤芍 15g。

**常用中成药** 连花清瘟胶囊（颗粒）、蓝芩口服液、银翘解毒丸、四季抗病毒合剂、热炎宁合剂、银芩胶囊、双黄连口服液等。

**中药注射剂** 痰热清注射液、喜炎平注射液等。

4）外寒内热。

**临床表现** 高热烦躁，恶寒怕风，身痛无汗，咽痛口干，咯黄黏痰或咳痰不利，大便秘结。舌质红，苔白而少津，脉滑数。

**治法** 发汗解表，清肺化痰。

**推荐处方** 大青龙汤合千金苇茎汤加减。

**基本方药** 麻黄 10g，桂枝 6g，杏仁 10g，生石膏 45g（先煎），芦根 30g，冬瓜仁 30g，桃仁 10g，生姜 6g，生薏苡仁 30g，大枣 10g，生甘草 6g。

**煎服法** 水煎服，每剂水煎成 400ml，每次口服 200ml，1 日 2 次。

**加减** 黄黏痰较多加鱼腥草 30g，金荞麦 30g。大便秘结重者加生大黄 10g，芒硝 8g。

**常用中成药** 蓝芩口服液、防风通圣丸、热炎宁合剂、双黄连口服液等。

**中药注射剂** 痰热清注射液、喜炎平注射液等。

（2）重症

1）热毒壅肺。

**临床表现** 高热不退，咳嗽明显，少痰或无痰，喘促短气，头身痛；或伴心悸，躁扰不安。舌质红，苔薄黄或腻，脉弦数。

**治法** 清热宣肺，通腑泻热。

**推荐处方** 麻杏石甘汤合宣白承气汤加减。

**基本方药** 生石膏 45g（先煎），杏仁 9g，生大黄 6g（后下），全瓜蒌 30g，炙麻黄 6g，知母 10g，黄芩 10g，芦根 30g，生甘草 6g。

**煎服法** 水煎服，每剂水煎成 400ml，每次口服 200ml，1 日 2 次；必要时每日服 2 剂，每 6 小时口服 1 次，每次 200ml。也可鼻饲或结肠滴注。

**加减** 持续高热者加羚羊角粉 0.6g（分冲），安宫牛黄丸 1 丸；腹胀便秘者加枳实 10g，厚朴 15g，芒硝 6g（烊化）；喘促加重伴有汗出乏力者加西洋参 10g，麦冬 30g，五味子 6g。

**常用中成药** 安宫牛黄丸、热炎宁合剂、四季抗病毒合剂等。

中药注射剂　血必净注射液、痰热清注射液、喜炎平注射液等。

2）内闭外脱。

临床表现　神志昏蒙、淡漠，口唇爪甲紫暗，呼吸浅促，咯粉红色血痰，胸腹灼热，四肢厥冷，汗出，尿少。舌红绛或暗淡，脉沉细数。

治法　益气固脱，清热解毒。

推荐处方　参附汤加减。

基本方药　生晒参15g（另炖），制附片10g（先煎），天冬15g，麦冬30g，金银花30g，生大黄8g（后下），水牛角30g（先煎），山萸肉15g，五味子15g，芦根30g，生甘草6g。

煎服法　水煎服，每剂水煎成400ml，每次口服200ml，1日2次；必要时可每日服2剂，每6小时口服1次，每次200ml。也可鼻饲或结肠滴注。

常用中成药　苏合香丸、至宝丹、安宫牛黄丸等。

中药注射剂　清开灵注射液、痰热清注射液、醒脑静注射液等。

### 3. 恢复期

（1）余热未清

临床表现　身热多汗，或有微渴，心胸烦热，气逆欲呕，口干喜饮，气短神疲。舌红少苔，脉虚数。

治法　清热生津，益气和胃。

推荐处方　竹叶石膏汤加减。

基本方药　竹叶10g，生石膏30g（先煎），姜半夏10g，麦冬15g，粳米30g，太子参10g，生甘草6g。

煎服法　水煎服，每剂水煎成400ml，每次口服200ml，1日2次；必要时可每日服2剂，每6小时口服1次，每次200ml。

加减　低热、口渴或干咳，舌红少苔，脉细数者，可加青蒿15g，炙鳖甲30g（先煎）。

常用中成药　生脉冲剂、生脉口服液、参麦饮等。

中药注射剂　参麦注射液、生脉注射液等。

（2）气阴两虚

临床表现　神倦乏力，气短，咳嗽，痰少，纳差。舌暗或淡红，苔薄腻，脉沉细。

治法　益气养阴。

推荐处方　麦味补中益气汤加减。

基本方药　太子参15g，麦冬30g，五味子6g，生黄芪15g，炒白术10g，陈皮6g，当归10g，北沙参15g，杏仁10g，炙枇杷叶15g，炙百合30g，炙甘草6g。

煎服法　水煎服，每剂水煎成400ml，每次口服200ml，1日2次；必要时可每日服2剂，每6小时口服1次，每次200ml。也可鼻饲或结肠滴注。

加减　低热、口渴或干咳，舌红少苔，脉细数者，可选用青蒿鳖甲汤加减。

常用中成药　可选用生脉冲剂、生脉口服液、参麦饮等。

中药注射剂　可选参麦注射液、生脉注射液等。

### （二）甘肃省

**《甘肃省新型冠状病毒感染的肺炎中医药防治方案（试行第二版）》（2月1日）**

甘肃省充分发挥中医药"治未病"思想，未病先防、已病防变、病瘥促康，针对未感染人群，提出了食疗、口服汤药、香囊、足浴等预防措施。治疗方案中医证型名称与一版、二版有所差异，但分期采用二版，临床表现、推荐处方基本沿用了一版内容。

医学观察期方案与二版一致。临床治疗期，初期温邪犯肺治疗方案与一版湿邪郁肺基本一致，推荐处方增加羌活胜湿汤加减。中期温热壅肺与一版邪热壅肺一致；中期温毒闭肺与一版邪毒闭肺基本一致，推荐处方中将一版解毒活血汤更换为犀角地黄汤加减。重症期与一版一致。恢复期脾肺气虚与二版恢复期临床表现基本一致，推荐处方：补中益气汤合柴胡疏肝散加减。基本方药：红参、炙黄芪、陈皮、当归、柴胡、桔梗、山萸肉、砂仁、麸炒白术、制何首乌、薏苡仁。

### （三）宁夏回族自治区

**《宁夏回族自治区新型冠状病毒感染的肺炎中医药防治方案（试行）》（1月28日）**

宁夏回族自治区在预防方面给予了方药、日常防护及生活调摄指导，治疗方案采用了二版，并在医学观察期中增加了中药推荐处方，"临床表现1"（乏力伴胃肠不适）推荐处方：生黄芪30g，炒白术15g，茯苓15g，防风10g，紫苏叶9g，陈皮10g，藿香10g，佩兰10g，炒神曲10g，炙甘草6g。"临床表现2"（乏力伴发热）推荐处方：生黄芪20g，党参15g，炒白术15g，茯苓15g，陈皮10g，柴胡10g，金银花15g，防风10g，当归15g，白芍15g，川芎10g，炒杏仁10g，麦冬15g，炙甘草10g。

### （四）青海省

**《青海省新型冠状病毒肺炎中医药防治方案（试行第二版）》（2月25日）**

青海省修定方案参考了《国家新型冠状病毒肺炎诊疗方案（试行第六版）》，增加了不同人群预防方以及饮食、精神内守、香薰等生活调摄方法，还增加了病后调养食疗方。在治疗方案中，除表现出本次疫情湿毒致病的核心病机外，风寒外袭、燥邪犯肺等证型体现出本地区寒冷干燥的气候环境对病邪的影响，一定程度表现出流行病在地域上的差异。

**1. 轻型**

（1）风寒外袭

**临床表现**　发热或不发热，恶寒重，身体酸痛，流涕咳嗽，痰少色白，舌淡红，苔白，脉紧或浮紧。

**推荐方药**　荆防败毒散、九味羌活丸。

荆芥15g，防风15g，川芎15g，白芷15g，薄荷10g，桔梗10g，藿香10g，紫苏叶10g，羌活10g，大青叶10g，枳壳10g，陈皮10g，草豆蔻10g。

**服法**　每日1～2剂，水煎服，每次100～200ml，1日2次，饭后30分钟口服。

推荐中成药　荆防败毒散、九味羌活丸。

（2）风热袭表

临床表现　发热恶寒，咳嗽咽痛，咽干，舌红，苔淡黄，脉浮数。

推荐方药　银翘散、升降散加味。

金银花 15g，连翘 15g，荆芥 15g，牛蒡子 15g，薄荷 10g，桔梗 15g，杏仁 10g，蝉衣 10g，僵蚕 10g，姜黄 10g，甘草 6g。

服法　每日 1～2 剂，水煎服，每次 100～200ml，1 日 2 次，饭后 30 分钟口服。

推荐中成药　复方鱼腥草片（合剂）、连花清瘟胶囊、抗病毒合剂（青海省中医院自制制剂）服法：150ml，1 日 2 次，口服。

**2. 普通型**

（1）湿热郁肺

与一版湿邪郁肺方案一致。

增加推荐中成药　霍兰清化饮（青海省中医院自制制剂）服法：150ml，1 日 2 次，口服。

（2）燥邪犯肺

临床表现　发热，或不发热，咽干咳嗽、口渴欲饮、大便干结等，舌淡红或红，苔少或燥少津，脉细。

推荐方药　桑杏汤、清燥救肺汤。

桑叶 10g，石膏 30g（先煎），枇杷叶 30g，杏仁 15g，麦冬 15g，生地 15g，大贝母 15g，沙参 15g，甘草 6g。

服法　每日 1～2 剂，水煎服，每次 100～200ml，1 日 2 次，饭后 30 分钟口服。

推荐中成药　润肺止咳合剂（青海省中医院自制制剂）服法：150ml，1 日 2 次，口服。枇杷止咳露服法：20ml，1 日 3 次，口服。

（3）邪热壅肺

与一版基本一致。

增加推荐中成药：蓝芩口服液，芩蚕解毒合剂（青海省中医院自制制剂）服法：150ml，1 日 2 次，口服。0.9%氯化钠注射液 250ml 加痰热清注射液 30～40ml，1 日 2 次。

**3. 重型、危重型（内闭外脱证）**

与国家新型冠状病毒肺炎诊疗方案试行第六版一致。

**4. 恢复期**

（1）肺脾气虚

与国家《新型冠状病毒肺炎诊疗方案（试行第六版）》一致。

（2）肺胃阴虚

临床表现　口干食少，疲乏，舌红少苔或舌红而干，脉细数。

推荐处方　沙参麦冬汤。

沙参 15g，麦冬 15g，玉竹 10g，扁豆 20g，桑叶 10g，天花粉 20g，甘草 6g。

服法　每日 1～2 剂，水煎服，每次 100～200ml，1 日 2 次，饭后 30 分钟口服。

（3）气阴两虚

与国家《新型冠状病毒肺炎诊疗方案（试行第六版）》一致。

（4）肝郁脾虚

临床表现　胸胁胀闷，闷闷不乐，善叹息，睡眠差，食少纳呆，腹胀便溏，四肢倦怠，舌质淡暗，苔白腻，脉弦或细。

中药注射剂　逍遥散、四逆散。

柴胡 6g，枳壳 10g，赤芍 10g，当归 10g，茯苓 30g，炒白术 15g，薄荷 10g，甘草 6g。

服法　每日 1～2 剂，水煎服，每次 100～200ml，1 日 2 次，饭后 30 分钟口服。

以上各型表现中兼有血瘀如舌暗有瘀斑、瘀点等，加用活血化瘀药如丹参、川芎、当归尾。

### （五）新疆维吾尔自治区

**《新疆维吾尔自治区新型冠状病毒感染的肺炎中医药防治方案》（1 月 30 日）**

新疆维吾尔自治区在一版基础上做了调整，去除一版内闭外脱证型，增加风寒袭肺、湿邪困脾证型，其他证型名称与一版稍有差异，临床表现及治疗方药均采用一版，对各个处方增加了药物加减，并推荐选用中成药。

增加证型　风寒袭肺，湿邪困脾。

临床表现　恶寒发热，干咳少痰或无痰，胸闷神疲，四肢倦怠，纳呆。舌淡红苔白腻，脉浮。

治疗原则　疏风散寒，健脾化湿。

推荐处方　荆防败毒散合藿朴夏苓汤加减。

基本方药　荆芥、防风、柴胡、白前、桔梗、藿香、厚朴、半夏、茯苓、白术、薏苡仁、白蔻仁。

加减　伴口鼻咽干者加芦根，恶心呕逆者加紫苏、厚朴、生姜，腹泻便溏者加白扁豆。根据病情，可酌情选用荆防颗粒、藿香正气胶囊等中成药。

# 七、东 北 地 区

东北地区包括黑龙江省、吉林省、辽宁省这 3 个省份发布了防治方案[31-33]。吉林省、辽宁省方案基本上与一版、二版一致，黑龙江省方案综合参照了其他地区方案，治疗以化湿解毒为主。东北三省气候寒冷，吉林省与辽宁省均提出"寒"。

### （一）黑龙江省

**《黑龙江省新型冠状病毒感染的肺炎中医药防治方案（第二版）》（2 月 2 日）**

黑龙江省根据确诊病例及本省实际，按疾病的传变规律分了 5 个证型，部分推荐了本省医院的院内制剂，并为不同体质人群提供了参考预防方。

### 1. 湿温郁肺证

**临床表现**　低热或无发热，咳嗽，咯痰，咽痛，倦怠乏力，或胸闷、脘痞、腹胀，或呕恶，纳少，便溏，舌质淡或淡红，苔白或白腻，脉浮缓。

**治疗原则**　化湿解毒，宣肺透邪。

**建议方药**　三仁汤合藿朴夏苓汤加减。

杏仁 10g，白豆蔻 15g，姜半夏 15g，陈皮 10g，茯苓 15g，生薏苡仁 20g，通草 15g，藿香 15g，厚朴 15g，白术 15g，土茯苓 20g，竹叶 15g，芦根 15g，生姜 10g，甘草 10g。

### 2. 痰热壅肺证

**临床表现**　高热，咳嗽，咯黄痰，咽痛，严重伴喘，胸闷痛，汗出，口渴，手足逆冷，舌质淡红，苔薄黄或黄腻，脉滑数。

**治疗原则**　清肺解毒泻热，化痰止咳平喘。

**建议方药**　麻杏石甘汤合清气化痰汤加减。

麻黄 9g，杏仁 10g，生石膏 30～50g（先煎），甘草 10g，浙贝母 15g，瓜蒌 15g，黄芩 15g，桔梗 15g，枳壳 15g，茯苓 20g，葶苈子 15g（包煎），鱼腥草 30g，白术 15g，苍术 15g，陈皮 10g，清半夏 10g，大便秘结者加生大黄。

**中药制剂推荐**　痰热清注射液，热毒宁注射液，复方金银花颗粒，双黄连口服液，双黄连注射液，双黄连粉针，复方芩兰口服液。

**中药院内制剂**　金石清瘟解毒口服液（黑龙江省中医药科学院制），银连清瘟解毒口服液（黑龙江省中医药科学院制），麻芩止咳糖浆（黑龙江中医药大学附属第一医院制），抗支糖浆（黑龙江中医药大学附属第二医院制）等。

### 3. 邪毒闭肺证

**临床表现**　发热，入夜尤甚，喘促，呼吸困难，咳嗽，咯黄痰或铁锈色泡沫痰，胸胁痛，口唇发绀，舌质淡紫或绛紫，苔黄腻，脉弦滑数。

**治疗原则**　清气凉血解毒，活血化瘀通络。

**建议方药**　清瘟败毒饮合解毒活血汤加减。

水牛角 30g（先煎），生地 15g，黄芩 15g，丹皮 15g，生石膏 30～50g（先煎），栀子 10g，玄参 15g，浙贝母 15g，连翘 15g，知母 15g，桔梗 15g，丹参 15g，桃仁 15g，地龙 15g，川芎 15g，太子参 15g，甘草 10g。

### 4. 邪毒蒙窍证

**临床表现**　发热，神昏谵语，烦躁不安，胸腹灼热，手足逆冷，喘促。舌质紫绛，苔黄而燥，脉浮。

**治疗原则**　清热解毒，豁痰开窍。

**建议方药**　紫雪丹或至宝丹，安宫牛黄丸，苏合香丸酌情选用。

出现内闭外脱之证时，中药制剂可选用参附注射液、生脉注射液等。

**5. 余邪未尽，气阴两伤证**

临床表现　汗出热退，或低热，干咳，少痰或无痰，口干，口渴，舌质红，苔黄燥或少苔，脉浮数或虚数。

治疗原则　清热生津，益气养阴。

建议方药　竹叶石膏汤合清燥救肺汤等加减。

竹叶 15g，石膏 20g（先煎），太子参 15g，麦冬 20g，半夏 10g，枇杷叶 15g，玉竹 15g，玄参 15g，杏仁 10g，甘草 10g。

中药院内制剂　百部止咳糖浆（黑龙江中医药大学附属第一医院制）等。

## （二）吉林省

**《吉林省新型冠状病毒感染的肺炎中医药治疗方案（试行第一版）》（1 月 26 日）**

吉林省方案较早，在一版基础上制定了本省中医药治疗方案。在当时大部分观点认为基本病机为"湿、热、毒、瘀"。在所设 5 个证型中，湿邪郁肺、邪毒闭肺、内闭外脱 3 个证型采用一版方案；湿热蕴毒、肺气闭塞证型采用广东省相应方案；邪热袭肺临床症状、治法与一版邪热壅肺一致，推荐处方：麻杏石甘汤、小柴胡汤加厚朴、茯苓、薏苡仁，基本方药：麻黄 5～10g，杏仁 5～10g，生石膏 30～50g，连翘 10～20g，黄芩 5～10g，柴胡 10～15g，生薏苡仁 10～15g，厚朴 5～10g，茯苓 10～15g，生甘草 5～10g。

## （三）辽宁省

**《辽宁省新型冠状病毒感染的肺炎中医药诊疗方案（试行第二版）》（2 月 2 日）**

辽宁省试行第二版中医药诊疗方案以国家二版为基本，进行了扩增。东北地区当季气候寒冷干燥，可兼寒兼燥，在基本方案采用二版的基础上，辽宁省将适应的方剂、药物增补在处方加减运用当中，扩大了对各个证型的治疗范围。医学观察期较二版增加了咳嗽和临床症状不明显 2 种类型；恢复期增加气阴两伤证。

**1. 医学观察期增加**

**临床表现 3：咳嗽。**

治法　宣肺止咳。

推荐中成药　三拗片等。

**临床表现 4：临床症状不明显。**

治法　清热解毒，益气固表。

（1）推荐中药处方：柴胡 9g，黄芩 9g，清半夏 9g，贯众 9g，金银花 15g，连翘 15g，太子参 10g，黄芪 15g，防风 9g，炒白术 9g，生甘草 6g。

1 剂水煎至 200ml，每次 100ml，每日 2 次口服，连服 5～7 天。

（2）推荐外治法：

灸法　选取大椎、肺俞、足三里等穴位，艾灸 10～20 分钟，每 1～2 日 1 次以益气扶正、芳香辟秽。

## 2. 恢复期增加：气阴两伤证

**症状**　神倦乏力，自觉发热或低热，自汗或盗汗，心胸烦热，胸闷气短，口干咽燥。舌红或暗少津，脉沉细或脉虚。

**治法**　益气养阴。

**推荐处方**　黄芪 15g，太子参 15g，竹叶 15g，沙参 15g，麦冬 15g，芦根 20g，天花粉 9g，玉竹 6g，白茅根 20g，生甘草 10g。

**加减**　气短、气喘甚、舌质暗者加三七、红景天、丹参、五味子、山萸肉等以活血通络，纳气平喘；自觉发热或心中烦热者加青蒿、栀子、牡丹皮等以清热除烦。

**推荐中成药**　生脉饮、参麦注射液、生脉注射液。

## 参 考 文 献

[1] 国家卫生健康委办公厅，国家中医药管理局办公室.关于印发新型冠状病毒感染的肺炎诊疗方案（试行第三版）的通知[EB/OL].http：//www.nhc.gov.cn/xcs/zhengcwj/202001/f492c9153ea9437bb587ce2ffcbee1fa.shtml.

[2] 国家卫生健康委办公厅，国家中医药管理局办公室.关于印发新型冠状病毒感染的肺炎诊疗方案（试行第四版）的通知[EB/OL].http：//www.gov.cn/zhengce/zhengceku/2020-01/28/content_5472673.htm.

[3] 国家卫生健康委员会.关于印发新型冠状病毒肺炎诊疗方案（试行第六版）的通知[EB/OL].http：//www.nhc.gov.cn/xcs/zhengcwj/202002/8334a8326dd94d329df351d7da8aefc2.shtml.

[4] 国家卫生健康委员会.关于印发新型冠状病毒肺炎诊疗方案（试行第七版）的通知[EB/OL].http：//www. gov. cn/zhengce/zhengceku/2020-03/04/content_5486705. htm.

[5] 梅斯.上海发布新型冠状病毒感染的肺炎中医诊疗方案[EB/OL].（2020-01-30）[2020-02-01].http：//www.medsci.cn/article/show_article.do？id=763518699894.

[6] 浙江新闻.浙江在线.浙江省新型冠状病毒肺炎中医药防治推荐方案[EB/OL].http：//zjnews.zjol.com.cn/zjnews/202002/t20200221_11694967.shtml.

[7] 江西省卫生健康委员会.关于印发《江西省新型冠状病毒肺炎中医药防治方案（试行第三版）》的通知[EB/OL].http：//www.jxhfpc.gov.cn/doc/2020/02/21/139389.shtml.

[8] 山东省卫生健康委员会[EB/OL].http：//wsjkw.shandong.gov.cn/wzxxgk/ysqgk/gmin/.

[9] 江苏省卫生健康委员会.关于印发江苏省新型冠状病毒肺炎中医辨治方案（试行第三版）的通知（苏防救治〔2020〕21 号）[EB/OL].http：//wjw.jiangsu.gov.cn/art/2020/2/19/art_55474_8978011.html.

[10] 安徽省中医药学会.安徽省发布新型冠状病毒肺炎中医药治疗专家共识[EB/OL].http：//www.ahszyyxh.cn/news/shownews.php？lang=cn&id=431.

[11] 北京市中医管理局.北京市中医管理局关于印发《北京市新型冠状病毒感染的肺炎防治方案（试用第二版）》的通知[EB/OL].（2020-01-24）[2020-02-02].http：//zyj.beijing.gov.cn/sy/tzgg/202001/t20200130_1621630.html.

[12] 天津市卫生健康委员会.市卫生健康委关于印发天津市新型冠状病毒肺炎中医药防治方案（试行第三版）的通知[EB/OL].http：//wsjk.tj.gov.cn/art/2020/2/21/art_70_71264.html.

[13] 中新山西网.山西印发《省新型冠状病毒感染的肺炎中医药防治方案（试行）》[EB/OL].http：//www.sx.chinanews.com/news/2020/0201/162758.html.

[14] 河北省卫生健康委员会.关于印发河北省新型冠状病毒感染的肺炎诊疗方案（试行第二版）的通知[EB/OL].http：//www.hebwsjs.gov.cn/index.do？templet=content&id=396243&cid=43.

[15] 内蒙古自治区卫生健康委员会.内蒙古自治区卫生健康委员会办公室关于印发新型冠状病毒感染的肺炎蒙医药预防和诊疗方案（第二版）的通知[EB/OL]. http：//wjw.nmg.gov.cn/doc/2020/02/01/286125.shtml.

[16] 人民网. 湖北频道.《湖北省新型冠状病毒感染的肺炎诊疗指南（试行第一版）》发布[EB/OL].http：//hb.people.com.cn/GB/n2/2020/0123/c194063-33742228.html.

[17] 湖南省中医药管理局. 湖南省中医药管理局关于印发《湖南省新型冠状病毒感染的肺炎中医药诊疗方案（试行第三版）》

的通知[EB/OL].http：//tcm.hunan.gov.cn/tcm/xxgk/tzgg/202002/t20200203_11168981.html.

[18] 金湾区政府网.政务在线.转发《关于印发广东省新型冠状病毒肺炎中医药治疗方案（试行第二版）的通知》[EB/OL].http：//www.jinwan.gov.cn/zwzx/tzgg/content/post_2477309.html.

[19] 广西壮族自治区卫生健康委员会.自治区中医药局关于印发新型冠状病毒感染的肺炎中医药治疗方案（试行第二版）[EB/OL].http：//wsjkw.gxzf.gov.cn/zwgk/zfxxgkml/wsjszh/zyzy/2020/0213/1725.html.

[20] 海南省新型冠状病毒感染的肺炎疫情防控工作指挥部医疗组.海南省新型冠状病毒感染的肺炎中医药防治方案（公众版试行第二版）[EB/OL].http：//www.hi.chinanews.com.cn/hnnew/2020-02-03/513709.html，2020-02-03.

[21] 上游新闻·重庆晨报.专家开出适合重庆市具体情况的中医防治推荐处方[EB/OL].https：//www.cqcb.com/hot/2020-02-01/2137736_pc.html，02-01.

[22] 人民网.四川频道.《四川省新型冠状病毒感染的肺炎中医药防控技术指南》发布[EB/OL].http：//sc.people.com.cn/n2/2020/0205/c345167-33767277.html.

[23] 健康贵州.贵州公布预防新型冠状病毒肺炎中医药、民族医药处方[EB/OL].https：//view.inews.qq.com/w2/PGZ2020012300941900？tbkt=D&strategy=&openid=o04IBAFtMRRYx9iara_fVpWFwRPU&uid=&refer=wx_hot.

[24] 读要网.云南省卫生健康委关于印发新型冠状病毒感染的肺炎中医药防治方案（试行第二版）的通知[EB/OL].http：//www.duyaonet.com/News/Detail/26181.

[25] 西藏自治区藏医药管理局.自治区藏医药管理局公布新型冠状病毒感染的肺炎藏医药防治方案[EB/OL].（2020-01-27）[2020-02-01].https：//china.huanqiu.com/article/9CaKrnKp5s9.

[26] 陕西省中医药管理局.关于印发新型冠状病毒感染的肺炎中医药治疗方案（试行第二版）的通知[EB/OL].http：//atcm.shaanxi.gov.cn/show.htm？c=10&n=1934.

[27] 甘肃省卫生健康委员会.关于印发甘肃省新型冠状病毒感染的肺炎中医药防治方案（试行第二版）的通知[EB/OL].（2020-02-01）[2020-02-01].http：//wsjk.gansu.gov.cn/file.jsp？contentld=83488&from=singlemessage&isappinstalled=0&scene=[1]&clicktime=1580997793&enterid=1580997793.

[28] 宁夏回族自治区卫生健康委员会.关于印发《宁夏回族自治区新型冠状病毒感染的肺炎中医药防治方案（试行）》的通知[EB/OL].http：//wsjkw.nx.gov.cn/info/1040/13360.htm.

[29] 青海省卫生健康委员会.关于印发《青海省新型冠状病毒肺炎中医药防治方案（试行第二版）》《青海省新型冠状病毒肺炎藏医药防治方案（试行第二版）》的通知[EB/OL].http：//www.gaokaowang.cc/zwgk/xxgkml/zcyy/2020/02/25/1582597802814.html.

[30] 新疆维吾尔自治区卫生健康委员会.新疆维吾尔自治区新型冠状病毒感染的肺炎中医药防治方案[EB/OL].http：//www.xjhfpc.gov.cn/info/1986/17763.htm.

[31] 东北网.黑龙江省出台《黑龙江省新型冠状病毒感染的肺炎中医药防治方案（第二版）》[EB/OL].[2020-02-02].https：//m.dbw.cn/heilongjiang/system/2020/02/02/058330150.shtml.

[32] 吉林省卫生健康委员会.吉林省中医药积极参与新型冠状病毒感染肺炎救治工作[EB/OL].（2020-01-27）[2020-02-01].http：//wsjkw.jl.gov.cn/xwzx/xwfb/202001/t20200127_6655067.html.

[33] 辽宁省卫生健康委员会.关于印发辽宁省新型冠状病毒感染的肺炎中医药诊疗方案（试行第二版）的通知[EB/OL].http：//hbj.tieling.gov.cn/tlepb/xxgk/zwgk10/gzdt90/884137/index.html.

# 第七章　COVID-19 的中医预防研究

新型冠状病毒是一种新发现的 RNA 病毒,这种病毒引起的急性传染性疾病 COVID-19,中医将其归属于"疫病"范畴。自 COVID-19 发病以来,其在我国大面积流行,国内外专家从多个角度展开了对 COVID-19 的研究,中医药在这场战争中亦扮演着重要的角色。中医历来强调"未病先防",故本章将结合古籍文献及名家论述,从理论和方法两个角度来阐述中医对 COVID-19 的预防。

## 第一节　预防的理论研究

### 一、中医预防 COVID-19 的理论基础

无论是 SARS 还是 COVID-19,其都属于中医"疫病"范畴。《素问·刺法论》:"余闻五疫之至,皆相染易,无问大小,病状相似,不施救疗,如何可得不相移易者?岐伯曰:'不相染者,正气存内,邪不可干,避其毒气'"。这一论述中的扶正祛邪思想基本奠定了后世防治疫病的两大基本原则,即养内避外:一方面增强体质,巩固正气,使外邪无法侵入;另一方面避开疫气,不受其毒[1]。

中国自夏、商、周以来的朝代都无一例外发生过瘟疫之灾,历代关于疫病灾难的记载可以说是不绝于史。《左传》中记载的春秋战国瘟疫有 5 次,《中国救灾史》从史料中统计的历代瘟疫分别为秦汉 13 次、魏晋南北朝 34 次、隋唐五代 17 次、两宋辽金 32 次、元明清 158 次。因此,我国古代在对抗疫情过程中积累了宝贵的经验[2]。

现代医学认为,传染性疾病流行的三个环节是传染源、传播途径、易感人群,所有预防措施都是从这三个环节着手。在中医整体医学理论的指导下,针对新型冠状病毒感染的肺炎的不同之处,进行有目的的干预,从而达到预防的效果。

（一）避其毒气

现代医学主要包括控制传染源与切断传播途径这两个环节。

传染源包括确诊病人，病原携带者包括病后携带以及无症状携带（即潜伏期）以及动物传染源。传播途径，作为呼吸道传染病，传播方式以呼吸道飞沫方式传播、接触传播为主。bioRxiv 有文章称消化道可能是新型冠状病毒潜在感染的途径[3]。钟南山院士、李兰娟院士团队分别从感染新型冠状病毒肺炎患者的粪便样本中分离出新型冠状病毒[4]。也有新生婴儿在出生 30 小时后发现肺炎症状的临床表现，目前为新型冠状病毒感染者，母婴传播是否能够发生，尚待进一步明确[5]。

### 1. 隔离

早在《周易》中就有记载"商兑未宁，介疾有喜"。"介疾"便是隔离疾患。意思是说出现瘟疫不知道怎么办时，先隔离疾患、阻断传染就会有好的结果。《汉书》记载"民疾疫者，舍空邸第，为置医药"。《后汉书·皇甫规传》记载皇甫规"军中大疫，死者十三四，规亲入庵庐巡视。"[6]说明当时已有集中收治疫病患者来控制瘟疫传播的措施。

《肘后备急方》提到，将麻风病患者送入深山进行隔离的方法，曰："余又闻上党有赵瞿者，病癞历年，众治之不愈，垂死。或云不如及活流弃之，后子孙转相注易，其家乃赍粮，将之送置山穴中。"《魏书·世宗宣武帝纪》载宣武帝时候，"诏令埋葬露尸""于闲敞处，别立一馆，使京畿内外疾病之徒，咸令居住，严敕医署，分师疗治。"隋代设立"病人坊"，隔离传染性麻风病人。唐代在长安、洛阳等地设立"养病坊"，规定"两京悲田养病坊，给寺田十顷，诸州七顷"，以作经费。唐德宗大历年间并"有乡葬，安置死人"，以避免病死者尸体暴露荒野而传播疾病。

从汉代以来，就开始实施在村口要路立牌晓示疫情。《晋书·王彪之传》记载当时"朝臣家有时疾，染易三人以上者，身虽无病，百日不得入宫。"明代《夷俗记》记载"凡患痘疮，无论父母兄弟妻子，俱一切避匿不相见"[8]。清代陈耕道在《疫痧草》中说："家有疫痧人，吸收病人之毒而发病者，为传，兄发痧而预使弟服药，盍若弟发痧而使兄他居之为妙乎？"强调了隔离的重要性。清代熊立品《治疫全书》亦告诫"温疫盛行，递相传染之际，毋近病人床榻，毋食病家时菜，毋拾死人衣服[9]"。通过对确诊病人、密切接触者及疑似病例进行集中管理是切断传播途径的重要措施。居家者应保持室内的通风、通气、空气流通。

宋代时，掩埋尸体不仅是灾害暴发时的重要措施，而且是地方官吏的一项日常工作，并在各地开设了专门收埋无主尸体的公共坟场。清代的民间慈善组织在战乱、疫病流行期间，经常组织义工收埋街头、郊野的露尸。一旦死亡，政府免费制棺深埋，以防疫病的进一步扩散[1]。这种掩埋尸骨的措施能有效地减少或者避免疫病的传播[7]。

### 2. 环境消毒

将芳香辟秽类的中药焚烧后熏蒸庭院，起到对居住环境的消毒作用，在一定程度上切断病原体的传播。《肘后备急方》记载诸多烧熏法的辟瘟疫方，如"太乙流金方……中庭烧，温病人亦烧熏之"和"虎头杀鬼方……每月初一、十五半夜院内烧一丸"。《备急千金要方》亦记载诸多烧熏辟瘟疫方，如太一流金散方、杀鬼烧药方、虎头杀鬼方、辟温杀鬼丸和雄黄丸方等。《本草纲目》等书中多处记载，谓凡疫气流传，可于房内用苍术、艾叶、白芷、丁香、硫黄等药焚烧以进行空气消毒辟秽。这种方法一直沿用至今[6]。

佩挂药物法是利用药物的挥发性，将其气味持续释放而防御疫邪侵袭，《肘后备急方》强调佩挂药物法可有辟瘟疫的良效，曰："有辟瘟疫的单行方术……悬门户上，又人人带之。"[9]。

### 3. 水源消毒

水源卫生是人体健康的重要保障，也是瘟疫时期整治的重要对象。将药物放入水缸或水井中饮水服用。《备急千金要方》记载"岁旦屠苏酒"，用于井水消毒，可预防瘟疫，曰："岁旦屠苏酒方：饮药酒得三朝，还滓置井中……当家内外有井，皆悉着药，辟温气也。"还记载有断瘟疫方："正旦吞麻子赤小豆各二七枚，又以二七枚投井中。"此外，《肘后备急方》记载的辟温疫的单行方术："又各二七枚投井中，又以附子二枚，小豆七枚，令女子投井中。"均提及对井水投以小豆等药物，可起到杀虫消毒的作用[10]。刘奎的《松峰说疫》记载了用屠苏酒方、麻豆投井方、苍术、贯众、赤小豆等进行饮用水的消毒。清代陈无择于《石室秘录》中指出："饮水消毒，可用贯众一枚浸入水缸之内，加入白矾少许"，常用药物还有菖蒲根、黑豆等。

### 4. 个人防护

《马可波罗行记》中记载，当时已有制度规定，向统治者进献食物，必须用绢布蒙蔽口鼻，以防呼吸气息污染食物[11]。《松峰说疫》用"香油和雄黄、苍术末，涂鼻孔，既出，纸条探嚏"，来防止诊病之时医家被患者所感染[12]。

葛洪明确告诫禁止食用自死性畜生，否则将导致疾病。曰："六畜自死，皆是遭疫，有毒，食之洞下，亦致坚积……凡物肝脏，自不可轻啖，自死者，弥勿食之。"[10]对于传染病病人的衣物更是有严格的要求，唐代孙思邈《千金月令》要求"凡衣服、巾、栉、枕、镜，不宜与人同之"。对病人接触过的衣被等，李时珍提出应放于蒸笼中蒸或开水煮沸进行消毒，则"一家不染"。

### （二）扶其正气

《素问·刺法论》中言："正气存内，邪不可干"，强调了增强正气对预防疾病的重要性，可以作为中医预防疾病的总纲。《素问·生气通天论》言："故风者，百病之始也，清静则肉腠闭拒，虽有大风苛毒，弗之能害，此因时之序也"。《灵枢·百病始生》言："风雨寒热不得虚，邪不能独伤人。卒然逢疾风暴雨而不病者，盖无虚，故邪不能独伤人。此必因虚邪之风，与其身形，两虚相得，乃客其形。两实相逢，众人肉坚。其中于虚邪也，因于天时，与其身形，参以虚实，大病乃成"。这些皆表达了通过固护正气来预防疾病的思想。

《黄帝内经》中有"圣人不治已病，治未病，不治已乱，治未乱，此之谓也。"中医治未病的学术思想内核比现代医学的预防医学要更广泛。"治未病"是一种全面、综合、动态的健康管理，把个人放在社会、自然的大背景下去考量健康问题，灵活运用"因时制宜，因地制宜，因人制宜"的原则[8]。可以将治未病思想概括为未病先防、已病防变和新愈防复[13]。扶助正气主要包括预防传染病的第三个环节保护易感人群，是中医发挥预防

COVID-19 作用的主阵地。采取各种方法，卫护体内正气，起到避免或降低发病的作用。

**1. 未病先防**

依据中医"治未病"的理念，可以提前服用使用散、丹、酒等多种形式中药制剂预防疫疠之毒[14-17]，也可根据"因地制宜"的原则，服用当地常用食物进行预防。

（1）丹剂

《素问·遗篇》载有"小金丹……服十粒，无疫干也"。《医学衷中参西录》记载："卫生防疫宝丹：粉甘草（十两、细末），细辛（两半、细末），香白芷（一两、细末），薄荷冰（四钱、细末），冰片（二钱、细末），朱砂（三两、细末）；先将前五味和匀，用水为丸如桐子大，晾干（不宜日晒）……若平素含化以防疫疠，自一丸至四五丸皆可。"泡服：用水、酒等泡制后服用。

（2）散剂

《太平惠民和剂局方》记载："神仙百解散，常服辟瘟疫，治劳倦。山茵陈，柴胡（去芦），前胡（生姜制、炒），人参，羌活，独活，甘草，苍术（米泔浸、锉、炒），干葛，白芍药，升麻，防风（去苗），藁本（去芦），藿香（去梗），白术，半夏（姜汁炙、各一两）……上为细末。每服三钱，水一盏半，姜三片，枣二个，煎至一盏，热服，不计时候，并进二服。如要表散，加葱白三寸，淡豆豉三十粒，同煎服，以衣被盖覆，汗出而愈。"《松峰说疫》云："瘟病不染：五月五日午时，多采苍耳嫩叶阴干收之。遇疫时，为末，冷水服二钱。或水煎，举家皆饮，能避邪恶。"更有"避瘟良方：瘟疫盛行，车前子隔纸焙为末，服即不染"。

（3）酒剂

《肘后救急方》记载饮屠苏酒可"辟疫气令人不染瘟病及伤寒"，并提出"饮先从小起……一人饮一家无疫，一家饮一里无疫，饮药酒得三朝，还滓置井中……当家内外有井，皆悉着药辟瘟气也"。用大黄、白术、桂心、桔梗、蜀椒、乌头、菝葜等药制成。《小品方》记载的正朝屠苏酒法预防温疫、《备急千金要方》书中的屠苏酒、《外台秘要》所转引的《肘后》屠苏酒、《寿世保元》记载的屠苏酒、《松峰说疫》中的屠苏酒等都是一样的。可见，屠苏酒对于预防疫病具有很好的作用。

（4）食物预防

明代李时珍的《本草纲目》载有常食大蒜可预防疫痢、霍乱等传染病（时气温病，捣汁服。立春元旦，作五辛盘食，辟温疫）。张景岳的《景岳全书》中记载了用"福建茶饼"进行口腔消毒，以防病从口而入。

《本草纲目》记载：《医学入门》记载："凡人疫家，用麻油服之"。捣汁服《潜斋简效方》记载："以枇杷叶拭去毛，净锅炒香，锡瓶收贮，泡汤常饮，取其芳香不燥，不为秽浊所侵，能免夏秋一切时病"。

《松峰说疫》记载："元日五更，以红枣祭五瘟毕，合家食之吉"。《本草纲目》记载："三岁陈枣核中仁（常服百邪不干）。""避瘟方：初伏，采黄花蒿阴干，冬至日研末收存，至元旦蜜调服"。常用药物还有柏叶、雄黄、车前子、糯米、桃叶上虫等。食服：用腌、蒸、炒等方法做成食物服用。《验方新编》记载："六月六日采马齿苋晒干收藏，于元旦日煮熟，盐醋腌食，一年可免时疫"。《奇效简便良方》记载："生大黄切片，装钟内，用纸封口，每做饭时，于饭锅内蒸之"。

口服方法主要是为了改善人体的内环境，将药物经过一定的加工处理（包括捣、泡、煎、调、腌、蒸、炒等）通过消化系统进入人体脏腑和血液循环系统，从而提高人体免疫力达到防疫的目的。有些药物在现代临床上也都是预防或治疗流感等流行性疾病的常用药物。这些药物通过药效的发挥，提升人体的正气，就可以抵御外邪入侵，防止疫病的发生。

### 2. 已病防变

《素问·阴阳应象大论》"邪风之至，疾如风雨。故善治者治皮毛，其次治肌肤，其次治筋脉，其次治六腑，其次治五脏。治五脏者半死半生也。"在诊治疾病时，仅对已发生病变的部位进行治疗是不够的，还必须掌握疾病发展传变的规律，准确预测病邪传变趋向，对可能被影响的脏腑病位，采取预防措施，以阻止疾病传至该处，终止其发展、传变。如叶天士《温热论》中所云"务在先安未受邪之地"。就是根据温病的发展规律，热邪伤及胃阴，若进一步发展，则会损及肾阴，所以主张在甘寒养胃的同时加入咸寒滋肾之类药物，以防病邪深入，损耗肾阴，就是既病防变原则具体应用的典范。

### 3. 新愈防复

疫病伤人最速，对人体正气的损伤极其严重。因此，疫病后需防止复发。

首先，要注意饮食禁忌。晋代葛洪的《肘后备急方》提出："凡得毒病愈后，百日之内，禁食猪、犬、羊肉，并伤血及肥鱼久腻，干鱼则必大下痢……又禁食面食、胡蒜、韭薤、生菜、虾辈，食此多致复发则难治。"这些禁忌食物多是不易消化的食物。大病之后必伤正气，脾胃的消化功能减退，导致对猪、犬、羊肉等食物无法正常运化，因此，"必大下痢"。

其次，要慎房事。《肘后备急方》载有："若瘥后，病男接女，病女接男。安者阴易，病者发复，复者亦必死。""卒阴易病，男女温病，瘥后虽数十日，血脉未和，尚有热毒，与之交接者，即得病曰阴易杀人。甚于时行，宜急治之。"《梅师方》亦有相关记载：治伤寒瘥后，交接发动，困欲死，眼不开，不能语方，都强调了疫病、瘥后、慎房事、防生变证的观点。

再次，要避免梳洗沐浴、多言妄动。明代吴有性《温疫论》提出"疫邪已退……但元气未复，或因梳洗沐浴，或因多言妄动，遂致发热，前证复起，唯脉不沉实为辨，此为劳复"。

最后，注意巩固治疗，防止反复。

可以看出中国古代预防疫病的措施历代沿袭，不断完善。这些措施紧紧围绕着疫病的传染性来制定。也已经认识到消灭传染源、切断传播途径、保护易感人群等隔离检疫措施是预防疫病流行的前提。对于疫病的治疗，古人强调不可拘泥于古方，而应根据现行疫病的特点采取相应的治疗措施，即"瘟疫之来不可先定方，瘟疫之来无方也"。

本次 COVID-19 属于中医"疫病""瘟疫"范畴，将其命名为寒湿疫，即本病是因疫毒裹挟寒湿之邪侵袭人体所致。寒邪特点是易消耗阳气；湿邪特点是容易阻滞气机，生内湿，而疫疠之邪致病猛烈，传播广泛，传变迅速。新型冠状病毒肺炎是由寒湿疫邪引起，病性上属于阴病，是以伤阳为主线。在病位上主要关乎肺、脾，可累及心、肝、肾。吴又可在《温疫论》中说"夫瘟疫之为病，非风，非寒，非暑，非湿，乃天地间别有一种异气所感。"此种异气一旦形成，会迁延较长的时间。其他诱因包括环境和个人体质等。从诱因上看，肺胃虚弱、阳虚寒湿者更易受病，年老体弱者染病后症状更严重。中医预防性措施要谨守疾病性质，照顾不同地区及气候变化，不同人群体质差异，因时、因地、因人制宜。

## 二、中医预防 COVID-19 的用药原则

在用药上，总的原则是散寒除湿、避秽化浊，而且应该一以贯之。凡是武汉输出的病人，与武汉当地病人治法基本相同。对于其他各地的病人，可以根据当地情况"三因制宜"。国家卫健委和国家中医药管理局联合发布的《新型冠状病毒肺炎诊疗方案》，从三版到六版，观察期及早期皆推荐了散寒、化湿、辟秽治法。需要特别指出的是，此次 COVID-19 疫情属于寒湿疫，特别是预防的时候要慎用苦寒药物。在抗击非典时，曾有健康人群因服用防非典中药（清热解毒类）而致苦寒伤中，呕吐、腹泻，经住院治疗才痊愈[18]。此外还应注意调理脾胃，对于此次疫病，尽管不同省市及各医家认识不尽相同，但湿邪为患是大多数医家普遍认同的。湿为阴邪，缠绵中焦，阻碍气机。用药远苦寒，以防寒凉伤及脾胃，预防用药的时候也宜用健脾化湿之品，以助脾胃运化。

## 三、中医预防 COVID-19 的理论的实施

中医认为疾病的发生是外邪侵犯人体，同时人体正气不足，这样"两虚相得，乃克其形"。《素问·刺法论》："余闻五疫之至，皆相染易，无问大小，症状相似，不施救疗，如何可得不相移易者？岐伯曰：'不相染者，正气存内，邪不可干，避其毒气'"。在疾病预防上强调扶助正气，规避邪气，防止侵害。扶助正气则是通过情志和畅，顺应天时，饮食起居规律，再辅助应用药物等措施，对于 COVID-19 的预防也是如此。

### （一）调畅情志

多位中医专家在提出中医预防措施时，认为要保持良好的心情。从现代医学角度来讲，良好的情绪有助于提升免疫力。有相关研究认为，负面的情绪与更高程度的炎症相关，可能预示着糟糕的健康情况[19]。中医则认为"精神内守，病安从来"。喜怒忧恐，五志过极，均可为病。《素问·四气调神大论》："春三月，此谓发陈，天地俱生，万物以荣，夜卧早起，广步于庭，被发缓形，以使志生，生而勿杀，予而勿夺，赏而勿罚，此春气之应，养生之道也。"清代《鼠疫约编》记载："避疫圣法，若能静心调息，一志凝神，以运气法行之，无不灵验。"由此可见，调理情志宜静心安神，忌烦躁易怒。

### （二）适宜运动

五劳所伤，久视伤血，久卧伤气，久坐伤肉，久立伤骨，久行伤筋。即使为了防控疫情，需要久居家中，但也不可久坐、久卧、久视。运动能有效增强人体的免疫功能；改善

消化及排泄功能[20]。对于此次疫病，除选择适合自己的室内锻炼方式外，可练习八段锦、五禽戏等养生功提高抗病能力。八段锦、五禽戏是我国传统运动疗法，极具中医特色，通过运动调动全身精、气、血，舒经活络，增强体质。

研究表明五禽戏能改善中老年人外周血中 T 细胞亚群的分布，尤其是对女性及老年人的免疫力起到较好的改善作用。同时能够增强心肌收缩力，增加搏血量；并能改善血管的弹性状况，改善血流变，增强心功能。五禽戏能改变患者肺功能和运动耐量，用来恢复呼吸功能[21]。

八段锦不同于一般的肢体锻炼为主的功法，是专门针对心、肝、脾、肺、肾等内脏器官进行功能性锻炼的方法。八段锦能改善肺功能，提高心泵力，心肌收缩力，缓解心脏压力，能改善血管的弹性状况，还可以降低抑郁、紧张、愤怒、疲劳水平，缓解疲劳感，增强精力和自尊感。八段锦可应用心血管系统、呼吸系统、心理等多种疾病的康复中[22]。

国医大师邓铁涛弟子、广东省中医院重症医学科大科主任邹旭教授认为[23]，中医养生操八段锦对慢病、急性病、重症等患者的正气恢复有协同作用。而八段锦锻炼人体四肢，达到强健身体、气血流畅的效果，从而提升人体阳气以及代谢功能，增强自身对抗湿毒的能力。因此，湖北省中西医结合医院医护人员指导病房里的 COVID-19 患者练习八段锦操，对于需要卧床的患者，在精神状态尚可的情况下，可通过坐式八段锦来加强锻炼。成都中医药大学附属医院援鄂医疗队将五禽戏用于患者的早期活动与肺康复，以减少深静脉血栓发生，降低谵妄发生率，同时锻炼肺功能，有利于缓解患者焦虑的心情，增强信心，有利于病情康复[24]。

运动时要注意强度，活动起来以微微汗出为佳，切忌大汗淋漓。过度运动则会伤阳，"阳气者，所以卫外者也"，汗出太多，则会湿邪缠绕。《金匮要略·痉湿暍病篇第二》提到，湿病，"此病伤于汗出当风"。

（三）合理饮食

胃者，水谷之海，六腑之大源也。五味入口，藏于胃以养五脏气。脾胃者，仓廪之官，五味出焉。脾胃为后天之本，乃气血生化之源。饮食调节应包括饮食有节、食疗防疫两个方面。

《潜斋简效方》记载："薄滋味，远酒色，尤为先务。"调理饮食宜少食肥甘厚味，忌嗜酒。清淡饮食，少食油炸，熏烤或辛辣，油腻之品。此类肥甘厚味，容易造成脾胃运化失调，聚湿生痰，肺与脾胃经络相连，"脾为生痰之源，肺为储痰之器。"脾虚湿盛体质对本次的疫情具有易感性，脾喜燥恶湿，湿气内阻，客邪再致，内外相合，容易致病。因此要注意，尽量减少煎烤炙等高热量食品的摄入，也要避免饮食冰凉，生冷等食物。因此次新型肺炎病邪为寒湿之邪，居家养生应避免寒凉食品，不直接从冰箱中取物食用，饮用；多进温热饮食，多食姜蒜，有助于温阳散寒除湿，调理脾胃，提高机体抗病能力。食疗防疫的具体措施将在后文药膳预防部分提到。

（四）三因制宜

对于武汉或者武汉周围的，在进行预防的时候应该以寒湿进行考虑。对于全国各地不同地区，则要根据当地情况"三因制宜"，注重个体特征。

（五）愈后康复

对于疾病初愈的患者，应注意休息，清淡饮食以养正气。如《素问·热论》所言："病热少愈，食肉则复，多食则遗，此其禁也。"

（六）避其毒气

减少与病毒的接触机会，避免前往人群密集的公共场所。避免接触发热呼吸道感染病人，如需接触时要佩戴口罩。勤洗手，不要随地吐痰。打喷嚏或咳嗽时用纸巾或袖肘遮住口、鼻。避免接触禽畜、野生动物及其排泄物和分泌物，避免购买活禽和野生动物。

# 第二节　预防的方法研究

COVID-19 疫情暴发以来，国家中医药管理局立即组织医疗专家深入疫区，各地中医药专家也纷纷前往一线，结合各自的临床实践，提出了很多简单但普适性高的中医预防方案，包括中药、药膳以及外治法等。

## 一、中药预防 COVID-19

国家卫生健康委员会、国家中医药管理局及 24 个省、自治区和直辖市的相关部门先后发布了《新型冠状病毒肺炎中医药防治方案》[25-48]。

（一）中成药预防

国家卫生健康委员会和国家中医药管理局联合发布的《新型冠状病毒肺炎诊疗方案》，从三版到六版均推荐了相同的措施。在医学观察期，分为两类。乏力伴胃肠不适，推荐中成药藿香正气胶囊（丸、水、口服液）；乏力伴发热，推荐中成药金花清感颗粒、连花清瘟胶囊（颗粒）、疏风解毒胶囊（颗粒）、防风通圣丸（颗粒）。

统计的 23 个地区中共有 14 个地区（海南省、辽宁省、上海市、甘肃省、江西省、宁夏回族自治区、山东省、山西省、陕西省、天津市、浙江省、重庆市、湖南省及四川省）的中医诊疗方案是基于国家方案推荐了中成药。统计如表 7-1 至表 7-3。

表 7-1　临床表现 1：乏力伴胃肠不适

| 推荐中成药 | 推荐频次 | 来源地区 |
| --- | --- | --- |
| 藿香正气胶囊（丸、水、口服液） | 11 | 海南省、河北省、辽宁省、上海市、山西省、甘肃省、江西省、山东省、陕西省、宁夏回族自治区、四川省、湖南省 |
| 参苓白术胶囊（口服液、散、丸、颗粒、片） | 1 | 四川省 |

注：湖南省并没有进行分类，直接推荐若干中成药，但可按此法分类

表 7-2　临床表现 2：乏力伴发热

| 推荐中成药 | 推荐频次 | 来源地区 |
|---|---|---|
| 连花清瘟胶囊（颗粒，片） | 10 | 海南省、河北省、辽宁省、上海市、山西省、甘肃省、江西省、山东省、陕西省、宁夏回族自治区 |
| 金花清感颗粒 | 8 | 河北省、辽宁省、上海市、山西省、甘肃省、江西省、陕西省、宁夏回族自治区 |
| 疏风解毒胶囊（颗粒） | 6 | 河北省、辽宁省、上海市、山西省、甘肃省、江西省、山东省、陕西省、宁夏回族自治区 |
| 防风通圣丸（颗粒） | 8 | 河北省、辽宁省、上海市、山西省、甘肃省、江西省、陕西省、宁夏回族自治区 |
| 清开灵胶囊 | 1 | 河北省 |
| 山腊梅叶颗粒 | 1 | 江西省 |
| 复方西羚解毒胶囊 | 1 | 山东省 |
| 苦甘颗粒 | 1 | 山东省 |
| 银黄清肺胶囊 | 1 | 湖南省 |
| 清热解毒颗粒 | 1 | 湖南省 |

表 7-3　临床表现 3：伴有咳嗽

| 推荐中成药 | 推荐频次 | 来源地区 | 备注 |
|---|---|---|---|
| 三拗片 | 1 | 辽宁 | |
| 川射干总黄酮胶囊、桑姜感冒片（胶囊）、抗病毒颗粒 | 1 | 四川 | 发热，或伴咳嗽、咽痛 |

### （二）各省市诊疗方案推荐一般人群预防用药

疫期出现后，各地中医预防方案发布，大致可做如下分类：一类是益气固表、清热解毒为主，大多数是以玉屏风散合银翘散加减，一类是健脾燥湿、芳香避秽为主，一类是清热与燥湿并重。统计的 23 个地区诊疗方案中 5 个地区（广东、广西、吉林、上海、新疆）未给出中药预防处方，给出预防处方的 18 个地区方案中均含有黄芪，其中 14 个地区的方案中含有玉屏风散。不难看出，补正气是预防新冠肺炎的共识。黄芪不但可以增加血液中白细胞总数，还能促进中性粒细胞和吞噬细胞的杀菌能力及吞噬功能，可以增强人体非特异性免疫功能。动物实验表明，黄芪水煎液和多糖可以增强 NK 细胞活性、刺激 NK 细胞增殖，从而增强其非特异性免疫功能[49]。玉屏风散可调节小鼠受损的上呼吸道局部黏膜菌群生物屏障，具体是对上呼吸道菌群密集度、甲型链球菌、菌群多样性及黏膜免疫分子 SIgA 有调节作用。玉屏风散通过对呼吸道菌群平衡，促进黏膜免疫分子 SIgA 分泌的调节，从而调整上呼吸道黏膜生物屏障功能，是其防治呼吸道感染的机制之一[50]。

### 1. 清热解毒为主的中药处方

1）防感汤：黄芪 20g，白术 15g，防风 10g，赤芍 10g，连翘 10g，板蓝根 15g，甘草 10g。海南省推荐。

2）生黄芪 15g，炒白术 10g，汉防风 10g，金银花 10g，川厚朴 10g，老连翘 10g，炙甘草 5g。水煎，每次 120ml，每日 2 次口服。黑龙江省推荐成年人及素体健硕者使用。

3）加减银翘散：金银花、连翘、荆芥、薄荷、甘草、板蓝根、桑白皮、芦根。湖南省推荐用于体质壮实、有密切接触史的重点人群。

4）柴胡 9g，黄芩 9g，清半夏 9g，贯众 9g，金银花 15g，连翘 15g，太子参 10g，黄芪 15g，防风 9g，炒白术 9g，生甘草 6g。1 剂水煎服至 200ml，100ml 日 2 次口服，连服 5～7 天，辽宁省推荐用于临床症状不明显者。

5）麦冬 3g，桑叶 3g，菊花 3g，陈皮 2g。以上 4 味代茶饮，用于群体预防性投药加黄芪 10g。北京市推荐流行期间普通人群。

6）金莲花 2 朵，麦冬 5 粒，青果 2 粒（打碎），白菊花 2 朵。以上 4 味代茶饮。北京市推荐适用于流行期间普通人群，尤其适合伴咽喉不适、大便偏干者。

7）柴胡 6g，黄芩 6g，半夏 6g，党参 6g，防风 6g，连翘 6g，沙参 6g，金银花 6g，生姜 6g，甘草 6g。山西省推荐偏湿热体质。

8）生黄芪 12g，白术 9g，防风 9g，藿香 6g，北沙参 12g，金银花 9g，百合 12g，贯众 6g，连翘 9g。山西省推荐偏气虚体质者。

9）北沙参 15g，桑叶 9g，金银花 9g，菊花 9g，桔梗 9g，生甘草 6g。水煎服或取以上诸药 1/3 剂量泡水代茶饮，日 1 剂，连用 3 天为宜。云南省推荐偏热体质代茶饮，容易咽痛、口干喜饮，喜凉饮，大便干，小便黄且量较少，睡眠不好，自我感觉容易上火，舌质红而干。

10）桑白皮 10g，地骨皮 10g，芦根 15g，佩兰 10g，金银花 10g，桔梗 10g，生甘草 6g。每日 1 剂，浸泡半小时，水煎 20 分钟，温服 1 次，或煮沸代茶频饮，连服 5～7 日。天津市推荐用于体质偏热者。

**2. 健脾燥湿，芳香避秽为主的中药处方**

1）黄芪 15g，藿香 9g，苍术 12g，连翘 9g，麦冬 10g，桔梗 9g，甘草 6g。河北省用于普通人群。

2）太子参 3g，金银花 3g，藿香 3g，桔梗 3g，甘草 3g。江西省推荐代茶饮。

3）生黄芪 15g，炒白术 15g，防风 9g，苏叶 9g，藿香 9g，炙甘草 6g。水煎服，每日 1 剂，连用 3 天为宜。云南省推荐用于偏寒体质。典型症状怕冷，乏力，困倦，口不干，食用寒凉、生冷食物致胃脘不适或大便偏溏。小便清且量较多，舌质淡。

4）生黄芪 10g，炒白术 10g，防风 6g，北沙参 15g，芦根 10g，藿香 12g，连翘 9g，板蓝根 9g，生甘草 3g。加 3 碗水（约 600ml），水开后煎煮 15～20 分钟，得药汁约 300ml，分 3 次服，每次约 100ml。建议连续服用 3～5 天。重庆市推荐。

5）贯众 9～12g，苏梗 12～15g，淡豆豉 3～6g，苍术 6～9g，荷叶 3～6g，薏苡仁 30～50g。加水 500ml，水煎 2 次，每次 30 分钟，兑取 200ml，不拘时服。甘肃省推荐用于普通人群预防基本方。

6）贯众 9～12g，苍术 6～9g，羌活 6～9g，生黄芪 9～15g，薏苡仁 30～50g，藿香 10～15g，淡豆豉 3～6g，生姜 3～6g。加水 500ml，水煎 2 次，每次 30 分钟，兑取 200ml，不拘时服。甘肃省推荐武汉返（来）甘人群及密切接触者预防基本方药。

7）太子参 10g，南沙参 10g，苏叶 6g，荆芥 6g，藿香 6g，一枝黄花 10g，蚤休 6g，江苏省推荐用于潜在接触史。

**3. 燥湿与清热并重**

1）金银花 9g，苍术 6g，芦根 6g，大青叶 6g，藿香 6g，大枣 3 个。黑龙江省用于素体健硕者。

2）七味汤：黄芪 15g，炒白术 9g，防风 9g，贯众 6g，银花 9g，陈皮 6g，佩兰 9g。湖北省推荐。

3）玉屏风散加味：生黄芪 12g，防风 10g，白术 10g，金银花 10g，连翘 10g，贯众 6g，佩兰 10g，陈皮 10g，苍术 10g，桔梗 10g。江西省推荐基础用方。

4）金银花 10g，连翘 10g，荆芥 10g，薄荷 10g，藿香 10g，炒白术 10g。上药用冷水浸泡 30 分钟后，大火煮沸后改用小火继续煮 5 分钟，连续熬 2 次，将两次所熬药液混匀，每次 100ml 左右，一日 2 次，一日 1 剂。四川省推荐用于普通人群。

5）荷叶、鲜百合、胖大海、金银花、陈皮、苍术，各少许，水煎，半滚烫冲泡绿茶少许，代茶频饮。天津市推荐用于普通人群，平和体质。

6）苏叶 6g，大青叶 6g，苍术 6g，生姜 2 片，大枣 3 个。代茶饮。黑龙江省推荐使用。

7）黄芪 12g，金银花 15g，藿香 10g，防风 10g，开水冲泡代茶饮。河北省推荐。

8）黄芪 15g，白术、连翘、山银花各 9g，藿香、石菖蒲、防风、甘草各 6g。一日 1 剂，水煎，分 2 次服用，连服 3～5 天。湖南省中医药管理局推荐的成年人预防用药[51]。

**（三）各省市诊疗方案推荐特殊人群预防用药**

**1. 密切接触者或高危人群**

1）加减银翘散：金银花、连翘、荆芥、薄荷、甘草、板蓝根、桑白皮、芦根。湖南省推荐用于体质壮实，有密切接触史的重点人群。

2）生黄芪 15g，炒白术 15g，防风 10g，生薏苡仁 20g（先煎），金银花 10g，紫苏叶 6g，炒杏仁 10g，桔梗 12g，芦根 10g，炙甘草 6g。每日 1 剂，水煎服，5～7 剂为宜。宁夏回族自治区推荐主要用于有新型冠状病毒感染的肺炎确诊患者密切接触史，居家隔离者；或正在从事预检分诊，治疗工作的高危人群；或平素体弱多病，容易感冒者；或在新型冠状病毒感染的肺炎防控期间用于预防性服用中药，提高自身抵抗力的普通人群。

3）银翘散 1 号方：金银花 15g，连翘 15g，黄芪 15g，防风 10g，炒白术 15g，牛蒡子 15g，鲜芦根 30g，甘草 6g。武火水煎 20 分钟，每剂水煎 400ml，每次口服 200ml，1 日 2 次。浙江省推荐用于密切接触者。

4）玉屏风散合银翘散加减：生黄芪 15g，炒白术 10g，防风 6g，炙百合 30g，石斛 10g，金银花 10g，连翘 30g，白茅根 30g，桔梗 10g，芦根 30g，生甘草 6g。可依据其他症状加减用药。药物用凉水浸泡 30 分钟，大火熬开后改为小火 15 分钟，煎煮 2 次，共取汁 400ml，分早晚 2 次服用，建议连服 7～14 天。陕西省推荐用于医学观察期无症状者。

5）贯众 9～12g，苍术 6～9g，羌活 6～9g，生黄芪 9～15g，薏苡仁 30～50g，藿香 10～15g，淡豆豉 3～6g，生姜 3～6g。加水 500ml，水煎 2 次，每次 30 分钟，兑取 200ml，不

拘时服。甘肃省推荐武汉返（来）甘人群及密切接触者预防基本方药。

6）柴胡 18g，黄芩 12g，枳壳 12g，桔梗 10g，厚朴 12g，槟榔 18g，金银花 15g，贯众 10g，草果 6g，青皮 6g，佩兰 10g，荷梗 6g，生黄芪 18g，炙甘草 6g。水煎服，每日 1 剂，连服 7 日，无不适可继服 7 日。天津市推荐用于密切接触人员的预防。

7）生黄芪 9g，北沙参 9g，知母 9g，金莲花 5g，连翘 9g，苍术 9g，桔梗 6g。上 7 味以水煎服，每日 1 次，可以连续服用 6 天。北京市推荐用于流行期间与新型冠状病毒肺炎患者密切接触或慢性基础病患者的预防。

### 2. 老年人

1）生黄芪 15g，金银花 10g，连翘 10g，白蔻仁 10g，瓜蒌 15g，丹参 15g，生甘草 5g。水煎服，日 1 剂，日 2 次口服，每次 150ml。黑龙江省老年人适用。

2）黄芪 10g，防风 6g，金银花 6g，芦根 6g，麦冬 6g，苍术 6g，大枣 3 个。黑龙江省推荐用于老年人，儿童等平素体弱者。

3）金银花 15g，连翘 15g，生白术 15g，佩兰 10g，桑叶 10g，桔梗 10g，生甘草 5g。水煎服，日 1 剂，日 2 次，口服，每次 150ml。黑龙江省推荐用于老年人，素体健硕者。

4）桂枝汤、玉屏风散、神术散加减：黄芪、桂枝、白芍、苍术、防风、葛根、干姜、甘草、大枣。湖南省推荐用于素体体虚及老年人和糖尿病呼吸系统慢性病人等易感人群。

5）太子参 15g，茯苓 15g，炒白术 10g，生甘草 5g，双花 10g，老连翘 10g，广陈皮 15g，白桔梗 10g。水煎，每次 120ml，每日 2 次，口服。黑龙江省推荐老年人与儿童通用。

6）黄芪 30g，山银花 15g，陈皮 9g，大枣 5 枚，甘草 7g。一日 1 剂，水煎，分 2 次服用，可连服 5～7 天。湖南省中医药管理局推荐用于体虚易感冒者，老年人、儿童的预防用药。

7）党参 10g，茯苓 15g，炒白术 9g，黄芪 12g，百合 6g，麦冬 10g，沙参 10g，藿香 9g。河北省推荐老年人使用。

### 3. 儿童

1）黄芪 10g，防风 6g，金银花 6g，芦根 6g，麦冬 6g，苍术 6g，大枣 3 个。黑龙江省推荐用于老年人、儿童等平素体弱者。

2）太子参 10g，金银花 10g，连翘 10g，挂金灯 5g，麦冬 5g，生甘草 5g。水煎服，日 1 剂，日 2 次，口服，每次 100ml。黑龙江省推荐儿童适用（6 岁儿童标准）。

3）太子参 15g，茯苓 15g，炒白术 10g，生甘草 5g，双花 10g，老连翘 10g，广陈皮 15g，白桔梗 10g。儿童用量：婴儿期（6 个月至 1 岁）每次 10ml，每日 4 次，口服；幼儿期（1～3+岁）每次 20ml，每日 4 次，口服；学龄前期（4～7+岁）每次 30ml，每日 4 次，口服；学龄期（8～14 岁）每次 40ml，每日 4 次，口服。黑龙江省推荐老年人与儿童通用。

4）金银花 15g，连翘 15g，荆芥 10g，薄荷 10g，牛蒡子 10g，桔梗 10g，淡竹叶 10g，芦根 15g，黄芩 10g，藿香 10g。每剂药冷水浸泡 30 分钟后煎煮，煎熬 3 次（3 岁以下只煎 2 次），每次开后小火再熬 10 分钟滤出。共取汁 200～400ml，原则上小于 1 岁，每日 100ml，

1～2 岁每日 200ml，2～3 岁每日 300ml，3 岁以上每日 400ml，分 3～4 次服完。连服 6 天。四川省推荐用于儿童。

5）金银花 3g，芦根 6g，陈皮 2g。以上 3 味水煎代茶饮，用量根据年龄，体重适当加减，适用于流行期间普通儿童，可以连续服用 6 天。以上 3 味水煎代茶饮。北京市、云南省推荐儿童中药预防处方。

6）生黄芪 6g，炒白术 6g，防风 3g，桔梗 6g，炒莱菔子 6g，生甘草 3g。河北省推荐儿童使用。

### 4. 体虚人群

1）生黄芪 15g，炒白术 15g，防风 10g，生薏苡仁 20g（先煎），金银花 10g，紫苏叶 6g，炒杏仁 10g，桔梗 12g，芦根 10g，炙甘草 6g。每日 1 剂，水煎服，5～7 剂为宜。宁夏回族自治区推荐主要用于有新型冠状病毒感染的肺炎确诊患者密切接触史，居家隔离者；或正在从事预检分诊，治疗工作的高危人群；或平素体弱多病，容易感冒者；或在新型冠状病毒感染的肺炎防控期间用于预防性服用中药，提高自身抵抗力的普通人群。

2）生黄芪 15～30g，麸炒白术 15～30g，姜半夏 3～6g，防风 6～9g，羌活 3～6g，佩兰 10～15g，生姜 3～6g，薏苡仁 30～50g。甘肃省推荐虚体人群预防基本方药。

3）贯众 9～12g，苍术 6～9g，羌活 6～9g，生黄芪 9～15g，薏苡仁 30～50g，藿香 10～15g，淡豆豉 3～6g，生姜 3～6g。甘肃省推荐虚体人群预防基本方药。

4）黄芪 15g，防风 10g，金银花 10g，连翘 10g，荆芥 10g，薄荷 10g，藿香 10g，炒白术 10g。上药用冷水浸泡 30 分钟后，大火煮沸后改用小火继续煮 5 分钟，连续熬 2 次，将 2 次所熬药液混匀，每次 100ml 左右，一日 2 次，一日 1 剂。四川省推荐用于体弱人群。

5）生黄芪 15g，炒白术 10g，防风 10g，陈皮 10g，金银花 10g，玄参 10g，桔梗 10g，生甘草 6g。每日 1 剂，浸泡半小时，水煎 30 分钟，温服 1 次，或煮沸代茶频饮，连服 5～7 日。天津市推荐用于体质偏弱者。

6）桂枝汤、玉屏风散、神术散加减：黄芪、桂枝、白芍、苍术、防风、葛根、干姜、甘草、大枣。湖南省推荐用于素体体虚及老年人和糖尿病呼吸系统慢性病人等易感人群。

7）黄芪 30g，山银花 15g，陈皮 9g，大枣 5 枚，甘草 7g。一日 1 剂，水煎，分 2 次服用，可连服 5～7 天。湖南省中医药管理局推荐用于体虚易感冒者，老年人、儿童的预防用药。

### 5. 有基础疾病人群

1）金银花 9g，藿香 9g，党参 12g，炒白术 12g，防风 9g，桔梗 9g，甘草 6g。河北省推荐用于慢性支气管炎、肺气肿、支气管哮喘等慢性呼吸系统疾病处于缓解期患者。

2）菊花 9g，钩藤 10g，白芍 15g，怀牛膝 9g，茯苓 9g，藿香 9g。河北省推荐血压偏高或高血压。

3）黄芪 12g，沙参 10g，麦门冬 15g，金银花 2g，芦根 15g，藿香 9g。河北省推荐患有基础疾病，血糖偏高或糖尿病患者。

4）金银花 9g，藿香 9g，党参 12g，炒白术 12g，防风 9g，桔梗 9g，甘草 6g。河北省推荐慢性支气管炎、肺气肿、支气管哮喘等慢性呼吸系统疾病处于缓解期患者。

5）党参 12g，麦冬 9g，五味子 3g，党参 12g，丹皮 12g，藿香 9g。河北省推荐冠心病等心脑血管慢性疾病患者。

6）桂枝汤、玉屏风散、神术散加减：黄芪、桂枝、白芍、苍术、防风、葛根、干姜、甘草、大枣。湖南省推荐用于素体体虚及老年人和糖尿病呼吸系统慢性病人等易感人群。

（四）名家推荐预防处方

**1. 中国中医科学院广安门医院仝小林院士推荐的寒湿（瘟）疫预防方**

苏叶 6g，藿香叶 6g，陈皮 9g，煨草果 6g，生姜 3 片（寒湿重者，生姜用 5～10 片）。煎汤代茶饮[52]。

生黄芪 15g，党参 9g，生麻黄 6g，羌活 6g，藿香 6g，金银花 9g，云苓 15g，炒白术 9g，陈皮 6g，生姜 9g。推荐密切接触者，从事预检分诊，治疗工作的高危人群服用。

中成药预防上，可用藿香正气软胶囊（或水），剂量减半。

**2. 中国中医科学院广安门医院薛伯寿教授推荐**

《局方》消毒犀角饮（荆芥穗、防风、牛蒡子、生甘草），加苍术 10g、蝉衣 5g、赤芍 10g、生黄芪 15g、连翘 12g，宜作为疫区预防方药[53]。

**3. 北京中医药大学王琦教授**

内服方 1　芦根 15g，银花 10g，藿香 10g，红景天 15g，贯众 15g，虎杖 12g。清热解毒，芳香辟秽，利湿避瘟。煎水内服，一日 2～3 次。

内服方 2　金银花 10g，芦根 15g，白茅根 15g，藿香 10g，白芷 6g，草果 6g。清热解毒，芳香化湿辟秽。煎水服用，一日 2～3 次。

**4. 北京中医药大学东直门医院姜良铎教授推荐[54]**

生黄芪 9g，北沙参 9g，知母 9g，连翘 12g，苍术 9g，桔梗 6g。草药水煎服或将"全成分"配方颗粒混合，加热水溶化冲服。1 天 1 剂，早晚分 2 次服用。可预防服用 3～5 天。孕妇在医生指导下使用。

**5. 北京中医药大学谷晓红教授推荐**

北沙参 6g，金银花 6g，连翘 6g，苍术 6g，桔梗 6g，莱菔子 8g，芦根 15g，生白术 5g，葱白 5g。草药水煎服或将"全成分"配方颗粒混合，加热水溶化冲服。1 天 1 剂，早晚分 2 次服用。可预防服用 3～5 天。6 岁以下儿童，1 剂药喝 2 天。

成人预防方药：桑白皮 15g，地骨皮 15g，生黄芪 15g，芦根 20g，桔梗 10g，炒白术 10g，玄参 20g，黄芩 10g，生甘草 10g，防风 10g。水煎服，日 1 剂，连服 5～7 天。

**6. 中国中医科学院广安门医院齐文升教授推出中药预防"解毒辟秽方"**

桑叶 1g，茅根 2g，苍术 3g，金银花 2g，陈皮 2g。开水泡服，每次 200ml，每天泡 3

遍，共 600ml。可加冰糖。

### 7. 北京中医医院王莒生教授推荐

黄芪、党参、北沙参、紫草、板蓝根、天花粉、苍术、连翘各 10g，每日 1 剂，连续 7 天[55]。

### 8. 山东中医药大学高树中教授外治预防用药

用莲花清瘟胶囊 1 粒，把胶囊皮去掉，用香油少许调成膏状，再用棉棒沾药膏涂擦于鼻腔，每日 3~5 次，连用 3~7 天。

### 9. 山西中医药大学附属医院贾六金教授推荐

**主治** 瘟疫初起，发热无汗，头痛身痛，咽红咽痛，倦怠乏力，咳嗽口渴，食欲欠佳，舌苔白厚，脉数。

**适用** 流感初期、发热、寒战、头痛、全身酸痛不适及乏力等。

**方药** 柴胡 6~12，黄芩 6~10g，银花 8~12g，连翘 8~12g，牛蒡子 8~12g，大青叶 8~12g，地丁 8~12g，板蓝根 8~12g，炒苍术 6~10g，生石膏 10~30g，防风 6~10g，炒三仙各 8~12g，荆芥 8~12g，淡豆豉 8~12g，甘草 4~6g。水煎服，早晚各 1 次。清热解毒，疏风散邪，消食导滞。3~4 剂为 1 个疗程。2~5 岁小量，6~10 岁用中量，10 岁以上用大量。

### 10. 山西中医药大学附属医院李廷荃教授推荐

李廷荃根据五运六气理论结合自身多年临床经验，认为"新型冠状病毒肺炎"据其临床表现属于中医"温病"范畴，当以"清热解毒"，给出了"瘟疫"预防处方：

柴胡 6g，黄芩 6g，清半夏 6g，人参 3g，生姜 9g，大枣 8g，苍术 6g，重楼 9g，防风 6g，连翘 6g，沙参 6g，金银花 6g，甘草 6g。7 剂，水煎服或免煎颗粒开水冲服即可。每日 1 剂，早晚分 2 次服用。

### 11. 山西中医药大学附属医院高建忠教授推荐

**方药** 党参 9g，灵芝 9g，炒鸡内金 15g，全瓜蒌 15g，蝉蜕 9g。

**方解** 肺与大肠相表里，肺与口鼻相通，外合皮毛。党参、灵芝补益肺气，邪气不易入侵；炒鸡内金、瓜蒌消食通腑，肺气宣降，邪不易入，加一味蝉蜕升清以辟秽浊。

**功效** 补肺通腑。升清化浊，预防冬春外感。

### 12. 山西中医药大学附属医院李双主任推荐

**方药** 生黄芪 30g，北沙参 15g，连翘 15g，黄芩 9，桔梗 6g，苍术 9g，薄荷 6g。

**功效** 益气养阴，扶正固本；清肺解毒，化湿透邪。

**用法** 水煎服，日 1 剂，分 2 次温服，7 日 1 个疗程[56]。

### 13. 广州中医药大学第一附属医院彭胜权教授推荐

黄芪 30g，金银花 10g，芦根 15g，连翘 10g，麦冬 15g，茯苓 15g，白术 15g，稻芽 15g，菊花 10g。加 5 碗水，水开后煎煮 15 分钟，熄火后再焖 10 分钟后温服。若体质偏寒湿，可去金银花、连翘、菊花，选加干姜、陈皮、紫苏叶、藿香等；若体质偏湿热，金银花、连翘、菊花减量，加木棉花、龙脷叶等。该方比较平和，不易伤正，也可作为预防外感疾病服用。

### 14. 湖南中医药大学第一附属医院陈新宇教授推荐

黄芪 15g，桂枝 10g，白芍 10g，苍术 10g，防风 10g，葛根 15g，干姜 10g，甘草 10g，大枣 10g。每日 1 剂，水煎，早晚各 1 次，连用 3 天。适应人群为易感人群（素体体虚）及高危人群（包括一线医务人员及有接触史的人员）。

轻症可在家自行隔离的患者，可取金银花 15g，连翘 10g，桑叶 10g，菊花 10g，桔梗 10g，牛蒡子 10g，竹叶 5g，芦根 30g，薄荷 3g，甘草 5g。水煎温服。第一天和第二天每日 1～2 剂，分 3～4 次服用，之后可视病情改善，改为每日 1 剂，每日 2 次服用。适应人群为感冒发病初期，发热或未发热，或寒热不明显者，或伴有干咳、乏力等症状[57]。

### 15. 重庆医科大学附属第二医院王辉武教授推荐

荆芥 10g，杏仁 8 g，甘草 8g，银花、板蓝根各 20 g，芦根 20 g，藿香 10g，冬桑叶 20g，茯苓 10g，桔梗 8g。先将上述中药放入药罐，加适量清水浸泡 30 分钟；用大火烧开，改用小火再煎煮 20 分钟。分早、晚 2 次服用，每日 1 剂，连续服用 7 日[58]。

### 16. 华中科技大学同济医学院附属同济医院推荐

生黄芪 15g，白术 12g，防风 12g，桂枝 10g，白芍 10g，太子参 12g，连翘 10g，藿香 10g，苍术 10g，生甘草 6g。分 2 次，口服，每次 150ml，连续服用 6 天。

适用于：①高危人群，包括有慢性基础病的人群、有密切接触史者及一线医务人员。②平素易伤风感冒，或有慢性呼吸道疾病的人群；或平素脾胃虚弱，肠胃功能不好的人群，剂量减半服用。

推荐运用中成药如：金叶败毒颗粒、刺五加黄芪片、玉屏风散（丸）、贞芪扶正丸（胶囊）、参芪片（胶囊）[59]。

## 二、药膳预防 COVID-19

药膳是根源于药食同源的思想，在中医辨证配膳理论指导下，把中药与食物结合精制而成的一种既有药物功效、又有食物美味，既能把药物当食物，也可将食物赋予药用，药借食力、食助药威，以达到防病治病[60]。药膳都是由常见的食物组成的，具有药食两用，三因制宜选择合适的药膳，具有芳香避秽、健脾燥湿、宣肺利气、清热解毒等作用，而且做法简单易学，味美价廉，是适合老百姓日常操作的预防做法。在传染病流行的季节经常食用药膳，对增强免疫力有很好的作用。脾胃的调养以药膳疗法为首选，食与药兼用，寓药于食，相须相使，可起协同作用。"峻厉者可缓其力，和平者能倍其功。"食之平和之性可缓冲监制药之刚烈之性，且可顾护"胃气"，扶正补虚，矫正口味[61]。

1）银耳莲子百合排骨山药汤：银耳 75g，百合 100g，净山药 50g，排骨 500g，莲子数粒。以上食材净加水适量放入煲内，慢煲 3 小时，适量食用。甘肃省新型冠状病毒感染的肺炎中医药防治方案中推荐普通人群食疗方。

2）红萝卜 250g，马蹄 250g，竹蔗 500g，鲜百合 150g，生黄芪 30g，蜜枣 4 粒。以上分量适合 4 人饮用，可凭个人喜好加入瘦肉适量，慢煲 3 小时，甜食或咸食均可。甘肃省新型冠状病毒感染的肺炎中医药防治方案虚体易感人群食疗方。

3）板栗 250g，瘦猪肉 500g，生苡米 300g，陈皮 30g，盐、姜、豆豉各少许。将板栗去皮，猪肉切块，加盐等调料，加水适量，煮烂即可带汤食用。甘肃省新型冠状病毒感染的肺炎中医药防治方案已经患有普通感冒（肺炎）或肺炎易感人群及武汉返（来）甘人群可试食疗方。

4）生姜红枣茶：生姜 30g（切片），红枣 30g（掰开），普洱茶叶 10g，冲泡饮用。功效：温中散寒、健脾益气、补阳化湿，适用于体质虚寒人群[62]。

5）独脚金猪横利汤：独脚金 15g，山楂巧g，麦芽 25g，谷芽 25g，猪横利 1 条。功效：温补脾阳、健脾益气、祛湿化痰湿，适用于脾虚胃弱的人群[63]。

6）黄豆、黑豆各 50g，北杏仁（去皮苦杏仁）15g（打碎），瘦肉 250g，陈皮 1 瓣，生姜 30g，紫苏叶 10g（鲜品更佳）。豆类用清水浸泡 30 分钟；猪瘦肉洗净切成肉末后备用；瘦肉及紫苏叶之外的各种食材加水 2000～3000ml，大火滚开后转小火煮 40 分钟，加入肉末及紫苏叶，再煮 5～10 分钟，加入适量食盐调味后即可饮用。煲汤饮用，饭后 1 小时温服。近 1 个月可以每周连续服用 3 天，或每 2～3 天服 1 次。《广东省 2020 年冬春季节中医药扶正固本养生保健指引》适用于体质平和人群。

7）黑豆 50g，黄豆 50g，紫苏叶 15g（鲜品更佳，干品亦可），葱白 3～4 根（南方小葱的白色部分，包含须、根），生姜 50g（切片），炒白扁豆 30g，陈皮 10g，红枣约 25g，生甘草 10g。豆类用清水浸泡 30 分钟；所有食材加水 1500ml，大火滚开后转小火煮 40 分钟，大约煮成 800ml。7～17 岁每天服用 150～200ml，18 岁以上每天服用 200～300ml，饭后 1 小时温服。近 1 个月可以每周连续服用 3 天，或每 2～3 天服 1 次。《广东省 2020 年冬春季节中医药扶正固本养生保健指引》推荐用于体质偏虚夹湿型人群。

8）黄豆 50g，北杏仁（去皮苦杏仁）15g（打碎），生姜 30g（切片），薏苡仁 15g，淡豆豉 15g，青皮 10g，陈皮 5g，葛根 20g，蒲公英 10g，生甘草 10g。黄豆、薏苡仁先用清水浸泡 30 分钟，所有食材加水 1500ml，大火滚开后转小火煮 40 分钟，大约煮成 800ml。7～17 岁每天服用 150～200ml，18 岁以上每天服用 200～300ml，饭后 1 小时温服，可以连续服用 3 天。注意：高尿酸血症及痛风患者，处方请去黄豆、加芦根 15～20g。3 号方孕妇慎用。《广东省 2020 年冬春季节中医药扶正固本养生保健指引》适用于体质偏实夹湿热型人群[64]。

## 三、外治法预防 COVID-19

焚烧烟熏，煎汤沐浴，悬挂佩带的方法主要是为了改善人体周身的环境，使药物气味通过口鼻、皮肤吸收而发挥预防疫病的作用，是中医传统外治常用的方法，简便实用，安全有效。

（一）艾灸

艾灸可"扶助正气，防病保健"，疾病的发生与"正气"和"邪气"关系密切。正气充足则抗病能力强盛，即可不受外邪侵袭，即便受到侵袭，也能很快抗邪外出，而不至发病。正气不足是疾病发生的根本原因。而艾灸自古以来就是"扶助正气，防病保健"的一个重要手段。

艾熏可祛邪避秽，在疫期，不少医院也在大厅和房间内点燃艾条，进行烟熏消毒。我国自古就有用雄黄、艾叶等药物熏蒸以消毒避秽的做法。南北朝宗懔的《荆楚岁时记》中记载曰"鸡未鸣时，采艾似人形者，揽而取之，收以灸病，甚验。是日采艾为人形，悬于户上，可禳毒气。"东晋葛洪在《肘后备急方·卷二·治瘴气疫疠温毒诸方第十五》中提到："断瘟疫病令不相染，密以艾灸病人床四角，各一壮，佳也。"唐朝孙思邈的《备急千金要方·卷二十九》亦有"凡入吴蜀地游宦，体上常须两三处灸之，勿令疮暂瘥，则瘴疠温疟毒气不能著人也。"由此可看出，此次新型冠状病毒，亦可选择艾灸进行防治。

艾灸神阙、大椎、气海、关元、胃脘、足三里等，可以温阳散寒除湿，调理脾胃，提高机体的免疫功能。

（1）江西省新型冠状病毒感染的肺炎中医防治方案

热敏灸预防（一艾三用方）：

**方法一**　每小时嗅热敏灸艾条产生的艾香一次，每次 30 秒钟。热敏灸艾条中纯净艾绒的芳香成分及羌活、独活、细辛、川芎中芳香药性具有很好的芳香醒脑、敏化嗅觉、净化鼻咽内环境、提高鼻咽部免疫力的作用，特别适用于宣化上焦湿邪。

**方法二**　①选穴：中脘、神阙、关元。②操作方法：循经往返悬灸。施灸时艾热在施灸穴区附近缓慢移动，找到热感有渗透、远传、扩散、舒适等特殊感觉的位置，进行重点循经往返施灸。③灸量：每日 1 次，每次每穴施灸约 45 分钟。在上述基础上，能够接受麦粒灸者，对足三里穴加麦粒灸，效果更佳。④注意事项：施灸过程中，被施灸者应防寒、保暖。

**方法三**　每天用热敏灸艾条半支放入 1000ml 热水中泡脚 30 分钟，至额汗出为度。通过艾熏、艾灸、足浴，一艾三用，每日 1 次，有明显的芳香化湿、宣达三焦的功效。

（2）辽宁省新型冠状病毒感染的肺炎中医防治方案

**灸法**　选取大椎、肺俞、足三里等穴位，艾灸 10～20 分钟，每 1～2 日 1 次以益气扶正、芳香辟秽。

（3）中国中医科学院广安门医院仝小林院士推荐

艾灸神阙、关元、气海、胃脘、足三里等，可以温阳、散寒、除湿，调理脾胃，提高机体的免疫功能。

（4）山东中医药大学高树中校长推荐

艾条悬灸足三里、大椎穴，每次 15～30 分钟，每日 1 次，连续 7 天。

## （二）香薰、焚烧

在古医籍中有大量关于通过焚烧药物、药汁沐浴、悬佩香囊等方法来预防瘟疫的记载[65]。

1）焚烧。《良朋汇集经验神方》言："凡遇天年大行瘟疫，四时不正，一切疠气者，多以苍术烧之，能辟瘟邪，至奇。"可用于焚烧药物还有大黄、艾、降香、木香、丁香等。

2）沐浴。《得配本草》言："桃枝煮汤浴，不染天行疫疠。"可用于煎汤沐浴的常用药物还有苍术等。

3）悬佩。《神仙济世良方》言："冬至日，用大黄一块约一二钱，将线穿好，合家大小佩之，瘟疫即不染矣。"《急救广生集》亦言："（辟一切瘴疾时气、风寒时气）红川椒（去闭口者）以绛纱囊贮，椒约两许，悬佩近里衣处，一切邪气不敢侵犯。"《松峰说疫》亦言："正月上寅日，取女菁草末三合，绛袋盛，挂帐中，能避瘟。"可用于悬佩的药物还包括雄黄、花椒、降香、檀香、马尾松枝、桑根、艾等。

在 2003 年抗击 SARS 时，北大深圳医院采用"苍术烟熏空气消毒"，此方法发挥了重要作用，经统计，从 2003 年 2 月 1 日至 4 月 30 日，北大深圳医院苍术使用量达 850kg。无一例 SARS 院内感染[66]。针对此次 COVID-19，全国多个省份的卫生管理部门及多位名家皆推荐了避瘟外用方，列举如下。

1）《甘肃省新型冠状病毒感染的肺炎中医药防治方案（试行）》推荐"香囊方"：藿香 15～30g，佩兰 15～30g，冰片 6～9g，雄黄 3～6g，白芷 15～30g，艾叶 10g。上述药物制粗散，装致密小囊，随身佩戴。个人可根据基本方自制。

2）《海南省新型冠状病毒感染的肺炎中医防治方案》推荐"空气熏蒸法"：使用芳香类中药辟秽化浊，净化空气环境。可用沉香、艾叶、艾绒、菖蒲等适量制成香囊佩戴净化口、鼻小环境空气；也可煎煮熏蒸净化居室、办公场所等局部环境空气。

3）《宁夏回族自治区新型冠状病毒感染的肺炎中医防治方案》推荐"香囊方"：使用芳香类中药辟秽化浊，可用苍术、藿香、艾叶、肉桂、苏合香、冰片等适量中药制成香囊悬挂、佩戴，净化小环境空气。

4）《四川省新型冠状病毒感染的肺炎中医防治方案》推荐：藿香 10g，肉桂 5g，山柰 10g，苍术 10g。共研细末，装于布袋中，挂于室内，或随身佩戴，具有芳香辟秽解毒之功效，以预防疫病。

5）《四川省新型冠状病毒感染的肺炎中医防治方案》推荐"熏蒸方"：板蓝根 10g，石菖蒲 10g，贯众 10g，金银花 15g，加水 1000ml，泡 10 分钟，小火慢煮 30 分钟，浓缩药液 150ml。使用时，在室内进行，将熏蒸方药液加入洗净的家用空气加湿器中，通电熏蒸或者在锅中持续蒸煮挥发。

6）《河北省新型冠状病毒感染的肺炎中医防治方案》推荐"香囊方"：藿香、佩兰、金银花、桑叶、菊花等份为末，制为香囊佩戴。

7）山东中医药大学高树中校长推荐"辟瘟香囊"：羌活 3g，柴胡 3g，大黄 3g，苍术 3g，细辛 3g，吴茱萸 3g。研细末，装入布袋内，挂佩在胸前，时时用鼻闻之。

8）山东中医药大学高树中校长推荐方：用莲花清瘟胶囊 5 粒，胶囊皮去掉，只用药粉，用开水冲开，乘热熏鼻，然后少量频服，每日熏服 3～5 次，连续 3～7 天。

9）国医大师周仲瑛推荐"防疫香囊"：选药思路，重在芳香辟秽，化浊解毒。建议处方，藿香 10g，苍术 10g，白芷 10g，草果 10g，菖蒲 10g，艾叶 10g，冰片 5g。共研细末，制成香囊，佩挂胸前，作为普通大众的预防方。

10）广安门医院急诊科齐文升主任预防熏消法：苍术 50g，艾叶 15g，薄荷 5g。功效：芳香辟秽，室内消毒。用法：2500ml 水，微沸，熏蒸，熏蒸面积 20～50m²，间断通风。

11）中国工程院院士，国医大师王琦在《长江日报》推荐方：藿香 20g，制苍术 20g，菖蒲 15g，草果 10g，艾叶 10g，白芷 12g，苏叶 15g，贯众 20g，煎水室内熏蒸或研末制成香囊佩戴。可芳香和中，化浊辟秽。

12）华中科技大学同济医学院附属同济医院关于新型冠状病毒肺炎中医诊疗方案及预防方案防感香囊（该医院中医科自制）。建议处方：苍术 10g，艾叶 10g，石菖蒲 10g，薄荷 10g，藿香 10g。捣碎或研末，1 剂为一包，装于致密布袋中制成中药香囊，可随身佩戴，或挂于车内，5 天更换一次。

（三）足浴方

中药泡脚可改善血液循环、增强抵抗力、消炎抗菌，且能缩短病程、减少并发症及预防感冒复发。在用中药泡脚时，双脚要在水中不停地相互揉搓，或用双手在水中按摩双脚、揉搓脚趾（尤其是大蹞趾）[67]。

**1. 甘肃省 COVID-19 中医药防治方案（试行）推荐的足浴方**

杜仲 30～45g，川断 30～45g，当归 15～20g，炙黄芪 30～45g，藿香 15～30g，生姜 15～20g。用水 2000ml，水煎 45 分钟，取汁，入桶中足浴。每天 2 次，每次 30 分钟，以全身微微汗出为度。

**2. 河北省 COVID-19 中医药防治方案推荐足浴方**

当归 20g，黄芪 30g，藿香 20g，佩兰 15g，生姜 15g。用水 2000ml，水煎 45 分钟，取汁，入桶中足浴。每日 1 次，每次 30 分钟，以全身微微汗出为度。

**3. 湖北中医药大学校长吕文亮推荐足浴方[68]**

艾叶 30g 或花椒 20～30g（足部皮肤有破损者慎用），煎水后加温水适量泡足 15～30 分钟，以额头微微出汗为度。单纯温水泡足，长期坚持，既有利于睡眠，又能改善足部微循环，提升免疫力。

（四）刮痧

河北 COVID-19 中医药防治方案推荐刮痧方：百会、印堂、太阳、曲池、合谷、脊柱两侧（华佗夹脊穴或膀胱经），向下或向内，向外轻轻反复刮动。肘窝、腘窝等处，可以用拍打法，向下或向内，向外轻轻反复由轻到重拍打。具有祛浊辟秽之功。

# 参 考 文 献

[1] 王文远，杨进. 古代中医防疫思想与方法概述[J]. 吉林中医药，2011，31（3）：197-199.

[2] 伟天英. 千年抗疫贡献三大经验：周易第一个，中医第二个，秦汉至今第三个[EB/OL]. [2020-02-14]. http：//www. 360doc. com/content/20/0214/14/982189_891956488. shtml.

[3] Zhang, H., et al., The Digestive System is a Potential Route of 2019-nCov Infection: a Bioinformatics Analysis Based on Single-cell Transcriptomes. bioRxiv, 2020. [2020-01-30].

[4] 人民网. 钟南山、李兰娟院士团队从新冠肺炎患者粪便中分离出病毒[EB/OL]. [2020-02-14]. http://health. people. com. cn/n1/2020/0214/c14739-31586610. html.

[5] 王凌航. 新型冠状病毒感染的特征及应对[J/OL]. 中华实验和临床感染病杂志（电子版）：1-5. [2020-02-13]. http：//kns. cnki. net/kcms/detail/11. 9284. r. 20200212. 1113. 002. html.

[6] 郭玉刚. 中医预防瘟疫的特点和方法[J]. 陕西中医学院学报，2006（2）：12-13.

[7] 杨亚龙，陈仁寿，陶西凯. 论中医疫病民间预防[J]. 辽宁中医药大学学报，2010，12（6）：40-42.

[8] 广州中医药大学《中医预防医学》编委会. 中医预防医学. 广州：广东科技出版社，2002，（9）：5-10.

[9] 李福伟，甄利鸿，吴荣梅，等. 中医"防疫"思想探讨[J]. 亚太传统医药，2008（10）：144-145.

[10] 宛小燕. 道教防控瘟疫的方法研究[J]. 宗教学研究，2019（2）：79-86.

[11] 广州中医药大学《中医预防医学》编委会. 中医预防医学. 广州：广东科技出版社，2002，（9）：9.

[12] 刘奎. 松峰说疫[M]. 北京：人民卫生出版社，1987：205-214.

[13] 姜青松，罗才贵. 中医"治未病"与现代预防医学的区别[J]. 医学争，2019，10（1）：65-68.

[14] 白云峰，叶峥嵘，陈震霖，等. 论预防医学与中医"治未病"思想的关系[J]. 陕西中医学院学报，2013，36（5）：18-19.

[15] 张伟娜，李兵，李立，等. 古代瘟疫预防方法探析[J]. 陕西中医，2018，39（6）：787-789.

[16] 吴大真，刘学春. 中医谈"瘟疫"的预防[J]. 中国中医基础医学杂志，2004（1）：6-8.

[17] 陈玟芬. 疫病之中医预防研究[D]. 南京中医药大学，2011.

[18] 赵继祖. 浅议中药预防甲型H1N1流感[J]. 山西中医，2010，26（2）：59.

[19] 研究表明负面情绪与免疫反应之间存在关联[J]. 技术与市场，2019，26（6）：4.

[20] 宋小凤. 有氧运动刺激下代谢适应对膳食功能改善作用[J]. 科技通报，2015，31（12）：31-33.

[21] 倪克锋. 中医传统运动疗法与养生[C]. 中华中医药学会科普分会 2013 中医中药健康行第八届全国中医药科普高峰论坛文集，2013：73-77.

[22] 齐莹，薛广伟，刘静，等. 八段锦现代研究进展[J]. 中医临床研究，2018，10（35）：140-143.

[23] 澎湃新闻. 广东援鄂医疗队：教隔离病区患者打了八段锦[EB/OL]. [2020-02-02]. https://www. thepaper. cn/newsDetail_forward_5737560.

[24] 刘菊，崔瑛，白明学，等. 基于中医药预防治疗新型冠状病毒肺炎的用药探析[J/OL]. 中草药：1-5[2020-02-13]. http：//kns. cnki. net/kcms/detail/12. 1108. R. 20200212. 1133. 002. html.

[25] 山东省卫生健康委员会. 山东省 2020 年冬春流感、新型冠状病毒感染的肺炎中医药预防方案[EB/OL]. （2020-01-27）[2020-02-01]. http：//wsjkw. shan-dong. gov. cn/ztzl/rdzt/qlzhfkgz/fkzs/202001/t20200129_2512312. html.

[26] 天津市卫生健康委员会. 市卫生健康委关于印发天津市新型冠状病毒感染的肺炎中医药防治方案（试行）的通知[EB/OL]. （2020-01-29）[2020-02-02]. http：//www. tjnk. gov. cn/wjw/system/2020/01/29/025833910. shtml.

[27] 河南省卫生健康委员会. 河南省发布新型冠状病毒感染的肺炎中医药预防方案[EB/OL]. （2020-01-27）[2020-02-01]. http：//www. tcm. gov. cn/hydt/1700. htm.

[28] 河北省卫生健康委员会. 关于印发河北省新型冠状病毒感染的肺炎诊疗方案（试行第二版）的通知[EB/OL]. [2020-02-01]. http://www. hebwsjs. gov. cn/index. do?templet=content&id=396243&cid=43.

[29] 甘肃省民政厅. 关于印发甘肃省新型冠状病毒感染的肺炎中医药防治方案（试行）的通知[EB/OL]. [2020-01-24]. http://mzt. gansu. gov. cn/station/gssmzt/fkzs/8afe80e66e48cb8f016fe6054ce0024c/info_content. html.

[30] 广西壮族自治区卫生健康委员会. 自治区中医药局关于印发新型冠状病毒感染的肺炎中医药治疗方案（试行）的通知[EB/OL]. （2020-01-24）[2020-02-01]. http：//wsjkw. gxzf. gov. cn/zwgk/zfxxgkml/wsjszh/zyzy/2020/0124/1694. html.

[31] 江西省卫生健康委员会. 关于印发《江西省新型冠状病毒感染的肺炎中医药防治方案（试行）》的通知[EB/OL]. （2020-01-25）[2020-02-01]. http：//hc. jiangxi. gov. cn/doc/2020/01/25/137657. shtml.

[32] 四川省人民政府. 《四川省新型冠状病毒感染的肺炎中医药干预建议处方（试行第一版）》发布[EB/OL]. （2020-01-25）[2020-02-01]. http：//www. sc. gov. cn/10462/12771/2020/1/25/0d37953ca2534d5382ba744e81725469. shtml.

[33] 吉林省卫生健康委员会. 吉林省中医药积极参与新型冠状病毒感染肺炎救治工作[EB/OL]. （2020-01-27）[2020-02-01]. http：// wsjkw. jl. gov. cn/xwzx/xwfb/202001/t20200127_6655 067. html.

[34] 国家中医药管理局. 云南省卫生健康委发布新型冠状病毒感染的肺炎中医药防治方案[EB/OL]. [2020-01-25]. http://www. satcm. gov. cn/xinxifabu/gedidongtai/2020-01-25/12533. html.

[35] 新华网贵州频道. 贵州省中医药管理局公布预防"新型冠状病毒肺炎"中医处方、民族医处方[EB/OL]. [2020-01-22]. http://www. gz. xinhuanet. com/2020-01/22/c_1125494617. htm.

[36] 湖南省中医药管理局. 关于印发《湖南省新型冠状病毒感染的肺炎中医药诊疗方案（试行第二版）》的通知[EB/OL]. （2020-01-26）[2020-02-01]. http：//tcm. hunan. gov. cn/tcm/xxgk/tzgg/202001/t20200126_11164462. html.

[37] 陕西省卫生健康委员会. 陕西省新型冠状病毒感染的肺炎中医治疗方案（试行第一版）[EB/OL]. （2020-01-23）[2020-02-01]. http：//sxwjw. shaanxi. gov. cn/art/2020/1/23/art_10_67378. html.

[38] 广东省中医药局. 关于印发广东省新型冠状病毒感染的肺炎中医药治疗方案（试行第一版）的通知[EB/OL]. （2020-01-25）[2020-02-01]. http：//szyyj. gd. gov. cn/zwgk/gsgg/content/post_2879085. html.

[39] 北京市中医管理局. 北京市中医管理局关于印发《北京市新型冠状病毒感染的肺炎防治方案（试用第二版）》的通知[EB/OL]. （2020-01-24）[2020-02-02]. http：//zyj. beijing. gov. cn/sy/tzgg/202001/t20200130_1621630. html.

[40] 海南省新型冠状病毒感染的肺炎疫情防控工作指挥部医疗组. 海南省新型冠状病毒感染的肺炎中医药防治方案（公众版-试行-第二版）[EB/OL]. [2020-02-03]. http：//www. hi. chinanews. com. cn/hnnew/2020-02-03/513709. html.

[41] 看理想新闻. 浙江省流感肺炎中医药治疗推荐方案[EB/OL]. [2020-01-22]. http://3g.163.com/all/article/F3G6NS0E0537A5Y9. html.

[42] 上游新闻·重庆晨报. 专家开出适合重庆市具体情况的中医防治推荐处方[EB/OL]. [2020-02-01]. https：//www. cqcb. com/hot/2020-02-01/2137736_pc. html.

[43] 东北网. 黑龙江省出台《黑龙江省新型冠状病毒感染的肺炎中医药防治方案（第二版）》[EB/OL]. [2020-02-02]. https：//m. dbw. cn/heilongjiang/system/2020/02/02/058330150. shtml.

[44] 人民网. 新型冠状病毒感染的肺炎中医药防治方案有了"新疆版"[EB/OL]. [2020-02-01]. http：//xj. people. com. cn/n2/2020/0201/c188514-33754842. html.

[45] 中国医疗. 新冠肺炎，多省中医药防治方案来了[EB/OL]. [2020-02-02]. http://med. china. com. cn/content/pid/158280/tid/1026.

[46] 沈阳晚报. 刚刚！又增加3例！累计77例！辽宁省发布新冠肺炎中医诊疗方案的通知[EB/OL]. [2020-02-05]. https://baijiahao. baidu. com/s?id=1657630090003502755&wfr=spider&for=pc.

[47] 北京晚报. 转发周知！预防新型冠状病毒感染肺炎中药药方来了[EB/OL]. [2020-01-23]. https://baijiahao. baidu. com/s?id= 1656522974550193409&wfr=spider&for=pc.

[48] 广东省中医药局. 关于印发广东省新型冠状病毒感染的肺炎中医药治疗方案（试行第一版）的通知[EB/OL]. [2020-01-25]. http：//szyyj. gd. gov. cn/zwgk/gsgg/content/post_2879085. html.

[49] 胡光星，张焕峰. 中药黄芪的药理及临床应用价值分析[J]. 临床医药文献电子杂志，2019，6（93）：166.

[50] 赵子申，高雅丽，刘文芳，等. 玉屏风散现代药理学研究及皮肤科研究进展[J]. 中国中西医结合皮肤性病学杂志，2018，17（2）：187-189.

[51] 湖南省中医药管理局. 湖南中医药专家连夜攻关 两个中药预防方助力复工防疫[EB/OL]. [2020-02-11]. http：//www. hunan. gov. cn/hnszf/hnyw/bmdt/202002/t20200211_11175628. html.

[52] 于明坤，柴倩云，梁昌昊，等. 新型冠状病毒肺炎中医预防及诊疗方案汇总分析[J/OL]. 中医杂志：1-21. [2020-02-13]. http：// kns. cnki. net/kcms/detail/11. 2166. r. 20200211. 0848. 002. html.

[53] 薛伯寿，姚魁武，薛燕星. 清肺排毒汤快速有效治疗新型冠状病毒肺炎的中医理论分析[J/OL]. 中医杂志：1-2. [2020-02-18]. http：//kns. cnki. net/kcms/detail/11. 2166. R. 20200216. 2004. 002. html.

[54] 北京日报. 预防新型冠状病毒感染肺炎，北京中医专家推荐两个药方[EB/OL]. [2020-01-23]. https://www. takefoto. cn/viewnews-2027565. html.

[55] 澎湃新闻. 润肺祛湿抗病毒，全国名老中医王莒生教授昨天公布了预防方子[EB/OL]. [2020-01-23]. https://www. thepaper. cn/newsDetail_forward_5609014.

[56] 蜂疗网. 全国各地中医名家对新型冠状病毒的防治方案汇总[EB/OL]. [2020-02-12]. http：//www. 39fengliao. com/zixun/25509. html.

[57] 国医源. 7大中医专家献药方，预防新型冠状病毒[EB/OL]. [2020-01-31]. http：//www. yjgyedu. com/a/zhongyi/2020/0131/953. html.

[58] 王辉武. 预防新型肺炎 试试中药验方[N]. 家庭医生报，2020-02-03（007）.

[59] 华中科技大学同济医学院附属同济医院关于新型冠状病毒肺炎中医诊疗方案及预防方案[J/OL]. 医药导报：1-5.

[2020-02-22]. http：//kns. cnki. net/kcms/detail/42. 1293. r. 20200211. 1104. 002. html.

[60] 白华，陈静，赵凯. 浅谈我国药膳的现状及发展对策[J]. 广东化工，2020，47（1）：98-99.

[61] 张丽瑛. 浅议药膳源流及临床应用[J]. 中医药临床杂志，2005（1）：63-65.

[62] 南方网. 怕风怕冷者，冬日泡一壶生姜红枣茶[EB/OL]. [2020-01-29]. http：//news. southcn. com/nfplus/mrys/content/2020-01/29/content_190159566. Htm.

[63] 名生健康网. 中医教你预防新冠病毒[EB/OL]. [2020-02-09]. http：//www. msjkw. net/jkcs/news/337616. html.

[64] 广州日报. 预防新冠肺炎，名院推荐的药膳和中医疗法！快收藏转发[EB/OL]. [2020-02-09]. http://mini. eastday. com/mobile/200209031341674. html.

[65] 张伟娜，李兵，李立，等. 古代瘟疫预防方法探析[J]. 陕西中医，2018，39（6）：787-789.

[66] 曾薇，袁劲松. 中药苍术空气消毒研究进展[J]. 深圳中西医结合杂志，2004（1）：44-46.

[67] 钱国仙. 中药泡脚治疗及预防感冒[J]. 中外医疗，2010，29（17）：130.

[68] 湖北中医药大学. 湖北中医药大学校长吕文亮编制中医药预防新型肺炎居家预防养护简易手册[EB/OL]. [2020-01-30]. https：//www. hbtcm. edu. cn/info/1044/10158. htm.

# 第八章 各医家论 COVID-19

中医药在 COVID-19 的防治全程中发挥了重要作用。根据武汉疫区的实地考察诊治等相关实践、新型冠状病毒肺炎的发病和临床特征，全国各地医家纷纷对该病之病因、病性、病机、辨治等进行了深入的分析和阐述。为使临床医生能更加方便地了解中医各家对新冠肺炎的认识，我们将各医家对 COVID-19 的相关论述进行了系统的梳理、总结和分析。发现各医家均认为 COVID-19 属中医"疫病"范畴，其病因为疫疠之气，从寒湿、湿毒、湿热、温热、湿燥论者各异；治则以祛邪为第一要义，同时亦需全程顾护正气；分期分型辨证论治结合整体论治，内治法和外治法相结合，共同发挥中医药在新冠肺炎的防治优势。

湖北省武汉市发现的 COVID-19 作为一种急性呼吸道传染病，被纳入《中华人民共和国传染病防治法》规定的乙类传染病，按甲类传染病管理。本病属中医"疫病"范畴，病因为感受疫疠之气[1]。实践表明中医在前期预防、中期截断、危重症救治以及后期的恢复调理过程中，已全程、多方位地参与到这次疫病抗击中，并发挥了重要作用。正如张伯礼院士所言，中医药在防治新型冠状病毒肺炎全过程发挥作用，从参与者变成了主力军[2, 3]。然而，中医的特色在于因时、因地、因人制宜，并非局限于一家之言，亦非囿于一方之论。因此，自疫情发现以来，全国各地医家基于各自的临证经验，从不同的角度阐述了对本病的认识，且通过辨证分型提出了相应的治则方药。现集各家之言，综而述之。

## 一、对 COVID-19 病因病机的认识

各医家均认为 COVID-19 属中医"疫病"范畴，但大家对该病病因病机的认识，以及对疫疠属性和致病特点的认知则各有不同。结合分析各家之观点，发现从寒湿、湿毒而论者居多，而从湿热、温热、燥化而论者亦有。

从寒湿论者，如薛伯寿、王永炎、仝小林、王刚、郑培永、石岩、黄铭涵等。薛伯寿、仝小林、王刚等认为 COVID-19 属"寒湿疫"范畴。国医大师薛伯寿认为其病机为寒湿袭肺，肺气不宣，郁闭于内，化生浊毒，邪毒炽盛，或入少阴，或入厥阴[4]。仝小林院士认为此次疫病由寒湿裹夹疠气由皮表、呼吸道、消化道侵袭机体，进而郁肺困脾，使表气郁

闭、肺失宣降、脾胃运化失司；病性属阴，以伤阳为主线，同时又有化热、变燥、伤阴、致瘀、闭脱五种变证[5]。王刚等认为该病的主要病机为寒湿疫毒稽留，气机郁遏，瘀痹肺气；同时强调脾胃的盛衰在疾病发展过程中至关重要[6]。王永炎院士认为 COVID-19 属于"寒疫"范畴，主要病机为疫毒湿寒与伏燥搏结，壅塞肺胸，损伤正气，导致气机痹阻，升降失常，元气虚衰[7]。石岩等认为 COVID-19 属"风寒湿疫"范畴，病机为风寒湿毒由口鼻侵袭机体后直入脾肺，表里同病，可热化或寒化[8]。孙增涛、郑榕等通过临证观察，认为此次疫病属"寒湿毒疫"范畴，病位在肺脾，脾虚湿停、外感寒湿疫毒是其核心病机，以"寒、湿、毒、虚"为病证特点[9, 10]。郑培永等虽认为"湿毒"是 COVID-19 的核心病理因素，但重症者却以"寒湿水饮"等阴邪致病为主，强调"寒湿水饮闭肺，命门之火不振"是其重要的传变机理[11]。可见，从寒湿而论之医家众多。普遍认为其病机为，寒湿（毒）侵袭，进而导致气机郁闭，或直中入里，或化生他邪内犯，损伤人体阳气，终致内闭外脱之重症。然而，从伤寒六经传变之典型规律而论者却不多见。

从湿毒论者，如周仲瑛、晁恩祥、刘清泉、王玉光、苗青、齐文升等。国医大师周仲瑛认为该病的发生为"瘟毒上受"，基本病机为"湿困表里，肺胃同病，如遇素体肺有伏热者，则易邪毒内陷，变生厥脱"。国医大师晁恩祥对该病的认识与周老颇为相似，认为其主要病机为内外湿邪同气相感，聚而成毒，湿毒疫戾之气，侵入人体，壅阻机体，气机不畅，或从寒化，或从热化，湿热瘀毒内阻，导致肺失宣降，久病及肾[12]。刘清泉、王玉光、苗青等认为 COVID-19 属于"湿毒疫"范畴，其病因为"湿毒之邪"。刘清泉认为其主要证候要素是"湿、热、毒、瘀及气虚"，"湿毒"是其病理核心，湿邪缠绵，如油裹面，易夹杂他邪，如与热结合成湿热，与寒结合成寒湿，与燥结合成燥湿[13]。王玉光认为其基本病机特点为"湿、毒、瘀、闭"，湿困脾闭肺，气机升降失司，湿毒化热，阳明腑实，湿毒瘀热内闭，热深厥深[14]。苗青则将总的病机概括为"湿、毒、瘀、虚"，指出湿毒不仅伤及气分，损人正气致虚，更伤及营血而成瘀，重者逆传心包，后期可伤阳、伤气、伤阴[15]。齐文升经过临证后的多次思考，将 COVID-19 归为"湿疫"，强调湿毒为其核心病因，湿毒郁肺（或夹热、寒、燥），疫毒化热闭肺，或成阳脱气虚血瘀，或成阴脱热毒耗血，终致痰凝血瘀络阻肺痹[16]。宇凤、马家驹等亦认为本次疫情的病性为"湿毒"，核心病机为"湿、热、瘀、毒、虚"[17, 18]。潘芳等认为湿为阴邪，疫病之毒邪与湿浊相搏，湿毒疫疠之邪壅塞充斥三焦、气血[19]。薛博瑜亦认为湿邪蕴郁，兼夹他邪，呈现寒湿疫毒或湿热疫毒，有卫气营血传变规律，疫毒邪盛易出现传变[20]。可见，宗湿毒而论者亦不少见。从病因层面上亦可分为两种观点：其一认为湿毒之毒为疫戾之意，虽有蓄结转化之异，却无寒热性质之别。并认为其热寒（或燥）之变主要从体质合化以及病程发展而来；其二则认为湿毒之毒当属热邪之重者，此论实为湿热疫，因此治疗上更注重对气阴的保护。从传变规律来看，虽有提及三焦或卫气营血传变者，但并未形成完整和统一的认识。

熊继柏、杨春波、刘成海等认为疫戾之邪具有温热属性，如国医大师熊继柏根据 COVID-19 的三个特点：①发病迅速，传播快，传染性强；②以发热、咳嗽、气喘为主症；③己亥年大雪、冬至之后发病，认为病邪的性质为"温热浊毒"，属温热类，从口鼻入，病位在肺，导致痰热结聚，秽浊之气阻塞[21]。国医大师杨春波基于中医学温病及温疫理论，结合发病时"应寒反热"和武汉多湿的气候特点，进而认为其属"湿热疫"范畴，湿与热合，侵犯上焦肺系，可涉及脾胃，但终极靶点仍在上焦肺[22]。刘成海亦基于温病学理论，认为温瘟相通，瘟疫病因多为热毒疫邪，此次疫病的主要病因亦是热毒疫邪，遵循温病传变规律，初犯卫表，后可入营动血[23]。从温热而论之医家相对较少，但其卫气营血的传播规律较为突显，而且从寒湿、湿毒而论者多见热化之机，热化内闭阳明者有之，热化传营入血、入血成瘀者颇多。而热化之后的病机亦多与温热之论相似。

此外，王永炎、范伏元等亦强调了"湿毒夹燥"病性特点，如王永炎结合湖北的气候特点分析，认为长期的温燥气候可导致温燥邪气内伏于肺。因此，伏燥在先，寒或湿寒在后，故需注意"伏燥"这一病因[24]。再如范伏元等结合湖南的发病特点，将该病邪定性为"湿毒夹燥"之疫毒，认为"湿毒"是病理基础，"夹杂燥邪"是病理特点，子病及母，肺金燥太过而伤及脾土，导致肺燥与脾湿并存[25]。古之论疫者，以五运六气为据者颇多，伏燥之论多源于此，亦有一定参考价值。

## 二、各医家对 COVID-19 的治疗原则

多数医家针对 COVID-19 的病因病机制定了相应的治法治则，但亦有部分医家强调分期辨证论治而未给出整体的治疗原则。此外，也有医家从方证相应、气不摄津等角度论治此病[26, 27]。通过总结可见，此次疫病的主要治则包括祛邪和扶正两大方面。祛邪为疫病治疗的第一要义，其主要方法包括：祛湿、解毒、散寒、清热、化瘀等。其中祛湿又分为芳香化湿、清宣透湿、散寒祛湿、苦寒燥湿、淡渗利湿、健脾祛湿等。如刘清泉等强调早期即当及时化湿，王琦以芳香去湿为主，王玉光、苗青等则强调宣化湿邪[14, 15]，仝小林、鹿振辉等主张散寒除湿[5, 11]，薛博瑜认为健脾祛湿当贯穿始终[20]。解毒亦包括辟秽解毒、清热解毒、祛瘀解毒、化湿解毒、温阳解毒等，王琦、王永炎、仝小林、薛博瑜等认为解毒之法首选祛秽解毒法，以芳香辛烈之品辟秽化浊[5, 20, 24]。另外，由于疫戾毒邪性烈，传变迅速，易伤及人体正气。因此，在治疗过程中需注意顾护正气，扶正固本[17, 24]。

## 三、各医家的"分期-分证"辨治方案

各医家对该病的分期方案（表 8-1）大致包括两类：一类是按病程分期，如周仲瑛、晁恩祥、杨春波、王永炎、仝小林、王玉光、范伏元、石岩、孙增涛、宇凤、马家旭、郑榕等医家将此疫分为早期（初期或前驱期）、中期（进展期）、重症期（极期或危重症期）、恢复期；齐文升则在此四期的基础上又加了后遗症期。另一类是根据病情的轻重分期，如王琦、苗青等医家将此疫分为轻症、普通症、重症、危重症和恢复期。但根据各医家对各期病候特征的描述，可见这两种分期方法是相互对应的，即早期（初期或前驱期）对应轻症或普通症，中期（进展期）对应普通症，重症期（极期或危重症期）对应重症和危重症。

**表 8-1　各医家对新型冠状病毒感染肺炎的分期辨证总结**

| 医家 | 病因 | 病机 | 治则 | 分期辨证处方 | |
|---|---|---|---|---|---|
| 周仲瑛 | 瘟毒 | 湿困表里，肺胃同病，如遇素体肺有伏热者易邪毒内陷，变生厥脱 | 表里双解、汗和、清下 | 初期 | 湿困表里：藿苏颗粒 |
| | | | | 中期 | 热毒闭肺：加减藿苏颗粒 |
| | | | | | 湿毒闭肺：宣肺化湿颗粒 |
| | | | | 重症期 | 邪陷正脱：开闭固脱颗粒 |
| | | | | 恢复期 | 气阴两伤：益气养阴颗粒 |
| 薛伯寿 | 寒湿 | 寒湿袭肺，肺气不宣，郁闭于内，化生浊毒，邪毒炽盛，或入少阴，或入厥阴 | 辛温宣散、清肺解毒 | 初期 | 寒湿袭肺：十神犀角饮等 |
| | | | | 中期 | 寒湿闭肺、化生浊毒：麻杏苡甘汤等 |
| | | | | | 肺气郁闭、湿热化毒：甘露消毒丹合三仁汤 |
| | | | | 重症 | 寒湿闭肺、邪毒炽盛：三黄石膏汤合栀子豉汤 |
| | | | | | 病入少阴：麻黄附子细辛汤合桂枝去芍药汤 |
| | | | | 危重症 | 病入厥阴：麻黄升麻汤 |
| | | | | 恢复期 | 辨证选方 |
| 晁恩祥 | 湿毒 | 湿毒壅阻机体，气机不畅，湿热瘀毒内阻，肺失宣降，久病及肾 | 化湿解毒、扶正平喘 | 初期 | 轻型　金花清感、莲花清瘟、藿香正气等 |
| | | | | | 普通型　毒邪兼湿：化湿解毒方 |
| | | | | 中期 | 疫毒袭肺：清肺平喘方 |
| | | | | 重症期 | 疫毒损肺：生脉注射液、血必净注射液等 |
| | | | | 恢复期 | 气阴不足：益气养阴方 |
| 熊继柏 | 温热浊毒 | 温热浊毒犯肺，痰热结聚，秽浊之气阻塞 | 分期辨证论治 | 初期 | 温邪犯肺：桑菊饮和银翘散 |
| | | | | | 咳嗽微喘：桑贝止嗽散合小陷胸汤 |
| | | | | | 邪犯胃肠：王氏连朴饮、藿朴夏苓汤 |
| | | | | 重症期 | 邪热壅肺：麻杏石甘汤合桑贝散 |
| | | | | | 疫毒闭肺：宣白承气汤 |
| | | | | 危重期 | 内闭外脱：生脉饮、三石汤、安宫牛黄丸 |
| | | | | | 阴竭阳脱：参附龙牡汤 |
| | | | | 恢复期 | 肺胃阴虚：沙参麦冬汤 |
| | | | | | 脾肺气虚：黄芪六君子汤 |
| 杨春波 | 湿热 | 湿邪侵犯上焦肺 | 分期辨治 | 初期 | 藿朴夏苓汤加黄芩 |
| | | | | 中期 | 泻白散合甘露消毒丹 |
| | | | | 重症期 | 生脉注射液 |
| | | | | 恢复期 | 辨证论治 |
| 王永炎 | 伏燥在先，湿寒居后 | 疫毒湿寒与伏燥搏结，壅塞肺胸，损伤正气，导致气机痹阻，升降失常，元气虚衰 | 逐秽解毒、通解表里、顾护正气 | 初期 | 湿寒犯表：藿香正气散加减 |
| | | | | | 湿寒束表、郁燥伤肺：麻杏石甘汤、达原饮等 |
| | | | | 中期 | 毒热闭肺：宣白承气汤、解毒活血汤、升降散 |
| | | | | | 阳虚寒凝：桂枝汤去芍药、麻黄附子细辛汤 |
| | | | | 危重期 | 热闭心包：清营汤 |
| | | | | | 元阳欲脱：回阳救急汤 |
| | | | | 恢复期 | 气阴两伤：竹叶石膏汤加白茅根、芦根 |
| | | | | | 肺脾气虚：香砂六君子汤 |
| 仝小林 | 寒湿疫毒 | 寒湿疫毒袭表，闭肺困脾 | 散寒除湿、避秽化浊、解毒通络 | 初期 | 寒湿袭表：藿朴夏苓汤、达原饮、神术散 |
| | | | | | 湿郁化热：甘露消毒丹、小柴胡汤 |
| | | | | 中期 | 疫毒闭肺：宣白承气汤、麻杏石甘汤等 |
| | | | | 重症期 | 内闭外脱：参附汤、四逆汤 |
| | | | | 恢复期 | 肺脾气虚：六君子汤 |
| | | | | | 气阴两虚：沙参麦冬汤、竹叶石膏汤、生脉散 |

续表

| 医家 | 病因 | 病机 | 治则 | 分期辨证处方 | |
|------|------|------|------|------|------|
| 王琦 | 疫毒 | 疫毒趁虚而入 | 芳香去湿、清热解毒、辟秽驱邪 | 轻型 | 时邪犯表：葱豉汤合玉屏风散 |
| | | | | 普通型 | 寒湿疫毒袭肺：九味羌活汤、神授太乙散 |
| | | | | | 湿热疫毒蕴肺：热重于湿升降散、栀子豉汤，湿重于热甘露消毒丹、达原饮 |
| | | | | 重型 | 热结胸膈：凉膈散 |
| | | | | | 毒扰心神：紫雪丹 |
| | | | | | 痰热壅肺毒瘀互结：桃红麻杏石甘汤、桔梗汤 |
| | | | | | 邪毒闭肺：解毒承气汤、宣白承气汤 |
| | | | | 危重型 | 气血两燔：清瘟败毒饮 |
| | | | | | 邪闭心包：安宫牛黄丸或至宝丹 |
| | | | | | 络阳气脱：生脉饮合通经逐瘀汤 |
| | | | | | 心阳虚脱：回阳救急汤 |
| | | | | 恢复期 | 胃阴亏虚：益胃汤 |
| | | | | | 脾肺气阴两虚：百合固金汤、清燥养荣汤 |
| 刘清泉 | 湿毒 | 湿毒困脾闭肺，化热可致阳明腑实，内闭而热深厥深 | 早期、化湿、通腑、泄浊 | 普通型 | 宣肺透邪、芳香化浊、清热解毒、平喘化痰、通腑泻热 |
| | | | | 重症、危重症 | 清心开窍、益气固脱、息风凉血养阴、增液行舟 |
| | | | | 恢复期 | 益气养阴、活血化瘀、通络散结 |
| 王玉光 | 湿毒 | 湿毒瘀闭 | 宣肺、祛湿、透邪 | 早期 | 湿毒郁肺：达原饮、神术散、升阳益胃汤 |
| | | | | 进展期 | 湿毒化热：宣白承气汤、解毒活血汤、升降散 |
| | | | | 危重期 | 内闭外脱：参附四逆汤、温病三宝、苏合香丸 |
| | | | | 恢复期 | 邪去正虚：五叶芦根汤 |
| 苗青 | 湿毒 | 湿毒瘀虚 | 宣化湿邪 | 轻症 | 湿邪郁滞：神术散、藿香正气散 |
| | | | | | 湿邪化热：甘露消毒丹、蒿芩清胆汤 |
| | | | | 重症 | 疫毒入血：麻杏石甘汤等，佐以活血化瘀药物 |
| | | | | 危重症 | 参附注射液、生脉注射液 |
| | | | | 恢复期 | 六君子汤、沙参麦冬汤 |
| 齐文升 | 湿毒 | 湿毒郁肺，疫毒化热闭肺 | 分期辨证论治 | 早期轻症 | 湿毒郁肺：神术散合栀子豉汤 |
| | | | | 中期重症 | 疫毒化热闭肺：甘露消毒丹合黄芩滑石汤 |
| | | | | 后期危症 | 热毒耗血阴脱：犀角地黄汤、清宫汤、加减玉女煎 |
| | | | | | 气虚血瘀阳脱：参附龙牡汤合黄芪赤风汤 |
| | | | | 恢复期 | 肺脾气虚：香砂六君子汤合玉屏风散 |
| | | | | | 肺胃阴虚：益胃汤合竹叶石膏汤 |
| | | | | 后遗症期 | 痰凝血瘀、络阻肺痹：麻黄附子细辛汤合旋覆花汤 |
| 范伏元 | 湿毒夹燥 | 肺燥脾湿 | 分期辨证论治 | 初期 | 湿毒郁肺、燥伤肺阴：羌活胜湿汤、达原饮、神术散辅以润燥之品 |
| | | | | 中期 | 疫毒陷肺：宣白承气汤、麻杏石甘汤、定喘汤合升降散 |
| | | | | 极期（危重症） | 疫毒壅肺，内闭外脱：四逆汤加人参汤、生脉散、安宫牛黄丸、苏合香丸 |
| | | | | 恢复期 | 邪未尽，正未复：清暑益气汤、生脉散、竹叶石膏汤、沙参麦门冬汤、益胃汤、左归饮 |

续表

| 医家 | 病因 | 病机 | 治则 | 分期辨证处方 | |
| --- | --- | --- | --- | --- | --- |
| 石岩 | 风寒湿毒 | 风寒湿毒直入脾肺，表里同病，可热化或寒化 | 分期辨证论治 | 前驱期 | 风寒湿伤脾郁肺：四加减正气散、五加减正气散 |
| | | | | 进展期 | 疫毒闭肺：宣白承气汤、升降散 |
| | | | | 危重期 | 内闭外脱：寒闭四逆加人参汤，热闭凉开三宝 |
| | | | | 恢复期 | 邪去正虚：六君子汤、阴虚生脉散、五味子汤 |
| 孙增涛 | 寒湿疫毒 | 脾虚湿停，外感寒湿疫毒寒湿毒虚 | 分期辨证论治 | 早期 | 寒湿郁肺：藿朴夏苓汤合越婢加术汤 |
| | | | | 中期 | 邪热壅肺：麻杏石甘汤合达原饮 |
| | | | | | 湿热闭肺：甘露消毒丹合升降散 |
| | | | | 重症期 | 内闭外脱：参附汤、四逆汤 |
| | | | | 恢复期 | 肺脾气虚夹湿：参苓白术散 |
| | | | | | 气阴两伤：来复汤合王氏清暑益气汤 |
| 王刚 | 寒湿疫毒 | 寒湿疫毒稽留，气机郁遏，瘀痹肺气 | 分期辨证论治 | 急性期 | 邪在肺卫：小青龙汤 |
| | | | | | 邪入气分：麻杏苡甘汤 |
| | | | | | 湿热内蕴：千金苇茎汤、栀子豉汤、桔梗汤 |
| | | | | | 湿毒闭肺：麻杏石甘汤 |
| | | | | | 逆传心包：菖蒲郁金汤 |
| | | | | | 阳明腑实：宣白承气汤 |
| | | | | | 直中太阴：藿香正气散 |
| | | | | | 手足太阴同病：人参败毒散 |
| | | | | | 湿热内陷胃肠：葛根芩连汤 |
| | | | | | 内闭外脱：热大承气汤、寒麻黄附子细辛汤 |
| | | | | 恢复期 | 肺脾气虚：四君子汤 |
| | | | | | 肺脾阴虚：沙参麦冬汤 |
| 宇凤 | 湿毒 | 湿、热、毒、瘀、虚 | 清热解毒、祛湿化瘀、扶正固本 | 早期 | 邪热郁肺、枢机不利：藿朴夏苓汤合小柴胡汤 |
| | | | | | 邪热壅肺、肺失宣降：麻杏石甘汤合达原饮 |
| | | | | 中期 | 邪热闭肺、腑气不通：宣白承气汤、黄连解毒汤合解毒活血汤 |
| | | | | | 湿热蕴毒、肺气闭塞：麻杏石甘汤、甘露消毒丹合升降散 |
| | | | | 极期 | 内闭外脱：参附汤 |
| | | | | 恢复期 | 气阴两伤、余邪未尽：二陈汤合清暑益气汤 |
| | | | | | 肺脾两虚：参苓白术散 |
| 马家旭 | 湿毒 | 湿、热、毒、瘀、虚 | 分期辨证论治 | 初期 | 湿毒郁于上焦膜原：藿朴夏苓汤、三仁汤 |
| | | | | 进展期 | 湿毒化热淫肺入营：雷氏芳香化浊法、解毒活血汤合升降散 |
| | | | | | 气营两燔毒损肺络：加减玉女煎 |
| | | | | 极期 | 内闭外脱：参附四逆汤合三宝或苏合香丸 |
| | | | | 恢复期 | 肺脾气虚：薛氏五叶芦根汤 |
| 郑榕 | 寒湿疫毒 | 寒湿疫毒、侵袭人体 | 散寒除湿、避秽化浊 | 初期 | 寒湿郁肺：藿香正气散、达原饮、神术散 |
| | | | | 中期 | 疫毒闭肺：宣白承气汤、藿朴夏苓汤 |
| | | | | 重症期 | 内闭外脱：参附汤、四逆汤 |
| | | | | 恢复期 | 肺脾气虚：参苓白术散、六君子汤 |

在早期各证中，以寒湿袭肺、湿毒郁肺、邪热犯肺最为多见。其中薛伯寿、王永炎、仝小林、王琦、石岩、孙增涛、郑榕等认为"寒湿袭肺郁表"为该期之核心病机，辨识要点为恶寒发热、身热不扬、头身疼痛、胸膈痞满、脘痞纳差、舌苔白腻、脉濡，治以散寒除湿，方以藿香正气散、达原饮、神术散、藿朴夏苓汤、越婢加术汤等；刘清泉、王玉光、苗青、齐文升、范伏元、马家旭等则以"湿毒郁肺"为核心病机，以发热或不发热、多无恶寒、咽干、干咳、胸闷乏力、舌淡边尖红苔白、脉濡缓为辨识要点，治以芳香化浊、宣肺透邪，方用达原饮、神术散合栀子豉汤、藿香正气散、藿朴夏苓汤、三仁汤、羌活胜湿汤等；熊继柏等则从"邪热犯肺"论治，熊老指出"温邪犯表"为该期之核心病机，发热重恶寒轻、干咳少痰、咽干咽痛、舌红苔薄白、脉浮或浮数为辨识要点，治以宣肺透邪，方用桑菊饮和银翘散。

在中期，疫毒闭肺证最为多见，如薛伯寿、晁恩祥、熊继柏、王永炎、仝小林、王琦、齐文升、石岩、王刚、郑榕等。该期的辨证要点为发热咳嗽、痰多黄稠、胸闷气喘、口干口渴、腹胀便秘、舌红、苔黄厚腻、脉滑数，治以宣肺泻热，方多选用宣白承气汤、解毒活血汤合升降散、麻杏石甘汤、甘露消毒饮等。

众医家对重症期和危重症期的认知基本一致，多以"内闭外脱"论治，阳脱者以气喘无力、意识模糊、手足逆冷或肢冷汗出、二便失禁、舌淡紫暗、脉沉弱欲绝为辨识要点，治以回阳救逆，方用参附汤、四逆汤、回阳救急汤、生脉饮等；热闭者则以高热神昏、烦躁谵语、舌绛红干燥、无苔或干褐苔、脉细滑数为辨识要点，治以清心开窍，方用凉开三宝、三石汤、犀角地黄汤等。

众医家对恢复期的认知亦基本一致，以肺脾气虚和肺胃阴虚证为主，肺脾气虚者症见困倦乏力、心慌气短、纳差、腹胀偏溏、舌淡胖、苔白、脉沉迟无力，治当益气健脾，方多用六君子汤、参苓白术散等；肺胃阴虚者则以无发热或时有低热、口燥咽干、咳嗽少痰、乏力心慌、手足心热、舌红少苔、脉细数为辨证要点，治以益胃生津，方用沙参麦冬汤、五叶芦根汤、益胃汤为主。余邪未尽者，可用清暑益气汤、竹叶石膏汤等。

# 四、讨　论

各医家对 COVID-19 的中医病名病因的认识完全一致，认为该病属于"疫病"范畴，病因为"疫戾"之气。然而在疫戾性质上的分歧比较大，有寒、温、湿、燥、毒之别，其中以湿毒疫和寒湿疫为数较多，即使从温热从燥而论者亦多有夹湿浊（秽）之辨。对于本病的传变并未形成统一认识，传统的经典的外感病传变规律如伤寒六经辨证、三焦辨证、卫气营血辨证等未在本次抗疫过程中充分、完整、独立的体现出来，反而以"邪犯—郁闭—传化—闭脱"为核心的病机规律被广泛采纳。此外，伤阳、伤阴、耗气、瘀血、痰毒等中间病理及病机转变得到了普遍的重视。驱邪与扶正是中医治法不变的主题，而疫病之治驱邪为要。分期分型为主的辨证论治充分提现了中医以人为本及个体化诊疗的理念，同时也是对疾病的发生、发展、转归及预后的整体把控。

然而疫情传染性强，传变迅速，尤其是武汉等重灾区呈现蔓延之势，分期分型辨证虽然更为准确，但限于医疗条件有限，实施难度较大。"五疫之至，皆相染易，无问大小，病症相似"，提示我们"一病必有一主方"的可能，古代治疫大锅熬药分食乡里的做法提示针对一定人群大范围开展"通治方"的必要。因此，国家卫生健康委员会和国家中医药管理局推荐在中西医结合救治新型冠状病毒感染肺炎中使用"清肺排毒汤"，薛老认为此方结合了麻黄汤、五苓散，既祛寒闭又能利小便祛湿，是张仲景相关经方的巧妙融合和创新应用[4]。仝小林院士针对"寒湿疫"寒湿疫毒闭肺困脾的核心病机，基于"态靶因果"辨证思路，制定了"武汉抗疫方"，通过散寒除湿调理内环境，结合开肺、平喘、辟秽、祛湿、止呕等靶药，态靶同调[5]。另外，黄煌教授基于经方医学中方证相应思路，按照"有是证用是方"的原则，提出以小柴胡汤为基础方，根据出表、入里、化热、化寒、转实、转虚以及夹杂的病邪性质加减应用，以期实现一定程度的个体化治疗[27]。姜良铎教授则从"气不摄津"论治，认为气不摄津，肺中阴液化为痰湿，导致痰湿内阻，气阴外脱，治当开肺补气，顾护气阴，推荐以麻杏苡甘汤为宣肺祛湿的主方，慎用下法、辛温重剂等[26]。

此外，中医药在此次疫病预防中也发挥了重要作用。自疫病蔓延开始，各医家不仅开具了内服方药防治疫病，而且提出了佩戴香囊、熏蒸、艾灸等具有中医特色的外治防治法。如国医大师周仲瑛为制定了预防期可佩带的"防疫"香囊，以芳香辟秽，化浊解毒。王琦教授也调配了外用方，用于煎水室内熏蒸或研末制成香囊佩戴，有芳香去湿、清热解毒、辟秽驱邪的作用。张晋等提出易感人群佩戴"辟瘟囊"，可调畅气机，芳香之性能醒脾化湿[28]。吕沛宛等认为艾灸辛温，能行能通，具有温阳补气、宣通气血、促进血行、驱寒散湿的功效，适用于早期防治新型冠状病毒肺炎[29]。综上，各医家运用中医药全方位论治此次疫病，内外合治，在预防、治疗及后期调摄方面都具有重要作用。

## 参 考 文 献

[1] 国家卫生健康委员会. 新型冠状病毒感染的肺炎诊疗方案（试行第六版）[EB/OL].（2020-02-19）[2020-02-21]. http：//www. nhc. gov. cn/yzygj/s7653p/202002/8334a8326dd94d329df351d7da8aefc2. shtml.

[2] 李琳，杨丰文，高树明，等. 张伯礼：防控疫情，中医从参与者变成主力军[J/OL]. 天津中医药大学学报.（2020-02-20）[2020-02-26]. http：//kns. cnki. net/kcms/detail/12. 1391. R. 20200218. 1136. 004. html.

[3] 高树明，马英，杨丰文，等. 张伯礼：中医药在防治新型冠状病毒肺炎全过程发挥作用[J/OL]. 天津中医药.（2020-02-20）[2020-02-26]. http：//kns. cnki. net/kcms/detail/12. 1349. R. 20200219. 1500. 002. html.

[4] 薛伯寿，姚魁武，薛燕星. 清肺排毒汤快速有效治疗新型冠状病毒肺炎的中医理论分析[J/OL]. 中医杂志.（2020-02-17）[2020-02-23]. http：//kns. cnki. net/kcms/detail/11. 2166. R. 20200216. 2004. 002. html.

[5] 仝小林，李修洋，赵林华，等. 从"寒湿疫"角度探讨新型冠状病毒肺炎（COVID-19）的中医药防治策略[J/OL]. 中医杂志.（2020-02-20）[2020-02-23]. http：//kns. cnki. net/kcms/detail/11. 2166. R. 20200217. 2034. 006. html.

[6] 王刚，金劲松. 新型冠状病毒肺炎中医认识初探[J/OL]. 天津中医药.（2020-02-18）[2020-02-23]. http：//kns. cnki. net/kcms/detail/12. 1349. R. 20200214. 1710. 004. html.

[7] 陆云飞，杨宗国，王梅，等. 50例新型冠状病毒感染的肺炎患者中医临床特征分析[J/OL]. 上海中医药大学学报.（2020-02-10）[2020-02-13]. http：//kns. cnki. net/kcms/detail/31. 1788. R. 20200208. 1112. 002. html.

[8] 石岩，郡贺，赵亮，等. 新型冠状病毒（2019-nCoV）感染的肺炎与风寒湿疫[J/OL]. 中华中医药学刊.（2020-02-11）[2020-02-23]. http：//kns. cnki. net/kcms/detail/21. 1546. R. 20200211. 0907. 002. html.

[9] 孙增涛，安兴，肖玮，等. 基于分期辨证论治探讨新型冠状病毒感染肺炎[J/OL]. 陕西中医药大学学报.（2020-02-11）[2020-02-23]. http：//kns. cnki. net/kcms/detail/61. 1501. R. 20200211. 1318. 002. html.

[10] 郑榕，陈琴，黄铭涵. 从"寒湿疫毒"辨治新型冠状病毒感染肺炎[J/OL]. 中国中医药信息杂志.（2020-02-13）[2020-02-23]. http：//kns. cnki. net/kcms/detail/11. 3519. r. 20200213. 1105. 002. html.

[11] 鹿振辉，邱磊，张少言，等. 试论新型冠状病毒肺炎重症"寒湿水饮闭肺，命门之火不振"之变[J/OL]. 中国中医药信息杂志.（2020-02-20）[2020-02-26]. http：//kns. cnki. net/kcms/detail/11. 3519. R. 20200219. 2120. 002. html.

[12] 杨道文，李得民，晁恩祥，等. 关于新型冠状病毒肺炎的中医病因病机思考[J/OL]. 中医杂志. （2020-02-17）[2020-02-26]. http：//kns. cnki. net/kcms/detail/11. 2166. R. 20200217. 0906. 002. html.

[13] 刘清泉，夏文广，安长青，等. 中西医结合治疗新型冠状病毒肺炎作用的思考[J/OL]. 中医杂志. （2020-02-17）[2020-02-23]. http：//kns. cnki. net/kcms/detail/11. 2166. R. 20200215. 1057. 002. html.

[14] 王玉光，齐文升，马家驹，等. 新型冠状病毒（2019-nCoV）肺炎中医临床特征与辨证治疗初探[J/OL]. 中医杂志. （2020-01-29）[2020-2-13]. http：//kns. cnki. net/kcms/detail/11. 2166. R. 20200129. 1258. 002. html.

[15] 苗青，丛晓东，王冰，等. 新型冠状病毒感染的肺炎的中医认识与思考[J/OL]. 中医杂志. （2020-02-06）[2020-02-13]. http：// kns. cnki. net/kcms/detail/11. 2166. R. 20200205. 1606. 002. html.

[16] 广安门医院急诊科. 齐文升：新冠肺炎中医诊疗方案的再思考[EB/OL]. （2020-02-06）[2020-11]. https：//mp. weixin. qq. com/s/o_1lRJl82Fh7zeWV7CYc0Q.

[17] 宇凤，李晶，马菡. 浅谈新型冠状病毒肺炎[J/OL]. 中医学报. （2020-02-19）[2020-02-23]. http：//kns. cnki. net/kcms/detail/41. 1411. r. 20200218. 2344. 002. html.

[18] 马家驹，陈明，王玉光. 新型冠状病毒（2019-nCoV）综合征中医证治述要[J/OL]. 北京中医药. （2020-02-07）[2020-02-13]. http：//kns. cnki. net/kcms/detail/11. 5635. R. 20200207. 1616. 002. html.

[19] 潘芳，庞博，梁腾霄，等. 新型冠状病毒肺炎中医防治思路探讨[J/OL]. 北京中医药. （2020-02-17）[2020-02-23]. http：//kns. cnki. net/kcms/detail/11. 5635. R. 20200217. 1519. 002. html.

[20] 薛博瑜. 新型冠状病毒肺炎的中医药辨治思路[J/OL]. 南京中医药大学学报. （2020-02-19）[2020-02-23]. http：//kns. cnki. net/kcms/detail/32. 1247. R. 20200218. 0823. 002. html.

[21] 熊继柏. 国医大师熊继柏谈《湖南省新型冠状病毒肺炎中医药诊疗方案》[J]. 湖南中医药大学学报，2020，40（12）：123-128.

[22] 秦友莲. 新冠肺炎的中医防治[D/OL]. 团结报. （2020-02-13）[2020-02-23]. https：//kns. cnki. net/kns/ViewPage/viewsave. aspx.

[23] 刘成海，王宇. 温病学理论指导下的新型冠状病毒肺炎诊治刍议[J/OL]. 上海中医药杂志. （2020-02-18）[2020-02-23]. http：// kns. cnki. net/kcms/detail/31. 1276. r. 20200216. 1357. 001. html.

[24] 范逸品，王燕平，张华敏，等. 试析从寒疫论治新型冠状病毒（2019-nCoV）感染的肺炎[J/OL]. 中医杂志. （2020-02-09）[2020-02-13]. http：//kns. cnki. net/kcms/detail/11. 2166. R. 20200206. 1519. 007. html.

[25] 范伏元，樊新荣，王莘智，等. 从"湿毒夹燥"谈湖南新型冠状病毒感染的肺炎的中医特点及防治[J/OL]. 中医杂志. （2020-02-06）[2020-02-13]. http：//kns. cnki. net/kcms/detail/11. 2166. r. 20200206. 1256. 004. html.

[26] 杨华升，王兰，姜良铎. 姜良铎从"气不摄津"认识新型冠状病毒肺炎[J/OL]. 中医杂志. （2020-02-03）[2020-02-13]. http：// kns. cnki. net/kcms/detail/11. 2166. R. 20200202. 1407. 002. html.

[27] 黄煌. 基于经方医学对新型冠状病毒肺炎的思考[J/OL]. 南京中医药大学学报. （2020-02-17）[2020-02-23]. http：//kns. cnki. net/kcms/detail/32. 1247. R. 20200216. 2006. 002. html.

[28] 张晋，宋昌梅，杲春阳，等. 中药香囊辟瘟囊预防新型冠状病毒肺炎应用探讨[J/OL]. 北京中医药. （2020-02-18）[2020-02-23]. http：//kns. cnki. net/kcms/detail/11. 5635. R. 20200218. 1047. 002. html.

[29] 吕沛宛，王赛男，唐祖宣. 艾灸早期介入防治新型冠状病毒肺炎可行性分析[J/OL]. 中医学报. （2020-02-19）[2020-2-23]. http：//kns. cnki. net/kcms/detail/41. 1411. r. 20200219. 0940. 002. html.

# 第九章 中医抗疫进展

## 第一节 中医抗疫源流

关于疫病在我国史料中，最早的记载可以追溯到殷商时期，甲骨文中有"疾年"一词的记载。据推测，"疾年"是指疾病多发的年份，而导致某年多发的疾病应当是具有传染性的流行性疾病。先秦的一些著作中，如《礼记》《淮南子》《吕氏春秋》等，均提到"疫"字，但无明确的定义，《礼记·月令》中记载："民殃于疫""民必大疫，又随以丧"等条文。截止到汉代，人们中对"疫病"的概念基本可以总结为具有流行性、传染性、死亡率高的一类疾病的统称[1]。

在古代，由于战争、大旱、大涝、饥荒、蚊虫蚤虱害、卫生条件差等因素，导致疫病频发。中医采用望、闻、问、切四诊合参的诊疗方法获取临床资料，结合气候和环境的特点，从整体观角度认识疾病。治疗时根据因时、因地、因人的不同而辨证施治，制定不同的治则治法，在多次抗疫中均取得良好的疗效。期间，各代医家在与疫病抗争的诊疗实践中，不断创新发展中医理论，形成了中医治疗疫病的独特体系。

## 一、《黄帝内经》对疫病的认识

"五疫之至，皆相染易，无问大小，病状相似"（《素问·刺法论》）"温疠大行，远近咸若""疠大至，民善暴死"（《素问·六元正纪大论》），由此可知，早在《黄帝内经》时代人们已经认识到自然界中存在着一类具有区域发病、症状相似、易传染、死亡率高等特点的疾病，并将其称为"疫"或"疠"。

《黄帝内经》对疫病的认识主要包含以下两个方面：①气候异常与疫病的发生存在联系。如《素问·本病》言："厥阴不退位，即大风早举，时雨不降，湿令不化，民病温疫，疵废，风生，民病皆肢节痛、头目痛，伏热内烦，咽喉干引饮"。说明气候异常时，民众易发生疫病。《黄帝内经》中运气学说对于气候变化和疫病发生之间关系的阐述具有重要的理论价值，如《素问遗篇·刺法论》曰："升降不前，气交有变，即成暴郁""司天未得迁正，使司化之失其常政，即万化之或其皆妄，然与民为病""天地气逆，化成民病"，明确指出疫病的发生与运气的反常变化有密切联系[2]。②三虚相合易发疫病。人体五脏中某一脏的脏气不足，此乃一虚；又遇与该脏五行属性相同的司天之气所致的异常气候，此乃二虚；在人气与天气同虚基础之上，又加之情志过激，或饮食起居失节或过劳或外感等，此为三虚。三虚相合，即上述三种情况相遇，又逢与该脏五行属性相同的不及之岁运所致的异常气候，感受疫病之邪气，影响相应之脏，致使该脏精气、神气失守，发生疫病。

## 二、仲景创六经辨治寒疫

东汉末年，张仲景亲历了疫病的流行，其在《伤寒论·序》中言道："余宗族素多，向余二百。建安纪年以来，犹未十稔，其死亡者，三分有二，伤寒十居其七"。可以看出，张仲景宗族所感的伤寒病，是一类传染性很强和死亡率很高的疾病，属于"疫病"范畴。

《伤寒论·伤寒例》中记载："从春分以后，至秋分节前，天有暴寒者，皆为时行寒疫也"，首次提出"寒疫"的概念。从文献记载来看，张仲景宗族所感的伤寒与寒疫密切相关，是伤寒中具有强烈传染性和流行性的一类疾病。需要注意的是，不能将伤寒等同于寒疫，张仲景所述之伤寒包括了现代医学所说的多种急性传染病、急性感染性疾病以及其他发热性疾病，但部分也是没有传染性的。因此，伤寒的概念中包括了寒疫，寒疫应归属于伤寒[3]。

治疗上，寒疫的辨证治疗仍按伤寒病的辨证体系进行，采用六经辨证方法治疗。《伤寒论》中的六经病论治，蕴集了汗、吐、下、和、温、清、消、补八法。寒疫以六经辨证为论治之本，八法为论治之用，随证治之。仲景遵古而创立了六经辨证，且活用古方而治疗六经之病，据考察仲景治疗伤寒病的部分方剂来自上古治疗外感的天行方，陶弘景在《辅行诀脏腑用药法要》中言道："外感天行，经方之治，有二旦、六（原本作四）神大小等汤，昔南阳张机依此诸方，撰为《伤寒论》一部，疗治明悉"[4]。比如天行方中小白虎汤即仲景白虎汤，大白虎汤去半夏加人参即竹叶石膏汤，小阳旦汤组方与桂枝汤相同等。伤寒论的治疗思想不仅为后世寒疫的治疗奠定了基础，也与上古中医一脉相承。

此外，仲景明确指出气候反常可导致疫病的流行，如《伤寒论·伤寒例》记载："凡时行者，春时应暖，而反大寒……冬时应寒，而反大温。此非其时而有其气，是以一岁之中，长幼之病，多相似者，此则时行之气也。夫欲候知四时正气为病及时行疫气之法，皆当按斗历占之"，仲景将其称为"时行之气"或"时行疫气"。"长幼之病，多相似者"则指出这类疾病具有流行性，《金匮要略·脏腑经络先后病脉证》中指出："有未至而至，有至而不至，有至而不去，有至而太过"，认为时令气候之太过不及会导致疾病的发生。虽然仲景提出了"时行之气"，但其在辨证施治时则仍强调六淫邪气。仲景的"气候病因说"对后世认识疫病产生了深刻的影响。

## 三、宋金元时期对治疫理法的变革

自张仲景在《伤寒杂病论》中确立了外感病六经辨治体系后，在以后的一千多年间，医家们在治疗外感热病与疫病时基本都依据《伤寒杂病论》的方法进行辨证论治。但随着历史的发展，自然气候及个体体质都发生的了巨大的变化，如有学者考据发现北宋时期气候偏暖、旱灾频发，开始出现"天行温病"。在这样的背景下，"泥古宗景"的僵化思想则非常不利于医家对疾病的系统认识及有效治疗。

随着医家与疫病的长期抗争，部分医家意识到仅用《伤寒杂病论》的方法辨识和治疗外感热病与时疫，不能满足临床治疗疫病的需要。于是自宋代开始，不少医家开始突破"法不离伤寒，方必遵仲景"的限制，灵活应用经方治疗疫病，且根据疫情发展创新中医理论。

宋代庞安常在《伤寒总病论》中指出："风温、湿温等温病，误作伤寒发汗者，十死无一生。"因此，庞氏把伤寒和温病区分开来，强调寒温分治。另外，庞氏亦指出天行温病乃乖候之气所致，如五大温热证（即春有青筋牵，夏有赤脉攒，秋有白气狸，冬有黑骨温，四季有黄肉随）均为乖候之气所致，绝不同于六淫之邪。由此可见，庞氏认为乖候之气不同于六淫之邪，这为吴又可"疠气病因说"的创立奠定了基础。另外，庞氏还明确指出了"冬温之毒"而导致的温病，此种天行温病具有强烈的传染性，甚至会引起大流行，进而明确了温疫的概念。人体感受这种乖候之气，可"即时发病"，也可"未即发病"，这又与"伏气温病"有相似之处。庞氏在《伤寒总病论·卷第五·辟温疫论》中曰"人闻其气"四字指出了呼吸道为温疫传播的重要途径，在治疗上庞氏善用大剂石膏，后被余师愚所效法治疗热疫。治疗温疫注重清热解毒、表里双解及养阴生津之法，并倡导辨证使用煮散。这些对后来的温疫学说都产生了深刻的影响。

公元 1202 年，济源地区流行一种"大头瘟"的疾病，当时的医生多用泻剂治疗但不获效，一泻再泻往往使病人误治死去。李东垣创立普济消毒饮治疗"大头瘟"，《东垣试效方·卷九》中记载："治大头天行，初觉憎寒体重，次传头面肿盛，目不能开，上喘，咽喉不利，口渴舌燥。"李东垣虽为补土派鼻祖，临床重视固护脾胃，慎用苦寒。但纵观本方大多为清热解毒、疏风散邪之品，其认为："由用黄芩、黄连味苦寒，泻心肺间热以为君；橘红苦辛，玄参苦寒，生甘草甘寒，泻火补气以为臣"，马勃、板蓝根加强清热解毒。说明李东垣已经认识到这种疫病属于温热性质。为救治更多病人，李东垣命人把药方刻于木板立在人多醒目的地方以普济众生，此方活人无数[5]。

## 四、明清疫病多发，中医兴起"温疫"学说

明清时期疫病多发，据不完全统计，在公元 1408～1911 年，共发生大大小小的疫病155 余次[6]。在这样的时代背景下，明清时期涌现了一大批抗疫名家，他们总结了宝贵的抗疫经验，留下的珍贵的著作，如吴又可的《温疫论》、叶天士《温热论》、吴鞠通《温病条辨》、薛生白《湿热条辨》、王孟英《温热经纬》、戴天章的《广瘟疫论》、杨栗山的《伤寒瘟疫条辨》、余师愚的《疫疹一得》、刘奎的《松峰说疫》等。在此基础上，经后世医家的不断总结完善，形成了"温疫"学说，其中以吴又可的《温疫论》影响最为深远。

吴又可是明末清初的著名医家，在他所生活的年代疫病流行，正如其在《温疫论》中所言："崇祯辛巳，疫气流行，山东、浙省、南北两直，感者尤多，至五六月益甚，或至阖门传染"。然当时惯用伤寒法治疗瘟疫，吴又可目睹了因此法而失治误治的场面，如其《温疫论》中言："时师误以伤寒法治之，未尝见其不殆也。或病家误听七日当自愈，不尔，十

四日必瘥，因而失治，有不及期而死者"，其深感"守古法不合今病"。经过长年于瘟疫的抗争，吴又可写成了我国第一部温疫学专著《温疫论》，使温疫的论治彻底摆脱了伤寒的束缚，自成一派而与寒疫对应。吴又可开篇即指出："夫温疫之为病，非风、非寒、非暑、非湿，乃天地间别有一种异气所感"。这突破了"百病皆生于六气"的论点。此外，吴氏在《温疫论·原病》中指出："邪自口鼻而入，则其所客……是为半表半里，即《针经》所谓横连膜原是也"。提出疫病病位在"膜原"间，因邪在膜原，故波及某经即现某经之形证，如波及太阳，则有头项痛，腰痛如折；波及阳明，则见目痛，眉棱骨痛，鼻干等。如病邪外出，即可出现太阳表证；如入里化燥，可出现阳明腑实里证。《温疫论》中更有"九传"的叙述。针对邪伏于膜原，吴又可创制了达原饮，该方达原透邪，用槟榔、厚朴、草果疏利透达之品，使邪气溃败，速离膜原，此为达原。虽吴又可对达原饮有独特的解释，但后世四时温病学派的医家以方测证，根据吴又可所说呕恶、苔白厚如积粉等秽浊之候，认为本方开达盘踞于膜原的湿热秽浊之邪，为治疗湿热疫的良方。吴又可的达原饮及其膜原学说对后世有重要的影响，薛生白、俞根初、雷少逸、何廉臣等人在吴又可达原饮的基础上化裁出了一系列达原饮类方，如薛生白加减达原饮、俞根初柴胡达原饮、雷少逸宣透膜原法、何廉臣新定达原饮等[7]。除吴又可外，明清时期还涌现了一大批优秀的治疫名家，如余师愚根据多年经验著成了《疫疹一得》，创立清瘟败毒饮以治疗热疫，提出了"非石膏不足以治热疫"的观点；杨栗山著《伤寒瘟疫条辨》，主张以升清降浊导热为法，以升降散为主方，创立了治疗温病的十五方等。该时期还出现了治疗专病时疫的专著，如陈耕田所著《疫痧草》，夏春农所著《疫喉浅论》等治疗烂喉痧的专书；黄维翰所著《白喉辨证》，张善吾所著《时疫白喉捷要》等治疗白喉的专书；郭右陶所著《痧胀玉衡》，林药樵所著《痧症全书》等痧胀的专书等。

　　温病四大家叶天士、吴鞠通、薛雪、王孟英他们提出的辨病与辨证方法，不仅使温病学说进一步发展起来，也为温疫提供了新的辨证体系。叶天士擅长治疗时疫与痧痘，著作有《温热论》，专论温热，叶天士认同吴有性温邪"由口鼻而入"的观点，对于感邪之后，病邪在人体内的传变过程。提出卫气营血辨证全不同的认识，由浅而深分为卫分、气分、营分、血分四个病机层次。温邪从上而受，即由口鼻而入，首先犯肺，然后可能按顺传与逆传两种传变方式发展。吴鞠通受到吴又可《温疫论》和叶天士的启发，所以继承叶天士对温病的研究，于40岁写成《温病条辨》。他首先提出九种温病，创立三焦辨证，总结温病治疗原则，有效方剂及危险阶段的药物使用，直到现在医界仍有将三焦辨证和卫气营血辨证结合运用的主张。两者对温疫的辨证论治影响甚大，直至今日大多温病学家认为温疫的辨证论治可以参用温病的卫气营血和三焦辨证。薛雪擅长治湿热病，著有《湿热条辨》。对湿热病专篇进行论说，薛雪是第一人。他在《湿热条辨》中对发病机理、症候演变、审证要点及有关疾病的鉴别等均作出了较全面和深刻的阐述。薛雪认为湿热病可自上而下传至三焦，采用三焦辨证来辨治湿热病，对后世治疗湿热疫毒产生了深刻的影响。王孟英，著有《霍乱论》《温热经纬》等。其中《温热经纬》一书中将温病分为新感和伏气两大类，并就其病源、症候及诊治等进行阐述，既是温病学论述的汇编又是温病诊治参考书，流传颇广。需要注意的是温疫与温病间的关系，温疫是温病的重要组成部分，温疫是温病中具有强烈传染性，并可以引起流行的一类疾病。其来势凶猛，危害大于一般温病。因此，明清时期温疫学说的兴起，对温病学说的形成和发展也有一定的影响和贡献。

# 五、中医药在现代疫情防治中的应用

20 世纪 50 年代，河北暴发了流行性乙型脑炎。在这场战役中，中医介入治疗且取得了显著疗效。如 1954 年，在石家庄用中医所治疗的 34 例患者无一死亡，得到了 100% 的治愈率；再如 1955 年，在石家庄用中医所治疗的 20 例患者，又获得了 90% 以上的治愈率。由此使中医成为当时针对乙脑最有效的治疗方式[8]。蒲辅周老先生是此次战役的功臣，其总结并指出凡是疗效最好和治愈率最高的案例都是正确按照温病辨治体系，运用了治疗"暑温"的基本法则[9]。蒲辅周老先生亲临实践，提出 1955 年石家庄市所发的乙型脑炎，暑温之偏热者居多，以人参白虎法而收效特著；1956 年，北京市亦暴发了流行性脑炎，此亦属"暑温"范畴，但偏湿者居多，蒲老以白虎加苍术法通阳利湿而取得良好疗效。这两次战役，为"暑温"型疫病的治疗积累了丰富的经验。

20 世纪 80 年代，流行性出血热在中国大范围流行，造成上万人感染。国医大师周仲瑛指出流行性出血热属于中医学"瘟疫"范畴，将其命名为"疫斑热"，治疗时以"清瘟解毒"为原则，临证要区别病期特点，分别采用清气凉营、开闭固脱、泻下通瘀、凉血化瘀、滋阴生津和补肾固摄等治法。周仲瑛团队治疗了 1127 例流行性出血热患者[10]，病死率是 1.11%，而当时的平均病死率一般在 7.66% 左右。特别是对死亡率最高的少尿期急性肾衰竭病人，应用泻下通瘀、滋阴利水的方药治疗，使病死率下降为 4%，明显优于对照组的 22%。

2003 年我国暴发了 SARS，广大中医药工作者怀着救死扶伤的崇高精神，努力参与到防治 SARS 的工作中。此次战役又进一步丰富发展了中医治疗疫病的理论。国医大师邓铁涛根据广东省中医院所收治的 112 例 SARS 患者的临床特征，初步总结并认为该病属中医春温病伏湿之证，病机以湿热蕴毒，阻遏中上二焦，并易耗气夹瘀，甚则内闭喘脱为特点。中医治疗分早、中、极和恢复期，辨证选方用药[11]。基于此，邓铁涛所在的广州中医药大学第一附属医院收治的 58 例病人，没有病人转院，没有病人死亡。周仲瑛结合病人病初主要表现为发热、头痛、全身酸痛、干咳、少痰、气促等中医肺卫症状，认为 SARS 应属于中医"温疫""风温"等范畴，应以三焦辨证为依据，将该病分为初期、中期、极期、恢复期进行辨证治疗，针对不同病期的主症特点，制定相应的治法和系列专方专药[12]。仝小林院士将 SARS 命名为"肺毒疫"，认为无论卫气营血、三焦、六经或瘟疫辨证都是对当时流行的那一种或几种疾病演变规律的真实客观的总结，"肺毒疫"是一种全新的疾病，应当从实际出发，找出其演变过程和规律。因此，仝小林院士将其总结为潜伏期、发热期、喘咳期、喘脱期、恢复期进行辨证论治[13]。基于此，仝小林院士于中日友好医院用纯中药治愈了 11 位非典患者。总之，SARS 时期诸多医家对 SARS 提出的独到见解，以及分期辨证之法，又进一步丰富了中医治疗疫病的理论。

2020 年湖北省出现新型冠状病毒引发肺炎疫情，不断有中医医疗队奔赴湖北，为新型冠状病毒肺炎患者提供中医药服务，如中医临床的参与和支持、国家中医诊疗方案的制定和更新、各地中医药诊疗方案的制定和推广、中西医结合治愈病例的不断涌现、中医药抗疫临床研究已经开展等。相信在此次抗击疫情中，中医治疗疫病理论会进一步发展与丰富，为战胜疫情做出不可磨灭的贡献。

# 第二节　中医药在抗击 COVID-19 中的作用

2019 年 12 月至今，突如其来的新型冠状病毒肺炎 COVID-19，给人民群众的健康带来了极大危害，严重影响着社会生活秩序，令世人关注。中医药在抗击此次 COVID-19 中发挥了重要作用。截至 3 月 23 日，全国新冠肺炎确诊病例中，有 74187 人使用了中医药，占 91.5%，其中湖北省有 61449 人使用了中医药，占 90.6%。临床疗效观察显示，中医药总有效率达到 90%以上。疫情发生以来，党中央、国务院多次强调坚持中西医结合治疗。多地推动中医药深度介入诊疗全过程，中医药的使用有效降低了轻症变成重症、重症变成危重症的发生率，提高了治愈率[14]。中医药参与救治的广度和深度不断提高，中西医密切合作、联合攻关，也发现了一批有效方药和中成药，在治疗 COVID-19 中取得了较好疗效。

## 一、制定中医药诊疗方案

在 COVID-19 暴发初期，国家中医药管理局选派两批专家来到武汉，实地诊察病人，开展救治工作，并制定诊疗方案。

首都医科大学附属北京中医医院院长刘清泉与中国中医科学院广安门医院急诊科主任齐文升于 1 月 21 日中午抵达武汉，作为第一批中医专家参与到抗击 COVID-19 战役中。随后参与了 1 月 23 日印发的《新型冠状病毒感染的肺炎诊疗方案（试行第三版）》之中医治疗方案的制定，该版方案认为 COVID-19 以"湿毒"为主，并不是热毒夹湿。热毒夹湿证，用清热解毒加祛湿之法即可，热毒一清，湿自然就祛散了。然而对于湿毒化热、湿毒蕴热的情况下，如果过早服用清热解毒的寒凉药物，必然会导致湿邪加重，会出现"冰伏"，反而影响治疗效果。所以，本病应该以化湿为主，芳香化浊避秽，透表散邪，升降脾胃。湿邪一化，郁热就散，毒邪自消，诸症皆除[15]。随后中国中医科学院广安门医院仝小林院士与广东省中医院副院长张忠德、中国中医科学院西苑医院呼吸科主任苗青、首都医科大学附属北京中医医院呼吸科主任王玉光奔赴武汉一线，随着疫情的快速变化，新的研究报道与医学证据逐渐增加，专家组对疾病的认识也在不断深入，专家组实地了解疫情和患者救治情况，采用中西医结合救治疑难危重症，优化中医治疗方案，并和王永炎院士，国医大师晁恩祥、薛伯寿，以及刘清泉、刘景源、张洪春等专家进行沟通，调整和补充了中医治疗方案，进而制定了《新型冠状病毒感染的肺炎诊疗方案（试行第四版）》中的中医治疗方案[16]。随着治疗的进展，抗疫在一线的专家边实践边调整方案，经过专家组讨论，制定了《新型冠状病毒肺炎诊疗方案（试行第六版）》，新版方案由仝小林院士牵头制定，在参考了王永炎院士、晁恩祥、薛伯寿、周仲瑛、熊继柏等国医大师的建议及全国 24 个省级治疗方案基础上，与张伯礼院士共同讨论制定。其中参照西医分期将临床治疗期由初期、中期、重症期，调整为轻型、普通型、重型、危重型，恢复期保留。仝小林院士认为，调整后的分期诊治方案，与西医的分型保持一致，实用性、可操作性更强，有利于中西医汇通。2月23日国家中医药管理局发布了仝小林院士牵头制定的《新型冠状病毒肺炎恢复期中医康复指导建议（试行）》，建议从中药推荐、艾灸疗法等中医适宜技术、膳食、呼吸疗愈法以及情志疗法等方面给予指导。患者出院后亦可根据该指导建议采用适宜的自我干预方法。

3月3日，国家卫健委、国家中医药管理局印发《新型冠状病毒肺炎诊疗方案（试行第七版）》（简称第七版诊疗方案）。第七版诊疗方案中针对危重症患者中医药治疗方案是专家组成员经过长时间跟踪危重症患者的救治形成的经验。相对于第六版诊疗方案，第七版诊疗方案中的中医药疗法整体上改变不大，主要在危重症患者救治方面进行了修订和改善。第七版诊疗方案对于中成药和中药注射剂的使用做出了更科学的规定。国家中医药管理局党组书记余艳红表示中国诊疗方案是中医和西医共同并肩战"疫"、共同智慧的结晶。在治疗方案中，中医有比较重要的地位，这是坚持中西医并重的中国卫生健康工作方针，也是中医药的疗效决定的[17]。

此外各省市因地制宜，相继出台中医新冠病毒感染肺炎诊疗方案指导救治工作。

## 二、中医药迅速参与救治，取得较好疗效

截至2月14日，全国中医药系统派出2220人支援湖北[18]，国家中医医疗队迅速到位，赶赴湖北省武汉市新型冠状病毒肺炎防控救治一线，提供中医医疗援助。国家中医医疗队坚持中西医结合，突出中医药特色。截至2月14日累计收治确诊和疑似患者248人，症状改善159人，51人出院，转出22人。从临床观察看，轻症患者胸闷等症状消失较快，重症患者治疗周期缩短。目前第一支国家中医医疗队已接管武汉金银潭医院南楼感染一区，床位由32张增加到了目前的42张，收治患者均为重症患者，自1月29日医疗队接管病区至2月16日已经累计治愈出院患者35名；第二支国家中医医疗队已接管湖北省中西医结合医院3个病区。2月6日，湖北省中西医结合医院18名新型冠状病毒感染的肺炎患者经过中西医结合治疗，痊愈出院[19]；第三支国家中医医疗队进驻江夏方舱医院，刘清泉教授出任江夏方舱医院院长，2月14日首批50名轻症患者入住江夏方舱医院[20]。张伯礼院士认为，中药对于新冠肺炎轻症病人的治疗确有疗效，病人的症状、生化指标都有所改善，病程缩短了，这对于占新冠肺炎患者大多数的轻症病人进行及时救治，防止他们转为重症甚至危重症具有重要作用。因此提出由中医团队接手方舱医院。目前第四批国家中医医疗队抵达武汉，他们主要是在雷神山医院开展医疗救治工作。2月21日，天津、江苏、河南、湖南、陕西组建的第五支国家中医医疗队共151人抵达江夏方舱医院B区。第五支国家中医医疗队员与第三支国家中医医疗队一同在江夏方舱医院开展工作。同时，火神山医院发布通知全院：各病区采用轻症、普通型患者服用协定处方，重症、危重症患者"一人一方"的方式进行针对性治疗，患者全部服用了中药汤剂，服药患者症状及检验检查结果明显改善。

黄璐琦院士认为经过临床观察的初步分析显示，使用中药治疗后，患者在乏力、咳嗽、口干、心悸、喘促五个症状方面均有明显改善，血氧饱和度也有改善。在重症患者中，中西医结合治疗可以缩短病程，将中西医结合、纯中医治疗的患者与采用西医治疗的患者做

比对。中西医结合组在核酸的转阴时间比西医组显著缩短，发热、咳嗽、咽干、食欲减退、心慌等 10 个症状明显改善，对淋巴细胞、中性粒细胞的指标改善明显，并且中西医结合的平均住院时间显著小于西医组。2 月 20 日，张伯礼院士、刘清泉教授团队在武汉的 102 例临床对照研究显示，中西医结合治疗轻症患者，临床症状消失时间缩短 2 天，体温恢复正常时间缩短 1.7 天，平均住院天数缩短 2.2 天，CT 影像好转率提高了 22%，临床治愈率提高 33%，普通转重症比率降低 27.4%，淋巴细胞提高 70%[21]。

在别的省市里，中医药在治疗新冠肺炎上也发挥了重要作用，截至 2 月 8 日 24 时，江西全省 602 例确诊病例使用中药汤剂或者中成药联合西医治疗。602 例经过中西医结合治疗的患者，其中 410 例病情好转，72 例治愈出院患者中有 42 名患者通过中西医结合方法治疗痊愈出院。截至 2 月 8 日 24 时，云南有确诊病例 140 例，其中 131 例中医药参与治疗，治疗率达 93.6%；89 名患者乏力、发热、咳嗽、咽痛、纳差等临床症状和影像学得到改善，14 例经中西医结合治疗治愈出院，总有效率达 76.3%，中西医结合救治新型冠状病毒感染的肺炎效果显现。截至 2 月 11 日 24 时，山西省确诊病例服用中药汤剂及中成药使用率 98.4%。其中，已经过中医药 1 个疗程（3 天）以上服药的 97 例，经中西医结合治疗，症状改善 58 例，治愈出院 29 例，其余病情平稳，总体有效率达 90%。截至 2 月 11 日 24 时，安徽省累计报告确诊病例 889 例，中医药参与救治 826 例，占比 92.9%，累计治愈出院 108 例，中医药参与救治 98 例，占比 90.7%。截至 2 月 15 日 24 时，广西确诊病例 237 例，其中中医药参与治疗 217 例，参与治疗率 91.6%。累计出院病例 46 例，其中有 44 例出院患者中医药参与治疗，参与率 95.6%。

## 三、中医药积极参与武汉社区防控

仝小林院士指出，如果发热门诊控制不住，医院的病人就会越来越多，很难从根本上控制住局面。而发热门诊的病人主要来自社区，因此社区的防控至关重要。住院的病人来自隔离点，隔离点的病人来自社区，所以整个中医药的防控必须"关口前移、重心下沉、早期介入、全程干预"，把新冠肺炎阻断在萌芽中。由于盲目不合理用药，部分社区患者出现了胃肠道副反应，因此，指导规范使用中药，包括帮助患者安全合理用药，避免重复用药，也是社区防控的重要内容[22]。

仝小林院士在与当地专家充分讨论后拟定出可宣肺透邪、避秽化浊、健脾除湿、解毒通络的通治方——"武汉抗疫方"，也就是后来在武汉广泛推广的"1 号方"，并于 2 月 3 日由政府主导率先在武昌区大范围免费发放。"1 号方"使用就达到将近 80 万服，覆盖 5 万多人，对社区治疗起到了很好的作用。同时，仝小林团队与中国中医科学院首席研究员刘保延合作，紧急开发一个手机应用程序（APP），患者只需扫中药汤剂外包装上的二维码后，录入基本信息，就可得到后方医生的一对一用药指导及咨询。"武昌模式"即通治方+政府搭台+互联网所得到的万余份反馈显示，绝大多数患者的症状都在短时间内得到改善。

在西医没有找到特效药及研发出疫苗之前，中医药在社区的早期介入、全程参与，对整个疫情控制，特别是对社区疫情防控非常重要。根据武昌社区中医药防控的实践，仝小林院士和武昌区政府、湖北省中医院、刘保延开发的网络信息平台一起，全小林院士总结出了"武昌模式"，这一模式对未来新发、突发重大公共卫生事件社区中医药防控，对未来社区中西医结合模式，都有启迪。

## 四、开展中医药抗疫研究，研制有效方药

2月3日，国家科技应急攻关项目——中西医结合防治新型冠状病毒肺炎的临床研究在武汉启动，该项目由张伯礼院士负责，多地区的医疗机构参与研究，已正式开始纳入病例。该课题以定点医院收治的新型冠状病毒肺炎患者为研究对象，采用临床流行病学调查方法，对相关患者进行证候调查；采用临床试验和队列研究方法，评价中西医结合疗法的临床价值。课题将重点研究新型冠状病毒肺炎的中医证候特征和演变规律，中西医结合治疗对新冠肺炎普通型（轻症）的临床疗效优势、对重型和危重型肺炎临床价值、对不同分型肺炎治疗方案及作用。此项研究主要服务于临床救治，该临床研究在湖北省中西医结合医院和武汉市中医医院展开，经过一段时间的治疗，截至2月6日有23位患者痊愈出院。出院的23名患者中，湖北省中西医结合医院18名，武汉市中医医院5名，其中年龄最大的67岁，最小的23岁，有3例是重症患者。

除开展临床研究外，还积极筛选有效方剂抗击新型冠状病毒肺炎疫情。目前已筛选出金花清感颗粒、连花清瘟胶囊、血必净注射液和清肺排毒汤、化湿败毒方、宣肺败毒方等有明显疗效的"三药三方"。截至2月5日，4个试点省份运用清肺排毒汤救治确诊病例214例，3天为1个疗程，总有效率达90%以上，其中60%以上患者症状和影像学表现改善明显，30%患者症状平稳且无加重。"清肺排毒汤"推荐各地使用，清肺排毒汤来源于中医经典方剂组合，包括麻杏石甘汤、射干麻黄汤、小柴胡汤、五苓散。经10个临床救治观察进一步证实，清肺排毒汤有良好的治疗效果[23]。宣肺败毒方，是在麻杏石甘汤、麻杏薏甘汤、葶苈大枣泻肺汤、千金苇茎汤等经典名方的基础上凝练而来。在武汉市中医院、湖北省中西医结合医院等医院开展的服用宣肺败毒组患者（70例）与对照组患者（50例）的对照研究显示：宣肺败毒方在控制炎症、提高淋巴细胞计数方面具有显著疗效。与对照组相比，服用宣肺败毒方组的患者在淋巴细胞的恢复上提高了17%，在临床治愈率上提高了22%。化湿败毒方是在国家诊疗方案推荐的方剂基础上，由中国中医科学院医疗队在金银潭医院，结合临床实践优化而成。在金银潭医院进行的化湿败毒方临床对照试验入组75例重症患者中，CT诊断的肺部炎症以及临床症状改善非常明显，核酸的转阴时间以及住院时间平均缩短了3天。化湿败毒颗粒获国家药品监督管理局临床试验批件，为我国首个治疗新冠肺炎的中药临床批件。广东省批准通过透解祛瘟颗粒，广州市第八人民医院"肺炎1号方"制剂备案名称为"透解祛瘟颗粒"，功效为疏风透表、清热解毒、益气养阴，用于新型冠状病毒感染的肺炎，成分主要有连翘、山慈菇、金银花、黄芩、大青叶等十六味，经1周临床观察，应用"肺炎1号方"治疗新型冠状病毒肺炎（轻症）确诊病人50例，全部患者体温恢复正常，50%患者咳嗽症状消失，52.4%咽痛症状消失，69.6%乏力症状消失，无一例患者转重症[24]。

# 五、中医药疗效确切、获得广泛认可

2020 年 3 月 6 日余艳红书记出席新闻发布会表示，大量病人治愈出院充分证明了中西医结合效果显著。目前 5 万余名确诊患者出院，大多数患者使用了中医药。专家团队研究证实，中西医结合与单纯使用中药和西药相比，能较快地改善发热、咳嗽、乏力等症状，缩短住院天数，提高核酸转阴率，有效减少轻型和普通型向重型、重型向危重型的发展，提高治愈率、减少病亡率。在阻断轻症向重症发展方面，中医药和中西医结合治疗都取得了比较明显的成效。有关中医院士团队研制的新药显示，临床症状明显缓解，结果无一例转为重症；筛选的中成药治疗结果表明，具有确切的疗效。

此次中医药全程深度介入新冠肺炎全过程，中医药不仅在新型冠状病毒肺炎的治疗方面取得了确切的疗效，在预防、康复、应急体系建立等方面也发挥着积极作用。中医讲究“未病先防”，也注重“既病防复”，在新型冠状肺炎感染早期，中医药治疗方法对集中隔离、症状上已经有明显体现的患者，能够缩短病程，减少重症发生率，真正把关口前移。康复期患者的恢复也体现着中医药的优势。重症出院患者整体临床症状显著改善，但多数患者仍存在不同程度肺部炎症、咳嗽、乏力、食欲不振等。中医药可进一步改善症状，改善脾胃功能，促进炎症吸收和肺功能的修复，也能起到避免或减少间质性肺炎、肺纤维化等问题，提高生活质量，还推荐康复期患者进行一些运动、饮食及情志方面的针对性康复调养。

## 参 考 文 献

[1] 彭鑫. 中医学“疫病”概念研究[J]. 中国中医基础医学杂志，2011，17（6）：609-611.

[2] 鞠煜洁. 内经温疫理论及清代防治温疫方药规律研究[D]. 长春中医药大学，2008.

[3] 范逸品. 寒疫理论研究[D]. 中国中医科学院，2012.

[4] 马继兴.《敦煌古医籍考释》之《辅行诀脏腑用药法要》. 敦煌古医籍考释[M]. 南昌：江西科学技术出版社，1988：132.

[5] 黄雅慧，邓钰杰，寇少杰，等. 李东垣生平及医学成就[J]. 中国中医药现代远程教育，2011，9（8）：125-126.

[6] 王玉兴. 中国古代疫情年表（二）（公元前 674 年至公元 1911 年）[J]. 天津中医学院学报，2003（4）：33-36.

[7] 张明选. 温病学典籍中几种特色治法[J]. 中医杂志，2012，53（3）：259-261.

[8] 积极推行中医治疗流行性“乙型”脑炎的经验[J]. 中医杂志，1955（10）：1-2.

[9] 蒲辅周，沈仲主，高辉远. 流行性“乙型”脑炎中医辨证施治的一般规律[J]. 中医杂，1957（9）：464-468.

[10] 邓铁涛. 论中医诊治非典[J]. 天津中医药，2003（3）：4-8.

[11] 周仲瑛，金妙文，符为民，等. 中医药治疗流行性出血热 1127 例的临床分析[J]. 中国医药学报，1988（4）：11-16，78-79.

[12] 郭立中. 周仲瑛谈非典中医辨治思路[J]. 中国社区医师，2003（11）：12-14.

[13] 仝小林. 中医肺毒疫辨识[J]. 中医杂志，2003（12）：885-887.

[14] 新华网. 参与救治新冠肺炎确诊病例超八成［EB/OL］.（2020-02-20）[2020-02-21]. http：//www. bj. xinhuanet. com/jzzg/2020/02/20/c_1125602766. htm.

[15] 健康报. 北京中医医院院长刘清泉武汉归来，健康报专访实录![EB/OL]（2020-01-26）[2020-02-21]. http://www.jkb.com. cn/hotTopics/fyfk/zjlx/2020/0127/469111. html.

[16] 健康报. 健康报独家专访仝小林院士：中医治疗方案即将更新（附中医预防处方）［EB/OL］.（2020-01-26）[2020-02-21]. https：//mp. weixin. qq. com/s/OSPjdLKu2Gjyxxh3-HfDdw.

[17] 中央指导组：中国方案是中西医并肩战“疫”共同智慧的结晶，愿与世界分享中国经验［EB/OL］.（2020-03-08）[2020-03-07]. http：//www. satcm. gov. cn/xinxifabu/shizhengyaowen/2020-03-07/13684. html.

[18] 应述辉. 荆楚网. 湖北省中西医结合医院 18 位新型冠状病毒感染的肺炎患者康复出院［EB/OL］.（2020-02-06）[2020-02-21]. http：//m. cnhubei. com/content/2020-02/06/content_12695291. html.

[19] 澎湃新闻. 首批 50 名轻症患者入住江夏方舱医院［EB/OL］.（2020-02-14）[2020-02-21]. https：//www. thepaper. cn/newsDetail_forward_5981297.

[20] 国新网. 国新办举行中央赴湖北指导组组织开展疫情防控工作情况新闻发布会［EB/OL］.（2020-02-20）[2020-02-21]. http：//www. scio. gov. cn/xwfbh/xwbfbh/wqfbh/42311/42560/index. htm.

[21] 王宁. 健康报. 独家：仝小林院士为何这几天扎在社区［EB/OL］.（2020-02-20）[2020-02-21]. http：//web. anyv. net/index. php/article-3944707.

[22] 新华网. 中西医结合防治新型冠状病毒感染的肺炎临床研究在武汉启动［EB/OL］.（2020-02-20）[2020-02-21]. http：//www. xinhuanet. com/politics/2020-02/04/c_1125530103. htm.

[23] 国家中医药管理局. 中医药管理局：探索清肺排毒汤对新冠肺炎的疗效［EB/OL］.（2020-02-17）[2020-02-21]. http：//www. satcm. gov. cn/xinxifabu/meitibaodao/2020-02-17/13174. html.

[24] 赛柏蓝. 医馆界. 有药了！4 省 7 个新冠肺炎中药制剂获批［EB/OL］.（2020-02-17）[2020-02-21]. https：//3g. 163. com/tech/article/F5I0JHCF0514E3P4. html.

# 第十章　古方治疫集萃

中医在急性传染病的防治方面具有丰富的经验，并形成了独特的理论和实践体系，其产生的光芒至今仍然熠熠生辉，非常值得后人深入研究及应用。每个历史时期的瘟疫流行都出现过一批著称于世的医家和划时代的医学著作，这些著作中记载了大量的治疫方药，体现了历代医家的治疫精华，众多医家的治疫经验多浓缩在一首首记载下来的方剂中，从中我们可以了解他们所处的诊疗环境及成功治愈疫病的经验与用药特色。随着疾病病种及致病因素的变化，治疗手段及方法也在发生着变化。但仍然有许多传染性、流行性疾病对人类健康构成巨大威胁。因此，寻找有效的治疗方案及药物，已成为越来越多临床医学工作者面临的重要任务。古代文献中记载的治疫方药，有些至今仍广泛应用于临床，本章系统总结了古今治疗疫病的常用方剂，且根据这些方剂的特点，将其分为解表剂、和解剂、清热剂、化湿剂、活血化瘀剂、扶正剂以及内闭外脱剂。本章通过总结各方的治疫背景及相关现代研究与应用，以期为当代抗击瘟疫的遣方用药提供思路。

## 第一节　解表剂类

### 一、葱　豉　汤

**出处**　葱豉汤出自《肘后备急方》，为晋代葛洪所作。

**组成**　葱白、豆豉。

**功效**　解表和中。

**主治**　时疫、伤寒三日以内，头痛如破，及温病初起烦热。

**方解**　《医方集解》指出"此足太阳药也。葱通阳而发汗，豉升散而发汗，邪初在表，宜先服此以解散之。免用麻黄汤者之多所顾忌，用代麻黄者之多所纷更也。"《中国医药汇海·方剂部》认为："葱豉汤中葱白性味辛温，乃方中之主药，益以豆豉之性升发，故功能发散在表之风寒；与麻黄汤有殊途同归之妙，较麻黄汤之力轻微，无羌活汤之辛烈走窜，大抵寒邪轻者，袭于皮毛，症见寒热头疼，鼻塞无汗，欲辛散手太阴肺经，而用辛温轻剂以取汗者，此方宜之。"

**治疫背景**　林佩琴在《类证治裁》中言："疫症治法，外解如香豉、葱白、连翘、薄荷之属……（疫症）初起三日，葱豉汤加童便热服，汗之。不汗，少顷更服，以汗出热除为度。"亦指出疫病"从鼻吸入，故头额晕胀，背微恶寒。从口吸入，故呕恶满闷，脐痛下利，足膝逆冷，邪出募原，故壮热。有汗不解，必俟表气入内，精气达外，大发战汗，然后脉静身凉，亦有自汗而解者，但以出表为顺，陷里为逆。"《温热经纬》认为"在内治温邪欲发，在外之新邪又加，葱豉汤最为捷径，表分可以肃清。"

**现代应用**　临床主要用于治疗感冒及肺炎等病症[1]。

# 二、麻　黄　汤

**出处**　麻黄汤出自《伤寒论》，乃东汉张仲景所作。

**组成**　麻黄、桂枝、甘草、杏仁。

**功效**　发汗解表，宣肺平喘。

**主治**　外感风寒表实证。恶寒发热，头身疼痛，无汗而喘，舌苔薄白，脉浮紧。

**方解**　柯琴《伤寒来苏集·伤寒附翼》中言："此为开表逐邪发汗之峻剂也。古人用药法象之义。麻黄中空外直，宛如毛窍骨节，故能祛骨节之风寒，从毛窍而出，为卫分发散风寒之品。桂枝之条纵横，宛如经脉系统，能入心化液，通经络而出汗，为营分散解风寒之品。杏仁为心果，温能助心散寒，苦能清肺下气，为上焦逐邪定喘之品。甘草甘平，外拒风寒，内和气血，为中宫安内攘外之品。此汤入胃，行气于玄府，输精于皮毛，斯毛脉合精而溱溱汗出，在表之邪，其尽去而不留，痛止喘平，寒热顿解，不烦啜粥而藉汗于谷也。"

**治疫背景**　《伤寒论·辨太阳病脉证并治》："太阳病，头痛发热，身疼腰痛，骨节疼痛，恶风，无汗而喘者，麻黄汤主之。""太阳病，脉浮紧，无汗，发热，身疼痛，八九日不解，表证仍在，此当发其汗……麻黄汤主之。"

**现代应用**　现代药理研究证明，本方具有解热、促进腺体分泌、镇咳祛痰、扩张支气管等作用。现代临床常用于治疗感冒、流行性感冒、急性支气管炎、支气管哮喘等属风寒表实证者[2]。

国医大师薛伯寿推荐以麻黄汤、五苓散为底方的清肺排毒汤加减治疗新型冠状病毒肺炎。

# 三、麻杏石甘汤

**出处**　麻杏石甘汤出自《伤寒论》，乃东汉张仲景所作，是治疗外感热病的名方。

**组成**　麻黄、杏仁、甘草、石膏。

**功效**　辛凉宣泄，清肺平喘。

**主治**　外感风邪，邪热壅肺证。身热不解，咳逆气急，鼻煽，口渴，有汗或无汗，舌苔薄白或黄，脉滑而数者。

　　**方解**　方用麻黄为君，取其能宣肺而泄邪热，是"火郁发之"之义，但其性温，故配伍辛甘大寒之石膏为臣药，而且用量倍于麻黄，使宣肺而不助热，清肺而不留邪，肺气肃降有权，喘急可平，是相制为用。杏仁降肺气，用为佐药，助麻黄、石膏清肺平喘。炙甘草既能益气和中，又与石膏合而生津止渴，更能调和于寒温宣降之间，所以是佐使药。综观药虽四味，配伍严谨，用量亦经斟酌，尤其治肺热而用麻黄配石膏，是深得配伍变通灵活之妙，所以清泄肺热，疗效可靠。

　　**治疫背景**　《温病正宗》中言："时人刘民叔之《时疫解惑论》，所用方剂，亦推重石膏……民国壬申岁，故都烂喉丹痧（俗名猩红热，北平亦呼疫疹）流行，夭横无算。其重症坏症，人所不治者，经（松如）全活着颇多。其所用药，轻者日用数两，重者多至八九斤，均不专用重石膏。"

　　**现代应用**　现代药理研究表明本方具有抗变态反应作用、镇咳平喘作用、增强机体免疫功能作用、抗菌抗病毒作用。本方常用于感冒、上呼吸道感染、急性支气管炎、支气管肺炎、大叶性肺炎、支气管哮喘、麻疹合并肺炎等属表邪未尽，热邪壅肺者[3]。

　　国家中医药管理局第三版中医方案推荐使用麻杏石甘汤、神术散等为底方治疗湿毒闭肺证型 COVID-19。《新型冠状病毒感染的肺炎诊疗方案（试行第三版）》推荐以麻杏石甘汤、银翘散为底方加减治疗邪热壅肺证型。

# 四、桂 枝 汤

　　**出处**　桂枝汤出自《伤寒论》，乃东汉张仲景所作。

　　**组成**　桂枝、芍药、甘草、生姜、大枣。

　　**功效**　解肌发表，调和营卫。

　　**主治**　外感风寒表虚证。头痛发热，汗出恶风，鼻鸣干呕，苔白不渴，脉浮缓或浮弱者。

　　**方解**　《温病条辨》指出："盖温病忌汗，最喜解肌，桂枝本为解肌，且桂枝芳香化浊，芍药收阴敛液，甘草败毒和中，姜、枣调和营卫，温病初起，原可用之。"

　　**治疫背景**　《伤寒论》中言："太阳中风，阳浮而阴弱，阳浮者热自发，阴弱者汗自出，啬啬恶寒，淅淅恶风，翕翕发热，鼻鸣，干呕，桂枝汤主之。"《温病条辨》："太阴风温、温热、温疫、冬温，初起恶风寒者，桂枝汤主之。"

　　**现代应用**　现代药理研究证实桂枝汤对汗腺分泌、体温、免疫功能、胃肠蠕动及血压有双向调节作用，还具有抗炎、抗菌、抗病毒、抗过敏、镇痛、降血糖、保护心血管等作用。现在临床上桂枝汤被广泛用于治疗内、外、妇、儿等科的诸多疾病，治疗范围涵盖循环、免疫、泌尿、生殖、内分泌、消化、神经等多个系统，取得了较为满意的疗效[4]。

# 五、柴胡桂枝汤

　　**出处**　柴胡桂枝汤出自《伤寒论》，乃东汉张仲景所作。

　　**组成**　柴胡、黄芩、人参、桂枝、生姜、半夏、芍药、大枣、甘草。

**功效**　解表和里。

**主治**　外感风寒，发热自汗，微恶寒，或寒热往来，鼻鸣干呕，头痛项强，胸胁痛满，脉弦或浮大。

**方解**　方用柴胡透泄少阳之邪从外而散，疏泄气机之郁滞，黄芩助柴胡以清少阳邪热，柴胡升散，得黄芩降泄，则无升阳劫阴之弊；半夏、生姜降逆和胃，人参、大枣扶助正气，俾正气旺盛，则邪无内向之机，可以直从外解。

**治疫背景**　《伤寒论》中言："伤寒六七日，发热，微恶寒，支节烦疼，微呕，心下支结，外证未去者，柴胡桂枝汤主之。"《明医杂著》："其脉实长者，先以大柴胡汤下之，余热不尽，再用白芷汤；若甚寒微热，或但寒不热者，名曰牝疟，用柴胡桂枝汤以解表。"

**现代应用**　现代药理研究表明，柴胡桂枝汤有对体液免疫、对淋巴细胞转化率、T细胞亚群及对白介素-2受体和自然杀伤细胞、抗衰老及抑癌作用。临床可用于治疗癫痫、夜尿症、胆石症、胆囊炎、肝炎、胰腺炎、眩晕症、胸膜炎、肋间神经痛、胃及十二指肠溃疡、急性肾盂肾炎、流行性出血热轻型、慢性鼻窦炎、荨麻疹、产后发热、原因不明的发热、儿童精神性起立调节障碍、小儿厌食症等病症，具有少阳兼太阳病机者[5]。

# 六、葳 蕤 汤

**出处**　葳蕤汤出自《备急千金要方》，乃唐代孙思邈所作。

**组成**　葳蕤、石膏、白薇、青木香、麻黄、杏仁、甘草、独活、川芎。

**功效**　滋阴清热，宣肺解表。

**主治**　风温自汗身重，及冬温发热咳嗽。

**方解**　《重订通俗伤寒论》中何廉臣指出："此方首推葳蕤之润燥止咳为君；臣以长沙麻杏石甘汤解寒热互结；佐以白薇、青木香苦咸降泄；使以独活、川芎辛散风热。偏热势较轻，去麻黄、石膏、独活、川芎等味，合以葱白、香豉可矣。如果热势郁盛，急须开泄者，麻黄、石膏又所必需，在用者临症之权衡耳。"

**治疫背景**　清张石顽在《张氏医通》中言："按千金葳蕤汤，乃长沙麻黄升麻汤之变方。为冬温咳嗽，咽干痰结，发热自利之专药。"《时病论》认为其为"治风温初起，六脉浮盛，表实壮热，汗少者，先以此方发表。"

**现代应用**　现代药理研究表明葳蕤汤具有调节上呼吸道菌群失调的作用[6]。现代临床常用于治疗感冒咳嗽，慢性咽喉炎等病症[7]。

# 七、神 术 散

**出处**　神术散出自《太平惠民和剂局方》，乃宋代太平惠民和剂局所作。

**组成**　陈皮、苍术、厚朴、甘草、藿香、石菖蒲、生姜、大枣。

**功效**　发汗解表，化浊辟秽。

**主治**　伤寒伤风，头疼身痛，腰滞腿疼，发热恶寒，无汗。

**方解**　《医方集解》认为："苍术辛烈，升阳辟恶，燥湿解郁；厚朴苦湿，除湿散满，化食厚肠；陈皮理气，通利三焦；甘草和中，匡正脾土。此即平胃散，而重用陈皮为君者也。盖人之一身，以胃气为主，胃气强盛，则客邪不能入，故治外邪必以强胃为先也。加藿香、菖蒲，取其辛香通窍，亦能辟邪而益胃也。"

**治疫背景** 《太平惠民和剂局方》指出神术散"治四时瘟疫，头痛项强，发热憎寒，身体疼痛，及伤风鼻塞声重，咳嗽头昏，并皆治之。"《景岳全书》也认为："若温疫初起，多阴少阳，脉证无虚者，宜神术散。"

**现代应用** 现代实验研究证实，神术散方具有抗炎、抗病毒等作用[8]。现代临床常用于治疗感冒、流行性感冒、风湿性关节炎、偏头痛等疾病[9, 10]。

国家中医药管理局第三版中医方案推荐使用神术散等为底方治疗湿毒闭肺证型COVID-19。

# 八、败 毒 散

**出处** 败毒散出自《小儿药证直诀》，乃宋代钱乙所作。

**组成** 柴胡、前胡、川芎、枳壳、羌活、独活、茯苓、桔梗、人参、甘草。

**功效** 发汗解表，散风祛湿。

**主治** 伤风、瘟疫、风湿、头目昏暗，四肢作痛，增寒壮热，项强颈疼，或恶寒咳嗽，鼻塞声重。

**方解** 以人参为君，坐镇中州，为督战之帅，以二活、二胡合芎从半表半里之际，领邪外出，喻氏所谓逆流挽舟者此也；以枳壳宣中焦之气，茯苓渗中焦之湿，以桔梗开肺与大肠之痹，甘草和合诸药，乃陷者举之之法，不治痢而治致痢之源。痢之初起，憎寒壮热者，非此不可也。陈素中《伤寒辨证》："羌活、独活、柴胡、前胡、川芎，皆清轻开发之剂也，故用之以解壮热；用枳壳、桔梗者，取其清膈而利气也；用人参、茯苓、甘草者，实其中气，使疫毒不能深入也。培其正气，败其邪气，故曰败毒。"

**治疫背景** 本方原为小儿而设，因小儿元气未充，故用小量人参，补其元气，正如《医方考》曰："培其正气，散其邪毒，故曰败毒。"后世推广用于年老、产后、大病后尚未复元，以及素体虚弱而感风寒湿邪，见表寒证者，往往多效。吴鞠通在《温病条辨》中言："暑湿风寒杂感，寒热迭作，表证正盛，里证复急，腹不和而滞下者，活人败毒散主之。"喻氏还常用本方治时疫初起，并用治外邪陷里而成痢疾者，使陷里之邪，还从表出而愈，称为"逆流挽舟"之法。《张氏医通》："问时疫初起，用人参败毒，得毋助邪为虐之患乎，又何以治非时寒疫，汗后热不止？盖时疫之发，必入伤中土，土主百骸，无分经络，毒气流行，随虚辄陷，最难叵测。亟乘邪气未陷时，尽力峻攻，庶克有济。其立方之妙，全在人参一味，力致开合，始则鼓舞羌、独、柴、前，各走其经，而与热毒分解之门；继而调御津精血气，各守其乡，以断邪气复入之路，以非时之邪，混厕经中，屡行疏表不应，邪伏幽隐不出，非藉人参之大力，不能载之外泄也。"

**现代应用** 现代药理表明败毒散具有解热、抗病毒、抗菌、抗过敏、增强机体免疫力、解除支气管平滑肌痉挛等作用[11]。现代用本方治疗感冒、支气管炎、过敏性皮炎荨麻疹、皮肤瘙痒症等病[12]。

# 九、升麻葛根汤

**出处** 升麻葛根汤出自《太平惠民和剂局方》，为宋代太平惠民和剂局所作。

**组成** 升麻、白芍药、甘草、葛根。

**功效** 解肌透疹。

**主治** 麻疹初起。疹发不出，身热头痛，咳嗽，目赤流泪，口渴，舌红，苔薄而干，脉浮数。

**方解** 升麻、葛根辛轻者也，故用之达表而去实。寒邪之伤人也，气血为之壅滞，佐以芍药，用和血也；佐以甘草，用调气也。

**治疫背景** 《太平惠民和剂局方》中言："大人、小儿时气温疫，头痛发热，肢体烦疼，及疮疹已发及未发。"《医学正传》："治有三法，见前。春感清气，无汗恶寒，为疫疠，通用升麻葛根汤。"吴昆《医方考》中言："足阳明之脉，抵目夹鼻，故目痛鼻干。其不能眠者，阳明之经属胃，胃受邪则不能安卧，此其受邪之初，犹未及乎狂也。无汗、恶寒、发热者，表有寒邪也。药之为性，辛者可使达表，轻者可使去实。升麻、葛根辛轻者也，故用之达表而去实。寒邪之伤人也，气血为之壅滞，佐以芍药，用和血也；佐以甘草，用调气也。"

**现代应用** 现代药理表明，升麻葛根汤具有抗炎、镇痛和抑菌等作用[13]。临床主要用于治疗麻疹、荨麻疹、腹泻及药物性肝炎等病症[14, 15]。

# 十、荆防败毒散

**出处** 荆防败毒散出自《摄生众妙方》，乃明代张时彻所作。

**组成** 羌活、独活、柴胡、前胡、枳壳、茯苓、荆芥、防风、桔梗、川芎、甘草。

**功效** 发散风寒，解表祛湿。

**主治** 外感风寒初起，恶寒发热，头疼身痛，胸闷咳嗽，痰多色白，苔白脉浮，及一切疮疡肿毒，肿痛发热，左手脉浮数者。

**方解** 《摄生众妙方》中荆防败毒散以荆芥、防风、羌活、独活发汗解表，开泄皮毛，使风寒之邪随汗而解；柴胡、枳壳、桔梗调畅气机，川芎行血合营；羌活、茯苓化痰渗湿，三组合用；意在解表祛邪与疏通气血津液，甘草调和药性。祛风散寒之力较强，宜于外感风寒湿邪较重者。加入银翘，则更具清热解毒消肿之功，对于温热所致之疮肿初起，疗效亦佳。现代多用于治感冒、流感、支气管炎、风湿病，以及皮肤病等。治下痢、血证时荆芥、防风可炒炭用。挟毒热者可酌加清热解毒药，便秘者加硝、黄以消热毒壅积，而成表里双解之剂。

**治疫背景** 《医宗金鉴》中言："瘟疫一证，乃天地之厉气流行，沿门阖户，无论老少强弱，触之者即病，盖邪气自口鼻而入，故传染之速迅如风火，但毒有在表在里在阴在阳之分，其或发或攻或清，当因春风夏热秋凉冬寒之四时各异，随人虚实，量乎轻重以施治也，古法皆以攻毒为急者，以邪自口鼻而入，在里之病多故也，发以荆防败毒散，清以普济消毒饮，攻以二圣救苦丹，则酌量合直审度医治，庶几临证时有得心应手之妙矣。"

**现代应用** 现代药理研究证实，荆防败毒散具有良好的抗炎、解热镇痛作用[16]。临床主要用于治疗急性上呼吸道感染、甲型流感、流行性腮腺炎、水痘等病症[17-20]。

# 十一、银 翘 散

**出处**　银翘散出自《温病条辨》，乃清代吴鞠通所作。

**组成**　连翘、银花、苦桔梗、薄荷、牛蒡子、竹叶、芥穗、淡豆豉、生甘草。

**功效**　辛凉透表，清热解毒。

**主治**　温病初起。发热无汗，或有汗不畅，微恶风寒，头痛口渴，咳嗽咽痛，舌尖红，苔薄白或薄黄，脉浮数。

**方解**　方中薄荷、牛蒡子有疏散风热，增强解表祛邪的作用；荆芥穗、淡豆豉辛温解表，荆芥穗温而不燥，免伤津之弊，淡豆豉又能透邪外出；桔梗、甘草二药能解毒利咽，宣肺祛痰，有助于辅药清在肺之热及逐邪外出；竹叶、芦根具有清热生津之功；甘草调和诸药。

**治疫背景**　吴鞠通在《温病条辨·上焦篇》中言："太阴风温、温热、瘟疫、冬瘟，初期恶风寒者，桂枝汤主之。但热不恶寒而渴者，辛凉平剂银翘散主之。温毒、暑温、湿温、温疟，不在此例。"

**现代应用**　现代药理学研究表明，银翘散具有解热、镇痛、抗菌、抗病毒、解毒、抗炎、抗过敏等作用[21]。现代用本方治疗流行性感冒、急性扁桃腺炎、咽喉炎、肺炎、疱疹、麻疹、流行性腮腺炎等病毒性感染疾病[22]。

# 十二、桑 菊 饮

**出处**　桑菊饮出自《温病条辨》，乃清代吴鞠通所作。

**组成**　杏仁、连翘、薄荷、桑叶、菊花、苦桔梗、甘草、芦根。

**功效**　疏风清热，宣肺止咳。

**主治**　风温初起。咳嗽，身热不甚，口微渴，苔薄白，脉浮数者。

**方解**　桑叶、菊花泄风宣肺热，杏仁泄肺降气，连翘清热润燥，薄荷泄风利肺，甘、桔解毒利咽喉，能开肺泄肺，芦根清肺胃之热，合辛凉轻解之法，以泄化上焦肺胃之风温。

**治疫背景**　吴瑭在《温病条辨》中言："太阴风温，但咳，身不甚热，微渴者，辛凉轻剂，桑菊饮主之。"认为"此辛甘化风，辛凉微苦之方也。盖肺为清虚之脏，微苦则降，辛凉则平，立此方所以避辛温也。今世金用杏苏散，通治四时咳嗽，不知杏苏散辛温，只宜风寒，不宜风温，且有不分表里之弊。……风温咳嗽，虽系小病，常见误用辛温重剂，销铄肺液，致久咳成痨者，不一而足。"《时疫辨》还将桑菊饮定为"疫病初起三方之一"。

**现代应用**　现代药理研究显示，桑菊饮具有发汗、解热、抗病毒、抗炎、增强机体免疫功能、抑制肠蠕动亢进等作用。现代用本方治疗流行性感冒、急性气管炎、急性腮腺炎、上呼吸道感染等风热犯肺之轻证，上呼吸道感染、急性扁桃体炎、肺炎、麻疹、百日咳等疾病[23]。

# 十三、牛蒡解肌汤

**出处**　牛蒡解肌汤出自《疡科心得集》，乃清代高秉钧所作。

**组成**　牛蒡子、薄荷、荆芥、连翘、栀子、丹皮、石斛、玄参、夏枯草。

**功效** 解肌清热，化痰消肿。

**主治** 头面风热，或颊项痰毒，风热牙痛等。

**方解** 方中牛蒡子辛散风热，解毒消肿；薄荷、荆芥疏风散邪，以增强牛蒡子疏散风热之力，使邪从表解；连翘、夏枯草清热解毒，散结消痈；牡丹皮、山栀子、玄参清热泻火，凉血散血；玄参与石斛相配可滋阴清热。诸药合用，共奏疏风清热，凉血消肿之功。

**治疫背景** 《疡科心得集》卷上:夫烂喉丹痧者，系天行疫疠之毒，故长幼传染者多，外从口鼻而入，内从肺胃而发。其始起也，脉紧弦数，恶寒头胀，肤红肌热，咽喉结痹肿腐，遍体斑疹隐隐，斯时即宜疏表，如牛蒡解肌汤、升麻葛根汤，内加消食等药。

**现代应用** 现代研究表明牛蒡解肌汤能改善凝血功能[24]。临床主要用于治疗流行性腮腺炎、急性咽炎、急性淋巴结炎等病症[25-27]。

# 十四、解肌透痧汤

**出处** 解肌透痧汤出自《喉痧症治概要》，乃丁甘仁治疗猩红热的名方。

**组成** 荆芥穗、净蝉衣、嫩射干、生甘草、粉葛根、熟牛蒡、轻马勃、苦桔梗、前胡、连翘、炙僵蚕、淡豆豉、鲜竹茹、紫背浮萍。

**功效** 解肌透痧，宣肺利咽。

**主治** 专治痧疹初起，恶寒发热，咽喉肿痛，妨于咽饮，遍体酸痛，烦闷泛恶等症。

**方解** 荆芥、浮萍、蝉蜕、僵蚕、葛根疏风清热透痧，淡豆豉、竹茹清热除烦，连翘清热解毒透疹，生甘草、桔梗、牛蒡子、马勃、射干清热利咽。

**治疫背景** 1848～1877年，"吴下邗上大疫盛行，患喉痧者，老幼传染"。1888年春始，上海"烂喉疫痧盛行"。金保三《烂喉丹痧辑要》:"烂喉丹痧，至危之症也。寒暖非时，至成厉毒，一乡传染相同即是天行之瘟疫也。与寻常咽喉通行痧疹俱迥然不同。道光丙戌己酉年，吴下大盛，余亲友患者甚众，医者不能深查，杂用寒凉，目击死亡者众矣……余亦患此症，赖陈君莘田重为表汗，始得痧透而愈，尤是潜究喉科痧症诸书……总之，畅汗为第一义也。"

**现代应用** 本方暂无现代药理研究，为喉痧专用方，鲜少用于治疗其他疾病。

# 第二节 和解剂类

# 一、小 柴 胡 汤

**出处** 小柴胡汤出自《伤寒论》，乃东汉张仲景所作。

**组成** 柴胡、黄芩、人参、半夏、甘草、生姜、大枣。

**功效** 和解少阳，和胃降逆，扶正祛邪。

**主治** ①伤寒少阳病证。邪在半表半里，症见往来寒热，胸胁苦满，默默不欲饮食，心烦喜呕，口苦，咽干，目眩，舌苔薄白，脉弦者。②妇人伤寒，热入血室。经水适断，寒热发作有时。③疟疾，黄疸等内伤杂病而见以上少阳病证者。

**方解**　方中柴胡清透少阳半表之邪，从外而解为君；黄芩清泄少阳半里之热为臣；人参、甘草益气扶正，半夏降逆和中为佐；生姜助半夏和胃，大枣助参、草益气，姜、枣合用，又可调和营卫为使。诸药合用，共奏和解少阳之功。

**治疫背景**　《病因赋》中言："疟疾微劳不任，经年不瘥，前后复发者，名劳疟，小柴胡汤去半夏加天花粉。"《痘疹全集》："夫痘后忽寒热如疟，如期即发者，此因脾虚气弱，失于将息，重感风寒，盖脾主信，所以如期耳，宜先以柴胡桂枝汤，发去新感表邪，后以调元汤加减主之。"

**现代应用**　现代药理研究显示，小柴胡汤具有抗炎、保肝、利胆、解热、抗癫痫、免疫调节、调整胃肠功能、抗癌、改善动脉硬化等诸多作用。现代临床主要用于治疗肝胆及消化系统疾病和发热、感染或炎症性疾病、过敏性皮肤病、更年期综合征、妊娠剧吐、原发性神经痛、传染性单核细胞增多症等疾病[28]。

# 二、达　原　饮

**出处**　达原饮出自《温疫论》，乃吴又可所制定的抗疫名方。

**组成**　槟榔、厚朴、草果仁、知母、芍药、黄芩、生甘草。

**功效**　开达膜原，辟秽化浊。

**主治**　瘟疫或疟疾，邪伏膜原证。憎寒壮热，或一日三次，或一日一次，发无定时，胸闷呕恶，头痛烦躁，脉弦数，舌边深红，舌苔垢腻，或苔白厚如积粉。

**方解**　方用槟榔辛散湿邪，化痰破结，使邪速溃，为君药。厚朴芳香化浊，理气祛湿，草果辛香化浊，辟秽止呕，宣透伏邪，共为臣药。以上三药气味辛烈，可直达膜原，逐邪外出。凡温热疫毒之邪，最易化火伤阴，故用白芍、知母清热滋阴，并可防诸辛燥药之耗散阴津；黄芩苦寒，清热燥湿，共为佐药。配以甘草生用为使者，既能清热解毒，又可调和诸药。全方合用，共奏开达膜原，辟秽化浊，清热解毒之功，可使秽浊得化，热毒得清，阴津得复，则邪气溃散，速离膜原。

**治疫背景**　吴又可在《温疫论·温疫初起》中言："温疫初起，先憎寒而后发热，日后但热而无憎寒也。初得之二三日，其脉不浮不沉而数，昼夜发热，日晡益甚，头疼身痛……宜达原饮。"吴又可在《温疫论·自序》中言："崇祯辛巳，疫气流行，山东、浙省、南北两直，感者尤多，至五六月益甚，或至阖门传染……枉死不可胜记……何生民不幸如此。余虽孤陋，静心穷理，格其所感之气、所入之门、所抵之处，与夫传变之体，并平日所用历应验方法，详述于下。"吴又可通过观察，发现此次疫情的表现为："或时众人发颐，或时众人头面浮肿，俗名为大头瘟是也；或时众人咽痛，或时声哑，俗名为蛤蟆瘟是也……或时众人呕血暴亡，俗名为瓜瓤瘟、探头瘟是也；或时众人瘰疬，俗名为疙瘩瘟是也……至于瓜瓤瘟、疙瘩瘟，缓者朝发夕死，急者顷刻而亡。此在诸疫之最重者，幸而几百年来罕有之证，不可以常疫并论也。"有学者认为"瓜瓤瘟"为肺鼠疫，"疙瘩瘟"为腺鼠疫。

**现代应用**　现代药理学研究表明，达原饮具有抗炎、抗菌、抗病毒、解热、解毒等作用[29-31]；现代用本方治疗流行性感冒、病毒性肝炎、非典型性肺炎、禽流感、小儿沙门氏菌、病毒性脑炎等各种传染性疾病[32-34]，以及不明原因发热、癌性发热、傍晚后发热等多种发热[35-37]。

**附** 三消饮：温疫舌上白苔者，邪在膜原也。舌根渐黄至中央，乃邪渐入胃。设有三阳现证，用达原饮三阳加法。因有里证，复加大黄，名三消饮。三消者，消内、消外、消不内外也。此治疫之全剂，以毒邪表里分传，膜原尚有余结者宜之。

## 三、蒿芩清胆汤

**出处** 蒿芩清胆汤出自《重订通俗伤寒论》，乃清代俞根初所作。

**组成** 青蒿、黄芩、枳壳、竹茹、陈皮、半夏、茯苓、碧玉散（滑石、甘草、青黛）。

**功效** 清胆利湿，和胃化痰。

**主治** 少阳湿热证。寒热如疟，寒轻热重，口苦膈闷，吐酸苦水，或呕黄涎而黏，甚则干呕呃逆，胸胁胀疼，小便黄少，舌红苔白腻，间见杂色，脉数而右滑左弦者。

**方解** 《重订通俗伤寒论》中指出："足少阳胆与手少阳三焦合为一经，其气化一寄于胆中以化水谷，一发于三焦以行腠理。若受湿遏热郁，则三焦之气机不畅，胆中之相火乃炽，故以蒿、芩、竹茹为君，以清泄胆火；胆火炽，必犯胃而液郁为痰，故臣以枳壳、二陈和胃化痰；然必下焦之气机通畅，斯胆中之相火清和，故又佐以碧玉，引相火下泄；使以赤苓，俾湿热下出，均从膀胱而去。此为和解胆经之良方，凡胸痞作呕，寒热如疟者，投无不效。"

**治疫背景** 《重订通俗伤寒论》中言："暑湿疟……当辨其暑重于湿者为暑疟……暑疟，先与蒿芩清胆汤清其暑。"

**现代应用** 现代药理研究显示本方具有解热、抗菌、抗内毒素、抗炎、抗病毒、免疫调节、抗胆道感染和利尿、胃肠调节等作用[38]。临床主要用于治疗外感发热、流行性感冒、系统性红斑狼疮、病毒性肝炎、急性阑尾炎、胆汁反流性胃炎、胆囊炎等病症[39]。

国家中医药管理局第三版中医方案推荐使用达原饮、小柴胡汤、蒿芩清胆汤为底方加减治疗湿热蕴肺证型 COVID-19。

## 第三节 清 热 剂 类

## 一、清 泻 里 热

（一）白虎汤

**出处** 白虎汤出自《伤寒论》，乃东汉张仲景所作。

**组成** 石膏、知母、甘草、炙粳米。

**功效** 清热生津。

**主治** 阳明气分热盛。壮热面赤，烦渴引饮，汗出恶热，脉洪大有力，或滑数。

　　**方解**　方中君药生石膏，味辛甘，性大寒，善能清热，以制阳明（气分）内盛之热，并能止渴除烦。臣药知母，味苦性寒质润，寒助石膏以清热，润助石膏以生津。石膏与知母相须为用，加强清热生津之功。佐以粳米、炙甘草和中益胃，并可防君臣药之大寒伤中之弊。炙甘草兼以调和诸药为使。诸药配伍，共成清热生津，止渴除烦之剂，使其热清烦除，津生渴止，由邪热内盛所致之诸证自解。

　　**治疫背景**　《温病条辨·上焦篇》中言："白虎本为达热出表，若其人脉浮弦而细者，不可与也；脉沉者，不可与也；不渴者，不可与也，汗不出者，不可与也；常须识此，勿令误也。此白虎之禁也；按白虎剽悍，邪重非其力不举，用之得当，原有立竿见影之妙，若用之不当，祸不旋踵。懦者多不敢用，未免坐误事机；孟浪者，不问其脉证之若何，一概用之，甚至石膏用至斤余之多，应手而效者固多，应手而毙者亦复不少。皆未真知确见其所以然之故，故手下无准的也。"

　　**现代应用**　现代药理学研究表明，白虎汤具有解热、抗炎、抗菌、提高免疫力、改善脑功能等作用[40]；现代用本方治疗流行性出血热、钩端螺旋体病、手足口病、流行性感冒、急性化脓性扁桃体炎、病毒性肠炎、2型糖尿病、急性痛风、周围神经痛、急性脑梗死、脑出血、阿尔茨海默病等各个系统疾病[41]。

　　**白虎加人参汤：** 太阴温病，脉浮大而芤，汗大出，微喘，甚至鼻孔扇者，白虎加人参汤主之；脉若散大者，急用之；倍人参。

## （二）葛根芩连汤

　　**出处**　葛根芩连汤出自《伤寒论》，乃东汉张仲景所作。

　　**组成**　葛根、黄芩、黄连、甘草。

　　**功效**　解表清里。

　　**主治**　协热下利。身热下利，胸脘烦热，口干作渴，喘而汗出，舌红苔黄，脉数或促。

　　**方解**　本方证多由伤寒表证未解，邪陷阳明所致，治疗以解表清里为主。表证未解，里热已炽，故见身热口渴，胸闷烦热，口干作渴；里热上蒸于肺则作喘，外蒸于肌表则汗出；热邪内迫，大肠传导失司，故下利臭秽，肛门有灼热感；舌红苔黄，脉数皆为里热偏盛之象。方中葛根辛甘而凉，入脾胃经，既能解表退热，又能升发脾胃清阳之气而治下利，故为君药。黄连、黄芩清热燥湿、厚肠止利，故为臣药；甘草甘缓和中，调和诸药，为佐使药。

　　**治疫背景**　《伤寒论》中言："太阳病，桂枝证，医反下之，利遂不止。脉促者，表未解也；喘而汗出，葛根芩连汤主之。"《广瘟疫论》："时疫传变入里，烦渴谵妄悉具，而便脓血者，黄芩汤、葛根芩连汤选用。"《疡科心得集》："又湿温时邪，或伏邪瘅疟，或温痧疫毒，虽得汗而余邪未彻，走入少阳，发于颐者，身体仍然寒热，舌苔白腻，或大便坚结，或协热下泄，当以泻心合温胆，或葛根芩连汤治之。"

　　**现代应用**　现代药理研究表明，本方具有解热、抗菌、抗病毒、抗缺氧、调节糖脂代谢、解痉、抑制胃肠运动、抗肿瘤等药理作用[42]。现代常用本方治疗急性肠炎、细菌性痢疾、肠伤寒、胃肠型感冒、2型糖尿病等疾病[43]。

## （三）三承气汤（大承气汤、小承气汤、调胃承气汤）

**出处** 三承气汤出自《伤寒论》，乃东汉张仲景所作。

**组成** 大黄、厚朴、枳实、芒硝。

**功效** 峻下热结。

**主治** 阳明腑实证。热结旁流。热厥、痉病或发狂，属于里热实证者。

**方解** 三种承气汤都有寒下作用，均用大黄荡涤胃肠积热。不同之处在于，大承气汤中芒硝、大黄并用，且加枳实、厚朴行气，而厚朴用量倍于大黄，泻下与行气并重，药力峻猛，故为寒下之峻剂，主治痞、满、燥、实俱备的阳明腑实重证。小承气汤不用芒硝，且枳实、厚朴用量亦轻，厚朴用量仅为大黄之半，且三味同煎，泻热攻下之力较轻，故为寒下之轻剂，主治痞、满、实而不燥之，阳明腑实轻证。调胃承气汤不用枳实、厚朴，而是芒硝、大黄并用，虽后纳芒硝，但甘草与大黄同煎，故其泻热攻下之力较上两方缓和，而被称为"缓下剂"。

**治疫背景** 《温病条辨》中言："三承气汤功用仿佛。热邪传里，但上焦痞满者，宜小承气汤；中有坚结者，加芒硝软坚而润燥，病久失下，虽有结粪，然多黏腻极臭恶物，得芒硝则大黄有荡涤之能。设无痞满，惟存宿结而有瘀热者，调胃承气宜之。三承气攻效俱在大黄，余皆治标之品也。不耐汤药者，或呕或畏，当为细末蜜丸，汤下。"《温毒病论》："温毒可下症。得病二三日，舌干焦黄，大渴，烦躁，热已瘀胃也，调胃承气汤。黑胎芒刺，邪毒在胃，熏腾于上也，或硬黑，或软黑，大承气汤下之，黑皮自脱。"

**现代应用** 现代药理研究证明，本方具有泻下、抗菌、抗内毒素、降低炎性细胞因子、解热、解毒等作用[44-46]。现代常用于治疗急性胆囊炎、胆石症、急性阑尾炎、肠梗阻、急性胰腺炎、溃疡病穿孔、便秘、细菌性痢疾、肝炎、肝昏迷、乙型脑炎、流行性出血热、伤寒及副伤寒、破伤风、流感、精神分裂症、肺炎、肺心病、哮喘、皮质醇增多症、泌尿系统结石、急性牙周炎、胃柿石、急性肾功能衰竭、原发性高血压、脑血栓、脑出血、产后腹痛、痔疮、荨麻疹、急性铅中毒、鱼胆中毒、急重呕吐、头痛、眩晕、癫痫、乳蛾、口疮等疾病[47]。

## （四）宣白承气汤

**出处** 宣白承气汤出自《温病条辨》，乃清代吴鞠通所作。

**组成** 生石膏、生大黄、杏仁粉、瓜蒌皮。

**功效** 宣肺化痰，泻热攻下。

**主治** 阳明温病，下之不通，喘促不宁，痰涎壅滞，大便闭结，舌苔黄腻或黄滑，脉右寸实大，证属肺经痰热壅阻，肠腑热结不通肺气不降者。喘咳痰嗽为必有之症。

**方解** 本方为吴鞠通《温病条辨》中"脏腑合治"的代表方剂。其用药精当，配伍严谨，特色突出。直至今日在肺系疾病急性期治疗中仍然有广泛的应用。本方去白虎、承气二方之意而变其制。本方中生石膏清泻肺热；生大黄泻热通便；杏仁粉宣肺止咳；瓜蒌皮润肺化痰，诸药同用，司使肺气宣降，腑气畅通，痰热得清，咳喘可止。凡出现高热喘嗽，舌红苔黄，脉实数有力，证属痰热蕴肺、腑气不通的患者，均可用宣白承气汤原方或加减化裁治疗。

**治疫背景** 《温病条辨》中言："阳明温病，下之不通，其证有五：应下失下，正虚不能运药，不运药者死，新加黄龙汤主之。喘促不宁，痰涎壅滞，右寸实大，肺气不降者，宣白承气汤主之。"《白喉条辨》："白喉为肺金燥火本病。肺为华盖，为百脉之宗，肺气病最易传染各经，而白喉亦然……其陷入足阳明胃腑，便秘腹疼拒按者，此系实火内结，宜本方合宣白承气汤。"

**现代应用** 现代药理研究表明，宣白承气汤具有抗炎、解毒、保护肠黏膜、肺保护等作用[48,49]。临床主要用于治疗肺源性心脏病、肺炎、支气管哮喘、支气管扩张、肺脓疡以及肺热便秘等病症[50-52]。

国家中医药管理局第二版中医方案推荐使用宣白承气汤、麻杏石甘汤、葶苈大枣泻肺汤为底方治疗疫毒闭肺证型COVID-19。《新型冠状病毒感染的肺炎诊疗方案(试行第三版)》推荐以宣白承气汤为底方加减治疗邪毒闭肺证型COVID-19。

（五）防风通圣散

**出处** 防风通圣散出自《黄帝素问宣明论方》，乃金代刘完素所作。

**组成** 防风、川芎、当归、芍药、大黄、薄荷、麻黄、连翘、芒硝、石膏、黄芩、桔梗、滑石、甘草、荆芥、白术、山栀子。

**功效** 解表攻里，发汗达表，疏风退热。

**主治** 风热郁结，气血蕴滞证。憎寒壮热无汗，口苦咽干，二便秘涩，舌苔黄腻，脉数。

**方解** 《医方考》中言："防风、麻黄解表药也，风热之在皮肤者，得之由汗而泄；荆芥、薄荷清上药也，风热之在巅顶者，得之由鼻而泄；大黄、芒硝通利药也，风热之在肠胃者，得之由后而泄；滑石、栀子水道药也，风热之在决渎者，得之由溺而泄。风淫于膈，肺胃受邪，石膏、桔梗清肺胃也，而连翘、黄芩又所以祛诸经之游火；风之为患，肝木主之，川芎、归、芍和肝血也，而甘草、白术又所以和胃气而健脾。诸痛疮痒，皆属心火，故表有疥疮，必里有实热。是方也，用防风、麻黄泻热于皮毛；用石膏、黄芩、连翘、桔梗泻热于肺胃；用荆芥、薄荷、川芎泻热于七窍；用大黄、芒硝、滑石、栀子泻热于二阴；所以各道分消其势也。乃当归、白芍者，用之于和血；而白术、甘草者，用之以调中尔。"

**治疫背景** 《儒门事亲》中指出《经》曰：风淫于内，治以辛凉。如之何以金石大热之药，以治风耶？有以热治热者，一之为甚，其可再乎？故今之刘河间自制防风通圣散、搜风丸之类，程参政祛风丸、换骨丹，用之者获效者多矣。"《景岳全书》："若瘟疫内外俱有实邪，大便不通，当表里双解者，防风通圣散。"

**现代应用** 现代实验研究证实，本方具有降胆固醇、抗血栓、抗心律失常的作用。临床主要用于治疗高血压、中风、支气管哮喘、肺炎、急性菌痢、肥胖症、湿疹、荨麻疹、痤疮等病症[53]。《新型冠状病毒感染的肺炎诊疗方案（试行第五版）》推荐使用防风通圣丸于医学观察期患者的治疗。

（六）柴胡白虎煎

**出处** 柴胡白虎煎出自《景岳全书》，乃明代张景岳所作。

**组成** 柴胡、石膏、黄芩、麦冬、细甘草、竹叶。

**功效** 疏散表邪，清泻里热。

**主治** 阳明温热，表邪不解。

**方解** 方中柴胡、黄芩善解少阳之邪热，石膏、竹叶擅清阳明之火燔，而柴胡、石膏还兼透散之妙，麦冬养阴生津，甘草调和诸药。

**治疫背景** 《景岳全书》中言："治疟当辨寒热，寒胜者即为阴证，热盛者即为阳证。盖有素禀之寒热，有染触之寒热，然必其表里俱有热邪，方是火证……若邪入阳明，内热之甚而邪有未散者，宜柴胡白虎煎。"

**现代应用** 本方暂无现代药理研究，常用于治疗发热等肺系疾病。

（七）六神通解散

**出处** 六神通解散出自《伤寒六书》，乃明代陶节庵所作。

**组成** 麻黄、甘草、黄芩、石膏、滑石、苍术、葱白、香豉。

**功效** 解表散寒，清解里热。

**主治** 头痛，身热恶寒，脉洪数。

**方解** 方中麻黄辛温，解表散寒，为治太阳风寒在表之要药，苍术辛苦而温，功可发汗祛湿，为祛太阴寒湿的主要药物。石膏辛寒清气，为治疗阳明气分热证之要药，配伍黄芩清泻里热，并防诸辛温燥烈之品伤津，滑石甘寒滑利，利九窍，利尿止渴，凡火积膀胱者，非此不能除，合甘草利湿而不伤津，葱白、香豉可辛温透散在表邪气，全方辛温透解、清热化湿，为治疗外感时邪之良方。

**治疫背景** 《广瘟疫论》中言："时疫兼寒，必有烦躁、口苦、口臭证。一遇此等，更当辨其受寒与时疫孰轻孰重，疫重寒轻者，烦躁证多，无汗恶寒证少，则当以败毒散加知母、石膏，或达原饮加羌、防、柴、葛，或六神通解散尤捷。"

**现代应用** 本方暂无现代药理研究，现代临床未见文献报道。

（八）玉泉散

**出处** 出自《景岳全书》，乃明代张景岳所作。

**组成** 生石膏、生甘草。

**功效** 清火泻热。

**主治** 阳明内热，烦渴头痛，二便秘结。

**方解** 重用石膏寒凉撤热，除热盛之烦躁，柯韵伯指出："石膏性辛寒，辛能解肌热，寒能胜胃火，寒能沉内，辛能走外。"生甘草泻火解毒，兼顾中焦，二者共奏清热生津之效。

**治疫背景** 《景岳全书》中言："凡治伤寒瘟疫宜清利者，非只一端，盖实火者宜清火，气实者宜行气……伤寒火盛者，治宜清解。若热如阳明，烦渴躁热，脉洪便实而邪不解者，宜柴胡白虎煎，或单用白虎汤、太清饮，或玉泉散。"

现代应用 现代用本方治疗糖尿病、口腔溃疡、小儿肺炎等疾病[54-56]。

（九）芦根方

**出处** 出自《疫证治例》，乃清代朱兰台所作。

**组成** 芦根、银花、僵蚕、薄荷、蝉蜕、甘草。

**功效** 清热疏风，透表散邪。

**主治** 疫病。

**方解** 方中芦根甘寒益胃清热，能直入肺胃，解疫毒而不伤正气，故为肺胃要药；薄荷辛凉疏表；金银花、甘草清热化毒；僵蚕、蝉蜕善脱、善化疫气。

**治疫背景** 朱兰台先生"自临证以来，凡遇疫病，先行透解"，自创芦根方。芦根方系光绪戊子秋先生小儿光馥染疫，病危经治不愈，当万难束手时，细绎古今治疫名方，窃取其中药品之精粹者所组成。投之立应，效捷桴鼓。越二年当地疫又盛行，无不以此方应手取效。

**现代应用** 现代用本方治疗流行性出血热、肺脓肿[57]。

# 二、清 热 解 毒

（一）黄连解毒汤

**出处** 黄连解毒汤出自《肘后备急方》，乃晋代葛洪所作。

**组成** 黄连、黄芩、黄柏、栀子。

**功效** 泻火解毒。

**主治** 三焦火毒证。大热烦躁，口燥咽干，错语不眠；或热病吐血、衄血；或热甚发斑，或身热下利，或湿热黄疸；或外科痈疡疔毒。小便黄赤，舌红苔黄，脉数有力。

**方解** 方中君药黄连泻火解毒，直折中焦火势；辅以黄芩泻上焦之火，助主药增解毒之力；佐以黄柏泻下焦火毒，栀子通泻三焦，导热下行，使邪热火毒从小便而解。

**治疫背景** 《吴氏医方汇编·结喉痈》中言："《灵枢》云：发于嗌中，名猛疽。如不急治，毒化为脓，脓不得泻，闭塞咽喉而死。在外者，名锁喉痈。生咽正中，属任脉，倒属胃经，由积热忧愤所致，急用托里越鞠汤或柴胡疏肝散，甚者黄连解毒汤。"

**现代应用** 现代药理研究表明，黄连解毒汤具有抗炎、抗氧化、降脂、降压、抗心律失常、保护脑神经、护肝等作用[58]；现代用本方治疗高血压、脑梗死、脑出血、糖尿病、银屑病、全身炎症反应综合征、老年性痴呆等疾病[59]。

《新型冠状病毒感染的肺炎诊疗方案（试行第三版）》推荐以黄连解毒汤、解毒活血汤、宣白承气汤为底方加减治疗邪毒闭肺证型 COVID-19。

（二）白头翁汤

**出处** 白头翁汤出自《伤寒论》，乃东汉张仲景所作。

**组成** 白头翁、黄连、黄柏、秦皮。

　　**功效**　清热解毒，凉血止痢。

　　**主治**　热痢。症见腹痛，里急后重，肛门灼热，泻下脓血，赤多白少，渴欲饮水，舌红苔黄，脉弦散。

　　**方解**　本证多由热毒深陷血分，下迫大肠所致，治疗以清热解毒，凉血止痢为主。热毒熏灼肠胃气血，化为脓血，故见下痢脓血，赤多白少；热毒阻滞气机，不通则痛，故见腹痛，里急后重；渴欲饮水，舌红苔黄，脉弦数为热毒内盛之象。方中以白头翁为君，清热解毒，凉血止痢。臣以黄连之苦寒，清热解毒，燥湿厚肠；黄柏泻下焦湿热，共奏燥湿止痢之效。秦皮苦寒性涩，收敛作用强，因本证有赤多白少，故用以止血，不仿芍药汤之大黄。四药并用，为热毒血痢之良方。江昂《医方集解·泻火之剂》："此足阳明、少阴、厥阴药也。白头翁苦寒能入阳明血分，而凉血止痢；秦皮苦寒性涩，能凉肝益肾而固下焦；黄连凉心清肝，黄柏泻火补水，并能燥湿止痢而厚肠，取寒能胜热，苦能坚肾，涩能断下也。"

　　**治疫背景**　《伤寒论》中言："热利下重者，白头翁汤主之。""下利欲饮水者，以有热故也，白头翁汤主之。"《温热经纬》："湿热证，十余日后，左关弦数，腹时痛，时圊血，肛门热痛，血液内燥，热邪传入厥阴之证，宜仿白头翁法。"

　　**现代应用**　现代药理研究证实，白头翁汤具有抗菌、抗病毒、杀虫、抗肿瘤、抗毒性作用以及提高免疫力等作用。现代常用于治疗细菌性痢疾、阿米巴痢疾、急性肠炎、非特异性溃疡性结肠炎、急性坏死性肠炎、肺炎、泌尿系感染、滴虫性阴道炎、急性结膜炎等[60]。

（三）凉膈散

　　**出处**　凉膈散出自宋《太平惠民和剂局方》。

　　**组成**　芒硝、大黄、栀子、连翘、黄芩、甘草、薄荷、竹叶。

　　**功效**　泻火解毒，清上泻下。

　　**主治**　上中焦邪郁生热证。面赤唇焦，胸膈烦躁，口舌生疮，谵语狂妄，或咽痛吐衄，便秘溲赤，或大便不畅，舌红苔黄，脉滑数。

　　**方解**　方中连翘轻清透散，长于清热解毒，清透上焦之热，故为君药。黄芩清透上焦之热，清透胸膈之热；栀子清利三焦之热，通利小便，引火下行；大黄、朴硝泻下通便；故为臣药。薄荷清利头目、利咽；竹叶清上焦之热；故为佐药。上则散之，中则苦之，下则行之，丝丝入扣，周遍诸经，庶几燎原之场，顷刻为清虚之腑。

　　**治疫背景**　《景岳全书》中言："凡伤寒瘟疫宜下者，必阳明邪实于腑而秘结腹满者乃可下之，或元气素强，胃气素实者，亦可下之……若三焦六经邪火壅结，大便不通而表邪不解者，宜《局方》凉膈散。"《南雅堂医案》："时疫来势甚暴，目赤口渴，壮热无汗，斑疹隐隐未透，烦躁不已，脘腹按之作痛，大小便闭，热毒内炽，邪势不能外达，防有内陷昏喘之变。拟仿凉膈法，并加味酌治，俾热从外出，火从下泻，冀其邪去正复，得有转机。"

　　**现代应用**　现代药理研究表明，凉膈散具有抗炎、调节免疫、改善微循环、降糖、降脂、抗凝等作用[61]；现代用本方治疗猩红热、上呼吸道感染、肺炎、急性肺损伤、脓毒症、急性胰腺炎、溃疡性结肠炎、缺血性肠病、反流性食管炎、银屑病、手足口病等疾病[62,63]。

（四）犀角地黄汤

**出处**　犀角地黄汤出自《外台秘要》，乃唐代王焘收录的治疗出血性疾病的名方。《疫痧草》中的夺命饮为治疗烂喉痧的经验方，即由犀角地黄汤化裁而来。

**组成**　犀角（水牛角代替）、生地、芍药、丹皮。

**功效**　清热解毒，凉血散瘀。

**主治**　热入血分证。①热扰心神，身热谵语，舌绛起刺，脉细数。②热伤血络，斑色紫黑、吐血、衄血、便血、尿血等，舌绛红，脉数。③蓄血瘀热，喜忘如狂，漱水不欲咽，大便色黑易解等。

**方解**　方中苦咸寒之犀角，凉血清心解毒，为君药。甘苦寒之生地，凉血滋阴生津，一助犀角清热凉血止血，一恢复已失之阴血。赤芍、丹皮清热凉血、活血散瘀，故为佐药。

**治疫背景**　《丁甘仁医案·白喉痧后》中言："疫疠之邪，不外达而内传，心肝之火内炽，化火入营，伤阴劫津。拟犀角地黄汤合麻杏石甘汤，气血双清而解疫毒。"《景岳全书》指出："如瘟疫不解，热入血室，舌焦、烦热发斑者，犀角地黄汤。"

**现代应用**　现代药理学研究表明，犀角地黄汤具有止血、抑制血管生成、抗炎、调节免疫、护肾等作用[64-68]；现代用本方治疗出血性疾病、流行性出血热、脓毒症、系统性红斑狼疮、银屑病等疾病[69-73]。

（五）三黄石膏汤

**出处**　三黄石膏汤出自《外台秘要》，乃唐代王焘所作。

**组成**　石膏、黄芩、黄连、黄柏、栀子、麻黄、豆豉、生姜、大枣、细茶。

**功效**　清热解毒，发汗解表。

**主治**　伤寒里热已炽，表证未解证。症见壮热无汗，身体沉重拘急，鼻干口渴，烦躁不眠，神昏谵语，脉滑数或发斑。

**方解**　方中石膏辛甘大寒，清热生津除烦；麻黄、豆豉发汗解表，使在表之邪从外而解；黄芩、黄连、黄柏、栀子苦寒，清热泻火解毒，使三焦之火从里而泻；生姜、大枣、细茶调和营卫，益气和中。诸药相合，实为治疗表里俱热、三焦火盛之良剂。

**治疫背景**　《旧唐书·德宗纪》中言："是夏淮南浙东西福建等道旱，井泉多涸，人渴乏，疫死者众。"《景岳全书》指出："三黄石膏汤，治疫疠大热而躁。"

**现代应用**　现代用本方治疗麻疹、感染性肢体疼痛、流感高热等感染性疾病[74-76]。

（六）普济消毒饮

**出处**　普济消毒饮出自《东垣试效方》，乃李杲制定的抗疫名方。张景岳将该方列为疫病寒邪内陷，身热不退之代表方。

**组成**　牛蒡子、黄芩、黄连、甘草、桔梗、板蓝根、马勃、连翘、玄参、升麻、柴胡、陈皮、僵蚕、薄荷。

**功效**　清热解毒，疏风散邪。

**主治**　大头瘟。恶寒发热，头面红肿焮痛，目不能开，咽喉不利，舌燥口渴，舌红苔白而黄，脉浮数有力。

**方解** 方中酒黄连、酒黄芩清热泻火，祛上焦头面热毒，为君药；牛蒡子、连翘、薄荷、僵蚕辛凉疏散头面，为臣药。玄参、马勃、板蓝根加强清热解毒之力；甘草、桔梗清利咽喉；陈皮理气散邪，为佐药。升麻、柴胡疏散风热、引药上行，为佐使药。

**治疫背景** 李杲在《东垣试效方》中言："时四月，民多疫疠，初觉憎寒体重，次传头面肿甚，目不能开，上喘，咽喉不利，舌干口燥，俗云大头天行。亲戚不相访问，如染之，多不效。"东垣用普济消毒饮子治疗，"全活甚众"。此病案在多部医籍中均有转载，医家对东垣精湛的医技和普济消毒饮组方用药之微妙给予赞赏。

**现代应用** 现代药理学研究表明，普济消毒饮具有解热、抗炎、抗菌、抗病毒等作用[77, 78]；现代用本方治疗流行性腮腺炎、带状疱疹、急性化脓性扁桃体炎、丹毒、水痘、亚急性甲状腺炎、流行性感冒等病毒性感染疾病[79-84]。

（七）清瘟败毒饮

**出处** 清瘟败毒饮出自《疫疹一得》，乃余师愚制定的抗疫名方。

**组成** 生地、黄连、黄芩、丹皮、石膏、栀子、甘草、竹叶、玄参、犀角（水牛角代替）、连翘、芍药、知母、桔梗。

**功效** 清热解毒，凉血泻火。

**主治** 温疫热毒，气血两燔证。大热渴饮，头痛如劈，干呕狂躁，谵语神昏，视物错瞀，或发斑疹，或吐血、衄血，四肢或抽搐，舌绛唇焦，脉沉数，可沉细而数，或浮大而数。

**方解** 《疫疹一得》中清瘟败毒饮药量依据病情的重、中、轻分为大、中、小3个剂量，但皆以重用石膏为特点。余师愚在方解中言："此十二经泻火之药也。斑疹虽出于胃，亦诸经之火有以助之。重用石膏直入胃经，使其敷布于十二经，退其淫热；佐以黄连、犀角、黄芩泻心肺火于上焦；丹皮、栀子、赤芍泻肝经之火；连翘、玄参解散浮游之火；生地、知母抑阳扶阴，泻其亢甚之火而救欲绝之水；桔梗、竹叶载药上行；使以甘草和胃也。此皆大寒解毒之剂，故重用石膏，先平甚者，而诸经之火自无不平矣。"所有药物皆以泻火解毒为主要目的。另外，余师愚在《疫疹一得·疫疹诸方》中认为该方"治一切火热……不论始终，以此为主。"这说明在疫病自始至终的全过程中，只要有热毒的存在就可使用清瘟败毒饮。甚至在发生误治以后，只要火毒未去，仍可以清瘟败毒饮治愈。

**治疫背景** 余师愚在《疫疹一得·论疫疹因乎气运》中言："乾隆戊子年，吾邑疫疹流行，一人得病，传染一家，轻者十生八九，重者十存一二，合境之内，大率如斯……予因运气而悟疫症，乃胃受外来之淫热，非石膏不足以取效耳！且医者意也。石膏乃寒水也，以寒胜热，以水克火，每每投之，百发百中……癸丑京师多疫……亦以予方传送，服他药不效者，俱皆霍然。"有学者考证发现公元1768年（乾隆戊子年）在桐城所发的疫疹为猩红热。

**现代应用** 现代药理学研究表明，清瘟败毒饮具有解热、镇痛、抗菌、抗病毒、抗炎、抗凝、保肝、解毒等作用；现代用本方治疗流行性出血热、败毒症、脓毒血症、病毒性脑炎、传染性单核细胞增多症、钩端螺旋体病、流行性腮腺炎等传染病和感染性疾病[85]。

国家中医药管理局第三版中医方案推荐使用清瘟败毒饮为底方加减治疗气营两燔证型COVID-19。

（八）加减解毒活血汤

**出处**　加减解毒活血汤出自《鼠疫汇编》，乃晚清罗芝园所作。

**组成**　连翘、赤芍、柴胡、葛根、甘草、生地、红花、当归、桃仁、川朴。

**功效**　清热解毒，凉血活血。

**主治**　鼠疫。脉道阻滞，形容惨淡，神气模糊，恶核痛甚者。

**方解**　方中连翘、葛根、柴胡、甘草清热解毒；生地清热凉血；当归、赤芍、桃仁、红花活血祛瘀；气为血帅，气行血行，故复佐少量厚朴理气，以助活血之力。全方共奏清热解毒，凉血活血之效。

**治疫背景**　《鼠疫汇编·再续治鼠疫方序》中言："鼠疫者，鼠死而疫作，故以为名。其症为方书所不载，其毒为斯世所骇闻。乡复一乡，年复一年，为祸烈矣，为患久矣。予初闻此，遍阅方书，无对症者。光绪十五六年，延及邑之安铺。十七年春，延及县城。偶见《医林改错》一书，论道光元年，京师时疫，日死人无数，实由热毒中于血管，热壅不行。夫以壅不行，必然起肿。予始恍惚焉……试之八人，皆验。因录示人，人疑谤也……十九年春，城乡疫复作，同时屡用此方以起危证。一时哄传，求者踵相接，乃即人疑谤者，再加辩解，且取伍启沃所经验涂瘰一方以补之，伍启观复刻印发，远近流传，用之多效。二十年，予族陀村感此症者数百，用之全效。"

**现代应用**　现代用本方治疗鼠疫。《新型冠状病毒感染的肺炎诊疗方案（试行第三版）》推荐以解毒活血汤为底方加减治疗邪毒闭肺证型 COVID-19。

（九）五瘟丹

**出处**　五瘟丹出自明代韩懋《韩氏医通》。

**组成**　黄芩、山栀、黄柏、黄连、甘草、香附子、紫苏。

**功效**　清热解毒，理气解表。

**主治**　解疫毒及解疹痘毒。

**方解**　方中黄连清泻心火，兼泻中焦之火，黄芩泻上焦之火，黄柏泻下焦之火，栀子泻三焦之火，导热下行，甘草泻火解毒、调和诸药，五药按运气配伍君臣佐使，香附子、紫苏行气散寒，大黄泻热导滞、通腑泻浊，全方为泻火解毒之良方。

**治疫背景**　韩懋在《韩氏医通》中言："戊年楚春瘟，人不相吊，予以五瘟丹投泉水，率童子分给，日起数百人。"

**现代应用**　本方暂无现代药理研究，现代临床未见文献报道。

（十）清营汤

**出处**　清营汤出自《温病条辨》，乃清代吴鞠通所作。

**组成**　犀角、生地、元参、竹叶心、麦冬、丹参、黄连、银花、连翘。

**功效**　清营解毒，透热养阴。

**主治**　热入营分证。身热夜甚，神烦少寐，时有谵语，目常喜开或喜闭，口渴或不渴，斑疹隐隐，脉细数，舌绛而干。

**方解**　方中犀角清解营分之热毒，故为君药。生地凉血滋阴，麦冬清热养阴生津，玄参滋阴降火解毒，三药共用，既清热养阴，又助清营凉血解毒，共为臣药。温邪初入营分，故用银花、连翘、竹叶清热解毒、营分之邪外达，此即"透热转气"的应用。黄连清心解毒，丹参清热凉血、活血散瘀，全方共奏清营解毒、透热养阴之功。

**治疫背景**　《温热论笺正》中言："凉血清热，如《温病条辨》中之清营汤、清络饮、清营汤与《温疫论》中清燥养荣汤之类。按，营分受热，至于斑点隐隐，急以透斑为要。透斑之法，不外凉血清热，甚者下之。"

**现代应用**　现代药理研究表明，清营汤具有抗炎、解热、抗菌、抗病毒、保护神经、调节免疫等作用[86-90]；现代用于各种急性传染病或非传染病极期有出血倾向者，乙型脑炎、流行性脑脊髓膜炎，流行性出血热，钩端螺旋体病，登革热等，还可以治疗全身炎症反应综合征、成人 Still 病、肺损伤、川崎病、银屑病、过敏性紫癜、肝硬化等疾病[91-93]。

### （十一）六神丸

**出处**　六神丸出自《雷允上诵芬堂方》。

**组成**　珍珠粉、犀牛黄、麝香、雄黄、蟾酥、冰片。

**功效**　清热解毒，消炎止痛。

**主治**　用于烂喉丹痧，咽喉肿痛，喉风喉痛，单双乳蛾，小儿热疖，痈疡疔疮，乳痈发背，无名肿毒。

**方解**　犀牛黄清热解毒、化痰开窍，麝香开窍醒神、活血通经、消肿止痛，雄黄气味雄烈、解毒杀虫，蟾酥解毒止痛、开窍醒神，冰片清热止痛、开窍醒神，珍珠粉安神定惊、解毒生肌，大量辛寒芳香开窍之品以除壮热毒盛之证效如桴鼓。

**治疫背景**　叶天士先生烂喉丹痧医案中言："雍正癸丑（十一年）年间以来，有烂喉痧一症，发于冬春之际，不分老幼，便相传染。发则壮热烦渴，丹密肌红，宛如锦纹，咽喉疼痛肿烂，一团火热内炽。"

**现代应用**　现代药理研究表明，六神丸具有抗炎、镇痛、抗病毒、抗寄生虫、强心、扩冠、抗肿瘤、增强免疫等作用[94]；现代用本方治疗猩红热、乙型脑炎、流行性感冒、流行性腮腺炎、慢性肝炎、上消化道恶性肿瘤、带状疱疹等疾病[95]。

### （十二）升降散

**出处**　升降散出自《伤寒瘟疫条辨》，乃杨栗山制定的抗瘟名方。

**组成**　白僵蚕、全蝉蜕、广姜黄、川大黄。

**功效**　升清降浊，散风清热。

**主治**　温热、瘟疫，邪热充斥内外，阻滞气机，清阳不升，浊阴不降，致头面肿大，咽喉肿痛，胸膈满闷，呕吐腹痛，发斑出血，丹毒，谵语狂乱，不省人事，绞肠痧（腹痛），吐泻不出，胸烦膈热，疙疸瘟（红肿成块），大头瘟（头部赤肿），蛤蟆瘟（颈项肿大），以及丹毒、麻风。

**方解**　杨栗山解释道："是方以僵蚕为君，蝉蜕为臣，姜黄为佐，大黄为使，米酒为引，蜂蜜为导，六法俱备，而方乃成……盖蚕食而不饮，有大便无小便，以清化而升阳；蝉饮而不食，有小便无大便，以清虚而散火。君明臣良，治化出焉。姜黄辟邪而靖疫，大黄定乱以致治，佐使同心功绩建焉。酒引之使上行，蜜润之使下导，引导协力，远近通焉。补泻兼行，无偏胜之弊，寒热并用，得时中之宜……名曰升降散，盖取僵蚕、蝉蜕，升阳中之清阳；姜黄、大黄，降阴中之浊阴，一升一降，内外通和，而杂气之流毒顿消矣。"

**治疫背景**　升降散来源于赔赈散，杨栗山言道："是方不知始自何氏，《二分析义》改分两、变服法，名为赔赈散，用治温病，服者皆愈，以为当随赈济而赔之也，予更其名曰升降散。"在《二分析义》中，赔赈散是治疗"三十六般症状""热疫"的效验方。另外，杨栗山在《伤寒瘟疫条辨·医方辨》中谈到升降散时言道："凡未曾服过他药者，无论十日、半月、一月，但服此散，无不辄效。"就是说只要没有服用过其他的药，没有改变瘟疫的自然发展过程，升降散不需加减就可奏效。杨栗山又说："按温病总计十五方。轻则清之……八方；重则泻之……六方。而升降散，其总方也，轻重皆可酌用。"可见，升降散是治瘟疫的基础方，单用升降散宜先用早用，病势已经有了很大改变，就不能单用升降散了。这也是升降散的前身——赔赈散之所以能用于饥馑之年赈灾时，与放粮同时发放的道理，说明升降散通过调整人体的正气，不但可以治疗疫病，还有预防疫病作用。

**现代应用**　现代药理研究证实，本方具有抗炎、解热、镇静、镇痛、抗过敏、止咳、祛痰、抑菌、平喘、抗病毒、调节免疫等作用[96]；临床主要用于治疗猩红热、麻疹、肺炎、肾病综合征、哮喘、湿疹、银屑病、荨麻疹、过敏性紫癜等疾病[97]。

《新型冠状病毒感染的肺炎诊疗方案（试行第三版）》推荐以升降散、达原饮、麻杏薏甘汤为底方加减治疗湿邪郁肺证型COVID-19。

# 三、清热生津类

## （一）竹叶石膏汤

**出处**　竹叶石膏汤出自《伤寒论》，乃东汉张仲景所作。

**组成**　竹叶、石膏、人参、麦冬、半夏、甘草、粳米。

**功效**　清热生津，益气和胃。

**主治**　伤寒、温病、暑病余热未清，气津两伤证。身热多汗，心胸烦热，气逆欲呕，口干喜饮，气短神疲，或虚烦不寐，舌红少苔，脉虚数。

**方解**　方中竹叶、石膏清透气分余热，除烦止呕为君药。人参配麦冬，补气养阴生津，为臣药。半夏和胃降逆止呕，为佐药。甘草、粳米和脾养胃，为使药。

**治疫背景**　《医宗金鉴》中言："凡出麻疹烦渴者，乃毒热壅盛也。盖心为热扰则烦，胃为热郁则渴。当未出时，宜升麻葛根汤加麦冬、天花粉；已出者，宜白虎汤；没后烦渴者，用竹叶石膏汤。"

**现代应用**　现代药理研究表明，竹叶石膏汤具有抗炎、解热、降糖、降脂、抗氧化等作用[98,99]；现代用本方治疗恶性肿瘤发热、化疗后发热、上呼吸道感染、肺炎、反流性食管炎、病毒性心肌炎、流行性出血热、2型糖尿病、口干症、小儿夏季热、复发性口腔溃疡等疾病[100]。

国家中医药管理局第三版中医方案推荐使用沙参麦冬汤、生脉饮、竹叶石膏汤为底方加减治疗恢复期正虚邪恋证型 COVID-19。

## （二）大补阴丸

**出处**　大补阴丸出自《丹溪心法》，乃元代朱震亨所作。

**组成**　黄柏、知母、熟地黄、龟板、猪脊髓。

**功效**　滋阴降火。

**主治**　阴虚火旺，潮热盗汗，咳嗽咯血，耳鸣。

**方解**　方中熟地黄、龟板补肾滋阴，阴复则火自降；黄柏、知母苦寒泻火，火降则阴可保；猪脊髓与蜂蜜均属血肉之品，能填精益髓，保阴生津。诸药合用，共收滋阴降火之效。

**治疫背景**　《景岳全书·瘟疫》中言："伤寒精血素弱，或阴中阳气不足，脉细弱而恶寒者，必须大助真阴，则阳从阴出，而表邪自可速解。"《大方脉》："治阴虚火旺，宜滋水制火，服大补阴丸。"

**现代应用**　现代药理研究表明，大补阴丸具有调节免疫、抗炎、调节激素分泌、促进血管生成等作用[101-103]；现代用本方治疗肾病综合征、慢性肾炎、过敏性紫癜、系统性红斑狼疮、月经不调、糖尿病、失眠等疾病[104]。

## （三）沙参麦冬汤

**出处**　沙参麦冬汤出自《温病条辨》，乃清代吴鞠通所作。

**组成**　沙参、玉竹、生甘草、冬桑叶、麦冬、生扁豆、天花粉。

**功效**　甘寒生津，清养肺胃。

**主治**　燥伤肺胃或肺胃阴津不足，咽干口渴，或热，或干咳少痰。

**方解**　沙参、麦冬清养肺胃，玉竹、天花粉生津解，生扁豆、生甘草益气培中、甘缓和胃，以甘草能生津止渴，配以桑叶，轻宣燥热，合而成方，有清养肺胃、生津润燥之功。

**治疫背景**　吴鞠通在《温病条辨·上焦篇·秋燥》中云："燥伤肺胃阴分，或热或咳者，沙参麦冬汤主之。"本方所治之证较桑杏汤证又深一层，较清燥救肺汤证燥热为轻，吴氏称本方为"甘寒救其津液"之法，功专滋养肺胃、生津润燥。

**现代应用**　现代药理研究表明，沙参麦冬汤具有抗炎、调节免疫、保护胃黏膜、调糖、减毒等作用；现代用本方治疗 2 型糖尿病、癌症放化疗后、咳嗽、慢性支气管炎、慢性胃炎、干眼症、干燥综合征等疾病[105]。

国家中医药管理局第三版中医方案推荐使用沙参麦冬汤、生脉饮、竹叶石膏汤为底方加减治疗恢复期正虚邪恋证型 COVID-19。

## （四）太清饮

**出处**　太清饮出自《景岳全书》，乃明代张景岳所作。

**组成**　知母、石斛、木通、生石膏，或加麦冬。

**功效**　清热泻火，生津止渴。

**主治**　热邪初入营分，灼及心包或溢于肌肤出现的发斑发狂。

**方解**　本方具有清热生津，止渴除烦的功效，为清气分热邪为主的方剂。出现肺胃实热，不宜大汗，只宜大清里热。故方中用石膏解肌热透邪外出，又可生津止渴以制阳明之热。知母质润，功专清热养阴，可助石膏以清热，并能治热邪已伤阴分。配以石斛，使清热除烦作用更强。木通上可以清心火，下可使热邪从溺道而出。

**治疫背景**　《景岳全书》中言："凡治伤寒瘟疫宜清利者，非只一端，盖实火者宜清火，气实者宜行气……伤寒火盛者，治宜清解。若热如阳明，烦渴燥热，脉洪便实而邪不解者，宜柴胡白虎煎，或单用白虎汤、太清饮，或玉泉散。"

**现代应用**　本方暂无现代药理研究，现代临床未见文献报道。

## （五）玉女煎

**出处**　玉女煎出自《景岳全书》，乃明代张景岳所作。

**组成**　生石膏、知母、熟地黄、麦冬、牛膝。

**功效**　清胃热，滋肾阴。

**主治**　胃热阴虚证。头痛，牙痛，齿松牙衄，烦热干渴，舌红苔黄而干。亦治消渴，消谷善饥等。

**方解**　方中石膏辛甘大寒，清胃火，故为君药。熟地黄甘而微温，以滋肾水之不足，故为臣药。君臣相伍，清火壮水，虚实兼顾。知母苦寒质润、滋清兼备，一助石膏清胃热而止烦渴，一助熟地滋养肾阴；麦冬微苦甘寒，助熟地滋肾，而润胃燥，且可清心除烦，二者共为佐药。牛膝导热引血下行，且补肝肾，为佐使药，以降上炎之火，止上溢之血。

**治疫背景**　《景岳全书》中言："凡治发斑，须察表里……阴虚水亏，血热发斑者；玉女煎。"《羊毛瘟症论》云："景岳玉女煎，治羊毛瘟毒余邪，肾阴素亏，虚火炎上，忽烦忽躁，咽干口渴，衄血牙痛。"

**现代应用**　现代药理研究证实，玉女煎具有抗炎、镇痛、调糖、调节激素水平、调节胃肠功能等作用[106-108]；现代用本方治疗糖尿病及其并发症、口腔溃疡、牙周炎、白塞病、皮肤病等[109]。

## （六）清燥养荣汤

**出处**　出自《温疫论》，乃明代吴有性所作。

**组成**　知母、天花粉、当归身、白芍、陈皮、地黄汁、甘草、灯心。

**功效**　清热养阴生津。

**主治**　疫病解后阴枯血燥者。

**方解**　疫病内郁，阳气不得宣布，积阳为火，大剂寒凉清热解毒之后，余焰尚在，阴血未复，大忌参、芪等壅补之品。此时阴血被邪热煎灼，本已将枯，故用大队养血滋阴清热之品，如知母、天花粉、地黄汁、白芍、当归润泽营阴，陈皮理气开壅，甘草益气调中，慢慢恢复阴液。

**治疫背景**　《温疫论》中言："夫疫乃热病也，邪气内郁，阳气不得宣布，积阳为火，阴血每为热搏。暴解之后，余焰尚在，阴血未复，大忌参、芪、白术，得之反助其壅郁……凡有阴枯血燥者，宜清燥养荣汤。"

**现代应用**　本方暂无现代药理研究，现代临床未见文献报道。

## （七）柴胡养荣汤

**出处**　柴胡养荣汤出自《温疫论》，乃明代吴又可所作。

**组成**　柴胡、黄芩、陈皮、甘草、当归、白芍、生地、知母、天花粉、生姜、大枣。

**功效**　清热养血解郁。

**主治**　瘟疫解后，表有余热。

**方解**　本方在清燥养荣汤滋阴清热基础上增加柴胡、黄芩，此为复感外邪，或里热出表，故见表热，以柴胡苦平，透解邪热、疏达经气，黄芩清泻邪热，可使热邪速去。

**治疫背景**　《类证治裁》中言："妇人病疫，经水适来，邪入血海，热随血下，自愈……经水适断，血室乍空，邪乘虚入，难治（柴胡养荣汤）。新产亡血，（柴胡养荣汤）。"

**现代应用**　本方暂无现代药理研究，现代临床未见文献报道。

## （八）人参白虎汤

**出处**　人参白虎汤出自《医学衷中参西录》，乃清代张锡纯所作。

**组成**　石膏、知母、甘草、粳米、人参。

**功效**　清热，益气，生津。

**主治**　气短肢软、脉大无力、汗出、背微恶寒。

**方解**　方中石膏辛寒质重，善清透气热；知母苦寒滑润，善泻火滋阴。二药合用，既清且透，滋液润燥，为治阳明无形热邪之要药。甘草、粳米益气和中，使泻火而不伤脾胃。加人参益气生津。

**治疫背景**　《医学衷中参西录·石膏解》中言："愚在德州时，一军士年二十余，得瘟疫。三四日间头面悉肿，其肿处皮肤内含黄水，破后且溃烂，身上且有斑点……愚临证四十余年，重用生石膏治愈之证当以数千记。有治一证用数斤者，有一证而用至十余斤者，其人病愈后，饮食有加，毫无寒胃之弊。"《感证辑要》言："服后斑发虽透，谵语狂妄虽除，而身热不退，口燥渴，汗大出，脉见虚扎者，胃汁枯涸，肺津将亡也，急以甘凉救液为君，大生肺津，人参白虎汤主之。"

**现代应用**　现代药理研究表明，人参白虎汤具有调节免疫、降糖、调脂、解热等作用[110,111]；现代用本方治疗 2 型糖尿病及其并发症、小儿夏季热、乙型脑炎、不明原因高热等疾病[112-115]。

# 第四节　化湿剂类

# 一、芍药汤

**出处**　芍药汤出自《素问病机气宜保命集》。

**组成**　芍药、当归、黄连、槟榔、木香、甘草、大黄、黄芩、官桂。

**功效**　和血调气，清热化湿。

主治　治湿热痢疾，腹痛下痢脓血，赤白相兼，里急后重，肛门灼热，尿短色赤，舌苔黄腻，脉滑数。

方解　湿热痢疾，治宜清热化湿，行气活血。方中重用芍药，配当归、肉桂活血和营；木香、槟榔导滞行气；大黄、黄连、黄芩清热化湿；甘草调和诸药。配合成方，共奏和血调气，清热化湿之效。

治疫背景　《温疫论补注》：温疫愈后，三五日或数日，反腹痛里急者，非前病原也，此下焦别有伏邪所发，欲作滞下也。发于气分则为白积，发于血分则为红积，气血俱病，红白相兼。邪尽利止，未止者宜芍药汤。《医家心法》：凡痢疾初起，三日内皆可用白芍药汤，立除。

现代应用　现代药理学研究结果表明该方具有较好的抗菌、抗炎、解热、抗肿瘤、调节免疫等作用。现用于细菌性痢疾、过敏性结肠炎、溃疡性结肠炎、慢性阑尾炎、痔疮、慢性附件炎、肠道肿瘤、放射性直肠炎等疾病[116]。

# 二、五　苓　散

出处　五苓散出自《伤寒论》，为汉代张仲景所作。

组成　猪苓、茯苓、白术、泽泻、桂枝。

功效　利水渗湿，温阳化气。

主治　膀胱气化不利之蓄水证。

方解　柯琴《伤寒来苏集·伤寒附翼》卷上："凡中风、伤寒，结热在里，热伤气分，必烦渴饮水，治之有二法：表证已罢，而脉洪大，是热邪在阳明之半表里，用白虎加人参清火以益气；表证未罢，而脉仍浮数，是寒邪在太阳之半表里，用五苓散，饮暖水，利水而发汗。此因表邪不解，心下之水气亦不散，既不能为溺，更不能生津，故渴；及与之水，非上焦不受，即下焦不通，所以名为水逆。水者肾所司也，泽泻味咸入肾，而培水之本；猪苓黑色入肾，以利水之用；白术味甘归脾，制水之逆流；茯苓色白入肺，清水之源委，而水气顺矣。然表里之邪，谅不因水利而顿解，故必少加桂枝，多服暖水，使水津四布，上滋心肺，外达皮毛，漐漐汗出，表里之寒热两除也。白饮和服，亦啜稀粥之微义，又复方之轻剂矣。"

治疫背景　《伤寒论》：霍乱，头痛、发热、身疼痛、热多欲饮水者，五苓散主之；寒多不用水者，理中丸主之。术、黄芪最稳，方书俱载。《救急疗贫易简奇方》：风湿不可汗下，春夏之交，人病如伤寒，汗自出，肢体重痛，转侧难，小便不利，名风湿，非伤寒也。阴雨后卑湿，或引饮过多有此症，但多服五苓散，湿去则愈，忌转泻发汗。东南方卑湿，多有此病，故及之。

现代应用　现代药理研究表明本方主要有抗动脉粥样硬化、降压、护肝、降脂、调节机体水盐平衡、利尿等作用。临床用于急慢性肾炎水肿、心源性水肿、肝硬化腹水、脑积水、急性肠炎、尿潴留、新生儿黄疸、尿毒症、头痛、腹泻等疾病[117]。

国医大师薛伯寿推荐以麻黄汤、五苓散为底方的清肺排毒汤加减治疗新型冠状病毒肺炎。

# 三、茵陈五苓散

**出处**　茵陈五苓散出自《金匮要略》，乃汉代张仲景所作。

**组成**　茵陈蒿、茯苓、泽泻、猪苓、桂枝、白术。

**功效**　温阳化气，利湿行水。

**主治**　膀胱化气不利，水湿内聚引起的小便不利，水肿腹胀，呕逆泄泻，渴不思饮。

**方解**　《金匮发微》：黄疸从湿得之，此固尽人知之，治湿不利小便非其治，此亦尽人知之。五苓散可利寻常之湿，不能治湿热交阻之黄疸，倍茵陈则湿热俱去矣。先食饮服者，恐药力为食饮所阻故也。方中茵陈蒿能清热利湿除黄，五苓散功能化气利水，健脾胜湿。诸药合用，湿热黄疸中湿偏盛者，用之甚效。

**治疫背景**　《温疫论补注》：秋温。《活人书》曰：秋应凉而大热折之，责邪在肺，温热相搏，民病咳嗽，金沸草散、白虎加苍术汤。病疸发黄，茵陈五苓散。《松峰说疫》：凡伤寒、瘟疫，变现诸症，相兼者多，唯斑黄二症少见同时而发者。从兄秉钦，病发黄，旋即发斑。余往诊视，甚觉骇异。以其素虚，随用托理举斑汤、茵陈五苓散，二方中采择加减服之，斑黄并治，冀可奏效。

**现代应用**　现代药理研究表明，茵陈五苓散具有保肝利胆、降血脂、抗动脉粥样硬化、抗过敏、抗炎及镇痛等作用。临床主要用于治疗各种类型黄疸、急性甲型肝炎、肝纤维化、化学性肝损伤、高脂血症、早期糖尿病、痛风性关节炎等疾病[118]。

# 四、藿香正气散

**出处**　藿香正气散出自宋代的《太平惠民和剂局方》，为宋代太平惠民和剂局所作。

**组成**　大腹皮、白芷、紫苏、茯苓、半夏曲、白术、陈皮、厚朴、桔梗、藿香、甘草、生姜、大枣。

**功效**　解表化湿，理气和中。

**主治**　外感风寒，内伤湿滞。霍乱吐泻，发热恶寒，头痛，胸膈满闷，脘腹疼痛，舌苔白腻，以及山岚瘴疟等。

**方解**　本方主治之外感风寒，内伤湿滞证，为夏月常见病证。风寒外束，卫阳郁遏，故见恶寒发热等表证；内伤湿滞，湿浊中阻，脾胃不和，升降失常，则为上吐下泻；湿阻气滞，则胸膈满闷、脘腹疼痛。治宜外散风寒，内化湿浊，兼以理气和中之法。方中藿香为君，既以其辛温之性而解在表之风寒，又取其芳香之气而化在里之湿浊，且可辟秽和中而止呕，为治霍乱吐泻之要药。半夏曲、陈皮理气燥湿，和胃降逆以止呕；白术、茯苓健脾运湿以止泻，共助藿香内化湿浊而止吐泻，俱为臣药。湿浊中阻，气机不畅，故佐以大腹皮、厚朴行气化湿，畅中行滞，且寓气行则湿化之义；紫苏、白芷辛温发散，助藿香外散风寒，紫苏尚可醒脾宽中，行气止呕，白芷兼能燥湿化浊；桔梗宣肺利膈，既益解表，又助化湿；兼用生姜、大枣，内调脾胃，外和营卫。使以甘草调和药性，并协姜、枣以和中。

治疫背景　《太平惠民和剂局方》卷二："治伤寒头疼，憎寒壮热，上喘咳嗽，五劳七伤，八般风痰，五般膈气，心腹冷痛，反胃呕恶，气泄霍乱，脏腑虚鸣，山岚瘴疟，遍身虚肿；妇人产前、产后，血气刺痛；小儿疳伤，并宜治之。"《明医指掌·湿霍乱》："霍乱吐利，藿香正气散。腹痛厥冷脉沉，理中汤。转筋不已，木瓜散；膝、腕内红筋刺出紫血；炒盐熨脐。藿香正气散，治四时不正之气，不服水土，脾胃不和，吐利腹痛，饮食停滞，恶心胸满者主之。"

现代应用　现代药理研究表明，藿香正气散具有解痉镇痛、促进免疫、抗菌、抗病毒、抗过敏、镇吐、调节胃肠道功能等作用，现代用于治疗感冒、胃肠道疾病、食物中毒、荨麻疹等病[119]。

国家中医药管理局第二、三版中医方案均推荐使用藿香正气散用于医学观察期的预防治疗。国家中医药管理局第二版中医方案推荐使用藿香正气散、达原饮和神术散为底方加减治疗寒湿阻肺证型COVID-19。

# 五、平　胃　散

出处　平胃散出自《太平惠民和剂局方》，为宋代太平惠民和剂局所作。

组成　苍术、厚朴、陈皮、甘草。

功效　燥湿运脾，行气和胃。

主治　主治脾胃湿滞证。

方解　张秉成《成方便读》："用苍术辛温燥湿，辟恶强脾，可散可宣者，为化湿之正药。厚朴苦温，除湿而散满；陈皮辛温，理气而化痰，以佐苍术之不及。但物不可太过，过刚则折，当如有制之师，能戡祸乱而致太平，故以甘草中州之药，能补能和者赞辅之，使湿去而土不伤，致于和平也。"

治疫背景　《广瘟疫论》：时疫目珠胀者，阳明经病也。兼表证，葛根葱白汤加石膏。若胸满，舌有黄苔，宿食也，盖食壅阳明，其脉不下行而上逆，故目珠胀，宜平胃散加山楂、麦芽、枳壳消导之则愈。《松峰说疫》指出：平胃散，治脾湿痰癖，宿食满闷，呕泻及岚瘴不服水土。

现代应用　该方剂具有较强的抗溃疡、保肝、调节胃肠功能能力，又具有抗炎、抗氧化、抗病原微生物作用，特别是对幽门螺杆菌有抑杀作用[120]。现代平胃散适用于慢性胃炎、胃肠功能紊乱、胃及十二指肠溃疡等疾病[121]。

国家中医药管理局第三版中医方案推荐使用平胃散、达原饮和神术散为底方加减治疗寒湿阻肺证型COVID-19。

# 六、神　香　散

出处　出自明代《景岳全书》卷五十一，乃明代张景岳所作。

组成　丁香、白豆蔻（或砂仁）。

功效　温中散寒化湿。

主治　胸胁胃脘逆气难解，疼痛，呕哕，胀满，痰饮膈噎，诸药不效者。

方解　丁香温胃暖脾，降逆止呕；白豆蔻芳香化湿，理气畅中。二药合用，共奏理气宽中，温中祛寒之功。

治疫背景　《霍乱论》：霍乱因于寒湿，凝滞气逆者。

现代应用　本方暂无现代药理研究，现代临床未见文献报道。

# 七、三 仁 汤

出处　出自《温病条辨》，乃清代吴鞠通治疗温病的名方。

组成　杏仁、飞滑石、白通草、白蔻仁、竹叶、厚朴、生薏苡仁、半夏。

功效　宣畅气机，清热利湿。

主治　温病初起及暑温夹湿，邪在气分。头痛恶寒，身重疼痛，面色淡黄，胸闷不饥，午后身热，舌白不渴，脉弦细而濡等。

方解　《温病条辨》："湿为阴邪，自长夏而来，其来有渐，且其性氤氲黏腻，非若寒邪之一汗即解，温凉之一凉则退，故难速已。世医不知其为湿温，见其头痛恶寒、身重疼痛也，以为伤寒而汗之，汗伤心阳，湿随辛温发表之药蒸腾上逆，内蒙心窍则神昏，上蒙清窍则耳聋目瞑不言。见其中满不饥，以为停滞而大下之，误下伤阴，而重抑脾阳之升，脾气转陷，湿邪乘势内渍，故洞泄。见其午后身热，以为阴虚而用柔药润之，湿为胶滞阴邪，再加柔润阴药，二阴相合，同气相求，遂有锢结而不可解之势。惟以三仁汤轻开上焦肺气，盖肺主一身之气，气化则湿亦化也。"

治疫背景　《温病条辨》卷一："头痛恶寒，身重疼痛，舌白不渴，脉弦细而濡，面色淡黄，胸闷不饥，午后身热，状若阴虚，病难速已，名曰湿温。汗之则神昏耳聋，甚则目瞑不欲言，下之则洞泄，润之则病深不解，长夏深秋冬日同法，三仁汤主之。"

现代应用　现代药理研究表明，三仁汤具有调节胃分泌、抗内毒素、改善血液流变学、调节免疫功能的作用；现代用于治疗胸痹、肺胀、喘证、哮喘、肺炎、慢阻肺、心率失常、高血压、胃痛、胃食管反流病、泄泻、黄疸、脂肪肝、胆囊炎、乙肝、便秘、淋证等疾病[122]。

# 八、甘露消毒丹

出处　甘露消毒丹出自《医效秘传》，乃清代叶天士所作。

组成　飞滑石、淡黄芩、绵茵陈、石菖蒲、川贝母、木通、藿香、连翘、白蔻仁、薄荷、射干。

功效　利湿化浊，清热解毒。

主治　湿温时疫，邪在气分，湿热并重证。发热倦怠，胸闷腹胀，肢酸咽痛，身目发黄，颐肿口渴，小便短赤，泄泻淋浊，舌苔白或厚腻或干黄，脉濡数或滑数。

方解　方中重用滑石、茵陈、黄芩，其中滑石利水渗湿，清热解暑，两擅其功；茵陈善清利湿热而退黄；黄芩清热燥湿，泻火解毒。三药相合，正合湿热并重之病机，共为君药。湿热留滞，易阻气机，故臣以石菖蒲、藿香、白豆蔻行气化湿，悦脾和中，令气畅湿行；木通清热利湿通淋，导湿热从小便而去，以益其清热利湿之力。热毒上攻，颐肿咽痛，故佐以连翘、射干、贝母、薄荷，合以清热解毒，散结消肿而利咽止痛。

　　治疫背景　《医效秘传》卷一："时毒疠气，……邪从口鼻皮毛而入，病从湿化者，发热目黄，胸满，丹疹，泄泻，其舌或淡白，或舌心干焦，湿邪犹在气分者，用甘露消毒丹治之。"王士雄《温热经纬》卷五："此治湿温时疫之主方也……温湿蒸腾，更加烈日之暑，烁石流金，人在气交之中，口鼻吸受其气，留而不去，乃成湿温疫疠之病，而为发热倦怠，胸闷腹胀，肢酸咽肿，斑疹身黄，颐肿口渴，溺赤便闭，吐泻疟痢，淋浊疮疡等证。但看病人舌苔淡白，或厚腻，或干黄者，是暑湿热疫之邪尚在气分，悉以此丹治之立效，并主水土不服诸病。"

　　现代应用　现代药理学研究表明，甘露消毒丹具有抗炎、抗病毒、保肝利胆、抗肝纤维化、调节免疫、调节胃肠功能及调节脂质代谢等作用[123]；现代用本方治疗非典型性肺炎、流行性出血热、钩端螺旋体病、上呼吸道感染、急慢性肝炎、流行性脑炎、流行性腮腺炎、慢性肾炎等疾病[124]。

# 九、连 朴 饮

　　出处　连朴饮出自清代王士雄《霍乱论》，乃（孟英）于道光年间所制定的抗疫名方。
　　组成　制厚朴、川连、石菖蒲、制半夏、香豉、焦栀子、芦根。
　　功效　清热化湿，理气和中。
　　主治　湿热霍乱。上吐下泻，胸脘痞闷，心烦躁扰，小便短赤，舌苔黄腻，脉滑数。
　　方解　方中黄连、栀子苦寒，清热泻火燥湿；厚朴、半夏、石菖蒲三药相配，苦温与辛温并用，辛开苦泄，燥湿化浊；半夏又有和胃降逆止呕之功；豆豉宣郁透热；芦根清热生津。诸药配伍，为燥湿清热之良方。

　　治疫背景　王孟英在《霍乱论》中言："湿热蕴伏而成霍乱，兼能行食涤痰。"赵绍琴《温病纵横》："本证属湿热并重，治疗宜清热与燥湿并行。"

　　现代应用　现代药理学研究表明，连朴饮具有抗炎、抑菌、抗肝纤维化、抑制血管生成、调节激素水平等作用[125-127]；现代用本方治疗慢性胃炎、反流性食管炎、肝硬化、消化性溃疡等消化系统疾病[128]。

# 十、藿朴夏苓汤

　　出处　原方出自《医原》卷下，湿气论，本方在原书中无方名，现据《感证辑要》卷四补。
　　组成　藿香、川朴、姜半夏、赤苓、杏仁、生苡仁、白蔻仁、猪苓、淡香豉、泽泻、通草。
　　功效　解表化湿。
　　主治　湿温初起，身热恶寒，肢体困倦，胸闷口腻，舌苔薄白，脉濡缓。

**方解**　全方用药照顾到了上、中、下三焦，以燥湿芳化为主，开宣肺气，淡渗利湿为辅，与三仁汤结构略同，而利湿作用过之。

**治疫背景**　《素问·热论》所说："先夏至日者为病温，后夏至日者为病暑。"因暑季气候炎热，热蒸湿动，使空气中湿度增加，故暑邪为病，常兼挟湿邪以侵犯人体，其临床特征，除发热、烦渴等暑温症状外，常兼见四肢困倦，胸闷呕恶，大便溏泻不爽等湿阻症状。中医治湿有三法，即芳香化湿、苦温燥湿、淡渗利湿。藿朴夏苓汤集治湿三法为一方，外宣内化，通利小便，可谓治湿之良方。

**现代应用**　现代药理研究表明，藿朴夏苓汤具有抗炎、护肝、肾脏保护、调节水液代谢等作用[129-132]；现代用本方治疗功能性消化不良、胃炎、登革热、艾滋病、上呼吸道感染、高脂血症等疾病[133-138]。

# 十一、茵 陈 蒿 汤

**出处**　茵陈蒿汤出自《伤寒论》，为东汉张仲景所作。

**组成**　茵陈、栀子、大黄。

**功效**　清热，利湿，退黄。

**主治**　湿热黄疸。一身面目俱黄，黄色鲜明，发热，无汗或但头汗出，口渴欲饮，恶心呕吐，腹微满，小便短赤，大便不爽或秘结，舌红苔黄腻，脉沉数或滑数有力。

**方解**　本方为治疗湿热黄疸之常用方，《伤寒论》用其治疗瘀热发黄，《金匮要略》以其治疗谷疸。病因皆为邪热入里，与脾湿相合，湿热壅滞中焦所致。湿热壅结，气机受阻，故腹微满、恶心呕吐、大便不爽甚或秘结；无汗而热不得外越，小便不利则湿不得下泄，以致湿热熏蒸肝胆，胆汁外溢，浸渍肌肤，则一身面目俱黄、黄色鲜明；湿热内郁，津液不化，则口中渴。舌苔黄腻，脉沉数为湿热内蕴之征。治宜清热，利湿，退黄。方中重用茵陈为君药，本品苦泄下降，善能清热利湿，为治黄疸要药。臣以栀子清热降火，通利三焦，助茵陈引湿热从小便而去。佐以大黄泻热逐瘀，通利大便，导瘀热从大便而下。

**治疫背景**　《伤寒论》："伤寒七八日，身黄如橘子色，小便不利，腹微满者，茵陈蒿汤主之。"《金匮要略》："谷疸之为病，寒热不食，食即头眩，心胸不安，久久发黄为谷疸，茵陈蒿汤主之。"《温毒病论》指出："茵陈蒿汤，治疫病瘀热发黄，大小便秘，亟宜化浊为清，凉解气分之毒。"《广瘟疫论》："时疫发黄有四：一宿食、二畜水、三畜血、四郁热。……热在下焦，大小便俱不利，而发黄者，郁热也，茵陈蒿汤。"

**现代应用**　现代药理研究证实，茵陈蒿汤具有保护肝脏、改善肝纤维化、利胆、改善心血管、保护胰腺、解热、镇痛、抗炎、抗菌、抗肿瘤等作用。现代临床常用本方治疗急性黄疸型肝炎、胆囊炎、胆石症、钩端螺旋体病、肝癌、急性胰腺炎等疾病[139]。

# 十二、五 积 散

**出处**　五积散出自《太平惠民和剂局方》，为宋代太平惠民和剂局所作。

**组成**　白芷、枳壳、麻黄、苍术、干姜、桔梗、厚朴、甘草、茯苓、当归、肉桂、川芎、芍药、半夏、陈皮。

**功效** 解表温里，散寒祛湿，理气活血，化痰消积。

**主治** 外感风寒，内伤生冷证。脾胃宿冷，腹胁胀痛，胸膈停痰，呕逆恶心；或外感风寒，内伤生冷，心腹痞闷，头目昏痛，肩背拘急，肢体怠惰，寒热往来，饮食不进；及妇人血气不调，心腹撮痛，经候不调，或闭不通。

**方解** 清·汪昂《医方集解》："此阴阳表里通用之剂也。麻黄、桂枝所以解表散寒，甘草、芍药所以和中止痛，苍术、厚朴平胃土而祛湿，陈皮、半夏行逆气而除痰，芎、归、姜、芷入血分而祛寒湿，枳壳、桔梗利胸膈而清寒热，茯苓泻热利水，宁心益脾，所以为解表温中除湿之剂，去痰消痞调经之方也。一方统治多病，惟活法者变而通之。"

**治疫背景** 《太平惠民和剂局方》中云："调中顺气、除风冷、化痰饮。治脾胃宿冷，腹胁胀痛，胸膈停痰，呕逆恶心，或外感风寒，内伤生冷，心腹痞闷，头目昏痛，肩背拘急，肢体怠惰，寒热往来，饮食不进，及妇人血气不调，心腹撮痛，经候不调，或闭不通，并宜服之"。《古今医鉴》：夏应热而反寒，秋发寒疫，五积散主之。

**现代应用** 现代实验研究证实，该方在解热、抗炎、止咳、祛痰、免疫调节、发汗等方面有明显的作用。临床主要用于治疗类风湿关节炎、多囊卵巢综合征、荨麻疹等病症[140]。

# 第五节 活血化瘀剂类

## 一、桃仁承气汤

**出处** 桃仁承气汤出自《温疫论》，乃明代吴又可所作。

**组成** 大黄、芒硝、桃仁、当归、芍药、丹皮。

**功效** 攻下泻热、凉血逐瘀。

**主治** 瘟疫昼夜发热，日晡益甚，既投承气，昼日热减，至夜独热，由于瘀血未行者。

**方解** 该方由桃仁、大黄、芒硝、丹皮、芍药、当归组成。六味相配，共奏攻下泻热、凉血逐瘀之效，适用于温邪久羁，入于下焦，与血相结而见"小便自利，大便黑而易"的胃肠蓄血证。《伤寒论》桃核承气汤偏治膀胱蓄血，其感寒而后化热，故虽为瘀热互结，但瘀重而热轻，方用桂枝与调胃承气汤同用；《温病条辨》桃仁承气汤虽从桃核承气汤加减化裁而来，但其偏治肠腑蓄血之证，虽同为瘀热互结，但热重而瘀轻或瘀重而热亦重，故方中用生地、丹皮等。

**治疫背景** 《温疫论》：胃实失下，至夜发热者，热留血分，更加失下，必致瘀血。初则昼夜发热，日晡益甚，既投承气，昼日热减，至夜独热者，瘀血未行也。宜桃仁承气汤。

**现代应用** 现代药理研究表明，桃核承气汤具有抗惊厥、泻下、调节血流动力学、抗血栓、降糖、降脂等作用；现代用本方治疗流行性出血热、细菌性痢疾、癫痫、慢性肾功能不全、血小板减少性紫癜、慢性肝炎、慢性肠炎、糖尿病、骨折等疾病[141, 142]。

## 二、抵 当 汤

**出处** 抵当汤出自《伤寒论》，乃东汉张仲景所作。

**组成** 大黄、虻虫、桃仁、水蛭。

**功效** 破血逐瘀。

**主治** 主治下焦蓄血，少腹硬满疼痛，小便自利，喜忘发狂，大便色黑，舌淡紫，苔白，脉沉迟或弦细涩。

**方解** 方用水蛭、虻虫、桃仁破血逐瘀；大黄清热通腑，活血祛瘀。本方是破血逐瘀重剂，非瘀阻实证慎用，年老体虚者慎用，孕妇忌用。

**治疫背景** 《温疫论》：今温疫初无表证，而惟胃实，故肠胃蓄血多，膀胱蓄血少。然抵当汤行瘀逐蓄之最者，无分前后二便，并可取用。然蓄血结甚者，在桃仁力所不及，宜抵当汤。盖非大毒猛厉之剂，不足以抵当，故名之。

**现代应用** 现代药理研究表明，抵当汤具有抗氧化应激、减少细胞凋亡、抗血管纤维化、抗炎、护肾等作用[143-146]。临床主要用于治疗糖尿病及其并发症、子宫内膜异位症、子宫肌瘤、慢性肾衰竭、中风后认知障碍等疾病[147-151]。

# 第六节 扶 正 剂 类

## 一、理 中 汤

**出处** 理中汤出自《伤寒论》，乃东汉张仲景所作。

**组成** 人参、干姜、炙甘草、白术。

**功效** 温中祛寒，补气健脾。

**主治** 治伤寒太阴病，自利不渴，寒多而呕，腹痛粪溏，脉沉无力。或厥冷拘急，或结胸吐蚘，及感寒霍乱。

**方解** 方中干姜温运中焦，以散寒邪为君；人参补气健脾，协助干姜以振奋脾阳为臣；佐以白术健脾燥湿，以促进脾阳健运；使以炙甘草调和诸药，而兼补脾和中，以蜜和丸，取其甘缓之气调补脾胃。诸药合用，使中焦重振，脾胃健运，升清降浊机能得以恢复，则吐泻腹痛可愈。

**治疫背景** 《温热经纬》中言："夫吐泻肢冷脉伏，是脾胃之阳为寒湿所蒙，不得升越，故宜温热之剂调脾胃，利气散寒。然广皮、茯苓，似不可少，此即仲景治阴邪内侵之霍乱，而用理中汤之旨乎。"

**现代应用** 现代药理研究表明，理中汤具有调节糖脂代谢、护肾、调节肠道菌群、抗炎、抗肝纤维化、保护胃黏膜、增强免疫等作用[152-154]；现代用本方治疗心慌、胃溃疡、慢性腹泻、溃疡性结肠炎、慢性胆囊炎、慢性盆腔炎、婴儿肝炎综合征、口腔溃疡等疾病[155]。

# 二、补中益气汤

**出处**　补中益气汤出自《内外伤辨惑论》，乃金代李杲所作。

**组成**　黄芪、白术、陈皮、升麻、柴胡、人参、甘草、当归。

**功效**　补中益气，升阳举陷。

**主治**　①脾虚气陷证。饮食减少，体倦肢软，少气懒言，面色萎黄，大便稀溏，舌淡，脉虚；以及脱肛、子宫脱垂、久泻久痢，崩漏等。②气虚发热证。身热自汗，渴喜热饮，气短乏力，舌淡，脉虚大无力。

**方解**　方中黄芪味甘微温，入脾肺经，补中益气，升阳固表，故为君药。配伍人参、炙甘草、白术，补气健脾为臣药。当归养血和营，协人参、黄芪补气养血；陈皮理气和胃，使诸药补而不滞，共为佐药。少量升麻、柴胡升阳举陷，协助君药以升提下陷之中气，共为佐使。炙甘草调和诸药为使药。

**治疫背景**　《温病条辨》中言："中焦疟，寒热久不止，气虚留邪，补中益气汤主之。留邪以气虚故也，自以升阳益气立法。"喻嘉言在《寓意草》中治疗一慢性痢疾老者，先予人参败毒散不效，"改用补中益气汤，一昼夜止下三次，不旬日而痊愈。盖内陷之邪，欲提之转从表出，不以急流挽舟之法施之，其趋下之势，何所底哉……故凡遇阳邪陷入阴分，如久疟、久痢、久热等症，当识此意，使其缓缓从内透出表外，方为合法。若急而速，则恐才出又入，徒伤其正耳。"

**现代应用**　现代药理研究表明，补中益气汤具有调节免疫、抗肿瘤、保护胃黏膜、双向调节血压、保护心肌、改善骨代谢、调节性激素水平等作用[156]；现代用本方治疗慢性萎缩性胃炎、肝硬化、习惯性便秘、重症肌无力、老年尿路感染、颈椎病、糖尿病性胃轻瘫、尿崩症、痛经、不明原因发热、小儿遗尿症等疾病[157]。

# 三、当归芍药散

**出处**　当归芍药散出自《金匮要略》，乃东汉张仲景所作。

**组成**　当归、芍药、茯苓、白术、泽泻、川芎。

**功效**　养血调肝，健脾利湿。

**主治**　妇人妊娠或经期，肝脾两虚，腹中拘急，绵绵作痛，头晕心悸，或下肢浮肿，小便不利，舌质淡、苔白腻者。

**方解**　此方中重用白芍柔肝木而缓脾土，养血敛阴，柔肝缓急以解腹中之痛；当归养血和血活血，川芎活血行气，川芎、当归合用散寒止痛；白术、茯苓健运脾气，使气血生化有源，气血盛则易流通，不生壅滞。

**治疫背景**　《彤园医书·妇人科》：当归芍药汤，治孕妇热痢。湿热结于肠胃，腹痛下利，尿赤舌紫，唇焦渴饮，脉洪。《原病集》：妊娠痢疾，腹中疼痛，以当归芍药汤主之。

**现代应用**　现代药理研究证实当归芍药散主要有调节下丘脑—垂体—卵巢轴功能，改变血液流变性，抑制血小板聚集，改善微循环，抗炎等作用。本方常用于妊娠腹痛、痛经、习惯性流产、妊娠羊水过多、胎位不正、不孕症、妊娠贫血、功能性子宫出血、子宫内膜炎、盆腔炎、子宫肌瘤、更年期综合征等疾病[158]。

# 四、十全大补汤

**出处** 十全大补汤出自宋代《太平惠民和剂局方》。

**组成** 人参、茯苓、白术、炙甘草、川芎、当归、白芍、熟地黄、黄芪、肉桂。

**功效** 温补气血。

**主治** 气血不足，虚劳咳喘，面色苍白，腰膝无力，遗精，崩漏，经候不调，疮疡不收，舌淡，脉细弱。

**方解** 方中人参与熟地相配，益气养血，共为君药。白术、茯苓健脾渗湿，助人参益气补脾；当归、白芍养血和营，助熟地滋养心肝，均为臣药；合以肉桂、黄芪温煦气血。川芎为佐，活血行气，使地、归、芍补而不滞。炙甘草为使，益气和中，调和诸药。

**治疫背景** 《景岳全书》中言："疟疾久不能愈者，必其脾肾俱虚，元气不复而然……若邪气已尽而疟不止者，则当专补元气，以八珍汤、十全大补汤，或大补元煎之类主之。"

**现代应用** 现代药理研究表明，十全大补汤具有解热、镇痛、抗炎、抗疲劳、抗肿瘤、促进造血等作用[159-161]；现代用本方治疗癌症及其放化疗术后、贫血、白细胞减少症、心梗致心衰、骨折术后等疾病[162-167]。

# 五、四 君 子 汤

**出处** 四君子汤出自宋代《太平惠民和剂局方》。

**组成** 人参、白术、茯苓、甘草。

**功效** 益气健脾。

**主治** 脾胃气虚证。面色萎黄，语声低微，气短乏力，食少便溏，舌淡苔白，脉虚弱。

**方解** 方中人参为君，甘温益气，健脾养胃。臣以苦温之白术，健脾燥湿，加强益气助运之力；佐以甘淡茯苓，健脾渗湿，苓术相配，则健脾祛湿之功益著。使以炙甘草，益气和中，调和诸药。四药配伍，共奏益气健脾之功。

**治疫背景** 《温疫论补注》中言："凡疟者，寒热如期而发，余时脉静身凉，此常疟也，以疟法治之。设传胃者，必现里证，名为温疟，以疫法治者生，以疟法治者死。里证者下证也，下后里证除，寒热独存者，是温疫减、疟证在也。疟邪未去者宜疏，邪去而疟，势在者宜截，势在而挟虚者宜补。疏以清脾饮，截以不二饮，补以四君子汤。"

**现代应用** 现代药理研究表明，四君子汤具有促进消化吸收、保护胃黏膜、调节肠道菌群、提高免疫、抗肿瘤、抗疲劳、耐缺氧、抗衰老等作用[168]；现代用本方治疗功能性消化不良、小儿腹泻、贫血、急性黄疸型肝炎、癌症及其放化疗术后辅助治疗、糖尿病、消化道溃疡、溃疡性结肠炎等疾病[169]。

国家中医药管理局第三版中医方案推荐使用六君子汤（四君子汤加半夏、陈皮）为底方加减治疗恢复期肺脾气虚证型 COVID-19。

# 六、六味地黄汤

**出处**　六味地黄汤出自《小儿药证直诀》，乃宋代钱乙所作。

**组成**　熟地、山萸肉、丹皮、泽泻、山药、茯苓。

**功效**　滋阴补肾。

**主治**　肝肾阴虚，肝肾不足，真阴亏损，精血枯竭，舌燥喉痛，虚火牙痛、牙漏、牙宣等证。

**方解**　方中熟地滋肾填精，为主药；辅以山药补脾固精，山萸肉养肝涩精，称为三补。又用泽泻清泻肾火，并防熟地黄之滋腻；茯苓淡渗脾湿，以助山药之健运，丹皮清泻肝火，并制山萸肉之温，共为经使药，谓之三泻。六药合用，补中有泻，寓泻于补，相辅相成，补大于泻，共奏滋补肝肾之效。

**治疫背景**　《临证指南医案》中记载："昔西郊吴氏女，年甫四岁，痘系顺症。幼科调治，至浆满成痂之日，忽发烦躁，夜热不寐，晨起安然。医用保元，及钱氏五味异功加芍药与服，热躁益加。又更一医，曰毒气未尽，乃误补之故，用桑虫浆，暨凉解药，服后躁热甚，而添泄泻，邀余视之，睹浆痂形色，询平素起居。时日当午，即用六味地黄汤一服而安。"

**现代应用**　现代药理研究表明，六味地黄汤具有调节免疫、促皮质激素样、耐缺氧、抗疲劳、抗低温、降脂、抗动脉硬化等作用[170]；现代用本方治疗糖尿病及其并发症、骨质疏松、围绝经期综合征、月经不调、慢性肾小球肾炎、慢性肾功能衰竭、高血压、早搏、功能性便秘、再生障碍性贫血、血小板减少症、癌症放化疗术后等疾病[171]。

# 七、六　物　汤

**出处**　六物汤出自《仁斋直指方论》，乃宋代杨士瀛所作。

**组成**　常山、柴胡、槟榔、青皮、草果仁、炙甘草。

**功效**　祛痰截疟，理气燥湿。

**主治**　疟疾。

**方解**　方中常山能吐老痰积饮，槟榔能下食积痰结，草果能消太阴膏粱之痰，柴胡截疟退热、疏肝解郁，青皮理气行痰，皆为温散行痰之品，加甘草入胃，佐常山以吐疟痰也。

**治疫背景**　《仁斋直指方论》中言："热多燥甚者，少与竹叶汤、常山、柴胡，于暑证最便……因知诸疟皆有根，在治法之外，又当随轻重而利导之。实者与巴豆、大黄；虚者用养正丹辈。不然，常山于疟每每作效何耶？盖疟家多蓄黄水，常山为能破其癖而下其水也……六物汤，治久疟不已，寒少热多。"

**现代应用**　本方暂无现代药理研究，现代临床未见文献报道。

# 八、生　脉　散

**出处**　生脉散出自《医学启源》，为金代张元素所作。

　　**组成**　人参、麦冬、五味子。

　　**功效**　益气生津，敛阴止汗。

　　**主治**　①温热、暑热、耗气伤阴证。②久咳伤肺，气阴两虚证。③疫病，津伤化燥证。

　　**方解**　《本草纲目》指出："孙真人治夏月热伤元气，人汗大泄，欲成痿厥，用生脉散，以泻热火而救金水。君以人参之甘寒，泻火而补元气；臣以麦门冬之苦甘寒，清金而滋水源，佐以五味子之酸温，生肾精而收耗气。此皆补天元之真气，非补热火也。"

　　**治疫背景**　《温病条辨》中言："手太阴暑温，或已经发汗，或未发汗，而汗不止，烦渴而喘，脉洪大有力者，白虎汤主之；脉洪大而芤者，白虎加人参汤主之；身重者，湿也，白虎加苍术汤主之；汗多脉散大，喘喝欲脱者，生脉散主之。"《温疫论》中言："舌芒刺。热伤津液，此疫毒之最重者，急当下。老人微疫，无下证，舌上干燥，易生苔刺，用生脉散，生津润燥，芒刺自去。"《脾胃论》指出："火炽之极，金伏之际，而寒水绝体，于此时也，故急救之以生脉散，除其湿热，以恶其太甚。肺欲收，心苦缓，皆酸以收之，心火盛则甘以泻之，故人参之甘，佐以五味子之酸。"

　　**现代应用**　现代药理学研究表明本方具有镇静及提高心脏对缺氧的耐受力、扩张冠脉和增强心肌收缩力、提高心脏生理功能等作用。现代广泛应用于急性心肌梗死、冠心病心绞痛、心源性休克及感染性休克。

# 九、人参养荣汤

　　**出处**　人参养荣汤出自《三因极一病证方论》，乃宋代陈言所作。

　　**组成**　人参、白术、茯苓、甘草、陈皮、黄芪、当归、白芍、熟地黄、五味子、桂心、远志、生姜、大枣。

　　**功效**　益气补血，养血安神。

　　**主治**　①治脾肺气虚，荣血不足，惊悸健忘，寝汗发热，食少无味，身倦肌瘦，色枯气短，毛发脱落，小便赤涩。②亦治发汗过多，身振振摇，筋惕肉瞤。

　　**方解**　方中人参、白术、黄芪、茯苓、炙甘草健脾补气；桂心温补阳气。鼓舞气血生长；当归、熟地、白芍滋补心肝；五味子酸温，既可敛肺滋肾，又可宁心安神；陈皮理气健脾，调中快膈；远志安神定志；姜、枣助参、术入气分以调和脾胃，全方有益气补血、宁心安神之效。

　　**治疫背景**　《一得集·治喉症宜分三大纲论》中言："如溃久不愈，则名烂喉蛾。有虚实二种。虚者色白腐，脉虚数；实者色紫而脉沉紧。虚者宜人参养荣汤、生脉散之类；实者宜仙菊叶、紫花地丁草之类。"《医门法律》中言："人参养荣汤，治脾肺俱虚，发热恶寒，肢体瘦倦，食少作泻等证。若气血虚而变见诸证，勿论其病，勿论其脉，但用此汤，其病悉退。"

　　**现代应用**　现代药理研究表明，人参养荣汤具有提高免疫、促进造血、促进细胞增殖、抗炎、改善外周循环、调节激素水平等作用[172]；现代用本方治疗癌症放化疗后不良反应、贫血、雷诺综合征、男子不育症、阿尔茨海默病、肝硬化、高脂血症等疾病[173]。

# 十、理 阴 煎

**出处** 理阴煎出自《景岳全书》，乃明代张景岳所作。

**组成** 熟地、当归、甘草、干姜。

**功效** 滋补脾阴，温运胃阳。

**主治** 脾肾阴阳两虚，喘满，呕逆，泻痢，腹痛，经迟。

**方解** 方中用归、地补养阴血，以干姜温中逐寒，然恐其刚燥太盛，故以甘草之和中补土，缓以监之；且归、地得干姜，不但不见其滞，而补阴之力，愈见其功。

**治疫背景** 《温病条辨》中言："治痢之法，非通则涩，扼要在有邪无邪，阴阳气血浅深，久暂虚实之间，稍误则危，不可不慎也。又久痢俱兼湿，例禁柔腻（温邪下痢者非）。其有久痢阴虚，当摄纳阴液；或阴中阳虚，应用理阴煎等法者，属下焦。"《伤寒论参注》中言："往往见有少阳经阴阳交争之地，柴胡症具，其势不得不与小柴胡汤，乃一投柴、芩而外热未撤，里寒遽呈，口虽渴而喜热恶凉，脉仍弦而重按无力，急以景岳张氏大温中饮、理阴煎等剂温中解表，自然大汗而愈者比比有。"

**现代应用** 现代用本方治疗不育症、痛经、慢性荨麻疹、不明原因发热、心动过速、地中海贫血等疾病[174-176]。

# 十一、五 福 饮

**出处** 五福饮出自《景岳全书》，乃明代张景岳所作。

**组成** 人参、熟地黄、当归、白术、炙甘草。

**功效** 补益养血。

**主治** 五脏气血亏损。痘收靥而痂不落，昏昏欲睡；胎动不安。五脏气血亏损，日晡潮热，阴虚盗汗，脾胃不香，疟痢反复，经久不愈，怔仲心悸，遗精滑脱等。

**方解** 方中人参补心，熟地补肾，当归养肝，白术补肺，炙甘草益脾，药仅五味，而各有所司，诸药合用益气血而养五脏，故名曰五福。

**治疫背景** 《景岳全书》中言："疟疾屡散之后，取汗既多而病不能止者，必以过伤正气而正不胜邪，则虽止微邪犹然不息，但使元气之虚者一振，散者一收，则无不顿然愈矣，宜三阴煎、五福饮，或小营煎、休疟饮主之。"

**现代应用** 现代药理研究表明，五福饮具有调节免疫、抗肿瘤、促进骨髓造血、抗炎、骨保护等作用[177-179]；现代用本方治疗癌症及其放化疗术后、腰椎间盘突出症、骨性关节炎、疲劳综合征、咳嗽变异性哮喘等疾病[180-183]。

# 十二、大补元煎

**出处** 大补元煎出自《景岳全书》，乃明代张景岳所作。

**组成** 人参、山药、熟地、杜仲、当归、山茱萸、枸杞、炙甘草。

**功效** 救本培元，大补气血。

**主治** 气血两亏，精神萎顿，腰酸耳鸣，汗出肢冷，心悸气短，脉微细。

**方解** 方中人参大补元气为主药，气生则血长；甘草、山药补脾气，助人参以济生化之源；熟地、枸杞、当归、山茱萸滋肝肾、益精血，补天一之真水，乃补血贵在滋水之意；杜仲益肝肾，全方合用有气血双补，肝肾共养之效。

**治疫背景** 《景岳全书》中言："疟疾久不能愈者，必其脾肾俱虚，元气不复而然……若邪气已尽而疟有不止者，则当专补元气，以八珍汤、十全大补汤，或大补元煎之类主之。"《理瀹骈文·痘疹》中言："遍身血泡者，非血热，乃气少不能统血，故血妄行，宜大补元煎使阳气充满，血泡变白而成功矣。勿误用寒凉，致成血陷。"

**现代应用** 现代药理研究表明，大补元煎具有保护神经、调节内分泌轴、抗疲劳、耐缺氧等作用[184-186]；现代用本方治疗不孕不育、月经不调、头晕头痛、桥本甲状腺炎、骨性关节炎、糖尿病肾病、冠心病等疾病[187-193]。

# 十三、独 参 汤

**出处** 独参汤出自《景岳全书》，乃明代张景岳所作。

**组成** 人参。

**功效** 大补元气。

**主治** 元气欲脱。

**方解** 方中人参大补元气，救逆固脱。

**治疫背景** 《本草纲目》中言："人参：五劳七伤，虚而多梦者加之，补中养营。虚劳发热，同柴胡煎服。房劳吐血，独参汤煎服。"《医门法律》指出："丹溪治一人，因劳役发嗽得痎疟。又服发散药，变为发热，舌短，语言不正，痰吼有声，脉洪实似滑。先用独参汤，加竹沥、二蛤壳。一服后，吐胶痰，舌本正。后用黄芪人参汤，半月愈。"《景岳全书》指出："凡中气虚寒，表邪不解，或日久畏药，或诸药不效者，只宜独参汤，或浓或淡，或冷或热，随其所好，时时代茶与之，连日勿间，使其营气渐复，则邪气渐退，大有回生之妙，毋忽之也。"

**现代应用** 现代药理研究表明，独参汤具有保护神经、调节糖脂代谢、改善血流动力学、抗心律失常、改善心肌结构、改善心肌功能、增强免疫、抗衰老、抗肿瘤、保护软骨等作用[194]；现代用本方治疗慢性阻塞性肺疾病、心肌梗死、休克、小儿病毒性心肌炎、大出血、新生儿硬肿症等疾病[195-200]。

# 十四、参芪托里散

**出处** 参芪托里散出自《景岳全书》，乃明代张景岳所作。

**组成** 人参、黄芪、白术、当归、熟地、芍药、茯苓、陈皮。

**功效** 补气升阳，健脾养血。

**主治** 疮疡气血俱虚，不能起发，或腐溃不能收敛，及恶寒发热者。

方解 方中黄芪、人参与熟地相配，益气养血；白术、茯苓健脾渗湿，助人参益气补脾；当归、白芍养血和营，助熟地滋养心肝；陈皮理气健脾，使诸药补而不滞，助正气托毒外出。

治疫背景 《景岳全书·瘟疫》中言："若时毒虽盛而外实内虚，脉弱神困，凡诸虚证有据者，必当救里内托，宜参芪托里散或托里消毒散。"

现代应用 本方暂无现代药理研究，现代临床未见文献报道。

# 第七节 内闭外脱剂类

## 一、安宫牛黄丸

出处 安宫牛黄丸出自《温病条辨》，乃清代吴鞠通所作。

组成 牛黄、犀角、麝香、珍珠、朱砂、雄黄、黄连、黄芩、栀子、郁金、冰片、金箔衣。

功效 清热解毒，镇惊开窍。

主治 用于热病，邪入心包，高热惊厥，神昏谵语、中风昏迷。

方解 《温病条辨》指出：此芳香化秽浊而利诸窍，咸寒保肾水而安心体，苦寒通火腑而泻心用之方也。牛黄得日月之精，通心主之神。犀角主治百毒、邪鬼瘴气。珍珠得太阴之精，而通神明，合犀角补水救火。郁金，草之香；梅片，木之香；雄黄，石之香；麝香，乃精血之香。合四香以为用，使闭锢之邪热温毒深在厥阴之分者，一齐从内透出，而邪秽自消，神明可复也。黄连泻心火，栀子泻心与三焦之火，黄芩泻胆、肺之火，使邪火随诸香一齐俱散也。朱砂补心体，泻心用，合金箔坠痰而镇固，再合珍珠、犀角为督战之主帅也。

治疫背景 吴鞠通在《温病条辨》中言："热多昏狂，谵语烦渴，舌赤中黄，脉弱而数，名曰心疟，加减银翘散主之；兼秽，舌浊口气重者，安宫牛黄丸主之。"又指出"心疟者，心不受邪，受邪则死，疟邪始受在肺，逆传心包络。其受之浅者，以加减银翘散清肺与膈中之热，领邪出卫；其受之重其，邪闭心包之窍，则有闭脱之危，故以牛黄丸，清宫城而安君主也。"

现代应用 现代药理研究证实，该方有抗惊厥、镇静、清热、抗炎、复苏等功能，对细菌、内毒素性脑损伤之脑细胞有保护作用，并有调节心血管的功能。现代常用于治疗流行性脑脊髓膜炎、中毒性菌痢、乙型脑炎、中毒性肺炎、肝昏迷、脑血管意外、尿毒症、颅脑损伤、黄疸型肝炎，以及感染或中毒所致的高热等[201]。

## 二、紫雪丹

出处 紫雪丹出自《太平惠民和剂局方》。

组成 石膏、寒水石、磁石、滑石、犀角、羚羊角、木香、沉香、元参、升麻、甘草、丁香、朴硝、硝石、麝香、朱砂。

**功效**　清热解毒，镇痉息风，开窍定惊。

**主治**　温热病、热邪内陷心包，症见高热烦躁，神昏谵语、抽风痉厥、口渴唇焦，尿赤便闭，及小儿热盛惊厥。

**方解**　《温病条辨》："诸石利水火而通下窍。磁石、元参补肝肾之阴，而上济君火。犀角、羚羊泻心、胆之火。甘草和诸药而败毒，且缓肝急。诸药皆降，独用一味升麻，盖欲降先升也。诸香化秽浊，或开上窍，或开下窍，使神明不致坐困于浊邪，而终不克复其明也。丹砂色赤，补心而通心火，内含汞而补心体，为坐镇之用。诸药用气，硝独用质者，以其水卤结成，性峻而易消，泻火而散结也。"

**治疫背景**　《温病条辨》云：神昏谵语者，清宫汤主之，牛黄丸、紫雪丹、《局方》至宝丹亦主之。《临证指南医案》中谈及：自古治痘名家，不啻廿数，各有精确卓识，以补前人之未备。虽各有所偏，实所以相济也。医者贵统汇群书，随宜施治，安可执偏隅管见，以应无穷之变哉！先生治痘，夙称神奇。观其案中，寒热攻补，不胶于一见。如毒火深伏，气血壅遏者，藉芳香以搜逐，用紫雪丹。

**现代应用**　根据现代药理研究表明紫雪丹主要有解热，镇静，抗惊厥，抗炎作用[202]。现代主要用于治疗流行性乙型脑炎、流行性出血热、手足口病、麻疹等证属邪热内闭者[203-205]。

# 三、至 宝 丹

**出处**　至宝丹出自《太平惠民和剂局方》。

**组成**　犀角、朱砂、琥珀、玳瑁、牛黄、麝香。

**功效**　化浊开窍，清热解毒。

**主治**　痰热内闭心包证。神昏谵语，身热烦躁，痰盛气粗，舌绛苔黄垢腻，脉滑数。亦治中风、中暑、小儿惊厥属于痰热内闭者。

**方解**　《医略六书》："诸中卒倒，痰热闭遏，血气不能流利而神志失养，故寒热交错，神昏不语焉。生犀、玳瑁清心热以存阴，朱砂、琥珀散瘀结以安神，牛黄、雄黄燥湿豁痰，麝香、龙脑通窍开闭，金箔、银箔镇坠心热以安神明也。诸药为末，入安息膏丸，取其解热散结、通窍辟邪，为暴仆卒中，痰血闭结之专方。调化用参汤、用童便、用姜汁，乃扶元、散瘀、降火、开痰之别使也。"

**治疫背景**　《灵苑方》："旧说主疾甚多，大体专疗心热血凝，心胆虚弱，喜惊多涎，眼中惊魔，小儿惊热，女子忧劳，血滞血厥，产后心虚怔忡尤效。"《温病条辨》指出："此方荟萃各种灵异，皆能补心体，通心用，除邪秽，解热结，共成拨乱反正之功。"大抵安宫牛黄丸最凉，紫雪次之，至宝又次之。主治略同，而各有所长，临用对证斟酌可也。

**现代应用**　现代药理研究显示本方具有镇惊、解热、醒脑等作用。现代临床常用于脑血管意外、肝昏迷、乙型病毒性脑炎、脑膜炎球菌性脑膜炎、中毒性痢疾、癫痫、小儿热盛惊风等[206]。

## 四、二圣救苦丸

**出处** 二圣救苦丸出自《万病回春》，乃明代龚廷贤所作。

**组成** 皂角、大黄。

**功效** 解表开窍，泻火解毒。

**主治** 治时行瘟疫，恶心吐酸，身体疼痛，发热等症。

**方解** 方中用皂角开窍而发表，大黄泻火而攻里，使毒从汗下而出也。

**治疫背景** 《医宗金鉴》：疫气从鼻而入，一受其邪，脏腑皆病，若不急逐病出，则多速死。急逐之法，非汗即下，故古人治疫之方，以下为主，以汗次之，是为病寻出路也。

**现代应用** 本方暂无现代药理研究，现代临床未见文献报道。

## 五、神 犀 丹

**出处** 神犀丹出自《温热经纬》，乃清代王孟英引叶天士方。

**组成** 犀角、石菖蒲、黄芩、生地、银花、金汁、连翘、板蓝根、香豉、元参、花粉、紫草。

**功效** 清热开窍，凉血解毒。

**主治** 温热暑疫，邪入营血证。高热昏谵，斑疹色紫，口咽糜烂，目赤烦躁，舌紫绛等。

**方解** 方中犀角、生地清心凉血；元参、花粉养阴生津；银花、连翘、黄芩清热泻火；紫草、板蓝根、金汁凉血解毒，菖蒲芳香开窍，豆豉宣泄透邪。诸药合用，共奏清营开窍，凉血解毒之功。

**治疫背景** 《温热经纬》：温热暑疫诸病，邪不即解，耗液伤阴，逆传内陷，痉厥昏狂，谵语发斑等证，但看病人舌色干光，或紫绛或圆硬，或黑苔，皆以此丹救之。

**现代应用** 现代药理学研究表明，神犀丹具有解热、抗炎、保肝、改善微循环、降尿酸等作用[207-209]；现代用本方治疗流行性乙型脑炎、流行性脑膜炎、麻疹、红斑类皮肤病等疾病[210-213]。

## 六、大 定 风 珠

**出处** 大定风珠出自《温病条辨》，乃清代吴鞠通所作。

**组成** 生白芍、干地黄、麦冬、麻仁、五味子，生龟板、生牡蛎、甘草、鳖甲、阿胶、鸡子黄。

**功效** 滋阴息风。

**主治** 阴虚动风证。温病后期，神倦瘛疭，脉气虚弱，舌绛苔少，有时时欲脱之势者。

**方解** 秦伯未在《谦斋医学讲稿》中言：本方主治温热之邪消烁真阴，神倦瘛疭，脉弱舌绛，时有虚脱的现象，故用大队滋阴药，佐以介类潜阳镇定。在肝病中遇到肝肾阴血极虚，内风煽动不息，如眩晕不能张目，耳鸣，筋惕肉瞤，心慌泛漾，亦常用此加减。凡风阳上扰，肝阴多虚，且有水不涵木现象，故常用白芍、生地治本，结合息风潜阳。

**治疫背景** 《温病条辨》云：热邪久羁，吸烁真阴，或因误表，或因妄攻，神倦瘈疭，脉气虚弱，舌绛苔少，时时欲脱者，大定风珠主之。《伏邪新书》：暑邪伏久，深入足厥少二阴与足阳明经者，失治（谓不得治法）日久，阴液伤耗，大肉削脱，皮毛枯槁，脉弦涩而紧劲，或细若虾游，发为战栗，抽搐，角弓反张，或形似虚痨而有外症病移者，危（有外症病移者，尚可救治，以其正气尚能捍邪外出也，溃久则难矣）。勉救之，用大定风珠法加珍珠合增液承气。

**现代应用** 现代常用于治疗帕金森病、乙脑后遗症、中风后遗症、甲状腺功能亢进、神经性震颤、高热等属阴虚风动者[214-218]。

# 七、参 附 汤

**出处** 参附汤出自《圣济总录》，乃宋代太医院所作。

**组成** 人参、制附子。

**功效** 益气回阳救脱。

**主治** 阳气暴脱症，肾消，饮水无度，腿膝瘦细，小便白浊。

**方解** 《医宗金鉴》：补后天之气无如人参，补先天之气无如附子，此参附汤之所由立也。二脏虚之微甚，参附量为君主，二药相须，用之得当，则能瞬息化气于乌有之乡，顷刻生阳于命门之内，方之最神捷者也。

**治疫背景** 《疡医证治准绳》：若畏寒头痛，咳逆呕吐，耳聩目蒙，小便遗难，泻利肠鸣，里急腹痛，玉茎短缩，冷汗时出，齿牙浮动，肢体麻痹，或厥冷身痛，或咬舌啮唇，舌根强硬，此阳气脱陷之真寒证，皆勿论其脉，勿论其疮，但见一二，急用参附汤补之，多有复生者。《伤寒瘟疫条辨》：若内真寒而外现假热之象，是为真正虚火，非放胆用之不可也。（参附汤主之。附减半于参是也。）

**现代应用** 现代药理研究显示本方具有抗炎、抗凝血、抗凋亡，改善代谢，增强免疫等多方面作用，用于治疗心血管系统疾病，包括心律失常，心力衰竭，失血性、感染性休克，现代常用于治疗休克、心力衰竭等属于阳气暴脱者，对于妇女暴崩、外伤及手术后大出血而至血脱亡阳者[219]。

国家中医药管理局第三版中医方案推荐使用参附汤送服苏合香丸或安宫牛黄丸治疗内闭外脱证型COVID-19。

# 八、四 逆 汤

**出处** 四逆汤出自《太平惠民和剂局方》，为宋代太平惠民和剂局所作。

**组成** 甘草、干姜、附子。

**功效** 回阳救逆。

**主治** 伤寒自利不渴，呕哕不止，或吐利俱发，小便或涩、或利，或汗出过多，脉微欲绝，腹痛胀满，手足逆冷，及一切虚寒厥冷，并宜服之。

方解　方中生附子大辛大热，温壮肾阳，祛寒救逆为君；干姜辛热，温里祛寒，以加强附子回阳之效为臣；炙甘草甘温，益气和中，并缓解附、姜燥烈之性为佐、使。三味配合，具有回阳救逆之功。

治疫背景　《太平惠民和剂局方》：凡病伤寒有此证候，皆由阳气虚，里有寒，虽更觉头痛体疼，发热恶寒，四肢拘急，表证悉具者，未可攻表，先宜服此药，助阳救里。

现代应用　现代药理研究表明本方具有强心、升压、抗休克、抗心肌缺血、抗氧化、抗脑缺血等作用[220]。现代临床常用于抢救各种原因引起的休克病人及危重患者，如用于抢救心源性休克、心肌梗死、肺炎、中毒性休克以及虚脱、肺心病等[221]。

《新型冠状病毒感染的肺炎诊疗方案（试行第三版）》推荐以四逆加人参汤为底方加减治疗内闭外脱证型COVID-19。

# 九、三甲复脉汤

出处　三甲复脉汤出自《温病条辨》，乃清代吴鞠通所作。

组成　炙甘草、干地黄、生白芍、麦冬、阿胶、麻仁、生牡蛎、生鳖甲、生龟板。

功效　滋阴清热，潜阳息风。

主治　下焦温病，热深厥甚，脉细促，心中憺憺大动，甚则心中痛者。

方解　《温病条辨》中言：二甲复脉，防痉厥之渐，即痉厥已作，亦可以二甲复脉止厥。兹又加龟板名三甲者，以心中大动，甚则痛而然也。心中动者，火以水为体，肝风鸱张，立刻有吸尽西江之势，肾水本虚，不能济肝而后发痉，既痉而水难猝补，心之本体欲失，故憺憺然而大动也。甚则痛者，阴维为病主心痛，此证热久伤阴，八脉丽于肝肾，肝肾虚而累及阴维，故心痛，非如寒气客于心胸之心痛，可用温通。故以镇肾气、补任脉、通阴维之龟板止心痛，合入肝搜邪之二甲，相济成功也。

治疫背景　《温病条辨》："下焦温病，热深厥甚，脉细促，心中憺憺大动，甚则心中痛者，三甲复脉汤主之。"

现代应用　现代药理研究表明具有抗肿瘤、抗氧化、降血压，降血糖以及调节免疫功能等作用。临床主要用于治疗心律失常、高血压、血管性痴呆、骨质疏松，也可用于皮肤瘙痒症、围绝经期综合征、面肌抽搐、脑动脉硬化等病症[222]。

## 参 考 文 献

[1] 唐满香. 紫苏葱豉汤加感冒清热颗粒治疗小儿感冒的临床观察[J]. 中医临床研究, 2015, 7（10）：112-113.

[2] 任利. 麻黄汤临床及药理研究近况[J]. 河南中医药学刊, 1996（04）：8-10.

[3] 黄晓洁, 魏刚, 张龙, 等. 麻杏石甘汤的药理作用和临床应用研究进展[J]. 广东药学院学报, 2014, 30（01）：110-114.

[4] 赵广海. 桂枝汤临床应用及其药理学作用[J]. 内蒙古中医药, 2014, 33（01）：83.

[5] 王均宁. 柴胡桂枝汤的药理作用与临床应用研究新进展[J]. 中成药, 2005（03）：89-91.

[6] 康良, 李仲锐, 陈文慧, 袁嘉丽. 加减葳蕤汤对青霉素致小鼠上呼吸道菌群失调的调节作用[J]. 昆明医学院学报, 2009, 30（05）：10-14.

[7] 郝艳新, 王海彤. 加减葳蕤汤临床应用举隅[J]. 北京中医药大学学报, 2000（04）：74.

[8] 李继庭, 梁虹宇, 苏立芬. 加味神术散雾化对FM1感染小鼠NLRP3炎症小体及下游炎症性因子表达的影响[J]. 实用中医药杂志, 2019, 35（10）：1180-1182.

[9] 饶鹏鹏,胡茜茜,张欣,等. 李鲜教授运用神术散临证治验浅析[J]. 中国民族民间医药,2017,26（09）：75-76.

[10] 神术散治伤风,头痛声重[J]. 光明中医,2011,26（06）：1298.

[11] 陈岚,贾波,邓怀涵,等. 基于"逆流挽舟"法探索人参败毒散对溃疡性结肠炎模型大鼠胃肠功能的影响及作用机制[J]. 陕西中医,2019,40（03）：283-286.

[12] 张巧丽,吴桐. 败毒散临床应用体会[J]. 河南中医,2009,29（12）：1227-1228.

[13] 秦汝兰,王丹萍,吕重宁. 升麻葛根汤抗炎镇痛及体外抑菌作用的研究[J]. 通化师范学院学报,2018,39（10）：9-13.

[14] 金航. 升麻葛根汤与西药对麻疹临床疗效的比较[J]. 国外医学. 中医中药分册,1996（05）：23.

[15] 许希华,傅理均. 升麻葛根汤临证举验4则[J]. 江西中医药,2014,45（06）：55-56.

[16] 张奎,陈红英,马瑜. 荆防败毒散药效学研究[J]. 河南中医,2009,29（06）：601-602.

[17] 季旭荣,刘小秋,周玲玲. 荆防败毒散治疗急性病毒性上呼吸道感染[J]. 中国社区医师（医学专业）,2012,14（14）：235.

[18] 窦志强. 荆防败毒散加减治疗甲型H1N1流感8例[J]. 中医药信息,2011,28（01）：67-68.

[19] 梅光桥. 荆防败毒散化裁治疗痄腮的体会[J]. 求医问药（下半月）,2012,10（12）：81.

[20] 朱晓园,陈东平. 荆防败毒散加减治疗水痘38例疗效观察[J]. 浙江中西医结合杂志,2005（04）：258-259.

[21] 何建萍. 银翘散的临床药理[J]. 中国实用医药,2009,4（23）：149-150.

[22] 徐海青,贾妮. 论银翘散现代临床应用[J]. 辽宁中医药大学学报,2020,22（02）：164-167.

[23] 张保国,梁晓夏,刘庆芳. 桑菊饮药效学研究及其现代临床应用[J]. 中成药,2007（12）：1813-1816.

[24] 相胜敏,王健,曹烨民. 牛蒡解肌汤加味对血栓闭塞性脉管炎大鼠凝血功能的影响[J]. 甘肃中医,2009,22（06）：64-65.

[25] 景晓玲. 牛蒡解肌汤联合甲氰咪胍治疗流行性腮腺炎39例[J]. 内蒙古中医药,2013,32（30）：10-11.

[26] 何慈生. 牛蒡解肌汤治疗急性咽炎76例[J]. 中国中医急症,2003（04）：374.

[27] 毕海军. 牛蒡解肌汤治疗颈部急性淋巴结炎30例[J]. 天津中医药,2003（04）：35.

[28] 曹秋梅,许周洁,聂源,等. 浅析小柴胡汤近十年药理研究与临床应用[J]. 亚太传统医药,2017,13（02）：76-77.

[29] 任慧玲. 达原饮对脂多糖诱导的小鼠急性肺损伤的治疗作用[D]. 苏州大学,2016.

[30] 安潇. 新方达原饮抗病毒性发热的实验研究[D]. 山东中医药大学,2002.

[31] 任慧玲,严彪,梁之桃,等. 达原饮解热作用研究及UPLC-Q-TOF/MS分析[J]. 中成药,2015,37（01）：131-137.

[32] 包琳,马健. 达原饮防治传染性疾病展望[J]. 中国中医急症,2010,19（02）：263,287.

[33] 刘光武,罗铭,李明. 新加达原饮治疗小儿沙门氏菌感染的临床观察[J]. 云南中医中药杂志,2019,40（02）：36-38.

[34] 夏津滨. 达原饮治疗病毒性脑炎[N]. 中国中医药报,2017-11-01（005）.

[35] 张伟. 达原饮加减治疗湿热型癌性发热的临床疗效观察[D]. 山东中医药大学,2014.

[36] 孙鹏程. 吴承玉治疗不明原因发热验案1则[J]. 江苏中医药,2016,48（03）：47-48.

[37] 曾萍. 达原饮治疗傍晚后发热47例[J]. 四川中医,2001（02）：35.

[38] 韩雪梅,麻春杰,新燕,等. 从蒿芩清胆汤药效学研究探讨创新性优势作用[J]. 中华中医药学刊,2011,29（01）：81-83.

[39] 许亚培,王秀娟. 蒿芩清胆汤临床应用的研究进展[J]. 黑龙江中医药,2013,42（03）：74-75.

[40] 杜立遥,于蓓蓓,孙丹丹,等. 经方白虎汤药理作用及药效成分研究进展[J]. 北京中医药,2018,37（05）：476-479.

[41] 俞烨晨,王旭. 白虎汤应用研究进展[J]. 山东中医杂志,2018,37（04）：（344-346）,349.

[42] 续畅,钟萌,马效洁,等. 葛根芩连汤的现代研究进展[J]. 吉林中医药,2015,35（06）：629-632.

[43] 张晨蕾. 葛根芩连汤的临床应用[J]. 内蒙古中医药,2017,36（11）：29-30.

[44] 魏江存,陈勇,谢臻,等. 大承气汤的药理作用研究概况[J]. 中国民族民间医药,2017,26（21）：（70-72）,74.

[45] 郭亚芳. 小承气汤药效学研究[C]. 中国商品学会. 中国商品学会第五届全国中药商品学术大会论文集. 中国商品学会：中国商品学会,2017：319-323.

[46] 范敏,李晓波. 调胃承气汤的化学成分及药理作用研究进展[J]. 中国药房,2016,27（31）：4446-4448.

[47] 陈洁. 大承气汤的药理研究与临床应用进展[J]. 山西中医,2000（06）：52-53.

[48] 孟繁甦,郭应军,侯杰,等. 宣白承气汤对脓毒症大鼠肠屏障功能保护的实验研究[J]. 数理医药学杂志,2011,24（02）：151-152.

[49] 王顺华,王久荣,孙维俭,等. 宣白承气汤防治开胸大鼠肺缺血再灌注损伤效果观察[J]. 内蒙古中医药,2018,37（09）：（104-105）,125.

[50] 甘廷俊,王艳. 宣白承气汤加减治疗痰热壅肺型重症肺炎的临床效果观察[J]. 临床合理用药杂志,2019,12（32）：47-48.

[51] 牛逸群,王珏云,李得民,等. 宣白承气汤联合西医常规治疗慢性阻塞性肺疾病急性加重期系统评价[J]. 中国中医药信息杂志,2019,26（10）：85-90.

[52] 罗斌,陈雨燕,邱秀芳,等. 宣白承气汤治疗慢性支气管炎急性发作期患者的临床疗效[J]. 医疗装备,2018,31（18）：124-125.

[53] 任艳玲. 防风通圣散的临床应用及药理研究[J]. 中成药, 1997（04）: 42-43.

[54] 李学文, 刘廷胜. 玉泉散加味治疗 2 型糖尿病 45 例[J]. 实用中医内科杂志, 2007（07）: 73.

[55] 孙钢, 许桂英. 小儿肺炎并发心衰 52 例临床观察[J]. 中国中医急症, 1993（06）:（255-256）, 242.

[56] 朱宗云. 中医对口腔疾病的治疗[J]. 上海中医药杂志, 1981（08）: 6-7.

[57] 宁延尧. 芦根方治验[J]. 湖南中医杂志, 1988（02）: 41.

[58] 方雪琴. 黄连解毒汤药理作用研究进展[J]. 中成药, 2015, 37（10）: 2254-2259.

[59] 唐晓玲, 唐敏. 黄连解毒汤临床研究进展[J]. 实用中西医结合临床, 2010, 10（05）: 90-92.

[60] 姜峰玉, 陈定法, 孙抒. 白头翁的研究现状和临床应用[J]. 医学综述, 2009, 15（24）: 3785-3787.

[61] 杨谦. 凉膈散作用机制的讨论[J]. 内蒙古中医药, 2017, 36（18）: 129-130.

[62] 陈金芝. 凉膈散加减治疗猩红热三例[J]. 中原医刊, 1990（01）: 49-50.

[63] 巴建全. 凉膈散临床应用进展[J]. 江苏中医药, 2019, 51（11）: 86-89.

[64] 李茜. 加味犀角地黄汤对 CIA 模型大鼠关节滑膜组织中 VEGF、VEGFR2 表达的影响[D]. 南京中医药大学, 2010.

[65] 张宇, 梁志锋, 徐象辉. 犀角地黄汤联合西药对脓毒症凝血功能障碍患者临床疗效、凝血指标及预后的影响[J]. 中国医学创新, 2019, 16（16）: 116-119.

[66] 周洁, 毕建朋. 犀角地黄汤加味通过 NF-κB 信号通路对败血症导致的炎症和肺损伤的影响[J]. 中草药, 2019, 50（06）: 1395-1399.

[67] 刘玉让. 犀角地黄汤对过敏性紫癜（血热妄行）患者肾脏保护及血清 C1GALT1/Cosmc 的影响[D]. 河南中医药大学, 2018.

[68] 王跃, 江劲波, 聂甜, 等. 犀角地黄汤对免疫性血小板减少症模型大鼠外周血 CD4+CD25+调节性 T 细胞及 Th17 细胞的影响[J]. 现代中西医结合杂志, 2018, 27（06）: 571-575.

[69] 姜良铎, 李成梧, 李佩珍, 等. 在流行性出血热早期运用凉血散血解毒透邪法初探[J]. 陕西中医, 1982（05）: 14-16.

[70] 杨润田. 犀角地黄汤加减治疗免疫性血小板减少症临床研究[J]. 临床医药文献电子杂志, 2018, 5（96）: 148.

[71] 林苗, 任中杰, 金晓倩, 等. 犀角地黄汤治疗过敏性紫癜性肾炎临床研究[J]. 新中医, 2019, 51（10）: 70-74.

[72] 祝丽超, 毕夏, 张锦. 犀角地黄汤对脓毒症大鼠肝保护作用的影响效果分析[J]. 世界中医药, 2017, 12（08）: 1874-1877.

[73] 吴康君. 犀角地黄汤加味治疗血热型寻常型银屑病的临床研究[J]. 中国社区医师, 2017, 33（20）: 104-105.

[74] 紫草浮萍合剂及三黄石膏汤治疗麻疹 155 例疗效观察[J]. 人民军医, 1959（05）: 379-381.

[75] 周长有. 三黄石膏汤加减治愈红斑性肢痛症[J]. 江苏中医, 1994（12）: 12.

[76] 游振旺. 三黄石膏汤治疗流感高热症[J]. 福建中医药, 1997（01）: 48.

[77] 路广义, 郭洁. 普济消毒饮对化脓性链球菌的体外抑菌作用[J]. 中国中医基础医学杂志, 2014, 20（09）: 1288, 1305.

[78] 张保国, 程铁峰, 刘庆芳. 普济消毒饮药效及临床研究[J]. 中成药, 2010, 32（01）: 117-120.

[79] 闵晓雪, 穆剑强, 莫愁, 等. 普济消毒饮联合青黛散治疗小儿流行性腮腺炎的临床观察[J]. 云南中医中药杂志, 2019, 40（11）: 51-53.

[80] 汪朝振, 张太阳. 普济消毒饮方辨证加减对患者亚急性甲状腺炎（热毒壅盛型）的临床疗效及其对 Hs-CRP 水平改善的影响[J]. 抗感染药学, 2018, 15（09）: 1606-1608.

[81] 王永莉. 普济消毒饮联合西药治疗急性化脓性扁桃体炎临床观察[J]. 陕西中医, 2017, 38（08）: 1100-1101.

[82] 付曼妮, 解翠林, 石年. 阿昔洛韦、普济消毒饮联合三黄洗剂治疗成人水痘疗效观察[J]. 现代中西医结合杂志, 2017, 26（15）: 1688-1690.

[83] 叶甜甜. 丹毒治验 1 则[J]. 湖南中医杂志, 2015, 31（11）: 117-119.

[84] 王燕. 浅析普济消毒饮治疗流感[J]. 中国中医基础医学杂志, 2013, 19（11）: 1267.

[85] 王庆伦, 鲍廷锋, 许军. 清瘟败毒饮的药理作用与临床应用概况[J]. 江西中医学院学报, 1995（04）: 39-40.

[86] 崔利萍, 崔艳花, 刘晓东, 等. 清营汤对病毒性心肌炎小鼠炎性因子水平和 IGF-1 表达的影响[J]. 中西医结合心脑血管病杂志, 2019, 17（22）: 3508-3511.

[87] 尹莹, 顾炜, 芦源. 清营汤加减对急性湿疹大鼠的干预及对大鼠皮肤 TNF-α、IL-4 表达的影响[J]. 上海中医药杂志, 2019, 53（07）: 70-74.

[88] 唐宋琪, 孙涛, 陈云慧, 等. 清营汤联合恩诺沙星干预 S. Typhimurium 复发性感染的 C57BL/6 小鼠模型研究[J]. 成都医学院学报, 2019, 14（02）: 145-148.

[89] 徐向东, 赵珠祥, 赵海霞. 清营汤对内毒素致热家兔的作用及其机制[J]. 中国实验方剂学杂志, 2012, 18（24）: 220-223.

[90] 李汉永. 清营汤抑制多重耐药菌的实验研究[D]. 湖北中医药大学, 2018.

[91] 崔星来, 孙弼纲. 浅谈流行性出血热的中医药治疗[J]. 安徽中医学院学报, 1987（01）: 54-56.

[92] 潘澄濂, 江育仁, 孟宪益, 等. 流行性乙型脑炎证治[J]. 中医杂志, 1987（07）: 7-10.

[93] 隋洪飞, 刘斌, 李超, 等. 清营汤近代临床应用[J]. 内蒙古中医药, 2016, 35（05）: 147-148.

[94] 苗万, 刘亚平. 六神丸的药理研究[J]. 中国药物与临床, 2011, 11（08）: 935-936.

[95] 郑国华, 王桂红. 六神丸的临床应用和药理研究进展[J]. 湖北中医杂志, 1996（04）: 56-57.

[96] 刘文军, 薛燕星, 胡东鹏. 升降散的现代药理机制研究进展[J]. 北京中医药, 2012, 31（12）: 939-943.

[97] 宋琴. 升降散临床应用的研究进展[J]. 临床合理用药杂志, 2019, 12（18）: 176-179.

[98] 陈艳林. 加味竹叶石膏汤抗炎作用机制研究[C]. 中国中西医结合学会风湿类疾病专业委员会. 第十六届中国中西医结合风湿病学术年会论文集. 中国中西医结合学会风湿类疾病专业委员会: 中国中西医结合学会, 2018: 188.

[99] 裴晶, 郑绍琴. 竹叶石膏汤对2型糖尿病模型大鼠降糖降脂及抗氧化作用[J]. 广州中医药大学学报, 2017, 34（05）: 729-733.

[100] 张保国, 刘庆芳. 竹叶石膏汤临床新用[J]. 中成药, 2013, 35（06）: 1296-1299.

[101] 王燕, 赵毅. 大补阴丸对自身免疫病模型小鼠的免疫药理研究[J]. 中药材, 2007（05）: 567-570.

[102] 龙玲, 胡方林, 刘仙菊, 等. 大补阴丸对甲亢大鼠 $FT_3$、$FT_4$、$T_3$、$T_4$、TSH 影响的实验研究[J]. 中国中医药现代远程教育, 2008（09）: 1009-1010.

[103] 秦宇航, 吴云川, 范小涛, 等. 大补阴丸结合推拿治疗骨折不愈合实验研究[J]. 新中医, 2013, 45（08）: 199-201.

[104] 郑磊, 周凯. 大补阴丸的临床应用概况[J]. 江西中医药, 2009, 40（02）: 79-80.

[105] 武晓群, 马健, 易兵, 等. 沙参麦冬汤临床及实验研究进展[J]. 江苏中医药, 2012, 44（03）: 75-76.

[106] 高路. 西地碘含片联合玉女煎对口腔溃疡患者血清 TNF-α、IL-2 及 SOD 水平影响研究[J]. 辽宁中医药大学学报, 2017, 19（04）: 157-159.

[107] 张鸣, 孙必强. 玉女煎加减方对高血糖大鼠的实验研究[J]. 中国实验方剂学杂志, 2008（07）: 54-56.

[108] 郭娟. 加减玉女煎抗甲状腺机能亢进作用的实验研究[C]. 中华中医药学会中药实验药理分会. 中华中医药学会中药实验药理分会第八届学术会议论文摘要汇编. 中华中医药学会中药实验药理分会: 中华中医药学会, 2009: 46-47.

[109] 程艳刚, 荆然, 谭金燕, 等. 玉女煎临床应用及实验研究进展[J]. 辽宁中医药大学学报, 2016, 18（09）: 221-224.

[110] 陈晶, 郭艳, 闫玉洁, 等. 人参白虎汤对1型糖尿病幼鼠血糖及干扰素 γ、白细胞介素 4 的影响[J]. 河北中医, 2017, 39（11）: 1700-1705.

[111] 赵保胜, 高晓燕, 刘洋, 等. 人参白虎汤对2型糖尿病大鼠血糖、血脂及其胰岛素耐量的影响[J]. 中国实验方剂学杂志, 2012, 18（12）: 251-254.

[112] 陈俊. 加减人参白虎汤治疗2型糖尿病的临床研究[D]. 湖北中医学院, 2005.

[113] 葛琳仪. 辨证治疗原因不明高热[J]. 浙江中医学院学报, 1990（05）: 9-11.

[114] 秦国政. 乙型脑炎治疗体会——附35例临床病例分析[J]. 云南中医杂志, 1984（05）: 25-27.

[115] 钱德鑫. 小儿夏季热的辨证施治及临床体会[J]. 广西中医药, 1983（03）:（18-19）, 30.

[116] 万明民, 杜悦, 陈纯考, 等. 芍药汤的临床应用及实验研究进展[J]. 中国中医药现代远程教育, 2018, 16（23）: 154-157.

[117] 顾展旭. 五苓散的药理研究与临床应用进展[J]. 吉林医学, 2010, 31（35）: 6542-6544.

[118] 蔡小蓉, 杨建云, 肖炳坤, 等. 茵陈五苓散的药理及临床研究进展[J]. 中国临床药理学杂志, 2017, 33（09）: 857-860.

[119] 张雄飞. 藿香正气散的药理及临床研究进展[J]. 当代医学（学术版）, 2008（05）: 137-139.

[120] 刘瑶, 邱蔚芬. 平胃散实验研究进展[J]. 中国药物滥用防治杂志, 2012, 18（04）: 225-228.

[121] 刘舒, 秦竹. 平胃散及附子香砂平胃散的临床应用及现代研究进展[J]. 黑龙江中医药, 2016, 45（02）: 78-79.

[122] 显琴, 朱军璇, 杨超, 等. 近10年三仁汤及其类方的研究进展[J]. 中华中医药学刊, 2010, 28（12）: 2499-2500.

[123] 徐春娟, 聂羚. 甘露消毒丹药理研究进展[J]. 光明中医, 2010, 25（09）: 1751-1752.

[124] 万红娇, 朱金华, 贺义舜. 甘露消毒丹的现代临床应用[J]. 江西中医药, 2006（11）: 59-61.

[125] 王雪峰, 韩雪梅, 任存霞. 王氏连朴饮加滑石、黄芩; 茵达H-4味汤对温病湿热模型、炎性反应因子 IL-1β、IL-6、TNF-α 的影响[J]. 世界中医药, 2014, 9（11）: 1524-1527.

[126] 李慧文, 朱明俊, 苏玉洁, 等. 王氏连朴饮加味对肝纤维化小鼠血清 TBA 和肝组织 HYP 影响的研究[J]. 贵阳中医学院学报, 2018, 40（02）: 27-30.

[127] 张鑫, 文小敏, 洪冰, 等. 王氏连朴饮对脾胃湿热证大鼠肾上腺指数及血浆 CRH、ACTH、血清 Cor 的影响[J]. 中药材, 2012, 35（12）: 2010-2012.

[128] 褚璨灿, 师为人, 陈云志, 等. 连朴饮的临床应用与实验研究进展[J]. 中华中医药学刊, 2018, 36（10）: 2478-2480.

[129] 钟艳花, 林重, 钟映芹, 等. 藿朴夏苓汤对 HBZY-1 细胞及 DN 大鼠 NF-κB 炎症通路的影响[J]. 中药新药与临床药理, 2018, 29（04）: 381-386.

[130] 钟艳花, 林重, 钟映芹, 等. 藿朴夏苓汤治疗糖尿病肾病大鼠的实验研究[J]. 广东药科大学学报, 2017, 33（05）: 639-642.

[131] 钟艳花, 张郭慧, 林重, 等. 藿朴夏苓汤对糖尿病肾病大鼠的肾脏保护作用及其机制[J]. 中药新药与临床药理, 2017,

28（05）：617-622.

[132] 何雪萍. 清热祛湿法对温病湿热证大鼠舌和胃组织 AQP-1 表达的影响[D]. 广西医科大学，2013.

[133] 何磊. 藿朴夏苓汤加减治疗消化不良临床效果[J]. 临床医药文献电子杂志，2019，6（87）：174.

[134] 谢梅娟，徐国良，朱翠英，等. 藿朴夏苓汤加减联合四联疗法治疗幽门螺杆菌相关性胃炎脾胃湿热证效果及根除率评价[J]. 中国现代药物应用，2018，12（23）：213-214.

[135] 曹月娇，李志鹏. 藿朴夏苓汤加减治疗登革热合并白细胞减少 16 例疗效观察[J]. 浙江中医杂志，2019，54（05）：331.

[136] 刘发华. 藿朴夏苓汤辨治艾滋病临床应用体会[C]. 中华中医药学会. 中华中医药学会防治艾滋病国际学术研讨会论文集. 中华中医药学会：中华中医药学会防治艾滋病分会，2007：291-292.

[137] 林少真，林燕. 藿朴夏苓汤加减治疗暑湿袭表型感冒疗效观察[J]. 中国卫生标准管理，2016，7（17）：140-141.

[138] 倪旭. 藿朴夏苓汤加减治脾胃湿热型高脂血症的临床疗效评价[D]. 北京中医药大学，2015.

[139] 冷静. 茵陈蒿汤药理作用和临床应用进展[J]. 内蒙古中医药，2016，35（07）：131-133.

[140] 饶健，蔡光先，李丹丹，等. 五积散的临床和药理作用研究进展[J]. 湖南中医药大学学报，2009，29（05）：75-77.

[141] 傅书勤，刘文普，童运科，等. 桃核承气汤在治疗"流行性出血热"中的应用[J]. 国医论坛，1986（02）：25-26.

[142] 张凤瑞，阎琦. 桃核承气汤的临床应用及药理研究近况[J]. 中成药，1993（06）：36-38.

[143] 周胜男，常柏，吴晓明，等. 抵当汤早期干预对 2 型糖尿病大鼠血管内皮细胞凋亡的影响[J]. 中华中医药杂志，2017，32（09）：3985-3988.

[144] 周胜男. 抵当汤早期干预调控 TGF-β/Smads 信号通路、AngⅡ、CTGF 因子对 2 型糖尿病大鼠大血管纤维化的影响[D]. 天津医科大学，2017.

[145] 常柏，李巧芬，李春深，等. 抵当汤早期干预对 2 型糖尿病大鼠血清 IL-4、IL-13 水平及主动脉 TNF-αmRNA 表达的影响[J]. 四川中医，2013，31（03）：48-50.

[146] 高若愚，曲竹秋，常柏. 抵当汤对糖尿病肾病大鼠肾脏 ICAM-1 作用的影响[J]. 中国实验方剂学杂志，2012，18（12）：143-145.

[147] 郭鹏云，郭俊杰. 加减抵当汤对痰瘀型糖尿病患者胰岛素抵抗的影响分析[J]. 光明中医，2017，32（16）：2358-2360.

[148] 王珍，罗爱鄂. 抵当汤加味治疗子宫内膜异位症 80 例[J]. 广西中医药，2009，32（01）：19-20.

[149] 冯群. 抵当汤加味治疗子宫肌瘤[J]. 农技服务，2006（06）：70.

[150] 李和平，王魁亮. 加减抵当汤治疗慢性肾衰竭 80 例[J]. 中国中西医结合肾病杂志，2003（06）：348-349.

[151] 黄机远. 抵当汤治疗中风后轻度认知障碍的临床观察[J]. 世界最新医学信息文摘，2018，18（13）：149，162.

[152] 梁丽嫦，甄雅雯，牟雷，等. 理中汤干预 2 型糖尿病模型大鼠肾脏的变化[J]. 中国组织工程研究，2019，23（27）：4356-4362.

[153] 周晓玲，唐农，余静芳，等. 理中汤对肝硬化大鼠肠道微生态的影响[J]. 辽宁中医杂志，2018，45（07）：1521-1525.

[154] 金永祜. 理中丸（汤）的临床应用及实验研究[J]. 河北中医，1986（04）：45-46.

[155] 白钰，陈永灿. 理中丸临床应用概况[J]. 江苏中医药，2013，45（07）：75-77.

[156] 施旭光，翟理祥，邓淙友，等. 补中益气汤的现代研究进展[J]. 山西中医学院学报，2012，13（03）：152-154.

[157] 匡微，李建军. 补中益气汤临床应用进展[J]. 浙江中医杂志，2009，44（02）：149-151.

[158] 石梅. 当归芍药散的药理及临床应用分析[J]. 智慧健康，2017，3（21）：（17-18），21.

[159] 贺玉琢. 十全大补汤的一般药理作用的研究[J]. 国外医学. 中医中药分册，1995（05）：28.

[160] 邵金莺，张磊，许哲，等. 十全大补汤、杞菊地黄汤和归脾汤的一些药理作用[J]. 中药药理与临床，1990（05）：4-5.

[161] 陈玉春. 十全大补汤刺激机体骨髓造血功能机理的探讨[C]. 中华中医药学会. 全国中医药创新与发展研讨会专辑. 中华中医药学会：《中华中医药杂志》编辑部，2005：179-182.

[162] 王健，孙宏普，韩生先，等. 十全大补汤对结直肠癌术后化疗患者减毒增效及免疫功能的影响[J]. 世界中医药，2017，12（11）：2615-2618.

[163] 白克运. 十全大补汤在结直肠癌治疗中的应用[J]. 山东中医杂志，2018，37（02）：87-90.

[164] 李献良. 十全大补汤联合西药治疗急性上消化道出血后期贫血（气血两虚）随机平行对照研究[J]. 实用中医内科杂志，2018，32（05）：46-49.

[165] 喻长远，彭启丹. 十全大补口服液治疗白细胞减少症 78 例[J]. 时珍国药研究，1995（04）：10-11.

[166] 肖存志. 十全大补汤治疗心肌梗死后心力衰竭的效果及安全性分析[J]. 中国中医药现代远程教育，2019，17（21）：65-66.

[167] 陈若雷. 十全大补汤联合手术治疗创伤性骨折效果观察[J]. 实用医院临床杂志，2019，16（04）：137-139.

[168] 熊山，丁晓晨. 四君子汤化学成分和药理作用研究进展[J]. 山东医学高等专科学校学报，2017，39（05）：371-374.

[169] 吕苑. 四君子汤的药理研究和临床应用[J]. 中医研究，2012，25（01）：76-79.

[170] 林茂堂. 六味地黄丸（汤）药理研究及临床应用新进展[J]. 内蒙古中医药，2017，36（14）：135-136.

[171] 宋愿智，赵薇娅，杨晓莉，等. 六味地黄制剂在临床应用研究中的进展[J]. 陕西中医，2008（09）：1263-1264.

[172] 齐元富. 人参养荣汤的研究进展（续）[J]. 国外医学（中医中药分册），1999（02）：18-19.

[173] 齐元富. 人参养荣汤的研究进展[J]. 国外医学（中医中药分册），1999（01）：16-19.

[174] 汪震，王筠，黄晓华，等. 理阴煎临证心得体会[J]. 中国中医药图书情报杂志，2016，40（04）：（59-60），65.

[175] 柳育泉，梅明俊. 心悸治验[J]. 浙江中医杂志，2008（07）：421.

[176] 朱胜典. 加味理阴煎治疗地中海贫血一例[J]. 福建中医药，1985（01）：42.

[177] 张红玉，杨锋，王波波，等. 五福饮对荷瘤小鼠抑瘤率和免疫调节作用的影响[J]. 中国现代应用药学，2013，30（09）：949-952.

[178] 张红玉，杨锋，王波波，等. 五福饮增强化疗药抗肿瘤作用及保护骨髓造血功能的实验研究[J]. 浙江中医药大学学报，2014，38（06）：682-685.

[179] 王敏龙，卢德赵，叶兴法，等. 五福饮治疗膝骨关节炎大鼠模型实验研究[J]. 浙江中西医结合杂志，2018，28（02）：（90-93），97，80.

[180] 王国庆，朱晓锋. 加味五福饮联合培美曲塞和顺铂治疗晚期肺腺癌20例临床观察[J]. 江苏中医药，2014，46（11）：27-28.

[181] 周幼文. 五福饮内服联合舒膝外重力熏蒸治疗膝骨性关节炎疗效观察[J]. 浙江中医杂志，2019，54（04）：269.

[182] 庞浩，刘祥准. 五福饮对柔道运动员抗疲劳效果的研究[J]. 中医临床研究，2014，6（34）：（1-3），6.

[183] 冯美，张建，王诚喜. 加味五福饮治疗咳嗽变异性哮喘30例临床观察[J]. 湖南中医杂志，2014，30（01）：15-17.

[184] 何丽珍，龙清华，胡慧，等. 基于Wnt/β-catenin信号通路探讨大补元煎促进APP/PS1双转基因阿尔茨海默病小鼠海马神经发生的作用机制[J/OL]. 中国实验方剂学杂志：1-8[2020-02-14]. https：//doi.org/10.13422/j.cnki.syfjx.20200601.

[185] 郑桃云. 元气虚损证动物模型下丘脑—垂体—甲状腺轴的变化及大补元煎作用机制的探讨[D]. 湖北中医药大学，2018.

[186] 陈靖，吴成举. 大补元煎加味对小鼠抗疲劳和耐缺氧的实验研究[J]. 北方药学，2013，10（04）：60-61.

[187] 周小琳. 大补元煎配合心理干预治疗不孕症65例[J]. 中国中医药现代远程教育，2013，11（04）：20-21.

[188] 卢玲玲，吕美. 加味大补元煎治疗肾虚型月经后期42例[J]. 山东中医杂志，2012，31（07）：489-490.

[189] 蔡东红，张后群. 大补元煎治疗老年眩晕症的疗效观察[J]. 中国中医药现代远程教育，2009，7（09）：138.

[190] 莫丹平，黄可贤. 中药大补元煎合优甲乐治疗脾肾阳虚型桥本甲状腺炎甲状腺功能减低30例临床观察[J]. 中医儿科杂志，2016，12（03）：40-43.

[191] 徐宁达，陈浩雄，陈肖，等. 大补元煎加减治疗膝骨性关节炎32例临床观察[J]. 湖南中医杂志，2016，32（05）：101-103.

[192] 曹长峰. 大补元煎治疗早期糖尿病肾病的疗效观察[J]. 中国医药科学，2016，6（05）：（72-74），77.

[193] 何洪兵. 川芎嗪注射液联合大补元煎治疗冠心病心绞痛57例[C]. 中国中西医结合学会急救医学专业委员会、中华医学会急诊医学分会危重病专家委员会. 全国危重病急救医学学术会议论文汇编. 中国中西医结合学会急救医学专业委员会、中华医学会急诊医学分会危重病专家委员会：中国中西医结合学会，2007：263.

[194] 刘妹芹，张世亮. 人参应用概述[J]. 实用中医内科杂志，2016，30（01）：84-85.

[195] 颜彬邑，陈志新，李思会. 独参汤联合西医治疗慢性阻塞性肺疾病急性加重期的临床观察[J/OL]. 中国民间疗法，2020（02）：64-65[2020-02-14]. https：//doi.org/10.19621/j.cnki.11-3555/r.2020.0232.

[196] 张驰，徐莉，徐超，等. 独参汤联合溶栓治疗心肌梗死的疗效及对心肌再灌注和心功能的影响[J]. 亚太传统医药，2019，15（09）：116-118.

[197] 吕德可，林闽，钟婷. 独参汤对脓毒性休克患者血压及液体复苏的影响[J]. 浙江中西医结合杂志，2019，29（04）：307-308.

[198] 高亮. 独参汤对小儿重症病毒性心肌炎的疗效观察[J]. 中国中西医结合儿科学，2016，8（02）：164-166.

[199] 刘杰，胡耀威，王楠，等. 急煎独参汤加减联合西医常规疗法治疗产后大出血的临床观察[J]. 中国中医急症，2016，25（08）：1624-1626.

[200] 李月英. 以独参汤为主综合疗法治疗新生儿硬肿症30例的疗效观察[J]. 广东医学院学报，1994（01）：49.

[201] 崔爱瑛. 安宫牛黄丸的药理及临床研究进展[J]. 中国实验方剂学杂志，2012，18（20）：341-344.

[202] 许俊杰，孟庆棣. 紫雪丹的解热镇静和抗惊厥作用的实验研究[J]. 第一军医大学学报，1985（03）：211-212.

[203] 季汉源，陈文标. 治疗流行性乙型脑炎36例的初步报告[J]. 江苏中医，1965（12）：15-19.

[204] 宋爱军，王东风. 痰热清注射液联合紫雪丹治疗手足口病临床观察[J]. 中国中医急症，2014，23（01）：75，84.

[205] 杨式斋，赖启中，李凌. 治疗夏令麻疹61例小结[J]. 江西中医药，1989（05）：38-39.

[206] 王晓红，杨晔. 小儿至宝丸的研究现状[J]. 中国优生优育，2013，19（02）：116-117.

[207] 张奎，李岩. 神犀丹解热、抗炎作用的实验研究[J]. 河南中医，2009，29（04）：352-353.

[208] 刘欣欣，王耀顷，王上，等. 神犀丹对内毒素休克大鼠多脏器损伤的保护作用[J]. 广州中医药大学学报，2017，34（02）：226-230.

[209] 于为国，陈乃光. 神犀丹为主治疗痛风 102 例[J]. 陕西中医，1997（11）：499.

[210] 赵琨. 中医治疗乙型脑炎四例病案[J]. 上海中医药杂志，1959（06）：17-20.

[211] 流行性脑膜炎兼华佛氏综合征[J]. 福建中医药，1960（05）：27-29.

[212] 孙宝楚. 治疗麻疹的一些体会[J]. 江苏中医，1966（04）：21-22.

[213] 周语平. 温病神犀丹治疗红斑类皮肤病的体会[J]. 甘肃中医学院学报，1996（04）：44-46.

[214] 汪海芹，蔡忠明. 大定风珠治疗帕金森病 40 例临床观察[J]. 世界最新医学信息文摘，2019，19（26）：155，160.

[215] 师汝华. 芍药甘草汤配合大定风珠加减治疗中风偏瘫痉挛的临床疗效观察[J]. 临床医药文献电子杂志，2018，5（11）：155-156+158.

[216] 刘守杰. 中西医结合治疗甲状腺功能亢进症疗效观察[J]. 实用中医药杂志，2012，28（02）：126-127.

[217] 杨珂. 大定风珠加减治疗肢体震颤举隅[J]. 河南中医学院学报，2008（06）：62-63.

[218] 王小锋，侯宝峰. 大定风珠治疗高热 1 例体会[J]. 光明中医，2013，28（11）：2381-2382.

[219] 牟欣，沈烈行，吴丽敏. 参附汤药理与临床应用研究进展[J]. 中医药信息，2003（05）：24-25.

[220] 杨宏梅，王燕燕. 四逆汤的药理作用及其机制研究进展[J]. 医药导报，2014，33（10）：1348-1352.

[221] 庄灿，孙云广. 四逆汤临床应用研究进展[J]. 光明中医，2019，34（03）：491-494.

[222] 李延，袁鑫. 三甲复脉汤药理和应用研究概况[J]. 山东中医杂志，2019，38（04）：390-393.

# 附篇 中医疫病纪年表

## 一、春秋战国时期

公元前 674 年，惠王三年，丁未年，齐国传染病流行，摘自《公羊传》庄二十年。

公元前 655 年，惠王二十二年，丙寅年，赵国大疫流行，摘自《史记·赵世家》。

公元前 544 年，景王元年，丁巳年，真霍乱流行，摘自《公羊义疏》引《考异邮》。

公元前 369 年，烈王七年，壬子年，秦国大疫，摘自《史记·六国年表》。

公元前 243 年，秦始皇嬴政四年，戊午年，天下疫，摘自《史记·秦始皇本纪》。

## 二、秦 汉 时 期

公元前 181 年，汉高后七年，庚申年，南粤暑湿大疫，摘自《汉书·南粤传》。

公元前 142 年，汉后元二年，己亥年，十月，衡山国、河东郡、云中郡民疫，摘自《史记·孝景本纪》。

公元前 64 年，汉元康二年，丁巳年，因疾疫之灾，宣帝教令免收今年租赋，摘自《汉书·宣帝纪》。

2 年，汉元始二年，壬戌年，设置医院专收患疫病者，摘自《汉书·平帝纪》。

11 年，新王莽始建国三年，辛未年，大疾疫，死者过半，摘自《后汉书·刘玄传》。

16 年，新王莽天奉三年，丙子年，二月大疫，冯茂在句町，士卒死于疾疫者十有六七，摘自《后汉书·王莽传》。

22 年，新王莽地皇三年，壬午年，大疾疫，死者且半，摘自《汉书·刘吉传》。

25 年，建武元年，乙酉年，疾疫流行，摘自《后汉书·李善传》。

37 年，建武十三年，丁酉年，扬、徐部大疾疫，会稽江左甚，摘自《后汉书·五行志》。

38 年，建武十四年，戊戌年，会稽因大疫而死者万数，摘自《后汉书·钟离意传》。

44 年，建武二十年，甲辰年，马援在交趾，军吏经瘴疫死者十之四五，摘自《后汉书·马援传》。

49 年，建武二十五年，己酉年，武陵五溪大疫，人多死，摘自《后汉书·马援传》。

50 年，建武二十六年，庚戌年，郡国七，大疫，摘自《后汉书·五行志》。

89 年，永元四年，壬辰年，时有疾疫，摘自《后汉书·曹褒传》。

110 年，永初四年，庚戌年，六州大蝗，疫气流行，摘自《后汉书·杨厚传》。

119 年，元初六年，己未年，四月，会稽大疫，摘自《后汉书·孝安帝纪》。

124 年，延光三年，甲子年，九月，京师大疫，摘自《后汉书·顺冲质帝纪》。

125 年，延光四年，乙丑年，冬，京师大疫，摘自《后汉书·安帝纪》。

129 年，永建四年，己巳年，六州大蝗，疫气流行，摘自《后汉书·杨厚传》。

151 年，元嘉元年，辛卯年，春正月，京师大疫；二月，九江、庐江大疫，摘自《后汉书·桓帝纪》。

161 年，延熹四年，辛丑年，正月，大疫，摘自《后汉书·五行志》。

162 年，延熹五年，壬寅年，皇甫规在陇右，军中大疫，死者十有三四，规亲入庵庐巡视，摘自《后汉书·皇甫规传》。

169 年，建宁二年，己酉年，疫气流行，死者极众，摘自《备急千金要方·伤寒》。

171 年，建宁四年，辛亥年，三月，大疫，使中谒者巡行，至医药，摘自《后汉书·灵帝纪》。

173 年，熹平二年，癸丑年，春正月，大疫，使使者巡行，至医药，摘自《后汉书·灵帝纪》。

179 年，光和二年，己未年，春大疫，使常侍中谒者巡行，至医药，摘自《后汉书·灵帝纪》。

182 年，光和五年，壬戌年，二月，大疫，摘自《后汉书·五行志》。

185 年，中平二年，乙丑年，春正月，大疫，摘自《后汉书·五行志》。

196 年，建安元年，丙子年，南阳自此连年疾疫，不到十年之间，张仲景宗族两百余口，死者竟达三分之二，摘自《伤寒杂病论·序》。

208 年，建安十三年，戊子年，十二月，大疫，魏军吏士多死，摘自《三国志·魏志·武帝纪》。

215 年，建安二十年，乙未年，吴疾疫，摘自《三国志·吴志·甘宁传》。

217 年，建安二十二年，丁酉年，大疫，曹植作《说疫气》以描绘当时惨景，摘自《后汉书·献帝纪》、丁晏《曾集诠评》。

219 年，建安二十四年，己亥年，吴大疫，尽除荆州民祖税，摘自《三国志·吴志·孙权传》。

# 三、三 国 时 期

222 年，黄初三年，壬寅年，大疫，诏敕尚引诸军还，摘自《三国志·魏志·夏候尚传》。

223 年，黄初四年，癸卯年，三月，宛许大疫，死者万数，摘自《三国会要》《宋书·五行志》。

234 年，青龙二年，甲寅年，夏四月，大疫，摘自《三国志·魏志·明帝纪》。

235 年，青龙三年，乙卯年，春正月，京都大疫，摘自《三国志·魏志·明帝纪》。

242 年，正始三年，壬戌年，吴大疫，摘自《三国会要》。

252 年，太元二年，壬申年，夏四月，围新城，大疫，兵卒死者大半，摘自《三国志·吴志·孙亮传》。

253 年，嘉平五年，癸酉年，四月，新城大疫，死者大半，摘自《宋书·五行志》。

255 年，正元二年，乙亥年，吴大疫，摘自《三国会要》。

# 四、西 晋 时 期

269 年，泰始五年，己丑年，大疫，摘自《疫症集说》。

273 年，泰始九年，癸巳年，吴疫，三年内仅京都死者竟达十万，摘自《宋书·五行志》。

274 年，泰始十年，甲午年，大疫，吴土亦同，摘自《象书·五行志》。

275 年，咸宁元年，乙未年，十一月，大疫，京都死者十万人，摘自《宋书·五行志》。

282 年，太康三年，壬寅年，春，疫，摘自《宋书·五行志》。

291 年，元康元年，辛亥年，七月，雍州大旱，殒霜，疾疫，摘自《宋书·五行志》。

292 年，元康二年，壬子年，十一月，大疫，摘自《宋书·五行志》。

296 年，元康六年，丙辰年，关中大疫，摘自《晋书·惠帝纪》。

297 年，元康七年，丁巳年，七月，秦雍二州大旱，疾疫，摘自《宋书·五行志》。

300 年，永康元年，庚申年，秦雍二州疾疫，摘自《宋书·五行志》。

310 年，永嘉四年，庚午年，五月，秦雍二州饥疫，至秋，摘自《宋书·五行志》。

312 年，永嘉六年，壬申年，大疫，摘自《宋书·五行志》。

## 五、东晋时期

317 年，建武元年，丁丑年，天行发斑疮流行，摘自《外台秘要》。

322 年，永昌元年，壬午年，十一月，大疫，死者十有二三，河朔亦同，摘自《宋书·五行志》。

330 年，咸和五年，庚寅年，五月，大饥且疫，摘自《宋书·五行志》。

353 年，永和九年，癸丑年，五月，大疫，摘自《宋书·五行志》。

356 年，永和十二年，丙辰年，鉴于疾疫流行，朝廷规定，朝臣有时疾，染易三人以上者，身虽无疾，也要隔离百日，摘自《晋书·王彪之传》。

369 年，太和四年，己巳年，冬，大疫，摘自《宋书·五行志》。

375 年，宁康三年，乙亥年，冬，大疫，摘自《疫症集说》。

376 年，太元元年，丙子年，冬，大疫，延至明年五月，多绝户者，摘自《宋书·五行志》。

380 年，太元五年，庚辰年，五月，自冬大疫，至于此夏，多绝户者，摘自《宋书·五行志》。

397 年，隆安元年，丁酉年，八月，北魏大疫，人与马牛死者十有五六，摘自《北史·魏本纪》。

405 年，义熙元年，乙巳年，十月，大疫，发赤斑乃愈，摘自《宋书·五行志》。

411 年，义熙七年，辛亥年，春，大疫，摘自《宋书·五行志》。

## 六、南北朝时期

423 年，宋景平元年，癸亥年，魏，士众大疫，死者十有二三，摘自《北史·魏本纪》。

427 年，宋元嘉四年，丁卯年，五月，京都疾疫，摘自《宋书·文帝纪》。

447 年，宋元嘉二十四年，丁亥年，六月，京邑疫疠，摘自《宋书·文帝纪》。

451 年，宋元嘉二十八年，辛卯年，都下疾疫，摘自《南史·宋文帝本纪》。

457 年，宋大明元年，丁酉年，四月，京邑疾疫，摘自《宋书·武帝纪》。

459 年，宋大明三年，己亥年，会军大疫乃还，摘自《魏书·天象志》。

460 年，宋大明四年，庚子年，四月，都邑疫疠，摘自《宋书·文帝纪》。

466 年，魏和平元年，丙午年，九月，诸军济河追之，遇瘴气多有疫疾，乃引军还，摘自《魏书·高帝纪》。

468 年，魏皇兴二年，戊申年，十月，豫州疫，民死十四五万，摘自《魏书·灵徵志》。

495 年，齐建武二年，乙亥年，剡县发现母子俱得之赤斑病（天花的最初称谓），摘自《南齐书·武帝纪》。

503 年，梁天监二年，癸未年，是夏多疾疫，摘自《梁书·武帝纪》。

504 年，梁天监三年，甲申年，是岁多疾疫，摘自《梁书·武帝纪》。

510 年，魏永平三年，庚寅年，四月，平阳郡的禽昌和襄陵二县大疫，死二千七百三十人，摘自《魏书·世宗宣武帝纪》。

529 年，梁中大通元年，己酉年，六月，都下疫甚，摘自《南史·梁本纪》。

547 年，梁太清元年，丁卯年，旱疫两年，扬、徐、兖、豫尤甚，摘自《南北史补志·五行志》。

565 年，北齐天统元年，乙酉年，十二月，汤南大疫，摘自《北齐书·后主纪》。

# 七、隋唐时期

598 年，隋开皇十八年，戊午年，九月，汉王谅师遇疾疫而旋，死者十八九，摘自《隋书·高帝纪》。

612 年，隋大业八年，壬申年，大旱疫，人多死，山东尤甚，摘自《北史·隋本纪》。

636 年，唐贞观十年，丙申年，关内，河东大疫，摘自《新唐书·五行志》。

641 年，唐贞观十五年，辛丑年，三月，泽州疫，摘自《新唐书·五行志》。

642 年，唐贞观十六年，壬寅年，夏，谷泾徐戴虢五州疫，摘自《新唐书·五行志》。

643 年，唐贞观十七年，癸卯年，夏，潭濠庐三州疫，摘自《新唐书·五行志》。

644 年，唐贞观十八年，甲辰年，庐濠巴善郴五州疫，摘自《新唐书·五行志》。

648 年，唐贞观二十二年，戊申年，卿州大疫，摘自《新唐书·五行志》。

655 年，唐永徽六年，乙卯年，三月，楚州大疫，摘自《新唐书·五行志》。

682 年，唐永淳元年，壬午年，加以疾疫，自陕至洛，死者不可胜数。死者枕籍于路，摘自《旧唐书·五行志》《旧唐书·高宗纪》。

687 年，唐垂拱三年，丁亥年，是春自京师至山东疾疫，民死者众，摘自《旧唐书·中宗纪》。

707 年，唐景龙元年，丁未年，夏，自京师至山东、河北疫死者千数，摘自《新唐书·五行志》。

762 年，唐宝应元年，壬寅年，江东大疫，死者过半，摘自《新唐书·五行志》。

763 年，唐广德元年，癸卯年，江东大疫，死者过半，摘自《旧唐书·代宗纪》。

789 年，唐贞元五年，己巳年，是夏淮南浙东西福建等道旱，井泉多涸，人渴乏，疫死者众，摘自《旧唐书·德宗纪》。

790 年，唐贞元六年，庚午年，夏，淮南、浙西、福建道疫，摘自《新唐书·五行志》。

806 年，唐元和元年，丙戌年，夏，浙东大疫，死者大半，摘自《新唐书·五行志》。

832 年，唐大和六年，壬子年，春，自剑南至浙西大疫；五月，给民疫死者棺，摘自《新唐书·五行志》《新唐书·文宗纪》。

840 年，唐开成五年，庚申年，夏，福建台明四州疫，摘自《新唐书·五行志》。

869 年，唐咸通十年，己丑年，宣、歙、两浙疫，摘自《新唐书·五行志》。

880 年，唐广明元年，庚子年，春末，贼在信州疫疠，其徒多丧。赋众疫疡，摘自《旧唐书·僖宗纪》。

891 年，唐大顺二年，辛亥年，春，淮南大饥，军中疫疠，死者十三四，摘自《旧唐书·昭宗纪》。

# 八、宋金元时期

963 年，宋乾德元年，癸亥年，湖南疫，赐行营将枝药，摘自《宋史·太祖纪》。

992 年，宋淳化三年，壬辰年，六月，京师大热，疫死者众，摘自《宋史·五行志》。

994 年，宋淳化五年，甲午年，六月，京师疫，遣太医和药救之，摘自《宋史·五行志》。

996 年，宋至道二年，丙申年，江南频年多疾疫，摘自《宋史·五行志》。

1000 年，宋咸平三年，庚子年，江南频年旱歉，多疾疫，摘自《文献通考·物异》。

1003 年，宋咸平六年，癸卯年，五月，京城疫，分遣内臣赐药，摘自《宋史·真宗纪》。

1010 年，宋大中祥符三年，庚戌年，三月，陕西民疫，遣使蛮药赐之，摘自《宋史·真宗纪》。

1019 年，辽开泰八年，己未年，燕地饥疫，民多流殍，摘自《辽史·杨佶传》。

1023 年，宋天圣元年，癸亥年，五月，行都疫，摘自《宋史·五行志》。

1027 年，宋天圣五年，丁卯年，夏秋大暑，毒气中人，摘自《宋史·五行志》。

1033 年，宋明道二年，癸酉年，南方大旱，因饥成疫，死者十有二三，摘自《文献通考·物异》。

1036 年，宋景祐三年，丙子年，广南兵苦瘴毒，为置医药，摘自《宋史·仁宗纪》。

1046 年，宋庆历六年，丙戌年，官军久戍南方，夏秋之交，瘴疠为虐，其令太医定方和药，遣使给之，摘自《宋史·蛮夷传》。

1049 年，宋皇祐元年，己丑年，二月，以河北疫，遣使颁药，摘自《宋史·仁宗纪》。

1054 年，宋至和元年，甲午年，春，碎通天犀和药以疗民疫，摘自《宋史·仁宗纪》。

1060 年，宋嘉祐五年，庚子年，五月，京师民疫，选医给药以疗之，摘自《宋史·仁宗纪》。

1075 年，宋熙宁八年，乙卯年，南方大疫。两浙贫富皆病，摘自《梦溪笔谈·神奇》。

1078 年，宋元丰元年，戊午年，邕州疫疠，摘自《宋会要辑稿·瑞异》。

1094 年，宋绍圣元年，甲戌年，京师疾疫，太医局熟药所派遣医官至病家诊视，给散汤药，摘自《宋会要辑稿·职官》。

1109 年，宋大观三年，己丑年，江东疫，摘自《宋史·五行志》。

1113 年，宋政和三年，癸巳年，江东旱疫，摘自《文献通考·物异》。

1127 年，南宋建炎元年，丁未年，三月，金人围汴京，城中疫死者几半，摘自《宋史·五行志》。

1129 年，南宋建炎三年，己酉年，虏骑破淮，疫疠大作，摘自《伤寒九十论·风温》。

1131 年，南宋绍兴元年，辛亥年，六月，浙西大疫，平江府以北，流尸无算。秋冬绍兴府连年大疫，官募人能服粥药之劳者，活及百人者度为僧，摘自《宋史·五行志》。

1132 年，南宋绍兴二年，壬子年，春，涪州疫，死数千人，会稽时行痢疾，摘自《宋史·五行志》《续名医类案·痢类》。

1133 年，南宋绍兴三年，癸丑年，二月，永州疫，资荣二州大疫，摘自《宋史·五行志》。

1136 年，南宋绍兴六年，丙辰年，四川疫，摘自《宋史·五行志》。

1138 年，南宋绍兴八年，戊午年，岭北、太原、燕蓟鼠疫流行，摘自《普济方·肿毒类》。

1139 年，南宋绍兴九年，己未年，京师大疫，汗下皆死，服五苓散可愈，摘自《三因极一病证方论》。

1146 年，南宋绍兴十六年，丙寅年，夏，行都疫，摘自《宋史·五行志》。

1148 年，南宋绍兴十八年，戊辰年，（常州）疫大作，衡单骑命医药自随，遍间疾苦，动者甚众，摘自《宋史·叶衡传》。

1149 年，南宋绍兴十九年，己巳年，金，大疫，广平尤甚，摘自《金史·李庆嗣传》。

1151 年，金天德元年，辛未年，暑月，工役多疾疫，诏发燕京五百里内医者使治疗，官给药物，全活多者与官，其次给赏，摘自《金史·张浩传》。

1156 年，南宋绍兴二十六年，丙子年，夏，行都大疫，高宗出柴胡制药，活者甚众，摘自《宋史·五行志》。

1161 年，金正隆六年，辛巳年，诸道工匠至京师，疫死者不可胜数，天下骚然，摘自《金史·完颜匡传》。

1164 年，南宋隆兴二年，甲申年，冬淮甸流民二三十万，避乱江南，结草舍遍山谷，暴露冻馁，疫死者半，仅有还者亦死。是岁浙之铠饥民疫者尤众，摘自《宋史·五行志》。

1165 年，南宋乾道元年，丁酉年，行都及绍兴府饥民大疫，浙东西亦如之，摘自《宋史·五行志》。

1170 年，南宋乾道六年，庚寅年，春，民以冬燠疫作，摘自《宋史·五行志》。

1172 年，南宋乾道八年，壬辰年，夏，行都民疫，及秋未息；江西饥，民大疫；隆兴府民疫，遭水患多死，摘自《宋史·五行志》。

1176 年，南宋淳熙三年，丙申年，鼻闻臭秽，能致温疫传染，已为当时注意，摘自《医经正本书》。

1177 年，南宋淳熙四年，丁酉年，真州大疫，摘自《宋史·五行志》。

1181 年，南宋淳熙八年，辛丑年，行都大疫，禁旅多死。宁国府民疫，死者尤众，摘自《宋史·五行志》。

1187 年，南宋淳熙十四年，丁未年，春，都民禁旅大疫，浙西郡国亦疫，摘自《宋史·五行志》。

1189 年，南宋淳熙十六年，己酉年，潭州疫，摘自《宋史·五行志》。

1191 年，南宋绍熙二年，辛亥年，涪州疫，死数千人，摘自《宋史·五行志》。

1192 年，南宋绍熙三年，壬子年，资荣二州疫，摘自《宋史·五行志》。

1195 年，南宋庆元元年，乙卯年，四月，临安大疫，出内帑钱为贫民医，药棺敛费及赐诸军疫死者家，摘自《宋史·宁宗纪》。

1196 年，南宋庆元二年，丙辰年，五月，行都疫，摘自《宋史·五行志》。

1197 年，南宋庆元三年，丁巳年，三月，行都及淮浙郡县疫，摘自《宋史·五行志》。

1199 年，南宋庆元五年，己未年，久雨，民疫，摘自《续资治通鉴》。

1202 年，金泰和二年，辛酉年，四月，民多疫疠，摘自《普济方·时气疫疠门》。

1203 年，南宋嘉泰三年，癸亥年，五月，行都疫，摘自《宋史·五行志》。

1208 年，南宋嘉定元年，戊辰年，夏，淮甸大疫，官募掩骼及二百人者度为僧。是岁浙民亦疫，摘自《宋史·五行志》。

1209 年，南宋嘉定二年，己巳年，夏，都民疫，死去甚众，淮民流江南者，饥与暑并，多疫死，摘自《宋史·五行志》。

1210 年，南宋嘉定三年，庚午年，四月，都民多疫死，摘自《宋史·五行志》。

1211 年，南宋嘉定四年，辛未年，三月，亦如之（指嘉定三年），摘自《宋史·五行志》。

1213 年，金贞祐元年，癸酉年，元兵围汴，加以大疫，汴城之民死者百余万，摘自《金史·宣宗皇后传》。

1222 年，南宋嘉定十五年，壬午年，赣州疫，摘自《宋史·五行志》。

1223 年，南宋嘉定十六年，癸未年，永道二州疫，摘自《宋史·五行志》。

1226 年，南宋宝庆二年，丙戌年，元，下灵武，既而军中病疫，服大黄辄愈，摘自《续名医类案·疫门》。

1231 年，南宋绍定四年，辛卯年，姑苏春疫，吴渊设济民药局，摘自《苏州县志》。

1232 年，金天兴元年，壬辰年，汴京大疫，凡五十日，诸门出死者九十余万人，摘自《金史·哀宗上本纪》。

1237 年，南宋嘉熙元年，丁酉年，怀州大疫，士卒多病，摘自《新元史·纯只海传》。

1258 年，南宋宝佑六年，戊午年，饥疫，摘自《续文献通考·物异》。

1271 年，元至元八年，辛未年，侵宋播州士卒，遇炎瘴多病，摘自《新元史·兀良合台传》。

1274 年，元至元十一年，甲戌年，（江陵）城中疾疫，诸军疾疫已十四五，摘自《新元史·贾居贞传》《新元史·郝经传》。

1275 年，南宋德佑元年，乙亥年，六月，四城迁徙，流民患疫而死者，不可胜计，天宁寺死者尤多，疫疠大作，服大黄者生，摘自《宋史·五行志》《宋史·刘黻传》。

1276 年，南宋德佑二年，丙子年，数月间城中疫气熏蒸，人之病死者，不可以数计，摘自《宋史·五行志》。

1277 年，元至元十四年，丁丑年，江南大疫，摘自《新元史·徐师颜传》。

1278 年，元至元十五年，戊寅年，河南大疫，摘自《新元史·史铁哥术传》。

1297 年，元大德元年，丁酉年，八月，真定、顺德、河间旱疫；河间之乐寿、交河疫死六千五百余人。十二月，般阳路饥疫，兵多死于瘴疠，摘自《元史·成宗本纪》《新元史·史耀传》。

1304 年，元大德八年，甲辰年，六月，乌撒、乌蒙、益州、芒都、东川等路饥疫，摘自《续文献通考·物异》。

1308 年，元至大元年，戊申年，春，绍兴、庆元、台州疫死者二万六千余人，摘自《元史·五行志》。

1313 年，元皇庆二年，癸丑年，冬，京师大疫，摘自《元史·五行志》。

1321 年，元至治元年，辛酉年，京师疫，摘自《元史·英宗本纪》。

1322 年，元至治二年，壬戌年，恩州水，民饥疫，十一月，岷州旱疫，摘自《元史·英宗本纪》《续文献通考·物异》。

1323 年，元至治三年，癸亥年，春，岷州疫，摘自《续文献通考·物异》。

1325 年，元泰定二年，乙丑年，岷州春疫，摘自《元史·泰定帝本纪》。

1329 年，元天历二年，己巳年，集庆河南府路旱疫，摘自《元史·文宗本纪》。

1330 年，元至顺元年，庚午年，八月，河南府路新安沔池等十五驿饥疫，摘自《元史·文宗本纪》。

1331 年，元至顺二年，辛未年，疫。死者十九，摘自《元史·文宗本纪》。

1332 年，元至顺三年，壬申年，宜山县饥疫，死者众，摘自《元史·文宗本纪》。

1334 年，元元统二年，甲戌年，杭州、镇江、嘉兴、常州、松江、江阴水旱疾疫，摘自《元史·顺帝本纪》。

1344 年，元至正四年，甲申年，福州、邵武、延平、汀州四郡夏秋大疫，摘自《元史·五行志》。

1345 年，元至正五年，乙酉年，春夏，济南大疫，摘自《元史·五行志》。

1352 年，元至正十二年，壬辰年，正月，翼宁、保州、德州大疫；夏，龙兴大疫，摘自《元史·五行志》。

1353 年，元至正十三年，癸巳年，黄州、饶州大疫；十二月，大同路大疫，摘自《元史·五行志》。

1354 年，元至正十四年，甲午年，夏四月，江西、湖广大饥，民疫疠者甚众；京师大疫，加以疫疠，民有父子相食者，摘自《元史·顺帝本纪》。

1356 年，元至正十六年，丙申年，春，河南大疫，摘自《元史·五行志》。

1357 年，元至正十七年，丁酉年，六月，莒州、蒙阴县大疫，摘自《元史·五行志》。

1358 年，元至正十八年，戊戌年，夏，汾州大疫，京师大饥疫，摘自《元史·五行志》《元史·朴不花传》。

1359 年，元至正十九年，己亥年，春夏，郿州并原县，莒州沂水、日照二县及广东南雄路大疫，摘自《元史·五行志》。

1360 年，元至正二十年，庚子年，夏，绍兴山阴、会稽二县大疫，摘自《元史·五行志》。

1362 年，元至正二十二年，壬寅年，山阴、会稽又大疫，摘自《元史·五行志》[1]。

# 九、明清时期

1408 年，明永乐六年，戊子年，正月，江西建昌、抚州，福建建宁、邵武，自去年至是月，疫死者七万八千四百余人，摘自《明史·五行志》。

1410 年，明永乐八年，庚寅年，登州、临海诸州县自正月至六月，疫死者六千余人，摘自《明史·五行志》。

1411 年，明永乐九年，辛卯年，七月，河南、陕西疫，摘自《明史·五行志》。

1413 年，明永乐十一年，癸巳年，六月，湖州三县疫；七月，宁波五县疫；邵武大疫，绝死者万二千户，摘自《明史·五行志》。

1444 年，明正统九年，甲子年，冬，绍兴、宁波、台州瘟疫大作；及明年死者三万余人，摘自《明史·五行志》。

1453 年，明景泰四年，癸酉年，冬，建昌、武昌、汉阳疫，摘自《明史·五行志》。

1455 年，明景泰六年，乙亥年，四月，西安平凉疫，摘自《明史·五行志》。

1456 年，明景泰七年，丙子年，五月，桂林疫，死者二万余人，摘自《明史·五行志》。

1461 年，明天顺五年，辛巳年，四月，陕西疫，摘自《明史·五行志》。

1475 年，明成化十一年，乙未年，八月，福建大疫，延及江西，死者无算，摘自《明史·五行志》。

1485 年，明成化二十一年，乙巳年，新野疫疠大作，死者无虚日，摘自《名医类案·瘟疫》。

1493 年，明弘治六年，癸丑年，吴中大疫，常熟尤甚，多阖门死，摘自《都公谭纂》。

1503 年，明弘治十六年，癸亥年，五月，云南景东大疫，摘自《通鉴辑览》。

1506 年，明正德元年，丙寅年，六月，湖广、平溪、清凉、镇远、偏桥、四卫大疫，死者甚众，靖州诸处自七月至十二月大疫，建宁、邵武自八月始亦大疫，摘自《明史·五行志》。

1511 年，明正德六年，辛未年，福宁州大疫，摘自《古今图书集成·医部全录·医术名流列传》。

1517 年，明正德十二年，丁丑年，十月，泉州大疫，摘自《明史·五行志》。

1522 年，明嘉靖元年，壬午年，二月，陕西大疫，摘自《明史·五行志》。

1523 年，明嘉靖二年，癸未年，七月，南京大疫，军民死者甚众，摘自《明史·五行志》。

1525 年，明嘉靖四年，乙酉年，九月，山东疫，死者四千一百二十八人，摘自《明史·五行志》。

1530 年，明嘉靖九年，庚寅年，痘灾盛行，死者过半，摘自《痘症理辨·序》。

1534 年，明嘉靖十三年，甲午年，春，痘毒流行，死者十有八九，摘自《疫症集说》。

1542 年，明嘉靖二十一年，壬寅年，夏，疫，摘自《明会要·职官》。

1554 年，明嘉靖三十三年，甲寅年，四月，都城内外大疫，倭变，客兵多病疫，摘自《明史·五行志》《古今图书集成·医部全录·医术名流列传》。

1559 年，明嘉靖三十八年，己未年，常山有倭寇，军中大疫，摘自《古今图书集成·医部全录·医术名流列传》。

1565 年，明嘉靖四十四年，乙丑年，京师饥且疫，摘自《明史·五行志》。

1573 年，明万历元年，癸酉年，浙大疫，摘自《古今图书集成·医部全录·医术名流列传》。

1582 年，明万历十年，壬午年，四月，京师疫，霸州、文安、大城、保安，患大头瘟症，死者枕籍，摘自《明史·五行志》《顺天府志·祥异》。

1586 年，明万历十四年，丙戌年，大梁瘟疫大作，甚至灭门，摘自《万病回春》。

1587 年，明万历十五年，丁亥年，五月，京师疫，摘自《明史·五行志》。

1588 年，明万历十六年，戊子年，五月，山东、陕西、山西、浙江俱大旱疫，摘自《明史·五行志》。

1589 年，明万历十七年，己丑年，时疫盛行，摘自《伤暑全书·疫证治案》。

1595 年，明万历二十三年，乙未年，海虞疫疠大作，摘自《仲景全书·序》。

1622 年，明天启二年，壬戌年，（时行疫痢）夏末秋初，沿门阖境患此，病势极为危迫，摘自《先醒斋笔记·痢门》。

1633 年，明崇祯六年，癸酉年，旌德县疫，摘自《古今图书集成·医部全录·医术名流列传》。

1639 年，明崇祯十二年，己卯年，上元大疫，摘自《古今图书集成·医部全录·医术名流列传》。

1640 年，明崇祯十三年，庚辰年，合肥大疫，摘自《古今图书集成·医部全录·医术名流列传》。

1641 年，明崇祯十四年，辛巳年，山东、浙省、南北两直，疫气流行，阖门传染，合肥大疫，摘自

《温疫论·自序》《古今图书集成·医部全录·医术名流列传》。

1642 年，明崇祯十五年，壬午年，时疫盛行，道相藉，摘自《伤暑全书·疫证治案》。

1643 年，明崇祯十六年，癸未年，京师大疫，传染甚剧，自二月至九月止，摘自《明史·五行志》。

1644 年，清顺治元年，甲申年，怀来、龙门、宣化大疫，摘自《清史稿·灾异志》。

1646 年，清顺治三年，丙戌年，蜀，瘟疫流行，有大头瘟、马眼睛瘟、马蹄瘟，摘自《疫症集说》。

1652 年，清顺治九年，壬辰年，万全大疫，摘自《清史稿·灾异志》。

1656 年，清顺治十三年，丙申年，西宁大疫，摘自《清史稿·灾异志》。

1662 年，清康熙元年，壬寅年，五月，钦州大疫，余姚大疫，摘自《清史稿·灾异志》。

1668 年，清康熙七年，戊申年，七月，内邱大疫，摘自《清史稿·灾异志》。

1670 年，清康熙九年，庚戌年，正月，灵州大疫，摘自《清史稿·灾异志》。

1673 年，清康熙十二年，癸丑年，夏，新城大疫，摘自《清史稿·灾异志》。

1677 年，清康熙十六年，丁巳年，五月，上海大疫；六月，育浦大疫；七月，商州大疫，摘自《清史稿·灾异志》。

1678 年，清康熙十七年，戊午年，苏州时疫盛行，摘自《清史稿·灾异志》。

1680 年，清康熙十九年，庚申年，正月，苏州大疫，溧水疫；八月，青浦大疫，摘自《清史稿·灾异志》。

1681 年，清康熙二十年，辛酉年，晋宁疫，人牛多毙；曲阳大疫，余姚痘疫盛行，摘自《清史稿·灾异志》《学箕初稿·天花仁术序》。

1682 年，清康熙二十一年，壬戌年，五月，榆次疫，摘自《清史稿·灾异志》。

1683 年，清康熙二十二年，癸亥年，春，宜城大疫，摘自《清史稿·灾异志》。

1692 年，清康熙三十一年，壬申年，三月，郧阳大疫；五月，房县、广宗大疫；六月，富平疫，同官、陕西、凤阳大疫，静宁疫，摘自《清史稿·灾异志》。

1693 年，清康熙三十二年，癸酉年，七月，德平大疫，摘自《清史稿·灾异志》。

1694 年，清康熙三十三年，甲戌年，夏，湖州、桐乡大疫；秋，琼州大疫，摘自《清史稿·灾异志》。

1697 年，清康熙三十六年，丁丑年，夏，嘉定、介休大疫，青浦、宁州疫，摘自《清史稿·灾异志》。

1698 年，清康熙三十七年，戊寅年，春，寿光、昌乐疫；夏，浮山疫，隰州疫，摘自《清史稿·灾异志》。

1702 年，清康熙四十一年，壬午年，三月，连州疫，摘自《清史稿·灾异志》。

1703 年，清康熙四十二年，癸未年，春，琼州、灵州大疫；五月，景州大疫，人死无算；六月，曲阜大疫，东昌疫，巨野大疫；八月，文登大疫，民死几半，摘自《清史稿·灾异志》。

1704 年，清康熙四十三年，甲申年，春，南乐疫，河间大疫，块献县大疫，人死无算；六月，荷泽疫；秋，章邱、东昌、青州大疫，福山瘟疫，人死无算，昌乐疫；羌州宁海、潍县大疫，摘自《清史稿·灾异志》。

1706 年，清康熙四十五年，丙戌年，夏，房县、蒲圻大疫，崇阳疫，摘自《清史稿·灾异志》。

1707 年，清康熙四十六年，丁亥年，五月，平乐疫，永安州疫；七月，房县、公安大疫；八月，沔阳大疫，摘自《清史稿·灾异志》。

1708 年，清康熙四十七年，戊子年，二月，公安大疫；三月，沁源大疫；五月，灵州、武宁、蒲圻、凉州大疫，摘自《清史稿·灾异志》。

1709 年，清康熙四十八年，己丑年，三月，胡州大疫；四月，桐乡、象山、高淳大疫，溧水疫；五月，太湖大疫，青州疫；六月，潜山、南陵、负铜大疫，无为、东流、当涂、芜州大疫；十月，江南大疫，摘自《清史稿·灾异志》。

1710 年，清康熙四十九年，庚寅年，秋，湖州疫，摘自《清史稿·灾异志》。

1713 年，清康熙五十二年，癸巳年，冬，化州、阳江、广宁大疫，摘自《清史稿·灾异志》。

1714 年，清康熙五十三年，甲午年，夏，阳江大疫，摘自《清史稿·灾异志》。

1717 年，清康熙五十六年，丁酉年，正月，天台疫，摘自《清史稿·灾异志》。

1721 年，清康熙六十年，辛丑年，春，富平、山阳疫，摘自《清史稿·灾异志》。

1722 年，清康熙六十一年，壬寅年，七月，桐乡、嘉兴疫，摘自《清史稿·灾异志》。

1723 年，清雍正元年，癸卯年，秋，平乡大疫，死者无算，摘自《清史稿·灾异志》。

1724 年，清雍正二年，甲辰年，六月，阳信大疫，摘自《清史稿·灾异志》。

1726 年，清雍正四年，丙午年，四月，上元、曲沃疫；五月，大埔、献县疫，摘自《清史稿·灾异志》。

1727 年，清雍正五年，丁未年，夏，揭扬、海阳大疫；秋，澄海大疫，死者无算；冬，汉阳疫，黄冈大疫，钟祥、榆明疫，摘自《清史稿·灾异志》。

1728 年，清雍正六年，戊申年，三月，武进、镇洋大疫，常山疫；四月，太原疫，井隆疫，沁源疫，甘泉疫，获鹿疫，枝江疫，崇阳、蒲圻、荆门大疫。夏，巢县疫，山海卫、郧西大疫，摘自《清史稿·灾异志》。

1732 年，清雍正十年，壬子年，昆山大疫，死者数千人；夏，会城疫，摘自《洄溪医案·瘟疫》。

1733 年，清雍正十一年，癸丑年，镇洋大疫，死者无算；昆山疫；上海、宝山大疫，摘自《清史稿·灾异志》。

1736 年，清乾隆元年，丙辰年，贵州瘟疫盛行，摘自《评急救经验良方》。

1742 年，清乾隆七年，壬戌年，六月，无为疫，摘自《清史稿·灾异志》。

1745 年，清乾隆十年，乙丑年，十一月，枣阳大疫，摘自《清史稿·灾异志》。

1747 年，清乾隆十二年，丁卯年，五月，蒙阴大疫，大江南北疫盛行，摘自《清史稿·灾异志》《瘟疫明辨序》。

1748 年，清乾隆十三年，戊辰年，春，泰山、曲阜大疫；夏，胶州、东昌、福山大疫；秋，东平大疫，摘自《清史稿·灾异志》。

1749 年，清乾隆十四年，己巳年，五月，青浦、武进大疫；七月，永丰、溧水疫，摘自《清史稿·灾异志》。

1753 年，清乾隆十八年，癸酉年，（山西广灵县）值大荒疫，流亡过半，摘自《清史稿·朱休度传》。

1756 年，清乾隆二十一年，丙子年，春，湖州、苏州、娄县、崇明、武进、泰州大疫；夏，通州大疫；十一月，凤阳大疫，摘自《清史稿·灾异志》。

1757 年，清乾隆二十二年，丁丑年，四月，桐乡大疫；七月，陵川、江苏大疫，摘自《清史稿·灾异志》。

1760 年，清乾隆二十五年，庚辰年，春，平定大疫；六月，嘉善大疫；冬，靖远大疫，摘自《清史稿·灾异志》。

1764 年，清乾隆二十九年，甲申年，益都天花流行，摘自《痘科类编释意·自序》。

1767 年，清乾隆三十二年，丁亥年，八月，嘉善大疫，摘自《清史稿·灾异志》。

1768 年，清乾隆三十三年，戊子年，桐城疫疹流行，摘自《疫疹一得》。

1770 年，清乾隆三十五年，庚寅年，闰五月，兰州大疫，摘自《清史稿·灾异志》。

1772 年，清乾隆三十七年，壬辰年，娄县疹症大行，延至明年，摘自《医彻·发疹类》。

1775 年，清乾隆四十年，乙未年，春，武强大疫，摘自《清史稿·灾异志》。

1783 年，清乾隆四十八年，癸卯年，六月，瑞安大疫，摘自《清史稿·灾异志》。

1785 年，清乾隆五十年，乙巳年，冬，育浦大疫，摘自《清史稿·灾异志》。

1786 年，清乾隆五十一年，丙午年，春，泰州、通州、合肥、赣榆、武进、苏州大疫；夏，日照、范县、莘县、莒州大疫，死者不可计数；昌乐疫，东光大疫，摘自《清史稿·灾异志》。

1790 年，清乾隆五十五年，庚戌年，三月，镇番大疫；八月，云梦大疫，摘自《清史稿·灾异志》。

1792 年，清乾隆五十七年，壬子年，九月，黄梅大疫，摘自《清史稿·灾异志》。

1793 年，清乾隆五十八年，癸丑年，冬，嘉善大疫，京师大疫，摘自《清史稿·灾异志》《温病条辨·序》。

1795 年，清乾隆六十年，乙卯年，十二月，瑞安大疫，摘自《清史稿·灾异志》。

1797 年，清嘉庆二年，丁巳年，六月，宁波大疫，摘自《清史稿·灾异志》。

1798 年，清嘉庆三年，戊午年，五月，临邑大疫，摘自《清史稿·灾异志》。

1800 年，清嘉庆五年，庚申年，五月，宣平大疫，摘自《清史稿·灾异志》。

1805 年，清嘉庆十年，乙丑年，二月，东光大疫；三月，永嘉大疫，摘自《清史稿·灾异志》。

1811 年，清嘉庆十六年，辛未年，七月，永昌大疫，摘自《清史稿·灾异志》。

1814 年，清嘉庆十九年，甲戌年，闰二月，枝江大疫，摘自《清史稿·灾异志》。

1815 年，清嘉庆二十年，乙亥年，春，泰州疫；四月，东阿、东平疫；七月，宣州疫，武城大疫，摘自《清史稿·灾异志》。

1816 年，清嘉庆二十一年，丙子年，内邱大疫，摘自《清史稿·灾异志》。

1818 年，清嘉庆二十三年，戊寅年，十一月，诸城大疫，摘自《清史稿·灾异志》。

1819 年，清嘉庆二十四年，己卯年，五月，恩施大疫，摘自《清史稿·灾异志》。

1820 年，清嘉庆二十五年，庚辰年，七月，桐乡、太平、育浦大疫；八月，乐清大疫，永嘉大瘟疫流行；冬，嘉兴大疫，摘自《清史稿·灾异志》。

1821 年，清道光元年，辛巳年，三月，任邱大疫；六月，冠县、武城、范县大疫，巨野疫，登州府属大疫，死者无算；七月，东光、元氏、新乐、通州、济南大疫，死者无算，东阿、武定、滕县、济宁州大疫；八月，乐亭大疫，青县时疫大作，至八月始止，死者不可胜计；清苑、定州瘟疫流行，病毙无数；滦州、元氏、内邱、唐山、蠡县、望都大疫，临榆疫，南官、曲阳、武强、平乡大疫；九月，日照、沂水大疫，摘自《清史稿·灾异志》。

1822 年，清道光二年，壬午年，夏，无极、南乐、临榆大疫，永嘉疫；七月，宣城、安定大疫，滇南痧症盛行，摘自《清史稿·灾异志》《痧症全书·陈序》。

1823 年，清道光三年，癸未年，春，泰州大疫，秋，临榆大疫，摘自《清史稿·灾异志》。

1824 年，清道光四年，甲申年，平谷、南乐、清苑大疫，摘自《清史稿·灾异志》。

1826 年，清道光六年，丙戌年，冬，沾化疫，摘自《清史稿·灾异志》。

1827 年，清道光七年，丁亥年，冬，武城疫，摘自《清史稿·灾异志》。

1831 年，清道光十一年，辛卯年，秋，永嘉疫，摘自《清史稿·灾异志》。

1832 年，清道光十二年，壬辰年，三月，武昌、咸宁、潜江大疫；四月，蓬莱疫；五月，黄陂、汉阳、宜都、石都大疫，死者无算；崇阳大疫；监利疫，松滋大疫；八月，应城、黄梅、公安大疫，摘自《清史稿·灾异志》。

1833 年，清道光十三年，癸巳年，春，诸城大疫；四月，乘县大疫；五月，宣城、永嘉、日照、定海厅大疫，摘自《清史稿·灾异志》。

1834 年，清道光十四年，甲午年，六月，宜平、高淳大疫，摘自《清史稿·灾异志》。

1835 年，清道光十五年，乙未年，七月，范县大疫，摘自《清史稿·灾异志》。

1836 年，清道光十六年，丙申年，夏，青州疫，海阳、即墨大疫，摘自《清史稿·灾异志》。

1839 年，清道光十九年，己亥年，九月，云梦大疫，摘自《清史稿·灾异志》。

1842 年，清道光二十二年，壬寅年，正月，高淳大疫；夏，武昌、蕲州大疫，摘自《清史稿·灾异志》。

1843 年，清道光二十三年，癸卯年，七月，麻城、定南厅大疫；八月，常山大疫，摘自《清史稿·灾异志》。

1846 年，清道光二十六年，丙午年，夏，暑风甚剧，时疫大作，俱兼喉痛，亡者接踵，摘自《冷庐医话》。

1847 年，清道光二十七年，丁未年，秋，永嘉大疫，摘自《清史稿·灾异志》。

1848 年，清道光二十八年，戊申年，春，永嘉大疫，摘自《清史稿·灾异志》。

1849 年，清道光二十九年，己酉年，五月，丽水大疫，摘自《清史稿·灾异志》。

1851 年，清咸丰元年，辛亥年，夏秋之间，浙中时疫，俗名吊脚痧，摘自《评急救经验良方》。

1855 年，清咸丰五年，乙卯年，六月，清水大疫，摘自《清史稿·灾异志》。

1856 年，清咸丰六年，丙辰年，五月，咸宁大疫，摘自《清史稿·灾异志》。

1861 年，清咸丰十一年，辛酉年，春，即墨大疫；六月，黄县大疫，摘自《清史稿·灾异志》。

1862 年，清同治元年，壬戌年，正月，常山大疫；四月，望都、蠡县大疫；六月，江陵、东平、日照、静海大疫；秋，清苑大疫；滦州、宁津、曲阳、东光、临榆、抚宁、莘县、临朐、登州府属大疫，死者无算，摘自《清史稿·灾异志》。

1863 年，清同治二年，癸亥年，六月，皋兰、江山大疫；八月，兰田、三原大疫，摘自《清史稿·灾异志》。

1864 年，清同治三年，甲子年，夏，应山、江山、崇仁大疫；秋，公安大疫，摘自《清史稿·灾异志》。

1866 年，清同治五年，丙寅年，五月，永昌大疫，摘自《清史稿·灾异志》。

1867 年，清同治六年，丁卯年，二月，黄县大疫；七月，曹县大疫；九月，通州、泰安大疫，二月，京师疫，摘自《清史稿·灾异志》《清史稿·穆宗纪》。

1869 年，清同治八年，己巳年，六月，宁远、泰州大疫；七月，麻城大疫，摘自《清史稿·灾异志》。

1870 年，清同治九年，庚午年，秋，麻城大疫；冬，无极大疫，摘自《清史稿·灾异志》。

1871 年，清同治十年，辛未年，五月，孝义厅疫；六月，麻城大疫，摘自《清史稿·灾异志》。

1872 年，清同治十一年，壬申年，夏，新城、武昌县大疫，摘自《清史稿·灾异志》。

1873 年，清同治十二年，癸酉年，广州霍乱流行，摘自《中华医史杂志》1954 年第 2 期。

1877 年，清光绪三年，丁丑年，暑，榆林、岁祲大疫，摘自《清史稿·童兆蓉传》。

1885 年，清光绪十一年，乙酉年，夏秋，江南有疫（瘰螺痧）流行。冬，成都喉症骤起，明春传染益多，旦夕伤人，摘自《研经言》《重刻喉科秘钥·周序》。

1890 年，清光绪十六年，庚寅年，高州鼠疫大行，初起于安南，延至广西，遂至雷廉沿海，摘自《粟香五笔·鼠疫三则》。

1893 年，清光绪十九年，癸巳年，安仁疫灾，粤垣发现鼠疫，摘自《清史稿·德宗纪》《鼠疫抉微·序》。

1895 年，清光绪二十一年，乙未年，香港、惠州鼠疫流行，摘自《鼠疫抉微·序》。

1901 年，清光绪二十七年，辛丑年，夏，闽县鼠疫盛行，上海疫痧为患，儿童染疫而死者尤多，摘自《鼠疫约编·序》《疫症集说补遗》。

1902 年，清光绪二十八年，壬寅年，春，瘟疫流传，几遍大江南北，四月至五月，天津霍乱流行，摘自《医案秘抄》《壬寅日记》。

1906 年，清光绪三十二年，丙午年，江皖疫疠，摘自《疫症集说补遗》。

1910 年，清宣统二年，庚戌年，东三省（鼠）疫，摘自《清史稿·宣统纪》。

1911 年，清宣统三年，辛亥年，直隶、山东民疫，摘自《清史稿·宣统纪》[2]。

# 十、民 国 时 期

1944～1947 年，滇西鼠疫流行。

# 十一、新中国成立后

1949 年，麻风病患者达 50 余万人。

20 世纪 50 年代，河北省暴发流行性乙型脑炎。

1968～1969 年，1968 年香港暴发流感，称为"香港流感"，并引起全球大流行，致死人数将近 100 万人，经查证病毒是 H3N2 型。

20 世纪 80 年代，流行性出血热在中国大范围流行。

2002～2003 年，SARS 病毒于 2002 年在中国广东发生，并扩散至东南亚乃至全球，直至 2003 年中期疫情才逐渐被消灭，是一次全球性传染病疫潮。

2009 年，甲型 H1N1 流感席卷全球。

2019 年，新型冠状病毒感染的肺炎病例在武汉出现，并逐步扩散。

## 参 考 文 献

[1] 王玉兴. 中国古代疫情年表（一）（公元前 674 年至公元 1911 年）[J]. 天津中医学院学报，2003（03）：84-88.

[2] 王玉兴. 中国古代疫情年表（二）（公元前 674 年—公元 1911 年）[J]. 天津中医学院学报，2003（04）：33-36.